实用美容皮肤科学

主　编　何　黎　郑志忠　周展超

副主编　李　利　刘　玮　项蕾红　吴文育

人民卫生出版社

图书在版编目（CIP）数据

实用美容皮肤科学/何黎，郑志忠，周展超主编.
—北京：人民卫生出版社，2018
ISBN 978-7-117-26204-0

Ⅰ.①实…　Ⅱ.①何…②郑…③周…　Ⅲ.①皮肤-
美容术　Ⅳ.①R622②R751

中国版本图书馆 CIP 数据核字（2018）第 072758 号

人卫智网	www.ipmph.com	医学教育、学术、考试、健康，
		购书智慧智能综合服务平台
人卫官网	www.pmph.com	人卫官方资讯发布平台

实用美容皮肤科学

主　　编：何　黎　郑志忠　周展超
出版发行：人民卫生出版社（中继线 010-59780011）
地　　址：北京市朝阳区潘家园南里 19 号
邮　　编：100021
E - mail：pmph @ pmph.com
购书热线：010-59787592　010-59787584　010-65264830
印　　刷：北京盛通印刷股份有限公司
经　　销：新华书店
开　　本：787×1092　1/16　印张：31
字　　数：774 千字
版　　次：2018 年 5 月第 1 版　2024 年 8 月第 1 版第 15 次印刷
标准书号：ISBN 978-7-117-26204-0/R·26205
定　　价：298.00 元

打击盗版举报电话：010-59787491　E -mail：WQ @ pmph.com
（凡属印装质量问题请与本社市场营销中心联系退换）

编委 （以姓氏笔画为序）

万苗坚 中山大学附属第三医院
马 琳 首都医科大学附属北京儿童医院
王秀丽 上海市皮肤病医院
王玮蓁 武汉市第一医院
王 杭 四川大学华西口腔医院
王 娜 米兰柏羽医学美容医院
王 强 中国医学科学院皮肤病医院
方 方 中国医学科学院皮肤病医院
邓 军 重庆市玛恩医疗美容医院
布文博 中国医学科学院皮肤病医院
卢 忠 复旦大学附属华山医院
吉 喆 中国非公立医疗机构协会皮肤专业委员会秘书处
李 光 江西省皮肤病专科医院
李 利 四川大学华西医院
刘 玮 中国人民解放军空军总医院
许爱娥 杭州市第三人民医院
杨淑霞 北京大学第一医院
杨 智 昆明医科大学第一附属医院云南省皮肤病医院
吴 艳 北京大学第一医院
吴文育 复旦大学附属华山医院
吴信峰 中国医学科学院皮肤病医院
何 翔 上海中医药大学附属曙光医院
何 黎 昆明医科大学第一附属医院云南省皮肤病医院
宋为民 杭州颜术医疗美容连锁集团

张 斌 大连市皮肤病医院
陈 昆 中国医学科学院皮肤病医院
陈向东 上海交通大学医学院附属第九人民医院
陈晓栋 南通大学附属医院
林 彤 中国医学科学院皮肤病医院
林长熙 中国台湾国立阳明大学
周展超 南京展超丽格诊所
庞 勤 昆明薇诺娜皮肤医疗美容中心
郑志忠 复旦大学附属华山医院
项蕾红 复旦大学附属华山医院
赵小忠 小忠丽格医疗美容医院
骆 丹 江苏省人民医院
袁瑞红 昆明医科大学第一附属医院云南省皮肤病医院
钱 辉 复旦大学附属华山医院
徐 峰 复旦大学附属华山医院
栾 菁 复旦大学附属华山医院
涂 颖 昆明医科大学第一附属医院云南省皮肤病医院
梁 虹 武汉大学人民医院
谢红付 中南大学湘雅医院
赖 维 中山大学附属第三医院
薛斯亮 四川大学华西医院
鞠 强 上海交通大学医学院附属仁济医院

主编简介

何黎,女,教授,博士,博士生导师,国家二级教授,享受国务院特殊津贴专家,国家卫生计生突出贡献中青年专家现为昆明医科大学第一附属医院云南省皮肤病医院执行院长。是教育部创新团队带头人、国家临床重点专科负责人、全国痤疮研究中心首席专家、全国光医学及皮肤屏障研究中心负责人、国家化妆品不良反应诊断机构负责人、云南省协同创新中心负责人、云南省科技领军人才、云南省学术技术带头人、云南省医学领军人才。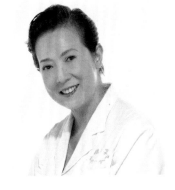

担任亚太皮肤屏障研究会副主席、中国中西医结合学会皮肤科分会副主任委员及光医学与皮肤屏障研究学组组长、中华医学会皮肤性病学分会常委及皮肤美容学组组长、中国医师协会皮肤科分会常委及痤疮专业委员会主任委员、中国非公立医疗机构协会皮肤病学专业委员会副主任委员、云南省医学会皮肤性病学分会主任委员、云南省医院协会皮肤科管理专业委员会主任委员、《皮肤病与性病》杂志主编及《中华皮肤科杂志》《临床皮肤科杂志》《中国皮肤性病学杂志》等10个国家级杂志编委。

擅长领域:光皮肤病、皮肤医疗美容及疑难皮肤病的诊治。

成果荣誉:主持国家自然科学基金重点项目1项、面上项目及地区基金4项,省级重点项目6项,主持获云南省科技进步特等奖、一等奖、二等奖各1项,获云南省十大科技进展,获发明专利7项,发表论文160余篇,其中SCI收录31篇,特别是痤疮相关基因研究结果发表于 *Nature Communications*。出版书籍15部,其中主编6部,《美容皮肤科学》(卫生部"十一五"规划教材)由人民卫生出版社出版,主编的《皮肤美容学》是全国美容主诊医师培训教材。

获全国劳动模范、全国五一劳动奖章、全国教书育人十大楷模、全国三八红旗手、全国优秀科技工作者、全国优秀教师、云南省首届十大女杰等荣誉称号。

主编简介

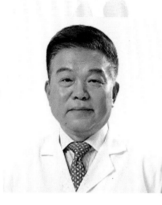

郑志忠，医学博士，复旦大学附属华山医院资深教授，主任医师，博士生导师。1963—1969年上海第一医学院医学系本科，1978年起上海医科大学研究生，分获医学硕士、医学博士学位，1989—1990年于法国INSERM U312学习。

曾任：中国医师协会常务理事、中国医师协会皮肤科医师分会首任会长；中华医学会皮肤性病学分会副主任委员兼银屑病学组组长、研究中心首席专家；中国中西医结合学会皮肤性病专业委员会常委；上海医学会皮肤性病学会主任委员、复旦大学附属华山医院皮肤科主任。

现任：中国医师协会皮肤科医师分会名誉会长；中国整形美容协会皮肤美容分会名誉会长；中国非公立医疗机构协会皮肤专业委员会主任委员；中国中西医结合学会皮肤性病专业委员会常委兼痤疮学组组长；中华医学会皮肤性病学分会专家会员。

主编简介

周展超，中国协和医科大学医学博士、教授、研究生导师，中国医学科学院皮肤病研究所主任医师，现任南京展超丽格诊所院长。

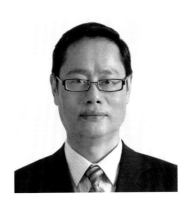

中国整形美容协会：第一届微创与皮肤整形美容分会副会长，第一届美容医学教育与管理分会副会长，第一届皮肤美容分会副会长，第一届激光美容分会常委。

中国医师协会：皮肤科医师分会第三届委员会常务委员兼民营医院工作委员会执行主席，皮肤科医师分会第四届委员会委员兼美容皮肤科学委员会委员，美容与整形医师分会激光专业委员会常务委员。

中华医学会：皮肤性病学分会第十四届委员会皮肤激光医疗美容学组副组长。

中国中西医结合学会：皮肤性病专业委员会第一届光医学与皮肤屏障学组委员，美容专业委员会第一届激光与皮肤美容专家委员会常委，美容专业委员会第一届华南区专业委员会常委。

中国非公立医疗结构协会：第一届医院管理分会委员，第一届皮肤病分会常委，第一届整形与美容分会常委。

曾主编：《皮肤美容激光与光子治疗》《皮肤美容激光》《皮肤美容激光治疗原理与技术》《专家谈美容》等多部著作。

序

随着社会的发展和人民生活水平的提高,我国医疗美容市场得到了飞速的发展。为了进一步规范非公立皮肤医疗美容机构的健康发展和提高从业人员的医疗美容技术水平,中国非公立医疗机构协会皮肤专业委员会特组织全国皮肤医疗美容行业资深专家,经过一年的努力编写了《实用美容皮肤科学》一书。这是协会推出的第一部主要针对非公立医疗机构皮肤医疗专科医师的培训教材,汇聚了我国众多皮肤医疗美容专家的智慧,它的问世将大大促进中国非公立医疗机构皮肤医疗美容事业向科学化、规范化、成熟化方向发展。

该书具有如下特点:①权威性:编辑作者均是我国在本领域从事多年临床、教学、科研,具有丰富临床经验的专家。②实用性:将皮肤理论知识与皮肤美容应用紧密结合,依据非公立医疗机构的特点,详细介绍了皮肤医疗美容技术的操作流程,并以病案导入引出疾病介绍及处理措施,使读者更易理解重点内容并能直接运用。③科学性、先进性:反映国内外皮肤医疗美容技术前沿及各位专家在本领域研究的最新成果。④创新性:把皮肤医疗美容行业新知识、新技术、新概念如皮肤亚健康等纳入编写内容中。

本书将皮肤美容科学、美容皮肤科医师基础理论与医学护肤品、激光、注射、皮肤外科等技术有机结合,适用于入门者学习,也适用于资深专业人员进一步提高。当然,因每个机体都是独立的,读者在应用时切勿照搬照抄,应根据疾病发生及医疗技术作用原理、就医或求美者的个体因素制订个体化医美治疗方案。

希望该书的出版能起到抛砖引玉之效,得到广大皮肤医疗美容工作者的认可与支持,同时也希望广大读者在此基础上不断改进,以期再版!

郑志忠

中国非公立医疗机构协会皮肤专业委员会主任委员

2017 年 4 月

前　言

我国经济的高速发展,为13亿中国人提供优质皮肤医疗美容服务我们长期奋斗的目标。然而,美容皮肤科从业人员医疗水平参差不齐,影响到皮肤医疗美容行业健康发展。制定科学化、标准化美容皮肤科学技术和服务准则,提高非公立医疗机构皮肤专科医师专业水平和职业素养已迫在眉睫。

在国务院关于加快促进社会办医,促进非公立医疗机构依法行医,诚信经营,规范标准执业政策相继出台之时,非公立医疗机构协会皮肤专业委员会应运而生,并组织专家编写了《实用美容皮肤科学》一书。

美容皮肤科学是一门以皮肤科学为基础,美学和美容学结合,运用现代医学诊疗技术和手段,研究皮肤的结构及生理功能,维护、改善、修复和塑造人体皮肤健康与美观及其规律的新兴学科,是美容医学的重要组成部分。目的是在维持皮肤健康的同时,提高生命质量,增进人的生命活力与美感。

本书将皮肤科学基础理论和应用技术与医疗服务和医疗机构有机结合,除涉及医学护肤品、激光、注射、化学剥脱、皮肤年轻化、皮肤外科学等常规技术外,还增加了黑眼圈、埋线与提升等新技术,并附有真实案例。全面反映了当前美容皮肤科学的发展趋势。全书由浅入深,删繁就简,便于从事皮肤医疗美容从业人员理解,让读者能在掌握美容皮肤科学知识的同时学以致用。

本书作者大都是我国长期从事皮肤医疗美容临床、教学和科研工作的专业人员,编者们丰富的理论知识和实践经验为本书内容的实用性、科学性奠定了坚实的基础。但由于时间紧迫、内容繁多,加之美容皮肤科学的发展日新月异,难免有疏漏、错误等不完善之处,敬请各位同道和广大读者不吝批评指正。

本套教材的编辑出版得到了中国非公立医疗机构协会皮肤专业委员会各位专家的大力支持以及众多专家的厚爱。书将付梓,衷心向他(她)们表示感谢!

何黎　郑志忠　周展超

2017 年 4 月

目　录

第一篇　概　论

第二篇 美容皮肤科学基础

第三篇　医学护肤品

第四篇 物 理 治 疗

第五篇　注射美容及化学剥脱

第六篇　皮肤亚健康

第七篇　皮肤年轻化

第八篇　损容性皮肤病

第九篇　美容皮肤外科治疗技术

第一篇

概　论

第一章

美容皮肤科学

美容皮肤科学作为美容医学的重要组成部分,在 20 世纪 80 年代逐渐兴起,经过 30 余年的发展壮大,目前已经形成了完整的科学体系,并展现出一派令人鼓舞的前景。

一、定义

美容皮肤科学(cosmetic dermatology)是一门以皮肤科学为基础,美学和美容学为导向,运用现代医学诊疗技术和手段,研究皮肤的结构及生理功能,维护、改善、修复和塑造人体皮肤的健康与美观及其规律的新兴医学交叉学科,是美容医学的重要组成部分。其目的是在维持皮肤健康的前提下,提高人的生命质量,增进人的生命活力与美感。

二、与其他学科的关系

(一) 与皮肤科学的关系

美容皮肤科学是皮肤科学在新时代的延伸和发展,皮肤科学是美容皮肤科学的源泉和基础。没有坚实的皮肤科基础就不可能成为优秀的美容皮肤亚专业人才。二者不同之处在于皮肤科学关注危及生命和健康的疾病,聚焦患者病理学的转归,生理功能的恢复;而美容皮肤科学更关注有碍容貌的皮肤疾病或亚健康状态;在保障生理功能康复外,还要求获得视觉上美观的改善,使求美者从心理上获得社会对自身的承认与赞许,满足其爱美的心理。

(二) 与其他医疗美容学科的关系

美容皮肤科学不是孤立存在的学科,还与美容外科、美容口腔科和美容中医科等美容亚专业之间交流、借鉴和融合有助于本学科拓展视野和发展壮大。

(三) 与生活美容的关系

美容皮肤科的从业人员需获得正规医学院毕业证书,采用药物和医疗技术的手段进行医学治疗,由各级卫生行政部门主管,服务对象包括有损容性皮肤病的患者和要求用医疗手段进行美容、皮肤年轻化的亚健康、健康人。生活美容的从业人员则没有行医执照,不需正规医学培训经历,仅仅是短暂的劳动就业岗位培训,使用非创伤性美容技术,禁止涉及药物、注射、手术等医疗行为,由各级工商部门主管。但在非创伤性的皮肤护理,如皮肤倒膜、保健品、化妆品的应用等方面,生活美容和皮肤医疗美容均可采用。

三、体系结构

本学科的体系结构包括基础理论、临床实践和专业教育三大部分。

基础理论建立在现代皮肤科学基础上,包括皮肤生理学、病理学、药理学等,涵盖医学美学及美容学的相关内容,并从审美视觉出发,探讨与皮肤美容相关的心理学、行为学及伦理学等范畴。临床实践是运用皮肤诊疗技术和手段,通过皮肤药物治疗、皮肤外科、皮肤护理与保健、声光电物理美容、填充注射生物美容、化学剥脱美容等技术群,兼顾中医技术,聚焦损容性皮肤病的诊疗与修复,延缓皮肤结构与功能的衰退,维护皮肤健康与美观。

专业教育以大专院校医学基础教育为基础,同时兼顾毕业后继续医学教育,将现代审美理念与美学修养贯穿教育始终,重视专业知识及技能的培训。

四、回顾与展望

皮肤美容的起源可追溯到远古时代,在祖国传统医药宝库里可以挖掘到很多治疗损容性疾病、抗皱、美白和抗皮肤衰老的药方。但直到20世纪80年代美容皮肤科学的雏形才得以建立。随着激光、射频、超声等光电美容仪器的不断推陈出新,肉毒素注射、透明质酸填充等生物美容技术的面世,将美容皮肤科学推到了一个快速发展的新阶段。美容皮肤诊所、医院如雨后春笋般发展壮大,各种与美容皮肤科学相关的学术团体相继建立,各种教材和专著相继出版。但是可以看到,我国在医疗美容仪器设备、生物材料与护肤美容化妆品的研究与开发远远落后于发达国家。行业内急功近利的思潮不容忽视,从业人员鱼目混珠,毁容、损容事件时有发生,美容皮肤科行业亟待整顿和治理,需要全体行业人士积极行动,提高技术水平,树立规范化的执业行为。

展望未来,美容皮肤科的发展令人鼓舞。皮肤科的专业发展,为美容皮肤科奠定了良好坚实的基础。随着基础研究的不断深入,信息科学的不断发展,生物医学技术的创新和对皮肤认识的更加深入,更新更有效的皮肤抗衰老药物和美容仪器不断面世,美容皮肤科学将得到更大的发展和提高,必将成为符合现代生物医学模式的先进学科。

(李　利)

第二章

美容皮肤科医师

皮肤科医师因为深谙皮肤的相关解剖、组织、生理、病理与治疗学的专业知识,因此也就具有处理皮肤美观与老化问题的能力,这也是美容皮肤科医师的长处。随着生活水平的提高,民众对于皮肤美容需求增高,美容皮肤科医师治疗对象也从病患扩展为亚健康人群,甚至健康人群,由传统的治病,延伸到预防治疗一体化,以提高生活质量。治疗工具除了药物以外还采用激光、化学剥脱、注射等新型技术。

相较于其他美容医学科别,如整形外科或美容外科医师,美容皮肤科医师在进行治疗与手术时所实行的判断与技巧有着更大的优势。细数过去八十年现代医学发展,部分皮肤科医师早就专注于美容皮肤医学的发展。除了精进于皮肤疾病的诊断与处置外,还致力于护肤品、激光等研发。例如:1952 年美国 Norman Orentreich 医师发明植发并创立化妆品品牌"Clinique";1962 年,Leon Goldman 医师发表第一篇以红宝石激光应用于皮肤的研究报告,确立了皮肤科医师在美容医学的专业领导地位。在美国,每十位有意愿接受美容治疗者,有八位会选择皮肤科医师。就学术贡献度而言,美容医学的文献中,注射医学、皮肤激光与光电治疗、化学剥脱术与非侵入性身体塑形等,超过一半以上的论文都是皮肤科医师的呕心沥血之作。这些都说明皮肤科医师在美容医学的重要性与领导地位。

现代美容皮肤科医师不仅要具备治疗皮肤病的能力,还需要具备处理皮肤问题、皮肤修复的能力。因此,落实美容皮肤科医师的培训至关重要。其培训内容过程中,除了包括皮肤生理学、皮肤免疫学、皮肤基本治疗学等内容外,还需针对皮肤保健及美容,激光和化学剥脱等低侵入性治疗以及皮肤美容外科、美容注射等高侵入性治疗,并依据现代医疗美容技术的发展,不断学习和洞悉新领域、新材料与新技术,才能达到为广大人民群众服务的专科医师社会责任。

虽然在美容皮肤亚专业(subspecialty)领域,世界各国仍未有官方的专科医师认证。但都通过制定亚专业训练计划、举办各种培训学习班加强对美容皮肤科专科医师的训练。在中国,2008 年中国医师协会皮肤科医师分会组织成立了 5 个全国皮肤美容医师培训基地,2010 年扩展到 7 家培训基地,并编写了第一部针对皮肤美容专业医师教材《皮肤美容学》。各基地每年都举办不同类型的学习班,如:全国皮肤美容主诊医师培训学习班、激光学习班、损容性皮肤病诊治学习班、皮肤外科学习班、无创性皮肤检测学习班等,通过系统培养,使美容皮肤专科医师掌握美容皮肤科相关学科的基本知识、损容性皮肤病发病的病因、机制、治疗及美容的原则、化妆品相关知识、皮肤医学美容技术的内容及操作,在临床实践中达到具有独立从事皮肤美容工作的要求。

除了皮肤美容亚专业与一般专科训练中所涵盖的皮肤美容训练,美容皮肤科医师都应研习相关学术期刊。如 JAAD、BJD、JAMA Dermatology、JEADV 均有重量级的美容皮肤医学的重要著作外,专注于皮肤外科所有领域的 Dermatologic Surgery(2015 Impact factor:1.936)、专注于皮肤激光的 Lasers in Surgery and Medicine(2015 Impact factor:2.135)、涵盖所有美容皮肤科范围的 Journal of Cosmetic Dermatology(2015 Impact Factor:1.126),国内《中华医学美学美容杂志》《中国美容医学杂志》等都值得仔细关注研读,以随时掌握最新学术发展现况。

随着美容皮肤科领域的飞快发展,通过现有的皮肤外科与美容皮肤亚专业委员会的引领,在国家卫生与计生委员会支持下,建立如美国的美容皮肤(外)科亚专业训练制度,将是大势所趋。相信通过系统培养美容皮肤科医师,将对促使美容皮肤科医师开展先进的皮肤治疗、启动大学医院美容皮肤科的学术发展,最后鼓舞更多皮肤科医师投身于皮肤美容的工作与教育都起到极大的促进作用。

(黄柏翰　林长熙)

第三章

医疗美容法规与市场

　　虽然看起来我们对于医疗美容的定义似乎达成了共识，但是仍存在一些争议。最大的争议在于是否存在"美容医学"，或者说在临床医学之外是否存在独立的美容医学这一学科。

　　正方的观点认为，医疗美容具有其自身的特点，解决的不是传统意义上的疾病，而是诸如美容等的需求，而且所采用的很多"新技术"并非"基本医疗"中的传统方法，具有其独特性。更重要的是，美容医学的治疗有时候没有特别明确的"治愈标准"，因为美学本身就没有客观标准。而且医疗美容所接触的患者不是真正的患者，而是客人（消费者），这些人的就诊心理比较特殊，不同于解决"疾病"的基本医疗。

　　反方认为，美容医学其实就是临床医学在"美容行业"中的应用，因此在临床医学之外不可能存在所谓"美容医学"，因为美容医学就是临床医学的一部分。

　　事实上目前很多的市场混乱均来源于这些观点的分歧。前者更容易走向"去医疗化"，后者更强调临床医学的本质。所以从市场上来看，就会出现各种类型的机构和执业人员，有些机构非常类似生活会所（例如一些抗衰老中心），一些机构则更接近诊所和传统的医疗机构。从业人员也比较混乱，有所谓"激光治疗医师""美容治疗医师""微整形医师""注射美容医师"等混乱的执业人员，也有经国家卫生行政主管部门注册的执业医师，当然还有一些毕业于"医学美容"专业的从业人员，这类人员往往难以获得执业医师注册，更无法获得主诊医师资格，但实际在从事相关的医疗美容的诊疗活动。由于不同资质的人员、不同机构的管理者对"医疗美容"不同的理解，因此他们对所使用的药物和技术的严谨性就表现出显著的差异。那些"临床医学"背景深厚的医生，更趋向于使用获得国家批文的药品和技术，另外一些"市场"元素更强的"医生"可能对使用正规产品的态度就相对模糊一些。

　　因此要想规范医疗美容市场，必须通过三个层面进行规范：执业医师、医疗美容机构和医疗美容技术。换言之，我们必须对医疗机构的人员、设备、所使用的技术（包括所使用的材料）等要设置标准，行业才能有效保护起来。

　　在这种情况下，我国相继出台了医疗美容相关法规和标准。我国关于医疗美容的法规核心体系是由三个法规组成的，他们分别是2001年12月29日原卫生部部务会讨论通过的中华人民共和国卫生部令第19号令《医疗美容服务管理办法》（在行业里简称为19号令）以及根据该办法所制定的《美容医疗机构、医疗美容科（室）基本标准（试行）》（2002年4月）和《医疗美容项目分级管理目录》（2009年）。

一、医疗美容服务管理办法

　　1990年中华医学会医学美学与美容学分会的成立对医疗美容具有划时代意义，是我国医疗美容正式被官方认可的标志。但是作为新生事物,医疗美容从诞生之日就在政府主管部门、临床医学等各层面展开各种争论、分歧和探索,最终以各种很难规范的混乱表现出来。为了规范医疗美容市场,2001年原卫生部颁布了《医疗美容服务管理办法》,其核心内容就是回答三个问题:什么是医疗美容,医疗美容应该由哪些人员执业,医疗美容应该在哪些机构中开展。

(一) 什么是医疗美容?

根据《医疗美容服务管理办法》的定义,医疗美容是指运用手术、药物、医疗器械以及其他具有创伤性或者侵入性的医学技术方法对人的容貌和人体各部位形态进行的修复与再塑。简单地描述:医疗美容是指运用临床医学(手术、药物、医疗器械以及其他具有创伤性或者侵入性的医学技术方法)解决人体和面貌美观等问题。我国医疗美容有四个主要学科:美容外科、美容皮肤科、美容牙科和美容中医科,它们的母学科分别源自整形外科、皮肤科、口腔科和中医科。"医疗美容"与"医学美容"的区别是"医学"的范畴很广泛,而"医疗"更凸显解决具体临床问题/疾病,强调治疗,也更容易得到规范。

(二) 医疗美容应该由哪些人员执业?

依据《医疗美容服务管理办法》的规定,美容皮肤科医生必须具备以下条件方可从事皮肤美容医疗服务:

1. 具有执业医师资格,经执业医师注册机关注册;

2. 具有3年以上从事皮肤病专业临床工作经历(即获得皮肤科专科医师资格后满3年);

3. 经过医疗美容专业培训或进修并合格,或已从事皮肤美容临床工作1年以上;

4. 省级人民政府卫生行政部门规定的其他条件。

《医疗美容服务管理办法》在执行过程中,各地卫生行政主管部门的理解和执行出现了差异,一些省份没有执行、一些省份设立了主诊医师考试制度。这导致主诊医师制度的规定成为地方卫生行政主管部门"依法考试"的法律依据,从而演变为"以考代管"的尴尬局面,客观上也影响了医疗美容人才的正常流动和医疗美容行业发展。为此,2016年经过反复讨论,国家卫计委决定取消各地卫生行政主管部门制定的主诊医师考试制度,强调只要符合《医疗美容服务管理办法》中规定的基本条件的医生就能合法地提供医疗美容服务。卫计委的这一补充条款终结了医疗美容人员资格考试制度,而改为资格审核、备案制度,有利于我国医疗美容主诊医师的流动。

主诊医师制度目的是为了设置从业人员的门槛,是保护医疗美容行业的基本保障,无论未来是否还称之为主诊医师,从事医疗美容服务人员的门槛只能越来越高。另外,从法规来看,事实上不存在激光操作上岗证、注射医师或者其他微整形医师证书等的资格审查。这些所谓的"职称"都是近年来在医疗美容行业中所出现的奇怪现象。

(三) 医疗美容应该在哪些机构中开展?

《医疗美容服务管理办法》中明确规定提供医疗美容服务的机构必须是获得卫生注册的医疗机构,其他非医疗机构不得从事和提供医疗美容服务。医疗美容所涉及的学科和服务内容包括:美容外科、美容皮肤科、美容牙科和美容中医科。对于基本医疗体系中所涉及的医疗美容服务(指传统的公立医院)首先必须区别于基本医疗,要求成立独立的医疗美容科,并且按照《医疗美容服务管理办法》的规定提供商业服务。但未成立医疗美容科却在基本医疗中涉及某些类似于医疗美容项目的治疗不受《医疗美容服务管理办法》的管理约束。换言之,这些治疗要符合基本医疗的收费制度,其收费必须严格服从国家基本标准,而不是美容性治疗的商业性收费。

二、美容医疗机构、医疗美容科（室）基本标准

该标准于2002年颁布,规定了医疗美容机构的基本标准(门槛)。其核心条款是机构的医疗用房面积、人员构成和设备等,依据该基本标准,医疗美容机构可分为三类:

1. 医疗美容诊所要求至少设有美容治疗床2张,或手术床1张及观察床1张,或牙科综合治疗椅1张。其中美容外科、美容皮肤科、美容牙科、美容中医科4科目中不得超过2个科目。根据开设的科目,设置相应的医技科室。对诊所的人员要求规定每一科目至少有1名具有相关专业主治医师资格以上的主诊医师和1名护士。医疗用房建筑面积不少于60m²。

2. 医疗美容门诊部至少设有美容治疗床4张,手术床位2台,牙科综合治疗椅2张,观察床位2张。至少设有美容咨询室、美容外科、美容皮肤科、美容牙科等临床科室和至少设有药剂科、化验室、手术室等医技科室,可设置也可不设置的科室有美容中医科、美容治疗室。要求至少有5名执业医师,其中至少有1名具有相关专业副主任医师资格以上的主诊医师和1名具有护师资格以上的护士。每科目至少有1名本专业的具有主治医师资格以上的主诊医师。医疗用房建筑面积不少于200m²。手术室净使用面积不少于20m²。诊室每美容治疗床、牙科综合治疗椅净使用面积不少于6m²。

3. 医疗美容医院规定医院必须有总数20张以上病床,所开设的科室必须至少设有美容咨询设计室、美容外科、美容牙科、美容皮肤科、美容中医科、美容治疗室、麻醉科。还必须至少设立药剂科、检验科、放射科、手术室、技工室、消毒供应室、病案资料室等医技科室。人员配备方面至少有6名具有相关专业副主任医师资格以上的主诊医师和至少2名主管护师资格以上的护士。其中每科至少有1名本专业的具有主治医师资格以上的主诊医师。医疗用房规定每病床建筑面积不少于60m²、每床净使用面积不少于6m²、每美容治疗床建筑面积不少于20m²等。

除以上这些硬性规定以外,也对各种机构的设备进行了规定,详见相关文件要求。这些规定的弊端目前逐渐暴露出来,如:美容皮肤科或者美容外科不得独立成为门诊部或者医院,申报的皮肤科门诊不得从事美容皮肤科服务只能接待传统的皮肤病,如果涉足美容皮肤科服务则必须申报医疗美容机构。另一方面美容皮肤科诊所理论上不得从事基本医疗中的皮肤病的诊疗服务(依据医疗美容分级管理目录的规定)。因此相关部门常常会面对各类提问无法解答的情况:例如为何可以开设"白癜风医院"、"银屑病医院"、"骨科医院"等单病种医院,却不能开始"美容皮肤科医院"或者"美容外科医院"?

《美容医疗机构、医疗美容科（室）基本标准（试行）》对医疗美容机构的合法性是基于主诊医师的认定等,如果没有符合19号令所规定的医师条件,医疗机构将无法营业。但是由于我国各类法规之间的衔接性存在一定的矛盾。就医师注册而言,他必须首先有可接受注册的医疗机构,否则医师无法注册,但另一方面,要成立医疗机构其前提是必须拥有规定的

执业医师。因此,卫生行政主管部门在审批医疗机构的时候,首先是审批其医疗用房是否"达标",而无法要求其执业医师及时注册到位,很多没有医生的医疗机构就被顺利注册,开业后,由咨询师和"治疗师"接诊患者的情况较为多见。

对医疗美容机构的规范还必须包括他们所使用的设备和药物是否符合国家的规范和标准。对于那些未取得国家 CFDA 认可的技术、化妆品、药物、器材和设备等都被视为"不规范"甚至是"非法医疗"。

三、医疗美容项目分级管理目录

该目录是 2009 年颁布的,是在以美容外科为主的规范对象下产生的,规定美容外科诊所、门诊部、医院等不同机构具有不同的经营项目,对于风险较大的项目规定只有在医疗美容医院(或三甲医院整形科)里进行。按这一规定,美容外科项目依据手术难度和复杂程度以及可能出现的医疗意外和风险大小分为四级。

一级:操作过程不复杂,技术难度和风险不大的美容外科项目。

二级:操作过程复杂程度一般,有一定技术难度,有一定风险,需使用硬膜外腔阻滞麻醉、静脉全身麻醉等完成的美容外科项目。

三级:操作过程较复杂,技术难度和风险较大,因创伤大需术前备血,并需要气管插管全麻的美容外科项目。

四级:操作过程复杂,难度高、风险大的美容外科项目。

对于美容皮肤科来说,其服务项目暂时不分级,但规定了其基本的服务目录:

(一) 无创治疗项目

内服、外用药物美容治疗,光疗(红光、蓝光、紫外线等)治疗痤疮、色素性疾患及调节肤质,红外线治疗,倒膜及面部护理治疗痤疮、色斑及调节肤质,冷喷治疗敏感性皮肤,药物导入调节肤质,药浴(含熏蒸)治疗敏感性皮肤及调节肤质,其他针对皮损或缺陷的无创治疗。

(二) 有创治疗项目

1. 物理治疗　冷冻,电外科治疗(高频电治疗,电解,电灼治疗等),微波治疗,粉刺挤压,微针(Microneedle)治疗,其他针对皮损或缺陷的物理治疗。

2. 注射及填充及抽吸　局部封闭(相关药物),硬化剂注射,肉毒素注射,填充物注射,吸脂与脂肪移植,其他针对皮损或缺陷的注射治疗。

3. 化学剥脱。

4. 激光和其他光(电磁波)治疗

(1) 激光治疗:包括除皱、消除皮肤松弛、脱毛、磨削,去瘢痕,去纹身和纹眉,去除色素性皮损,治疗血管性疾病所致皮肤异常,治疗皮肤增生物。

(2) 强脉冲光(intense pulsed light,IPL)治疗:包括除皱、消除皮肤松弛、脱毛、针对色素性皮损和血管性疾病所致皮肤异常的 IPL 治疗,皮肤瘢痕 IPL 治疗。

(3) 其他光(电磁波)治疗:射频治疗,超声治疗,光动力疗法。

(4) 其他针对皮损或缺陷的光疗或激光治疗。

(三) 手术项目

皮肤肿物切除(美容目的)、拔甲术、刮除术、腋臭手术、足病修治术、酒渣鼻切割术、自体表皮移植术、毛发移植术、酒窝成形术、多汗症治疗、皮肤磨削、白癜风治疗术(吸疱移植,相关细胞移植)等。

但是这项规定的最大缺陷在于:只对机构设置项目标准,而不对医生设置标准。换言之,只要医疗机构达到医院规模,那么该院就有资格实施高难度的医疗美容手术,无论该医院的医生是否具备实施这项手术的能力。这显然成为行业规范的一个漏洞。

面对近年来皮肤科学所取得的成就,这些规范显然不再符合时代的要求,理论上美容皮肤科的项目修订应该在美容皮肤科和皮肤科专家范畴内讨论确定,但现实中法规的修订过程还包括了整形外科、口腔科和中医科,甚至医学美学基础研究的人员参与,冲淡了美容皮肤科专家对项目制定的话语权。因此修改该法规的呼声越来越大。

四、咨询师及医疗美容广告

医疗美容广告目前看是医疗美容市场中最难以解决的问题。医疗美容广告一方面为社会介绍新技术新进展起到了一定的科普教育职能。但是由于各种监管问题,医疗美容广告实际上在医疗美容市场上并没有起到应有的作用。一方面宣传广告通常是医疗美容机构赖以生存的方式,另一方面,一旦他们所宣传的内容缺乏应有的监管,这些本应该具有科普教育功能的医疗美容广告就演变成虚假广告甚至医疗欺诈。

(一) 咨询师

传统的医疗美容机构内部聘用了很多非专业人员充当咨询师。这些人员实际上类似于医药代表,本质上是销售人员,但是往往会以"医生"、"专家"、和"形象设计师"的形式出现/工作。她们在日常的医疗工作中,实际上承担的是医生所承担的健康和美容咨询工作,但却具有强烈的商业推销色彩。在绩效提成机制的激励下,这些咨询师的工作往往走向纯商业,而成为过度医疗或者欺诈医疗的源头。对于目前咨询师的工作,各方存在很大的争议。争议的焦点不在于是否需要咨询师的工作,而是如何规范她们的行为规范。在商业性医疗当中,详尽的与患者沟通医疗收费和其他事项是非常有必要的。在公立医疗机构当中,患者最常见的投诉是服务态度,这从另外一个方面提示咨询的重要性。然而在传统私立医疗机构当中,最常见的投诉却是疗效问题,显然在咨询师的怂恿下,求美者往往对美容效果寄予了过高希望,超出现行医疗所能提供的疗效,也是纠纷的主要原因。要规范咨询师的行为,应从以下几个方面展开:

1. 统一咨询师的名称　出台相关的规定,明确咨询师的称谓,不应该随意包装成形象设计师或者其他类别的职业,减少患者对这一职业的误解。

2. 公示咨询人员的详细信息　减少患者对其误解的机会。

3. 统一着装和胸牌　建议行业应该出台相关规定,咨询师不得穿着容易与医护人员相混淆的服饰,而应该穿着与医生护士明显区别的着装,佩戴胸牌,在胸牌上标明"医疗美容项目咨询与销售人员",杜绝其冒充医护人员的可能性。

(二) 医疗美容广告

一方面我们这个行业需要进行适度的新技术、新项目的推广,也的确是医疗美容机构生存的一种方法,另一方面我们的确看到虚假的广告成为当今的诟病。目前政府大多采取一刀切的管理方法,这使得很多的新技术推广面临困境,一些合理的科普性的介绍也被列入禁止之列。未来如何规范医疗美容广告将会是行业的一个研究课题。显然目前没有标准答案，不过我认为应该从以下几个方面进行规范：

1. 广告内容的审查　是否可以借用学术期刊那样的审稿方式进行审稿值得尝试。主管部门应该聘请当地的资深的相关专家组成审查委员会，对所有的医疗广告进行合理审查，对一些真实性的内容允许其在适当的范围内进行传播，而对于一些虚假广告或者会误导社会的则禁止传播。

2. 靶向性卫生执法　卫生执法部门应该对哪些发布广告的医疗美容机构进行重点执法检查，检查其广告内容的真实性和科学性，也要定期检查其广告内容是否与审批内容一致，对于虚假广告者给予应有的惩处。换言之，对于那些发布广告的医疗美容机构要进行严格的、定期的行业检查。

3. 举报系统的建立　行业应该建立一个举报系统，及时处理所有的涉及广告宣传的举报，包括传统媒体和现代网络媒体。

五、非法医疗

目前，藏匿于大楼之间的黑诊所、工作室或者生活美容会所的非法医疗行为，是最难规范的。他们不仅仅在从事非法医疗，而且这些地方也是非法走私、使用非法产品倒卖的主要地下作坊。他们也是医疗美容行业当中最具挑战的一个领域，未来政府如何加大力度打击非法医疗是一个我们必须面对的现实。这些黑诊所、工作室或者生活美容会所涉足非法医疗的行为非常普遍。一个值得关注的问题是，他们的违法成本较低，但是所获得的回报较高，这种情况必然会催生一个潜在的、地下的非法医疗行业，甚至于出现所谓的生活美容"升级"为医疗美容的奇怪现象。事实上，生活美容和医疗美容分属两个不同的行业，没有医生，不符合医疗卫生规范的生活美容是无法升级的。换言之，如果要想设立新的医疗美容机构，不需要生活美容升级，而是要重新提取申请符合国家的相关规定才行，其程序并没有什么特别，因此也不存在升级一说。但是，由于行业执法和规范的力度不够，所谓生活美容升级医疗美容的行为似乎在蔓延；另一方面，一些美容技术专科学校（或者一些医学院，开设了医疗美容技术课程），在这里学校里教学了很多生活美容的内容，其学生毕业以后，无法获得正规医疗美容机构的正式职业（无法获得执业医师资格），常常流向生活美容会所。这些都是造成我国生活美容和医疗美容相混淆的原因，也是非法医疗的温床。未来如何规范生活美容将面临巨大挑战。可能的办法有：

（一）名称

国家相关部门应该出台相关的法规，建议生活美容会所或美容院统一更名使用"化妆院"或者"护理按摩院"等，使得美容一词专属于医疗美容，毕竟大多数老百姓，面对"美容"的时候，他们很难区分医疗美容和生活美容，也很难理解美容医院和美容院一字之差的区别。只有在名称上进行一个清晰的分割，才会让社会了解到医疗美容和生活美容的本质区别，换言之，如果生活美容和医疗美容机构都公用"美容"一词，毫无疑问会给生活美容混迹于医疗美容提供了混淆的可能性，也给社会如何正确理解、鉴别医疗美容机构增加了难度。

（二）明确监管部门

目前，所有的生活会所和生活美容院都不在当地卫生行政主管部门注册，因此也不在监管范围之列,形成了事实上的监管空白;另一方面当地卫生行政主管部门也不掌握他们的具体情况。通常情况下他们只需要在工商税务部门登记注册即可,这会造成非常大的管理漏洞。未来可否探讨一种新的监管机制:所有生活美容会所必须在卫生行政主管部门进行登记注册,纳入到行业监管。这非常好理解,因为国家食品药品监督管理局(CFDA)的职能不仅仅是监管药品和医疗器械,同时对化妆品,以及所有健康类的食品都负有监管职能。同样,当地卫生行政主管部门结合卫生执法部门定期对这些非法医疗单位进行检查,将有利于遏制非法医疗行为的发生。

(周展超　何黎　郑志忠)

第四章

美容皮肤科机构建设与规范

要理清美容皮肤科建设首先要了解什么是美容皮肤科。这里最少能区别两类观点：一类观点来自于那些对美容医学基础理论研究的专家，他们认为：美容皮肤科是以医学美学为指导、以皮肤科学理论为基础、运用医学与美学相结合的技术手段，研究人体皮肤的解剖结构与生理功能和实施维护、改善、修复与塑造人体皮肤健与美及其规律性的科学，它是美容医学的一个主干临床应用学科。显然这一"定义"与《医疗服务管理办法》中有关医疗美容的定义是有着相似性的。另外一类观点则来自于临床一线专家，他们认为没有所谓的美容医学，美容皮肤科是皮肤科的一个亚专业方向，本质就是皮肤科。

美容皮肤科的定义可简单表述为"美容皮肤科是皮肤科学在皮肤美容需求中的应用与服务"，由此可见美容皮肤科的确是以皮肤科临床作为基础的，是皮肤科的一个亚分支学科。

一、基础

毫无疑问，美容皮肤科的基础就是皮肤科学本身。换言之，没有坚实的皮肤病学基础，美容皮肤科很难良好发展。因此三甲医院皮肤科开设美容皮肤科就显得非常自然，而且各项技术的掌握也非常容易。但仅仅只有皮肤科的基本临床技能是不够的，需要关注皮肤生理学的研究。因为美容皮肤科所解决的问题可能不同于皮肤病，她往往更多的是面对"正常皮肤"。因此，从服务项目来看，美容皮肤科必然涉及如下几个方面：

（一）损容性皮肤病

那些发生在面部的所有皮肤问题和疾病都是美容皮肤科需要重点关注和治疗的，包括色素性皮肤疾病、痤疮及痤疮样皮肤问题、玫瑰痤疮（酒渣鼻）、增生性皮肤疾病，包括各类痣和良性肿瘤等。其区别皮肤病门诊在于：皮肤病治疗比较"刚性"，除了常规用药治疗，其他服务比较淡薄，最重要的区别在于，皮肤病治疗必须严格遵守国家物价局颁布的价格及医保的相关规定。而美容皮肤科除了这些"基本治疗"外，还提供更多的服务，包括咨询、护理、皮肤整体管理等，使每一种看上去很细小的疾病，也能得到尽可能完整的系统而细致的治疗和护理，这一切基本上超出了医保范围，而是一个营利性的商业服务过程，因此收费不受基本医疗收费价格体系的限制。所以说，美容皮肤科其实就是部分商业化的皮肤科诊疗项目。

（二）亚健康皮肤

这是一种被"皮肤病"忽略了的灰色领域。它既不能被称为皮肤病，但常常会影响患者美观而成为一种常见的门诊主诉，例如毛发增多、皮肤粗糙/毛孔粗大、肤色暗沉、干性皮肤、油性皮肤、混合性皮肤、敏感性皮肤等。系统和正规的治疗和护理这一类皮肤问题，也是美容皮肤科的一个重要内容。

（三）皮肤年轻化

老化与光老化是美容皮肤科研究的重点和热点,基本医疗中的皮肤病通常对这种"完全正常"的皮肤问题不提供任何治疗性的服务,但是皮肤年轻化治疗是美容皮肤科必须面对的问题,如何减缓皮肤的衰老、如何让皮肤更有吸引力,当然也就构成了美容皮肤科另一个重要的方向。

二、治疗技术

（一）皮肤非创检测技术

如何客观检测皮肤问题已成为美容皮肤科的特色。包括对皮肤水合度、油性、经表皮水丢失、敏感度测试以及皮肤质地评价等。

（二）护肤品使用

皮肤科的一大特点就是外用制剂。对于皮肤病来说,医生必须熟练掌握和使用各种外用药物。同样,对于美容皮肤科来说,熟练掌握护肤品,尤其是功效性护肤品也非常重要。

（三）物理治疗基数

这是美容皮肤科治疗的主要基数,包括激光、光子、射频、冷冻及超声能量、光动力等各种治疗技术,也是微创治疗的基础。

（四）注射美容技术

包括肉毒素注射、填充剂注射以及各类美塑疗法(Mesotherapy)等。

（五）细胞疗法及干细胞技术
（六）皮肤外科

（周展超　何黎）

第五章

经营管理

第一节　医学美容产业

美容医学(aesthetic medicine)是一个发展中的医疗领域,是结合美学、抗衰老医学与中西医学科等的新型医疗领域,主要利用光电、激光、注射针剂与手术等治疗方法,以提高患者对外表的满意度。在这个治疗领域中包含了皮肤科、神经科、整形外科/美容外科、心理学、精神病学、妇科、男科、内分泌科等。美容医学的目标是维持一个自然和健康的身体容貌外观,美容医学的目的是提高患者的满意度,给予美观的外表,满足自尊的需求,美容医学质量可以包含患者的外观、形象、美观、幸福、皮肤问题和不适等各个方面。

美容医学(aesthetic medicine)与医学美容(medical cosmetology)这两个名词的不同之处在于,美容医学更偏向于强调专业属性,是临床医学的一个有机部分。医学美容则强调其市场属性,是服务于"美容市场/行业"的,因此"医学美容"更强调的是临床医学在美容这个市场和行业的商业性服务过程。也就是说美容医学是指临床医学这个专业,而医学美容则是指临床医学所服务的这个行业和市场。本章节提到"医学美容"时,其中也代表了"美容医学"的意涵,因此并不区分这两个名词的差异。

医学美容按市场划分,可以分为生活美容和医疗美容。两者的不同在于:生活美容为不涉及医疗行为的医美行为,如面部按摩,大部分由美容师提供服务。医疗美容是结合医学的专业背景与美容的技术服务,透过专业医师或护理人员于医师的指导下,经由医学技术,例如手术、药物、医疗器械、生物科技材料等,执行具有侵入性(invasive)或非侵入性(non-invasive)医疗技术,来改善或改变身体。

以有没有接受手术来分类的话,医学美容可以分成外科整形手术与非外科整形美容(非手术/微整形)两类。由于微整形不需要藉由手术开刀的方式进行美容治疗,目前已成为世界医学美容的一个重要领域。在2014年,国际整形手术医学会(The International Society of Aesthetic Plastic Surgery,ISAPS)调查全球35 000位整形美容医师的美容医学治疗患者数量,微整形已经超越外科整形手术。

随着社会经济的发展与生活质量提升。现代人们注重美容保养,防止老化,除了保持皮肤健康外也希望藉由生物科技医疗技术的进步,增加美感,满足社交活动所需。医学美容已形成新兴的产业,是一个巨大的市场,包括美发、皮肤护理、医学整形、护足、减肥等。所孕育而生的美容经济是由美容资源、美容产业、美容市场等要素构成,美容经济学则是关于选择、开发、分配和消费美容资源的一门应用性经济学。医学美容市场的日益发展,治疗手段的多元化,在带动整个美容医学产业的同时,也带来了一定的挑战,如果医师对处置项目解释不清楚或刊登夸大不实的广告,容易误导与伤害民众。因此,具备合法登记可信赖的医疗美容机构,执行医疗行为人员具备医疗资质并具有良好的从业经验,为广大群众提供优良质量及安全的美容医学服务是维护医学美容质量、确保医疗安全的前提。

第二节 医疗美容机构经营管理

美容皮肤科与普通皮肤科最大的差别在于,美容皮肤科是具有商业回报性的,而皮肤科则更关注基本医疗。这就决定了美容皮肤科一定是商业医疗当中的一个组成部分,必须符合商业规则。因此,美容皮肤科的经营,除了学科建设以外,还需要认真地研究市场和经营管理。

从美容皮肤科的角度来说,经营好美容皮肤科意味着将上面所提到的那些专科专病门诊做精做细、形成特色并为我们的患者提供优良的服务。商业上的推广也非常重要,合理的良性的商业推广能够为机构增添色彩,也会增加机构的知名度。这些工作建议交给那些擅长市场推广的团队进行。但是所有的推广行为必须在医生团队监督下执行进行,防止形成虚假广告的尴尬局面。

毫无疑问科学管理对任何一个机构来说都是非常重要的,在管理过程中,需要强调的是决策的民主性,执行层面的果断性。决策应该是"从群众中来,到群众中去"的过程,要充分调动员工的积极性和主动性,形成有效的决策。在执行的时候,要强调服从的重要性,不能用任何借口不执行,或者执行不彻底。否则再好的决策也会流产,也就谈不上执行力。在这一过程中,一方面要形成"不理解也要坚决彻底执行"的良好风气。另一方面要让每一个管理者理解到"不越位"的重要性,因为越位管理会造成管理上的混乱,会导致多头管理和无人管理的现象。只有做到这,才能形成良好的团队执行。否则就会形成"有决策无执行"的尴尬局面,这样就会形成频繁召开协调会和说服会议,形成执行力拖拉的企业文化。

美容皮肤科的经营与管理中学科建设是基础,具体来说就是将要开展哪些新的技术及提供哪些服务,不是所有的新技术和服务都应该开展,而应该根据当地的市场情况和医生的专业特长,开展相适应的服务。我们可以把皮肤医疗美容理解为"特需门诊",因此皮肤美容就成为"皮肤年轻化专科门诊"、"痤疮专病门诊"、"问题皮肤专病门诊"等一系列的特色专科专病门诊。然而美容皮肤科所涉及的范围非常广泛,显然对于一个机构或者对医生来说,同时开展所有方面的医疗服务是不现实的。"城有所攻,有所不攻",战争尚且如此,做美容皮肤科的学科建设一定与此雷同。我们要建设那些优势学科形成门诊特色,要"以己之长攻彼之短"才能在商业医疗中站稳脚跟,放弃那些看似有市场前景但开展起来有困难的跟风项目,显然因地制宜作出合理的选择是需要智慧的。从业医生也应该有市场意识,为市场提供相匹配的皮肤美容服务。要想管理好美容皮肤科或者机构,应该从以下几个方面着手:

一、医疗美容机构、仪器、卫材及耗材管理

医疗机构应有合法资质,明确界定其服务项目之内容并运作完善。有相关的医疗专业人员,并且具备执行许可,以顾客为导向提供专业服务。为降低风险,应提供安全的美容医学环境,相关设施及设备应有良好的管理机制,相关医疗行为项目订有标准操作程序,并且切实执行并有反馈机制,以确保工作人员及接受治疗者安全。依据上述医学美容服务范围,制定人员工作内容的要求,执行所赋予的职权。

备齐医学美容相关设备及机器,能提供正确数据并有定期维护,定期清洁、检查、保养、校正所有仪器。如果有与外包厂商合作,应有适当的管理措施及品管合约。采购之卫材及耗材有合法与妥善的储存管理,并有记录可查。

二、人力资源管理

(一)人力资源管理

是指为了完成管理工作中涉及人或人事方面的任务所进行的管理工作,包括:工作分析;制定人力需求计划以及人员招募;培训及开发;薪酬及福利管理、绩效评估;劳动关系管理等。狭义的人力资源管理是指单纯的人事管理,性质是较传统、被动及保守。有招募、任用、薪资、考勤、差假、考绩、奖惩、退抚等例行性的行政业务。广义的人力资源管理是除了例行性的人事行政业务,包括人力规划、人才之培训、人力之发展等。一个病患到医学美容医院,从挂号到治疗完成,需要很多专业医疗人员的参与,包含挂号柜台行政人员、美容咨询师、医师、护理师、药师、客户服务人员等,因此医疗行业是属于高成本行业,其人力资源管理的特性包括:劳力密集、高度专业、团队合作、人事成本高。

(二)工作设计(job design)

是指为了有效地达到组织目标与满足个人需要而进行的工作内容、工作职能和工作关系的设计。也就是说,工作设计是一个根据组织及员工个人需要,规定某个岗位的任务、责任、权力以及在组织中工作关系的过程。工作设计的四个步骤分别为:工作分析、工作说明书、工作规范及工作评价。工作分析(job analysis)是对某项工作的特性与内容进行观察与了解,以制作工作说明书与工作规范,以利于工作指派或人员招募之用。

(三)工作说明书(job description)

是描述工作的内容,通常包含工作说明书建立、修改、核定日期,工作职称,工作者的职类(专职或兼职;日薪或月薪),直属主管(工作者受谁监督或直接向谁报告),监督何人(谁该向工作者直接报告),工作说明或摘要(工作责任概说),工作职责明细及其说明,组织内外主要的工作接触者,工作的环境与使用设备,工作说明书的撰写者、审核者及核准者。工作规范(job specification)可称之为职位资格说明,说明适任此项工作的工作者所应具备的资格与条件。医师、药师、护理师、美容师、咨询师、客服人员、行政人员都需要具备不同的条件,因此一般内容包含工作者必备的教育程度、工作者必备的专业能力、工作者必备的训练及经验、工作者必备的体能与技术能力、工作者必备的心智能力、工作者必备的人格特质、工作者必备的人际能力。

随着医学美容机构的不断发展,医疗纠纷也越来越多,因此,员工的教育训练尤为重要。教育是指一个人一般知识、能力之培养。训练是指企业或某一产业为了提高员工在执行某个特定职务所必要之知识、技能及态度或培养其解决问题之能力的一切活动。训练活动可以增进员工知识技能,提高员工素质,改善员工工作态度,提升工作效率与经营绩效,减少职业灾害的发生。训练的方式有:职内训练,由训练人员或有经验的工作者,以直接督导的方式教导员工一些新的工作内容。例如由主治医师直接指导新进医师如何注射肉毒杆菌毒素。非在职的场内训练,自愿增加训练时间,并更新个人技能以达正常之要求。例如:下班后,主动在医院练习医疗技术。职外训练,员工暂时调离工作岗位,以便利训练的进行。例如:参加连续3天的医学美容会议。

三、财务管理

会计与财务管理的不同在于:会计是收集、整理、分析、报告和解释各种涉及钱财交易事件的专业知识,因此属于数据数据的搜集与查核。财务管理则可提供许多财务方面的信息,以作为管理的参考工具。善用会计资料,提高资金安全性及获利性,降低成本,使机构能发挥最大效益,并运用各种财务数据协助进行决策。

由于医疗机构的成本较高,按成本习性可将医疗机构的成本分为:变动成本、固定成本、半变动成本。变动成本是指当产量变动时,总变动成本会随着产量变动而等比例变动的成本,例如:每一位医学美容患者接受的激光耗材。固定成本是指在特定的期间,总成本并不会随着产量变动而变动的成本,例如:激光仪器的购买价格。医疗机构的成本特性包括:间接分担的成本很多,各单位独立性不易划分,成本分摊困难,人事及固定成本很高,因此,需达到一定的经济规模才能维持。

现金内部控制原则是,现金处理与记载由不同人员负责,不得自始至终由同一人包揽整笔交易,收到现金立即入账,每日收到现金应存置银行。各项支付尽量利用支票,调度事宜,应由签发支票与处理现金以外人员担任。分散付款日期。加强财会部门内部控制,职责划分,权责分明,财会分立,相互牵制,现金财物,加强盘点,轮调休假,定期实施。

四、存货管理

存货管理就是对企业的存货进行管理,主要包括存货的信息管理与决策分析,最后进行有效控制,提高经济效益。存货管理是将厂商的存货政策和价值链的存货政策进行作业化的综合过程。透过顾客需求,通过配送渠道来拉动产品的配送。另一种方法是按照需求量和产品可得性,主动排定产品在渠道内的运输和分配。最后混合以上两种方法,对产品和市场环境作出反应,确定何处安排存货、何时启动补给装运和分配多少存货。

存货管制系统主要目的是能正确及适时地提供各物资的订购时间及订购数量,以建立一个能有效与持续地衡量存货数量及价值的实时信息回馈系统,促使管理人员能掌握最新的存货状况,并降低运营成本。常用的管理方法有:ABC 分类管制系统、定量管制系统、定期管制系统、复仓制,以下着重介绍 ABC 分类管制系统及复仓制存货管理。

(一) ABC 分类管制系统

可根据存货的重要程度将其分为 ABC 三种类型进行日常管理。A 类存货为价格昂贵的物资,占全部存货的 10% ~ 15%,资金占存货总额的 80% 左右,如:大型备品备件等。对该类物资应实行重点管理。B 类存货价格适中,品种占全部存货的 20% ~ 30%,资金占全部存货总额的 15% 左右,如:日常生产消耗用材料等。应对其适当控制,加强日常管理。C 类存货价格比较低廉,占全部存货的 60% ~ 65%,资金占存货总额的 5% 左右,如:办公用品、一般耗材等。只需进行一般管理即可。通过 ABC 分类后,抓住重点存货,控制一般存货,制定较为合理的采购计划,有效地控制库存,合理运作采购资金,从而控制采购成本。

(二) 复仓制存货管理

又称两箱法、双堆法。适用于 ABC 分析中的 C 级物资的存货管理。当物资进货时,将物资分成两箱,并在每个箱底放置请购单。领用时先从第一箱领取,当第一箱领完后,再从第二箱开始使用,而此时亦开始请购,等到第二箱用完时,第一箱已补满,再改由第一箱出货。例如:药品单一剂量车、手术个案车、卫材交换车。

五、绩效评估与平衡计分卡

绩效(performance)系指一组织或其成员从事某种行为、程序所达成的成果,是个人或组织整体完成工作事项及目标的效率与效能。绩效管理是一套有系统的管理活动过程,用来建立组织与个人对目标及如何达成该目标的共识,进而实行有效的员工管理方法,以提升目标达成的可能性。

由于医学美容兴起,全世界各地的医美医疗机构的大量扩建,医疗机构间的竞争也更激烈,如果资源不足或管理不当可能遭到市场淘汰。除了市场的竞争变大之外,人口的变迁、顾客逐渐增加的期望、政府的压力、医美医疗纠纷等环境因素,都使得医疗机构必须做治本的改善与变革,为顾客创造出更大的价值。对医疗机构管理来说,如何建构一个良好的制度以衡量与管理组织的绩效并激励员工,求得发展是件极为重要的事。

平衡计分卡简称BSC(balanced score card),最早的用意在于解决传统的绩效评核制度过于偏重财务构面的问题,但在实际运用后又发现平衡计分卡要与企业的营运策略相互结合,才能发挥企业绩效衡量的真正效益与目的,因此平衡计分卡不仅是一个绩效衡量系统,更是一个企业营运策略的管理工具。平衡计分卡的内容包括财务、客户、内部流程、学习与成长四个方面,属于策略管理的工具之一。因此,机构的绩效评估要考虑到这四个方面,制定相应的指标,例如:财务方面的指标,可以制定每月的营业额指标,鼓励员工增加医院的营业额。客户方面指标,可以设定医学美容患者的顾客满意度与顾客忠诚度。内部流程方面,可以设定医疗质量指针,让医院的医疗质量可以达到标准,保障患者安全。学习与成长方面可以设定教育训练指标,鼓励医师护理师充实进修。

（王正坤　林长熙）

第六章

皮肤医疗美容心理

美容心理学内容非常广泛,包括了容貌审美心理学、容貌发展心理学、美容社会心理学;美欲、求美动机和行为;求美者人格与心理类型;手术美容受术者的心理、容貌缺陷心理学;美容心理咨询;心理障碍的诊断和治疗以及心理美容疗法。对于皮肤美容而言,美的存在不仅取决于医生对美学的认知程度,也取决于求美者对待美的态度,还取决于周围的环境。例如,对于外形而言,根据不同人种的骨骼结构,欧美国家的人更崇尚轮廓立体的美,而亚洲人则认为丰满圆润为美。对于肤质而言,有着基本一致的追求理念。所以作为医生,应该从美学、审美观念以及患者的皮肤条件综合考虑,正确引导患者,达成最终的共识,并通过仪器、药物、手术等手段,改变外部形态、皮肤质地、色泽和改善生理功能。

一、皮肤老化与心理状态的关系

皮肤老化包括自然老化和光老化,其主要特征是:皮肤干燥、粗糙、弹性降低、皱纹出现以及不规则色素沉着。一方面,心理问题可以影响患者的皮肤状态;另一方面,皮肤表现直接影响患者的心理功能,二者皆不可忽视。

自然老化是一个有机体适应细胞功能进行性下降的过程。目前有研究证实,心理状态特别是心理压力和皮肤老化之间有着直接的关系,皮肤和神经系统均来自胚胎发育过程中的同一原胚层,皮肤细胞和神经元信号通路有共同的表达蛋白,基于这些原理,慢性心理应激刺激可以导致自主神经系统、肾素-血管紧张素-醛固酮系统和下丘脑-垂体-肾上腺轴的平衡紊乱,出现慢性免疫功能障碍、活性氧增加和 DNA 损伤,加速自然老化进程。压力的反应包括解惑、心算、新的环境、威胁等,这些可能为预防皮肤老化提供潜在的治疗策略。除了皮肤老化以外,一些常见的皮肤疾病(例如银屑病)与心理的关系已被证实非常紧密。另一方面,皮肤的外在表现也可直接影响心理。大量的研究证实面部轮廓、皮肤的肤质与颜色都从不同程度上影响求美者的心理状态和职业活动,尤其是皮肤老化对人际关系、性功能质量都有很大影响。

面部皱纹作为人最明显的衰老迹象,受到广大患者和临床医生的关注,Andrew Yaworsky 等学者通过问卷的方式,调查了额纹和鱼尾纹显现出的衰老迹象对患者的心理冲击。面部皱纹可以作为外貌和年龄的认知因素,皱纹的存在,有时可造成面部表情的曲解,表现出本没有的情绪状态,如愤怒、悲伤、疲倦或压力。因此,面部皱纹在社会认知和相互关系中发挥着重要的作用。除此之外,面部皱纹还影响心理健康,随着面部形态的变化,人们提高了外观的关注度,这有可能导致身体形象障碍和较低的自尊和信心。研究表明,面部皱纹与抑郁可能存在相关性,治疗面部皱纹可以改善情绪。

二、损容性皮肤病与心理

世界卫生组织(WHO)对于"人体健康"的定义中,明确指出评价人体健康的十大重要指标之一"肌肉丰满,皮肤有弹性"。该调查显示在黄种人中,面部皮肤处于健康状态的不到10%,处于病态的超过20%,而处于健康与病态之间的亚健康皮肤竟占70%。皮肤亚健康是介"健康"与"疾病"之间的状态,呈现出缺少光泽、干燥、粗糙、黯淡、缺乏弹性、易过敏、易油腻、易起痘等,如不予以重视,皮肤会进一步出现痤疮、黄褐斑、皮炎等病态表现。

黄褐斑是最常见的一种损容性皮肤病,其发生与情绪波动有关,特别是目前大部分患者对于黄褐斑的治疗过于急切,导致过度治疗的发生,不利于该病的治疗。研究报道,痤疮与心理因素两者相互影响形成了一种恶性循环,心理的抑郁焦虑使雄激素分泌旺盛而导致痤疮的发生,精神的过度紧张,不良的心理状态都可加重病情,而加重的病情又导致患者焦虑和抑郁,影响患者的生活质量。白癜风患者在起病或疾病进展时有不同程度的精神创伤、过度劳累,精神紧张时,交感神经兴奋,儿茶酚胺分泌增多,造成黑素细胞受损,出现损容性白斑。许多患者会因为皮损的产生或扩大出现心理障碍,产生自卑、消极的心理暗示并出现不良的精神症状,心理健康和生活质量都受到影响。脂溢性皮炎对患者的面容形象影响极大,部分患者合并有脱发,患者常常带有迫切、焦躁的情绪,在不恰当的诊疗中出现新的皮肤问题。

由此可见,心理状态在疾病的发生、发展和转归中起到非常重要的作用,作为医生,不仅需要关注患者疾病的变化,更应重视患者的心理状态,加以疏导、干预,这些都体现了人文关怀的重要意义。

三、美容技术与心理干预

目前,越来越多的美容技术被运用于临床,随着微整形概念的拓宽,治疗方式从有创逐渐向微创、无创发展,微针、注射、针灸、埋线等转型,求美者更愿意选择舒适度更高且更安全、有效的治疗项目。因此,有美容需求的人往往出现两种不良心态,其一是追求"物美价廉"型,这类患者往往经济基础略微薄弱,面对庞大的美容市场知之甚少,带有盲目性,获取技术信息的渠道往往是口传或者广告,忽视治疗的安全性;另一类是"自我欣赏"型,这类患者有一定的经济基础,关注美容和技术的新方向,往往有自己对美容的定位,部分了解市场和各项技术的疗效,容易跟风并接受不适合个人的治疗。面对这两类患者,我们在治疗前都应充分做好术前沟通,美容是更高层次对皮肤美的需求,需根据患者的消费能力,结合不同人种的骨骼、皮肤、美学等特点,选择适合患者的美容技术手段。

(杨 智)

第七章

医患沟通

皮肤美容是一个"锦上添花"的医疗项目,随着目前医疗美容技术的不断发展,往往同一皮肤美容问题有多种可选择的美容手段,而这种手段的选择主要决定于三个方面的因素:顾客对皮肤美容的要求;顾客的经济能力;医生的沟通能力。由于不同的顾客对美容的期望值不同,对价格的敏感度不一样,对医患沟通的理解力不一样,所以,美容术前的个体化沟通非常重要,制定出一个"美容效果"和"美容风险"个性化方案才能避免不必要的"枉费心机"或美容纠纷。快速而有效的沟通包括以下几个方面:

一、医生自身形象

作为皮肤美容医生,首先自己的皮肤要没有明显的瑕疵,同时着装要整洁,给顾客带来一种信任感,让顾客感觉到医生做事严谨,同时给顾客带来一种"美的感受"。

二、用"心"对待顾客

首先要让顾客感觉到医生在用"心"对待顾客,医生在用"心"说话,所以我们在与顾客沟通时一定要抱有一种坦诚、平和的心态,用心去沟通。

三、基本沟通"姿势"

一定要"面对面、眼对眼"的与顾客沟通,以便从顾客的表情来判断是否理解你的解释,当你与顾客沟通时,如果他的表情很淡漠或者很彷徨,说明顾客不能理解你的解释,如果顾客表情感觉到不高兴,可能他不理解或不接受你给出的美容方案,这时候我们有必要换一种沟通方式。

四、避免"秒杀顾客"

一眼能够看出的美容问题,也要多看看、多问问,并询问顾客过去曾做过哪些美容,然后再和顾客谈美容方案,这样才能使顾客感觉到医生做事认真、严谨、不草率。

五、如何读懂顾客的"内心"

在医疗美容中,我们一般不便直接问顾客"你能花多少钱?"、"你能承受什么样的价格?",否则容易给顾客感觉到医生在过度美容、过度医疗,但是,对那些具有弹性操作空间的美容项目,从侧面了解顾客的价格承受力非常重要。从年龄、衣着、职业、气质、说话的语气、语调等几个方面来综合判断顾客对医生的认可度以及消费潜能。对一些优质客户可以直奔主题，直接介绍"高、大、上"的美容项目，以达到最佳美容效果。对于一般顾客，特别是说话"带刺"的顾客，只能采用无风险、低消费的美容项目。

六、如何控制顾客对美容效果的期望值

对一些效果难以达到100%的美容问题，既要给顾客以"希望"，又要控制顾客的"期望"。例如，黄褐斑顾客大多有两种期望：一次根治不复发或通过一个疗程的治疗能够全部去掉斑。我们的沟通要注意：不能说"试试看是否能祛斑"，这样顾客会不相信疗效而放弃治疗；不能说能够"根治"，如果不能"根治"可能会"惹麻烦"。正确的沟通是要告诉顾客："黄褐斑是一种色素代谢紊乱的皮肤问题，不仅与年龄相关（好发于中年），而且与睡眠、心情、日晒等多因素相关，现在有多种治疗黄褐斑的方法，我们会采取综合治疗来逐步淡化黄褐斑，一个疗程后一般可得到明显的缓解，但是以后也要注意保湿防晒、注意睡眠、心情等相关因素，当然，斑也有可能再复发，到时再进行治疗，目前还没有一次性根治黄褐斑的方法，但我们会选用最适合您的方案"。

七、如何以疗效对比图片介绍美容效果

顾客在了解某一美容方案时往往我们会展示其疗效较好或最好的疗效前后对比图，让顾客心中对此种美容方法充满希望，但同时也应告诉顾客，"治疗效果是因人而异的，其疗效既有可能优于展示的图片也有可能达不到展示图片的疗效，这要看每个人的个体差异"。

八、帮助顾客选择美容方案

当某一个皮肤美容问题有多个治疗方案时，我们不要强烈推荐某一个较为高消费的方案，反而给顾客感觉到你在"推销"；但也不能强烈推荐某一个低消费的方案，让顾客认为你"瞧不起人"，而是讲明各种方案的"利"与"弊"，然后让顾客自己选择。比如寻常型痤疮，有两个治疗方案：口服异维A酸胶囊治疗和果酸换肤，需告知痤疮患者口服异维A酸优点是疗效肯定、价格便宜，缺点是会出现暂时性的面部、口唇干燥和推迟生育计划、少数女性可能会月经紊乱等相关不良反应；而果酸换肤治疗痤疮优点则是无干燥、推迟生育计划等副作用且疗效也不错，但需多花点时间多花点钱来医院治疗。让患者感觉到：医生不是在推销某种美容治疗手段，而是让顾客自己选择一种适合她的美容治疗手段。

九、如何接待顾客投诉

医疗美容中不可能有100%的顾客满意，偶尔有投诉是难免的，我们要用一种理性的心理、心态来应对这些投诉。首先，我们需要稳定顾客的情绪，然后耐心倾听顾客的抱怨，最后，自我掂量是否有明显医疗美容过失。医疗美容事故＝诊断错误＋治疗方案错误＋带来美容伤害，如果有一条达不上，就不构成明显医疗责任，就不可能需要负法律责任，只需要给予顾客一些安慰及一些补救措施即可。

　　总之,医疗美容是一个弹性空间非常大的市场,读懂顾客对美要求的内心,同时要顾客充分了解医疗美容的风险与受益,然后再制定一个适合顾客的价格承受力和时间方便的方案。

（谢红付）

第二篇

美容皮肤科学基础

第八章

面部结构解剖

随着注射美容的兴起,与注射美容相关的解剖学知识就显得非常重要,尤其是充填剂的注射需要医师对组织中的血管、肌肉、脂肪结构、筋膜和韧带以及神经分布有更加精细的了解,这样才能避免造成严重的不良事件。这些知识往往超过传统的解剖学的范围。近十多年来随着注射美容的不断发展,大量的临床美容医生开始着手研究面部精细的解剖学结构,这些解剖路径和方法与传统的解剖学视角略有差异,它更强调皮肤组织中的层次和重要结构的分布,为注射美容以及提拉线治疗提供理论支持。因此面部的精细解剖学知识是医疗美容医师,尤其是进行注射美容治疗医生的必修课。

第一节　面部层次

面部软组织由浅至深可分为五层:皮肤、皮下组织、表浅肌肉腱膜系统(superficial musculo-aponeurotic system,SMAS)、疏松组织层、深筋膜或骨膜,此五层结构在头皮和额部最为典型(图 8-1-1)。一至三层(浅筋膜)结合相对紧密,通过第四层(疏松层),可以在第五层(深筋膜)上滑动,而在第四层中没有重要的血管穿行。在额部边缘,如上颞线和眶上缘处,韧带结构将其牢固的固定,很多重要的神经、血管分布于韧带周围。在面部的其他区域,五层结构更趋复杂,各种限制韧带贯穿五层结构,将真皮与深方的骨骼连接在一起。

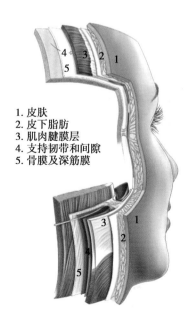

1. 皮肤
2. 皮下脂肪
3. 肌肉腱膜层
4. 支持韧带和间隙
5. 骨膜及深筋膜

图 8-1-1　面部结构层次示意图

一、皮肤

皮肤分表皮和真皮两层。表皮由不同分化期的角质形成细胞、黑素细胞和朗格汉斯细胞构成。真皮构成浅筋膜的外层,由成纤维细胞分泌的真皮基质构成,Ⅰ型胶原是真皮基质的最主要成分,另外还含有其他类型的胶原蛋白(Ⅲ、Ⅴ、Ⅶ)、弹性纤维、多聚糖、纤连蛋白等。真皮内含有丰富的血管网。真皮的厚度与其活动性成反比,眼睑处最薄,在额头和鼻尖最厚。真皮越薄的部位,更易受内外因素影响而发生老化。

二、皮下组织

皮下组织包括两种组分:皮下脂肪和纤维网。皮下脂肪提供了面部的饱满,而纤维网将真皮与深层的 SMAS 联系在一起。纤维网是面部的限制韧带穿过皮下脂肪时分支连接形成的网络。在面部的不同区域,两种组分的数量、比例和分布各不相同。头皮的皮下组织厚度均一,与被覆的真皮结合紧密,与之相反,在面部不同区域,皮下组织厚度和稳定性差异很大,在眼睑和唇,该层非常致密,脂肪含量稀少,而在鼻唇沟外上方,皮下组织非常厚,其纤维网明显拉长而变得脆弱,更易发生老化改变。皮下组织与上方真皮的连接比与其深部SMAS的连接更加紧密,这是限制韧带和纤维网呈树状分布的结果(图8-1-2)。

皮肤通过粗大的支持韧带一端连接于骨膜,另一端通过细小分支向上穿行,通过SMAS筋膜层移行为纤维网与真皮连接,越

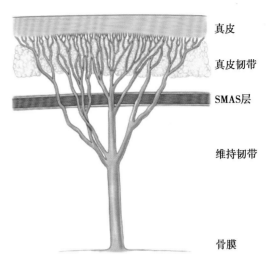

图8-1-2 面部韧带的树状分布示意图

靠近SMAS处,纤维越稀疏,但更粗大。所以,手术时在皮下深层(更靠近SMAS)进行皮下分离比靠近真皮分离更容易。纤维网在面部不同区域依其深方解剖结构的不同,方向和疏密各不相同,在深方有限制韧带穿过的区域,垂直走行的纤维最为致密,将皮下脂肪分割成不同的脂肪室,也称为脂肪间隙(图8-1-3)。当这些韧带穿过第四层时,在该层形成不同的软组织间隙,

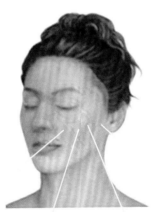

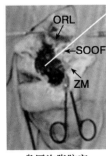
鼻唇沟脂肪室

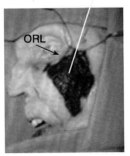
中部脂肪室

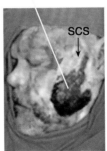
中部脂肪室

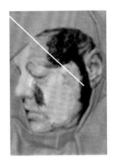
外侧部脂肪室

图8-1-3 面部脂肪间隙(脂肪室)示意图
面部纤维网/韧带将面部皮下脂肪分隔为不同的脂肪间隙

以便浅筋膜在深筋膜上滑动(图8-1-4)。在覆盖于间隙表面的皮下脂肪,纤维较稀疏,更呈水平走行,手术中容易钝性分离。

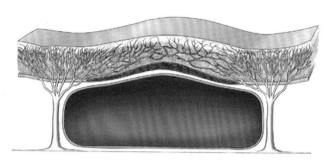

图8-1-4　面部韧带与间隙示意图

三、表浅肌肉腱膜系统（SMAS）

这是面部的第三层结构,主要由面部表情肌及其相连的筋膜构成,称为表浅肌肉腱膜系统(SMAS)。这些表情肌全部或大部分布在第三层,收缩使其产生运动,绝大多数表情肌分布在口周和眼周。SAMS连续分布于整个面部,依其所含肌肉的不同,在不同部位名称各异,如头皮部分称为帽状腱膜,颞部称为颞浅筋膜(颞顶筋膜)。在第三层,面部肌肉主要呈宽阔的片状分布于前面部,上部为额肌,中间为眼轮匝肌,下方为颈阔肌。这些肌肉往往只有很少的骨性起点,更多依靠前面提到的限制韧带间接固定在深筋膜(骨膜)上。如,额肌在上颞线处被颞上隔固定,眼轮匝肌在外侧被眶外侧增厚区固定于眶缘,颈阔肌上缘被咬肌韧带固定。在该层,口周和眼周分布着一些较深的表情肌,对口轮匝肌和眼轮匝肌起控制作用。在眼周,主要是皱眉肌和降眉间肌,在口周,包括提肌(颧大肌、颧小肌、提上唇肌和提口角肌)、降肌(降口角肌和降下唇肌)和颏肌。

四、疏松结缔组织

疏松结缔组织是面部的第四层,是进行SMAS下除皱术的解剖层次。该层相对复杂,主要含有以下结构(图8-1-5):软组织间隙;限制韧带;深层肌肉;面神经分支。第四层分布着很多软组织间隙,这些间隙使眼周和口周的表情肌可以在深筋膜表面自由的滑动。面部的限制韧带主要分布在间隙周围,构成间隙的边界。在面部有些区域,间隙内分布有深层脂肪,对面部形态提供支持。

在侧面部耳前方,因为没有表情活动,从耳软骨到颈阔肌后缘之间25~30mm宽的区域广泛分布着韧带样结构,Furnas将其称为颈阔肌耳韧带。这一区域,真皮、皮下组织、SMAS和腮腺筋膜(1~5层)融合在一起,第四层不再作为间隙存在,而成为软组织垫的一部分。因为该区的韧带样特征,在外科手术中被广泛作为固定区。与之相反,在前面部,眼周和口周的运动频繁,韧带致密而集中,主要沿着骨性腔隙的边缘分布。面神经沿着这些韧带,由深至浅,分布并支配其靶肌肉。

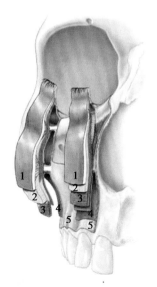

图8-1-5　面部间隙示意图

五、深筋膜层

面部软组织最深层是深筋膜,主要由被覆在骨表面的骨膜构成。在侧面部,咬肌(颞肌和咬肌)覆盖在骨表面,此处的第五层由覆盖肌肉表面的筋膜构成,颧弓以上为颞深筋膜,颧弓以下为咬肌筋膜。在颈部,此层为颈深筋膜,覆盖舌骨上肌群,形成下颌下间隙,其内含有下颌下腺。深筋膜尽管很薄,但坚韧而致密,是面部限制韧带的起点。

第二节　面部结构解剖

一、肌肉

面部肌肉被面部筋膜包裹,位于浅层和深层筋膜之间(图 8-2-1),由面神经分支支配,每根肌纤维可以独立收缩产生面部运动。肌肉组织间有协同或拮抗作用,当一组肌肉收缩时,另外一组肌肉配合或者向相反的方向牵拉。

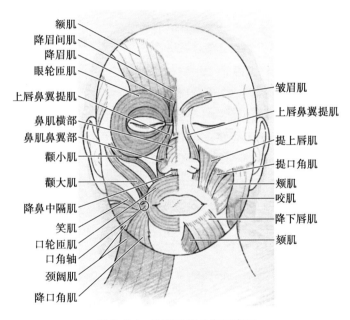

额肌
降眉间肌
降眉肌
眼轮匝肌
上唇鼻翼提肌
鼻肌横部
鼻肌鼻翼部
颧小肌
颧大肌
降鼻中隔肌
笑肌
口轮匝肌
口角轴
颈阔肌
降口角肌

皱眉肌
上唇鼻翼提肌
提上唇肌
提口角肌
颊肌
咬肌
降下唇肌
颏肌

图 8-2-1　面部肌肉分布示意图

（一）额肌

是覆盖整个额部的矩形薄肌,向后与帽状腱膜延续,向前止于眉间与眉弓,并与皱眉肌、降眉间肌及眼轮匝肌纤维交织,止于该处皮肤的真皮深层。额肌是唯一具有提升眉作用的肌肉,并可通过抬上睑的作用使眼裂张大。额肌由面神经的额支支配,后者在眶上缘进入该肌肉。

（二）皱眉肌

是眼轮匝肌深部的一块独立的窄长条肌肉,中间深,外侧浅,起自眉中间的骨膜,斜向外上分出横头和斜头,止于眉内侧的皮肤真皮。支配皱眉肌运动的神经是面神经额支的分支。皱眉肌的收缩能使眉内收并稍微降低,并向下、中移动,其反复地收缩能在眉间产生竖向或横向的皱纹。

（三）降眉间肌

起自鼻骨远端及侧鼻软骨的浅筋膜,向上与额肌纤维交织,止于眉间的皮肤真皮,并与额肌、眼轮匝肌肌纤维相互交织,位于同一层次。降眉间肌收缩可造成眉向下牵拉,增加眉间组织的凸度,并在鼻根至眉间位置产生横行皱纹。降眉间肌受面神经额支支配。

（四）降眉肌

起自额骨的鼻部睑内侧韧带上约1cm处,呈扇状插入内侧眉的真皮部。收缩降眉肌使眉毛下降,将眉间和鼻部皮肤牵拉在一起,产生愤怒、凶恶的表情,是造成眉间横行皱纹和鼻根部皱纹的原因。也由面神经的额支支配。

（五）眼轮匝肌

是眼周较为宽大扁平的椭圆形肌肉,起眼睑闭合作用。眼轮匝肌内眦部和外眦部的收缩可使眉的内外侧下拉,起眉降肌作用。眼轮匝肌肌纤维在外侧垂直走行,会产生水平的鱼尾纹。该肌的支配较复杂,包括面神经额支和颧支。

（六）鼻肌

鼻肌像倒置的马蹄,上半部分横行穿过鼻背,下半部分的分支垂直走行于鼻侧面。

（七）降鼻中隔肌

走行垂直于鼻小柱,微笑时可将鼻尖下拉。

（八）口周肌肉

包括提上唇肌、提口角肌、降口角肌和降下唇肌。止于皮肤的四块主要的提上唇肌肉有颧大肌、颧小肌、提口角肌和提上唇肌,它们共同作用于皮肤,形成鼻唇沟。浅层口周表情肌包括笑肌、颧大肌、颧小肌、颈阔肌、降口角肌和浅层口轮匝肌。

1. 颧大肌、颧小肌　都是薄而长的肌肉,起自颧骨体,止于上唇外侧部分的肌肉。颧大肌起自颧小肌的外侧,止于上唇隐窝的最外侧。颧小肌是较短的肌肉,止于上唇的中部。

2. 笑肌　是薄片状的肌肉,有时仅仅是颈阔肌的延续。笑肌起自腮腺筋膜,止于口角皮肤。收缩时牵拉嘴角向外产生冷笑表情,并能使嘴角闭合。

3. 提上唇肌、提口角肌、提上唇鼻翼肌　这些肌肉起自上颌骨犬牙的上方,止于上唇的中部,对上唇起几乎垂直的提拉作用。这种作用导致露犬齿的笑——犬齿笑。这些提肌主要由面神经的颧支和颊支支配。

4. 口轮匝肌　是下面部的主要表情肌,围绕口周呈环形,行使括约肌功能。起源不同的多组提肌和降肌最终都进入到口轮匝肌和上下唇。有的肌纤维沿上下唇水平走行,反复收缩导致垂直皱纹。

5. 颊肌　与口轮匝肌深层纤维相互交织,并与口轮匝肌的深层部分共同作用将口唇拉离牙齿,但主要作用是将颊部压向牙齿,起吸吮作用。

6. 降口角肌和降下唇肌　降下唇肌起源于下颌骨的下缘,分别进入口轮匝肌的内侧和外侧。降下唇肌将向下和向外牵拉,使下唇唇红缘外翻。降口角肌起源于下颌骨体部略向内上进入口角,近似"靴子"型,作用是使口角下降。

7. 颏肌　起自下切牙,垂直穿行于下颌的真皮中,双侧肌纤维相互交错。收缩时下颏会呈现如核桃表面一般的凹凸不平征象。另外在做向前推挤下唇的动作时,颏唇纹也会加深。

8. 颈阔肌　颈阔肌很宽薄,起源于锁骨下、向上延伸覆盖整个颈前部,在下颌骨的位置与下面部的降肌和面部浅表筋膜交织在一起,共同组成 SMAS 系统。颈阔肌的收缩会导致产生颈部横纹及垂直条索,而且向下牵拉可使颌颈角变钝。

二、血管

面部血供(图 8-2-2)主要来自于颈外动脉分支,只有眼动脉来源于颈内动脉,供应眼、上 2/3 鼻部及额中部。眼动脉向前走行通过视管到眶骨,在眶上孔穿出颅骨,分成眶上支和滑车上分支。滑车上分支进入皱眉肌的深部,伴行于面神经的滑车上分支的浅面,向前走行并发出很多分支。眶上支在眶上缘的中线部位,伴行面神经眶上分支,向额肌深部走行。颈外动脉其中一组是从腮腺上缘浅出的颞浅动脉,位于皮下深面,肌肉浅面,沿耳前上行,位于颞及前额的侧面。另一组是行走于口、鼻外侧和眼裂内侧的面动脉。

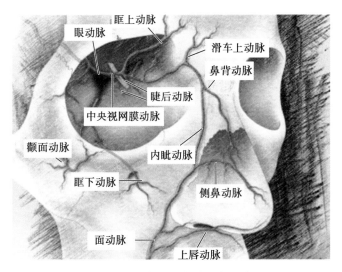

图 8-2-2　面部主要血管分布示意图

面静脉位于面动脉后方,经内眦静脉与眼上静脉交通,经面深静脉与颞下窝内的翼静脉丛交通,眼上静脉和翼静脉丛与颅内海绵窦交通。口角以上的面静脉无瓣膜,鼻根至两侧口角的三角区内的感染若处理不当(如挤压等),细菌可随血液循环经上述途径逆流进入海绵窦,导致颅内感染,故临床上将鼻根至左右口角的三角形区域称为"危险三角"。

三、神经

面部主要是由两对神经来支配,即三叉神经和面神经,分别支配感觉和运动功能。三叉神经有三个分支,分别是 V1、V2、V3,三支垂直分布,支配面部感觉。第一分支为眼神经,支配面部上 1/3 的感觉,起始于半月神经节,进入眼眶后,分为泪腺支,支配上睑;鼻睫支,支配眉间和鼻背;额支,支配前额和眼周。额支又分为眶上支和滑车上分支。滑车上分支位于皱眉肌的位置,眶上支存在于眶上缘中线。第二分支为上颌神经,支配中面部感觉,起源于半月神经节,神经形成若干分支支配颊部、侧面部、下眼睑的皮肤与结膜、鼻侧和鼻前庭、上唇皮肤与黏膜的感觉。第三支为下颌神经,分为感觉与运动支。下颌神经的运动部分支配四组咬肌,感觉分支分布于下唇、下颌侧面、颊部、下颌骨下部、下齿龈等。

面神经支配咬肌以外的运动功能,主要支配表情肌。面神经在茎乳孔出颅,经过外耳道的内下侧进入腮腺,主干分5支,分别为颞支、颧支、颊支、下颌缘支和颈支,存在一定的解剖变异。颞支支配眼轮匝肌、额肌、皱眉肌;颧支向上行走到眼角内侧支配眼轮匝肌;颊支行走于肌肉中间支配中面部,在颧支和颊支之间有一定的交叉;下颌缘支沿下颌骨走行,穿过下颌骨支配口轮匝肌、降口角肌、颏肌;颈支支配颈阔肌(图8-2-3)。

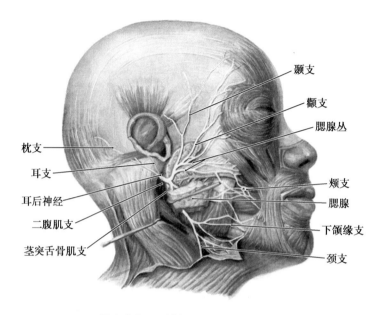

枕支
耳支
耳后神经
二腹肌支
茎突舌骨肌支

颞支
颧支
腮腺丛
颊支
腮腺
下颌缘支
颈支

图 8-2-3　面神经在面部分布示意图

（王　娜）

第九章

皮肤结构与屏障功能

皮肤位于人体最外层,具有屏障、吸收、分泌、排泄、代谢、免疫、体温调节及感觉功能,其中皮肤屏障功能是基础。广义的皮肤屏障功能除了皮肤物理性屏障作用,还包括色素屏障作用、神经屏障作用、免疫屏障作用以及其他与皮肤功能相关的诸多方面,狭义的皮肤屏障功能通常指皮肤的物理性屏障,又称渗透屏障。

一、表皮各层与皮肤物理屏障的相关性

皮肤物理屏障功能具有双向性,一方面具有对外界机械性、物理性、化学性、微生物损伤的防护作用,保护着体内各个重要脏器。另一方面可防止体内营养物质、水分等的丢失,维持皮肤的含水量。如果皮肤屏障功能不健全,轻者影响美容、美观,重者可引起皮肤敏感、炎症反应,导致湿疹、特应性皮炎、多形性日光疹等疾病发生。与皮肤物理屏障相关的皮肤结构有:

(一)皮脂膜

润泽脂质与汗腺分泌的汗液乳化形成覆盖于皮肤表面的一层透明的弱酸性薄膜称为"皮脂膜"。润泽脂质由皮脂腺分泌和角质细胞崩解的脂质共同组成,主要由角鲨烯(12%)、蜡脂(26%)、甘油三酯(57.5%)、胆固醇酯(3.0%)和胆固醇(1.5%)构成,润泽脂质标志性成分是角鲨烯,不仅具有"锁水"的作用,还有抗紫外线损伤的作用,皮脂膜中脂质及水分含量的相对稳定可维持皮脂膜的完整性,是皮肤屏障的第一道防线。

(二)角质层

角质层位于皮肤的最外层,与外界环境直接接触,可看作是一种位于皮肤最外层的特殊生物传感器,通过多种酶参与的复杂生物过程,对外界不良环境和表面创伤等在短时间内进行修复,恢复皮肤正常生理功能。角质层由12~16层的扁平无细胞核的角质细胞互相重叠、相互制约排列而成,各层角质细胞间夹以脂质基质,形成稳定的"砖墙结构",即:角质细胞构成砖块,脂质基质构成灰泥,皮肤的物理屏障功能即由这种特殊的结构-"砖墙结构"所介导。角质层中细胞间脂质主要包括神经酰胺(50%)、脂肪酸(10%~20%)、胆固醇(25%)等。神经酰胺、游离脂肪酸与胆固醇在角质层脂质分布的最佳摩尔比率为3:1:1。细胞间脂质成分减少可降低皮肤的储水保湿功能,也直接影响着角质形成细胞的生长与分化调节。同时,在皮肤屏障受损后的修复过程中,三种成分(神经酰胺、胆固醇、游离脂肪酸)都需要补充,成分不健全或比例变化时会延迟屏障的修复。此外,角质层中的中间丝相关蛋白不断降解形成的天然保湿因子(natural moisturizing factor,NMF)与糖类、乳酸盐等共同构成天然保湿因子,对维持角质层最佳的水合状态发挥了关键作用。

（三）棘层、颗粒层

颗粒层细胞间连接主要为紧密连接,紧密蛋白颗粒重复形成的一排排的索将两相邻细胞连接起来,封闭了细胞间的空隙,形成大小和离子特异性的半透膜屏障,构成皮肤第二道屏障,使水分既不从体外渗入,也阻止了角质层下水分向角质层渗透。棘细胞层有分裂功能,可参与表皮的损伤修复,还具有一定吸收紫外线(UVA)的作用。同时,棘层及颗粒层细胞内含卵圆形双层膜包被的板层状颗粒,称为 Odland 小体,也称板层颗粒等,包含由磷脂、神经酰胺、游离脂肪酸和胆固醇构成的脂质混合物,随着表皮的分化,脂质的分布和含量也发生改变,磷脂减少,神经酰胺、游离脂肪酸和胆固醇增多,至颗粒层顶部,颗粒层细胞向角质细胞转化时,Odland 小体通过胞吐作用将其脂质内容物释放到角质层的细胞间隙,即形成结构脂质。Odland 小体还包含多种水解酶,如酸性磷酸酶、糖苷酶、蛋白酶和脂酶,这些酶针对细胞外环境中脂质和桥粒蛋白的活性可能对屏障形成和表皮自然脱落很重要。

（四）基底层

又称为"生发层"。其中的角质形成细胞增殖、分化对维持皮肤正常结构具有重要意义,角质形成细胞从基底层向棘细胞层、颗粒层、角质层的移行过程中,历经一系列生长分化,最后成为无生命的角质细胞。若其增殖、分化受到影响,例如:银屑病其表皮更替时间缩短,角质形成细胞还未完全成熟,破坏了正常皮肤砖墙结构,临床上出现鳞屑、表皮变薄等症状。

角质形成细胞膜是一种脂质双层结构,具有封包膜的作用,可防止保湿因子丢失,并通过调节皮肤的水平衡而达到防止经皮水分流失(transepidermal water loss,TEWL),维持稳定皮肤的水和状态。

角蛋白是表皮细胞的主要结构蛋白,属于中间丝家族。角蛋白的不同表达不仅代表了表皮细胞的不同分化阶段,也能反映不同的组织类型,其正确表达和细胞骨架的完整构建是表皮物理性屏障结构的基础。

中间丝相关蛋白是存在于人表皮角质形成细胞内的一种易溶于水的蛋白,其前体是原丝聚合蛋白原,当细胞从颗粒层到角质层后,丝聚合蛋白原迅速去磷酸化成为可溶性的中间丝相关蛋白。中间丝相关蛋白与兜甲蛋白、内皮蛋白构成角质形成细胞角化套膜,对维持角质形成细胞的稳定性起到重要作用。

水通道蛋白(AQP)是基底层角质形成细胞中一个完整的跨膜蛋白通道,由于 AQP3 的存在,细胞才可以快速调节自身体积和内部渗透压,也能经皮转运尿素和甘油等物质,是维持皮肤水合作用的一个关键因素。我们的研究还表明:紫外线可导致 AQP3 表达下调,从而破坏皮肤屏障功能。

二、其他屏障功能与皮肤物理屏障功能的相关性

（一）色素屏障与皮肤物理屏障

表皮基底层的黑素细胞可吸收紫外线,防止紫外线对皮肤造成损伤。但当角质层物理屏障受损,黑素细胞受到较强紫外线照射后变得活跃,黑色素产生较多时,可导致黄褐斑等色素性疾病的发生。

（二）酸性屏障与皮肤物理屏障

正常皮肤偏酸性,pH 为 5.5～7.0,最低可到 4.0,对碱性物质可起缓冲作用,被称为碱中和作用。而头部、前额及腹股沟处偏碱性,对 pH 值在 4.2～6.0 范围内的酸性也有相当的缓冲能力,被称为酸中和作用。维持正常的酸性环境,可加速受损皮肤屏障修复。有研究报

道,用 pH 在 3.5 ~ 4.5 的温泉水可修复特应性皮炎患者受损的皮肤屏障功能。

（三）抗微生物屏障与皮肤物理屏障

在人体皮肤上寄生着许多微生物,它们主要寄生在角质层的表浅处、毛囊皮脂腺口的漏斗部、汗管口及表皮脂质膜内,在一定的条件下,可以成为致病菌,对人体造成危害。但是,完整的皮肤屏障功能具有防御能力,致密的角质层和角质形成细胞间通过桥粒结构相互镶嵌排列,能机械地防止直径 200nm 的细菌及直径 100nm 的病毒等微生物的入侵;其次,皮肤表面偏酸性不利于寄生菌生长;此外,皮表某些游离脂肪酸对寄生菌的生长有抑制作用。皮肤干燥和脱屑对寄生菌的生长也有影响。

另一方面,角质层还是皮肤固有免疫系统的重要组成部分之一,角质形成细胞上的 Toll 样受体(toll-like receptor)特异性结合环境中的病原体,激活信号转导通路诱导多种抗菌肽及化学趋化剂的产生,其中主要包括 β 防御素(β-defensin)和抗菌肽 cathelicidin,从而起到抵抗多种革兰阳性和阴性细菌、真菌和病毒的作用。

（涂颖　何黎）

第十章

肤色及色素代谢

一、概述

肤色(skin color)是影响皮肤色彩的多种因素在外观上的综合呈现,其随人种、性别、年龄、部位各异,跨度可从近乎白色到棕黑。一般而言,欧罗巴人种肤色最浅,蒙古人种次之,尼格罗人种最深;女性较男性浅;青年较老年浅;特定部位如乳头、乳晕、阴囊、阴唇、肛周等肤色较深,而掌跖肤色较浅。

二、肤色的评估

最常用的是 Fitzpatrick 分型 Fitzpatrick 分型是根据皮肤颜色以及对日光照射后的反应来进行分类的(表10-0-1)。该方法在皮肤色素、防晒、祛斑美白、皮肤肿瘤风险评估等方面都有着广泛的运用。但其仍有一定主观性。

表 10-0-1　Fitzpatrick 分型

类型	特征	晒伤	晒黑	Luschan 评分
I	肤色苍白、伴金发或红发,蓝眼,雀斑	容易	从不	0 ~ 6
II	肤色白、伴金发或红发,蓝、绿或者淡棕色眼睛	经常	轻微	7 ~ 13
III	奶油色	有时	有时	14 ~ 20
IV	橄榄色或棕色	很少	容易	21 ~ 27
V	深棕色	罕见	非常容易	28 ~ 34
VI	深棕色到黑色	从不	从不	35 ~ 36

三、影响肤色的因素

(一) 皮肤内呈色物质

人类皮肤内含有多种色素,例如黑色素、类黑素、胡萝卜素以及血红蛋白、含铁血红素等,他们的含量、相对比例、成熟度、氧合状态、解剖分布均可影响皮肤的颜色。

病理性因素,如某些药物(四环素类、米诺环素、磺胺、砷剂)、重金属(如金、银、铋、铊)、异物(如纹身、矿物粉尘)、代谢产物(如胆色素)等亦可影响肤色。

(二) 皮肤解剖学的差异

皮肤的厚度,特别是角质层和颗粒层的厚薄,对皮肤外观亦有影响。表皮变薄易显露出真皮乳头毛细血管内血液的颜色;而表皮增厚其透光性差,使得肤色发黄,如掌跖部位皮肤。皮肤病理变化,如异常增厚/萎缩、水肿、血管扩张、浸渍、坏死等也会造成肤色的相应变化。

另外由于存在丁达尔现象(Tnydall effect),当黑色素存在于表皮和真皮浅层时,外观多呈黑褐色;当黑色素深入真皮中下层时,往往偏青灰色。

四、黑色素的代谢

黑素细胞(melanocyte)是定居于皮肤基底层(即真表皮交界处)的树突样细胞,它产生的色素是影响肤色最重要的因素。

(一)黑素细胞的起源

黑素细胞起源于神经嵴(neural crest)。神经嵴是脊椎动物胚胎发育中的一种过渡性结构。神经嵴细胞沿着背外侧路径(体节与外胚层之间)和腹侧路径(神经管与体节之间)迁移至全身各处,参与生成颅面骨和牙齿、皮肤黑素细胞、内分泌腺、外周神经系统、心脏流出道等众多结构。有学者推测,皮内痣、太田痣、伊藤痣等疾病的真皮内黑素细胞即可能来源于滞留于此的神经嵴细胞。

(二)黑素小体和黑色素

黑素小体(melanosome)是黑素细胞特有的溶酶体样膜性细胞器,是合成和储存黑色素的亚细胞结构。按其成熟程度,可分成四个阶段:

1. 囊泡样结构,其内少许不规则纤维结构;
2. 椭球形,内有沿长轴平行排列的纤维丝;
3. 合成少量黑色素,在纤维丝上沉积;
4. 合成大量黑色素,纤维丝被完全遮盖。

在黑素细胞中,酪氨酸经酪氨酸酶作用,羟化生成多巴,后者经氧化、脱羧等反应转变成吲哚醌,最后吲哚醌聚合为黑色素(melanin),常以分子量不均一的聚合物的方式存在。根据反应过程中的底物,可分为优黑素(eumelanin,也称真黑素或棕/黑色素,底物只有酪氨酸)和棕黑素(pheomelanin,也称红/黄色素,底物为酪氨酸、半胱氨酸)。

目前普遍认为人种间肤色差异的主要原因不在于皮肤黑素细胞的多寡,而在于黑素小体的成熟度及其内黑色素的含量和构成比例。

(三)黑色素的转运

在基底层附近,一个黑素细胞通过胞浆内微管蛋白、驱动蛋白、动力蛋白的相互作用,将黑素小体从树突转运至毗邻的 36 ~ 40 个角质形成细胞内,这样的一个功能结构就称之为"表皮黑素单位"(epidermal melanocyte unit)。进入角质形成细胞的黑素小体再被转运至细胞核上方,形成一"保护伞"样结构,以减少紫外线对 DNA 的损伤。

(四)黑色素的降解

有学者认为,细胞可通过溶酶体/自噬体系统吞噬、降解黑素小体;亦有学者认为溶酶体/自噬体仅能降解黑素小体内的蛋白纤维,对黑色素本身却无能为力,主要还是依靠表皮不断更新来带走色素颗粒。

(五)影响黑素代谢的因素

皮肤黑素的代谢受着十分复杂的网络调控,体内外诸多因素均对其有影响。

1. 遗传与发育　遗传与发育是影响黑素代谢的主要先天性因素。临床上常见的以色素沉着为特点者如雀斑、太田痣、神经纤维瘤病等,色素减退者如各型白化病、斑驳病、结节性硬化等。

2. 日晒 是影响皮肤黑素代谢最为显著的外源性因素。紫外线可促进角质细胞表达多种细胞因子,以旁分泌形式调控黑素细胞功能。紫外线也可直接影响黑素细胞功能,上调与黑素合成相关的重要转录因子和关键酶,促进树突形成和黑素小体转运。

3. 内分泌疾患 如垂体、肾上腺、性腺病变甚至某些具有分泌功能肿瘤时,体内雌激素、黄体酮、促肾上腺皮质激素、促黑激素、β-LPH 等代谢紊乱,常伴有局限性或者系统皮肤黏膜色素异常。

4. 炎症 炎症对黑素代谢的影响复杂,可引起色素减退或色素沉着。

5. 睡眠和生活节律 其对黑素代谢亦有影响,但确切机制不明,有报道称认为可能与局部微循环、维生素 D3、氧化应激等有关。

（姜敏 项蕾红）

第十一章

皮肤老化和光老化

一、概述

衰老是指机体所有器官功能减退和储备能力的下降,是生物界最基本的自然规律之一。皮肤衰老作为机体整体衰老的一个部分具有特殊的意义。皮肤老化主要分为内源性老化和外源性老化两种形式,内源性老化是由于机体内不可抗拒因素(如重力、机体内分泌及免疫功能随机体衰老而改变)及遗传等因素所引起,通过和其他环境因素接触或者生活方式产生的损害积累,就造成了外源性老化。后者主要是由于太阳的紫外线辐射引起,所以又称为光老化。

二、发生因素及发生机制

(一) 发生因素

皮肤老化为多因素所致,概括起来有9个方面:

1. 年龄因素 皮肤老化一般从30岁左右开始,此为唯一不可避免的因素,其余诸因素均可改变。

2. 紫外线 大量研究表明日光中的紫外线(ultraviolet ray,UV)是"光老化"中的最重要因素。长波紫外线(ultraviolet A,UVA)和中波紫外线(ultraviolet B,UVB)在皮肤老化中起着重要作用(图11-0-1)。

3. 健康因素 患如肾病、肝病、妇科病等慢性消耗性疾病时,皮肤易老化。

4. 精神因素 用脑过度、思虑过多、心情烦闷时皮肤易老化。

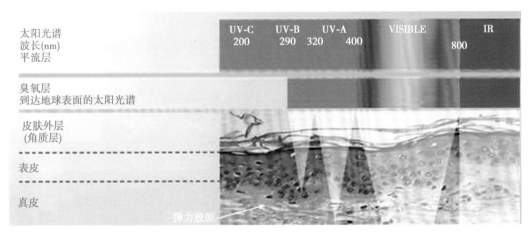

图 11-0-1 不同波长的紫外线和日光照射对皮肤的穿透深度

5. 营养因素 由于咀嚼不良和胃肠功能衰弱、营养失调，或饮食中缺乏蛋白质和各种维生素时，皮肤易老化。

6. 生活习惯 熬夜、过度疲劳及抽烟均可加速皮肤衰老。

7. 环境因素 长期日光曝晒，风吹雨淋，或海水侵蚀者，皮肤易衰老。

8. 内分泌紊乱 妇女绝经后，雌性激素分泌减少，从而影响皮肤的充实度和弹性。

9. 皮肤保养不当 不恰当使用药物或化妆品易使皮肤老化。

（二）发生机制

日光中的 UVA 和 UVB 是引起光老化最重要的因素，目前的研究表明皮肤光老化机制主要包括以下几方面。

1. 诱导细胞 DNA 损伤及细胞凋亡 UVB 辐射主要影响表皮，可以直接被细胞 DNA 吸收，导致 DNA 结构损伤，当 DNA 损伤未完全修复又没有发生凋亡时，细胞会发生 DNA 突变，最后发展成皮肤癌。

2. 胶原合成减少，降解增加 长时间的紫外线照射，可导致真皮胶原合成受到明显抑制。紫外线照射可导致大量活性氧自由基（reactive oxygen specie，ROS）生成，继而激活大量细胞因子，如 TNF-α，IL-1，激活膜受体，进一步导致有丝分裂原激活蛋白激酶 P38（P38MAPK）及 C-JUN 氨基末端激酶（JNK）的激活，进而介导核转录复合体（AP-1）的转录，AP-1 可通过阻断 TGF-β，从而影响胶原的生成。另一方面，CYR61 通过 AP-1 增强 MMPs 的量和活性，尤其是 MMP-1、MMP-3 和 MMP-9，从而使胶原降解增加。

3. 线粒体的损伤 在许多退行性疾病和老年人的体内有一种 DNA 的"共同缺失"现象，即有一段约 4977bp，编码部分呼吸链蛋白的线粒体 DNA 始终缺失，从而造成细胞生物学功能下降，促使细胞进入衰老状态。

4. 蛋白质氧化 紫外线照射后，由于 ROS 增加而对皮肤真皮蛋白造成氧化性损伤，导致蛋白质活性丧失或增强、失去了结构蛋白的功能，从而易于或难于降解；同时，紫外线还可以使真皮胶原和弹力纤维发生交联。

5. 端粒的损伤 端粒主要控制与老化有关的基因表达和细胞损伤。当端粒缩短到一定程度时，细胞就进入增殖衰老期，研究表明紫外线的照射可加速端粒的缩短。

6. 水通道蛋白 3 表达下调 皮肤水转运是通过水通道蛋白实现的，水通道蛋白 3（AQP3，aquaporin3）是最主要的水转运蛋白。研究发现当皮肤暴露于紫外线时，通过激活 ERK 信号转导通路诱导角质形成细胞中 AQP3 表达下调，是导致皮肤干燥和光老化的原因之一。

除了紫外线，日光中还有一定的可见光和红外线（IR）（760～1mm）。虽然其作用强度低于紫外线，但目前也有研究表明可见光参与了皮肤晒黑反应，尤其是在长期暴露的情况下；而红外线及热损伤可以加重以弹力纤维变性为代表的皮肤光老化。

三、临床表现

（一）皮肤组织衰退

皮肤的厚度随年龄的增加而逐渐变薄，到老年期颗粒层可萎缩至消失，棘层细胞生存期缩短，表皮细胞核分裂增加，黑色素增多，以致老年人的肤色多为棕黑色。由于老化细胞附着于表皮角质层，使皮肤表面变硬，失去光泽。真皮在 30 岁时最厚，以后渐变薄并伴萎缩。皮下脂肪减少，并由于弹力纤维与胶原纤维发生变化而渐失皮肤弹性和张力，进一步导致皮肤松弛与皱纹产生(图 11-0-2)。

（二）生理功能低下

皮脂腺、汗腺功能衰退,汗液与皮脂排出减少,皮肤逐渐失去光泽而变得干燥。

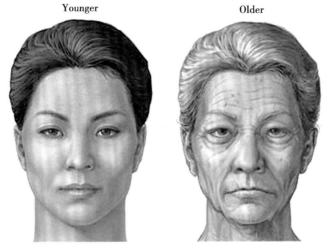

Younger　　　　　Older

图 11-0-2　面部皮肤老化的临床表现

四、诊断与鉴别

皮肤光老化与自然老化组织病理上最大的不同是:后者主要表现为皮肤各层萎缩;而皮肤光老化在萎缩的基础上有明显的增生。皮肤光老化与自然老化的区别详见表 11-0-1。

表 11-0-1　皮肤光老化与皮肤自然老化的区别

	皮肤自然老化	皮肤光老化
与年龄关系	可以不平行	平行
与紫外线照射关系	-	+++
皮肤干燥	+	++
皮肤变薄	++	可以没有甚至变厚
皮肤失去弹性	+	++
皮肤颜色	变化不明显	颜色不均匀,常伴有色素沉着
毛细血管扩张	-	++
皱纹	以细小皱纹为主	以粗大的皱纹为主,皮肤似皮革样外观
并发肿瘤	+	+++
发生机制	皮肤各个层次的萎缩	慢性炎症的介导下的异常的、往往是无效的增生反应
组织学特点	表皮萎缩变薄,血管网减少,真皮萎缩,附属器减少	表皮不规则增厚,血管网迂曲扩张,真皮弹力纤维变性,Ⅰ型胶原减少,皮脂腺增生
是否可以预防	否	是

五、治疗

光老化的最好治疗方法是预防,即应避免过度的日晒。最有效的方法就是适当的穿着、戴帽、打伞,并正规的使用广谱防晒剂。

皮肤老化的治疗主要分为两大类:非手术疗法:包括药物疗法、化学剥脱术、微波疗法、激光疗法等。手术疗法:包括皮下填充术、皮肤磨削术等。随后的章节将会对这些技术做相关阐述

(周炳荣　许阳　骆丹)

第十二章

皮肤损伤与修复

第一节　皮　肤　损　伤

　　皮肤是人体与外界环境接触的第一道屏障,所以它每时每刻都在承受着外界环境的各种刺激、损害。受到损害的可以是单个细胞,也可以是整片的组织。日光、灰尘中的污染物,甚至连吸烟都有可能导致皮肤细胞中的 DNA 损伤。其中,日光中的 UVB 是最主要的元凶。

　　整片皮肤组织受损后,其修复的过程和时间,因受损的面积和深度而有很大的差别。小而浅的损伤,损伤深度在表皮层或达到真皮乳头层,由于表皮细胞的迁移和增殖,数天就能愈合,愈合后不留瘢痕。较大而深的损伤,损伤深度达真皮网状层或更深,其修复过程则较长。

　　组织缺损后,机体对所形成缺损进行修补恢复,以达到部分或完全恢复原有组织的结构和功能的过程,称为修复。修复有两种方式:由缺损周围相同的健康细胞增生以代替死亡细胞的过程,称为再生;另外一种修复是通过肉芽组织增生,溶解、吸收损伤局部的坏死组织及其他异物,并填补组织缺损,以后肉芽组织转化成以胶原纤维为主的瘢痕组织,这种修复称为瘢痕修复,或纤维性修复。两种修复过程均起始于炎症。在多数情况下,由于有多种组织发生损伤,故上述两种修复过程常同时存在。

　　为了便于描述,我们通常把较大的创伤愈合过程划分为 3 个阶段,即炎症期、肉芽组织形成期和瘢痕形成期。创伤后首先是凝血和止血,并出现炎症反应,众多的中性粒细胞进入局部,清除细菌。随后出现许多巨噬细胞,清除损坏的组织,并释放生物活性物质促进成纤维细胞增殖和毛细血管生长,生成肉芽组织。肉芽组织是新生的结缔组织,具有填补伤口、机化凝血块和坏死组织、抗感染及保护创面的作用。肉芽组织中有较多的成纤维细胞和巨噬细胞,纤维少,毛细血管丰富。创伤后不久,伤口周围的表皮细胞增殖并迁移到伤面。伤面残留的汗腺和毛囊的上皮也能增殖,形成覆盖伤面的上皮小岛,参与表皮再生。最后创面全由新生的表皮覆盖,并渐形成正常的表皮。肉芽组织也渐由致密的纤维结缔组织替代。

第二节　损伤修复与调控

一、皮肤修复的调控

　　皮肤受伤缺损后,可引起细胞再生予以修复,修复完后再生便停止,可见皮肤存在刺激再生与抑制再生两种机制,两者处于动态平衡。目前已知短距离调控细胞再生的重要因素

包括以下三方面:

(一) 细胞与细胞之间的作用

细胞在生长过程中,存在生长接触抑制现象。

(二) 细胞外基质对细胞增殖的作用

实验证明,正常细胞只有黏着于适当的基质才能生长,基质各种成分对不同细胞的增殖有不同的作用:细胞外基质的关键成分透明质酸的降解物可刺激内皮细胞的增殖和迁移,层粘连蛋白(Laminin,层粘连蛋白又称板层素)可促进上皮细胞增殖,抑制成纤维细胞增殖,而纤维粘连蛋白的作用则正好相反。组织中层粘连蛋白与纤维粘连蛋白的相对比值可能对维持上皮细胞与间质细胞之间的平衡有一定的作用。

(三) 生长因子和抑素的作用

能刺激细胞增殖的多肽称为生长因子(cell growth factors,CGF),能抑制细胞增殖的则称为抑素(chalon)。可特异性地与某些细胞膜上的受体结合,引起一系列的连锁反应,从而调节细胞生长、分化。

目前已分离、纯化出一些重要的生长因子,比如下面的一些生长因子:

1. 表皮生长因子(epidermal growth factor,EGF)　对上皮细胞、成纤维细胞、胶质细胞及平滑肌细胞都有促进增殖的作用。

2. 转化生长因子(transforming growth factor,TGF)　TGF-α 与 EGF 可与 EGF 受体结合,故有相同作用。TGF-β 能刺激间质细胞增生。

3. 成纤维细胞生长因子(fibroblast growth factor,FGF)　能促进多种间质细胞增生及小血管再生。

4. 血小板源性生长因子(platelet derived growth factor,PDGF)　来源于血小板 α 颗粒,在凝血过程中释放,对成纤维细胞、平滑肌细胞及胶质细胞的增生有促进作用。

5. 其他细胞因子　如白介素 Ⅰ(IL-1,interleukin-1)和肿瘤坏死因子(tumor necrosis factor,TNF)能刺激成纤维细胞的增殖及胶原合成,TNF 还能刺激血管再生。此外还有许多生长因子,如造血细胞集落刺激因子、神经生长因子、IL-2 等,均有调控细胞增殖的作用。

与生子因子相比,对抑素的了解甚少。抑素具有组织特异性,似乎任何组织都可产生一种抑素抑制本身的增殖。前面提到的 TGF-β 虽然对某些间质细胞增殖起促进作用,但对上皮细胞则是一种抑素。此外干扰素-α,前列腺素 E2 和肝素在组织培养中对成纤维细胞及平滑肌细胞的增生都有抑制作用。

二、影响皮肤修复的因素

影响皮肤修复的因素包括全身因素及局部因素两方面。

(一) 全身因素

1. 年龄　青少年的组织再生能力强,愈合快。老年人则相反,组织再生能力差,愈合慢。

2. 蛋白质缺乏　尤其是含硫氨基酸(如甲硫氨酸、胱氨酸)缺乏时,肉芽组织及胶原形成不良,伤口愈合延缓。维生素中以维生素 C 对愈合最重要。维生素 C 缺乏时前胶原分子难以形成,从而影响了胶原纤维的形成。在微量元素中锌对创伤愈合有重要作用,手术后伤口愈合迟缓的患者,皮肤中锌的含量大多比愈合良好的患者低。此外已证明,手术刺激、外伤及烧伤患者尿中锌的排出量增加,补给锌能促进愈合。

（二）局部因素

1. 感染　异物感染对再生修复的妨碍甚大。许多化脓菌产生一些毒素和酶,能引起组织坏死,基质或胶原纤维溶解。这不仅加重局部组织损伤,也妨碍愈合。伤口感染时,渗出物很多,可增加局部伤口的张力,常使正在愈合的伤口或已缝合的伤口裂开,或者导致感染扩散加重损伤。因此,对于感染的伤口,不能缝合,应及早引流,只有感染被控制后,修复才能进行。此外,坏死组织及其他异物,也妨碍愈合并有利于感染。因此,伤口如有较多的坏死组织及异物,必然是二期愈合。临床上对于创面较大、已被细菌污染但尚未发生明显感染的伤口,施行清创术以清除坏死组织,以缩小创面。这样,可以使本来应是二期愈合的伤口,愈合的时间缩短,甚至可能达到一期愈合。

2. 局部血液循环　一方面保证组织再生所需的氧和营养,另一方面对坏死物质的吸收及控制局部感染也起重要作用。因此,局部血流供应良好时,则再生修复好。临床用某些药物湿敷、热敷以及帖敷中药和服用活血化瘀中药等,都有改善局部血液循环的作用。

3. 神经支配　完整的神经对组织再生有一定的作用。例如麻风引起的溃疡不易愈合,是因为神经受累的缘故。自主神经的损伤,使局部血液供应发生变化,对再生的影响更为明显。

4. 电离辐射　电离辐射能破坏细胞,损伤小血管,抑制组织再生。因此能阻止瘢痕形成。

5. 光线低强度激光治疗（low level laser therapy,LLLT）　可刺激细胞的活化和组织的修复。

（王　强）

第十三章

皮肤变态反应

一、皮肤免疫系统

皮肤本身是一个自成的免疫系统，是人体抵挡外界损害的第一道屏障。表皮中的含量最高的角质形成细胞及真皮富含的成纤维细胞是皮肤的重要组织细胞，还是皮肤免疫系统的构成组分，如：角质形成细胞能分泌多种细胞因子，角质形成细胞有吞噬功能，能对抗原物质进行粗加工，还能表达许多促炎因子受体参与皮肤免疫应答。此外，表皮内还有具有抗原提成作用的朗格汉斯细胞（Langerhans cell, LC）及少量的 T 淋巴细胞。真皮中的成纤维细胞除了产生胶原蛋白外，还可以产生次级细胞因子，其与角质形成细胞产生的细胞因子相互作用，发挥维持皮肤免疫系统自稳态的重要作用。另外，当抗原成分进入皮肤时，LC 与真皮树突状细胞摄取抗原，并迁移至淋巴结，将抗原呈递给 T 细胞，T 细胞被激活并进入皮肤产生炎症反应。同时，白细胞，包括中性粒细胞、单核细胞、嗜酸性粒细胞和浆细胞也持续不断地由血管迁移入皮肤，参与到皮肤炎症反应中，然后经由淋巴系统返回血液循环，由此可能会引发全身的炎症反应。

皮肤免疫系统除了上述各种免疫潜能细胞成分外，也包括多种体液成分，如抗微生物多肽、补体、免疫球蛋白、细胞因子、纤溶素、Eicosanoids 及神经多肽等。

二、概念

1. 非特异性免疫　又称天然免疫或固有免疫，指机体的各种自然屏障作用以及各种细胞、体液因子非特异性防御作用。如皮肤屏障阻止病原菌的进入。

2. 特异性免疫　又称后天获得性免疫，具有特异性，产生特异性抗体和致敏性淋巴细胞，是个体在生活过程中发展生成的。

3. 免疫系统　是行使免疫功能的体系，包括免疫器官、免疫活性细胞及其免疫性产物以及细胞成分（如巨噬细胞、粒细胞）和非细胞成分的协助因子。

4. 免疫器官　是主要参与免疫反应的淋巴网状组织，包括中枢免疫器官骨髓、胸腺以及周围免疫器官脾、淋巴结和全身分布的淋巴组织。

5. 免疫活性细胞（immunocompetent cell）　能特异性地识别并产生免疫应答能力的淋巴细胞，主要是指 T 淋巴细胞和 B 淋巴细胞。

6. 抗原（antigen）　是一种异己物质，进入机体后能引起特异性免疫应答，其分子量一般大于 10 000，分子量越大，越不易在体内被排除，接触到免疫活性细胞的机会越多，抗原性越强。它所含有的特异结构的化学活性集团称之为抗原决定簇，是引发免疫活性细胞反应并能与相应的抗体或致敏淋巴细胞起作用的部分。抗原一般是异种蛋白或与蛋白质结合的多糖体、类脂质等。

7. 半抗原(hapten)或不全抗原　是一种小分子化学物质。如药物,它只在与蛋白质结合后,才能成为全抗原而起着抗原的作用。它所产生的抗体,只对它而不对蛋白质具有特异性。

8. 变应原(allergen)　通常是指在遗传过敏个体内能引起变态反应的抗原性物质,如花粉、皮屑等。

9. 超抗原(superantigen,SAg)　是指能在极低浓度下即可非特异地刺激多数 T 细胞克隆活化增殖,产生极强免疫应答的物质。有外源性和内源性两种。

10. 抗体(antibody)　是抗原进入机体发生作用后,由浆细胞产生的免疫球蛋白。它可与相应的抗原发生特异性反应。

11. 免疫球蛋白(immunoglobulin,Ig)　是一组直接参与免疫反应,由浆细胞产生的具有抗体特性的球蛋白的总称。

抗体都是免疫球蛋白,而免疫球蛋白不一定都是抗体。因此,免疫球蛋白可看做是化学结构上的概念,抗体则是生物学功能上的概念。

三、皮肤变态反应

(一) 概念

变态反应又称过敏反应、超敏反应,是指已被某种抗原致敏的机体再次受到相同抗原刺激时发生的超常的或病理性免疫应答。其表现为生理功能紊乱或组织细胞损伤。变态反应是一种过强的免疫应答,因此具有免疫应答的特点,即特异性和记忆性。引起变态反应的抗原称为变应原,可以是完全抗原,如:微生物、异种动物血清等,也可是半抗原,如:药物、化学制剂等,还可是自身抗原如变性的自身组织细胞等。

变态反应、免疫反应和过敏反应到底有什么区别? 1906 年首先提出,变态反应包括过敏和免疫两个方面,过敏造成免疫损伤,对机体不利,而正常免疫抵御侵袭,守护机体。因此,两者并不排斥,相互关联。近年来免疫学发展迅速,早已突破了机体防御和消除外来有害因子传统概念,目前认为是一种"识别异己""排斥异己"的生物现象,此概念中又包含了变态反应。过敏反应又是什么? 有观点认为过敏反应通常是指 I 型变态反应,包括部分 IV 型变态反应,通俗观点认为过敏反应是变态反应的同义词,过敏反应有着明确的变应原。

(二) 分类

目前存在不同的分类方法,大多数采用的是按照免疫机制分成的四类:

1. I 型变态反应　I 型为速发型,亦称速敏型、反应素型或 IgE 依赖型。

I 型变态反应的部位在真皮,其发生反应的过程为:外源性或内源性变应原刺激机体单核吞噬系统(淋巴结、肝、脾等)而引起浆细胞反应,产生特异性 IgE,IgE 分子附着于肥大细胞或嗜碱性粒细胞的 IgE 受体,使机体处于致敏状态,当机体再次接触同种变应原时,附着于肥大细胞的 IgE 与特异性变应原桥联,激发相关细胞释放过敏介质,介质有组胺、缓激肽、慢反应物质、嗜酸性粒细胞趋化因子,导致毛细血管扩张、血管通透性增加、平滑肌收缩和嗜酸性粒细胞浸润。

I 型变态反应的特点是反应发生快,消失也快,多数在接触变应原后数分钟至 1 小时内出现全身性变态反应。主要的效应细胞是肥大细胞,反应过程中无补体参加,一般情况下不破坏细胞,其致病作用主要是通过上述各生物活性物质引起。

属于此类的常见的皮肤疾患有荨麻疹、血管性水肿等。青霉素皮试就是一种典型的Ⅰ型变态反应。阳性反应表现为注射部位的风团和硬结。

2. Ⅱ型变态反应　Ⅱ型又称细胞毒性或细胞溶解型超敏反应。此种反应不仅对细胞有毒性,还对血液中细胞成分如红细胞、白细胞、血小板等有溶解破坏的作用。介导此型反应的抗体多属 IgG、IgM,少数情况下亦有 IgA 参与,补体常参与该反应。抗体与靶细胞表面的抗原结合,然后经过以下三种途径溶解或者破坏靶细胞。

(1) 激活补体:细胞毒性抗体与靶细胞表面相应抗原结合后,经过典型途径激活补体,导致靶细胞溶解。

(2) 巨噬细胞吞噬:通过免疫调理及免疫粘连,巨噬细胞容易吞噬靶细胞而将之破坏。免疫调理指抗体与靶细胞表面的抗原结合后,活化补体。免疫复合物上的补体成分 C3b 可与巨噬细胞的 C3b 受体结合,这样靶细胞容易被巨噬细胞吞噬。

(3) 抗体依赖的细胞介导的细胞毒性作用(antibody-dependent cell-mediated cytotoxicity,ADCC)的作用:抗体与靶细胞表面的抗原结合后,抗体的 Fc 与 NK 细胞表面的 Fc 受体结合,结果靶细胞被破坏。

药物引起的溶血性贫血、血小板减少性紫癜、天疱疮与类天疱疮等,系统性红斑狼疮(systemic lupus erythematosus,SLE)患者的贫血、自身敏感性皮炎等属于Ⅱ型变态反应。

3. Ⅲ型变态反应　亦称之为免疫复合物型或者血管炎型变态反应。抗原与抗体可形成中等大小的可溶性复合物,称为免疫复合物,不易被巨噬细胞吞噬或经肾小球随尿排出,而随血流沉积于全身或局部小血管的管壁基膜及其周围。免疫复合物通过激活补体及细胞成分,导致沉积部位发生以中性粒细胞浸润为主的伴有出血、水肿、组织坏死的一系列炎症变化和损伤。抗体主要是 IgG,少数为 IgM 与 IgA。

Ⅲ型变态反应引起的皮肤疾患包括药物引起的血清病样综合征、血清病、某些荨麻疹、血管炎以及 SLE 的肾小球肾炎等。

以上三型在体液中均有抗体形成并参与反应,故属于体液免疫反应。

4. Ⅳ型变态反应　亦称迟发型超敏反应,是由 T 淋巴细胞介导的免疫损伤,与血清抗体无关。故本型反应属于细胞免疫反应。反应的过程为:当抗原或者半抗原进入机体后,刺激 T 细胞分化、增殖形成特异性的致敏淋巴细胞。当相同抗原再次进入机体时,则引起致敏淋巴细胞活化,释放多种淋巴因子。这些细胞因子吸引巨噬细胞并使之激活,释放溶酶体酶而引起组织损伤,产生临床症状。

Ⅳ型变态反应的特点是反应发生较迟,致敏机体再次接触抗原后需数小时,1~2 天或更长才出现。淋巴细胞及转移因子可转移致敏反应,但血清不能转移。

皮肤接触一些化学物质如二硝基氟苯以及镍、铬等可引起接触性超敏反应,属于迟发型超敏反应的一种。临床上检查Ⅳ型变态反应的皮肤试验除了斑贴试验外,还有结核菌素试验、麻风菌素试验、念珠菌素试验等。接触性皮炎是经典的Ⅳ型变态反应,其中特殊的一种类型为化妆品皮炎。

(刘娟　骆丹)

第十四章

毛 发 生 理

毛发属于上皮衍生物,是哺乳动物体内唯一能永久再生的器官,具有许多重要功能,包括保护和感知。在人类,毛发还具有传递社会心理信号和性别信号的功能。

一、毛发的解剖与组织学

毛发是一种长圆柱状角质结构,其深入皮肤内的部分称为毛根,露出皮面的部分称为毛干。毛根由毛囊(hair follicle)包裹,毛根末端与毛囊共同形成毛球。

毛干由死亡的角化的角质形成细胞构成,从内到外分为三层:髓质(仅终毛有,由2~3层色淡的立方形上皮细胞构成)、皮质(主要组成部分,由数层梭形角化细胞构成,黑素即位于此层)和毛小皮(由单层叠瓦状排列的扁平角化细胞构成)。毛干的主要成分为毛发角蛋白,属于中间丝家族,分子量为4万~6万,还有富含硫的蛋白(分子量0.9万~2.5万),富含甘氨酸/酪氨酸的蛋白等,这些蛋白之间存在较多二硫键,使毛发具有一定的形状与质地。

毛囊从上到下分为三部分:自皮脂腺导管开口部位以上的部分称为毛囊漏斗部;自皮脂腺开口以下至立毛肌附着点之间的毛囊部分称为毛囊峡部;立毛肌附着点以下为毛囊下段,其末端膨大呈球状,为毛球部,由毛母质细胞和黑素细胞构成。毛乳头是伸入毛球内的结缔组织,含有血管和神经,对毛囊的发育和生长至关重要。

从横断面看,毛发由同心圆排列的结构组成,从内到外分别为毛干、内毛根鞘、外毛根鞘和结缔组织鞘。内毛根鞘由3层环状排列的柱状细胞组成,由内到外分别为:鞘小皮、赫胥黎层(Huxley's layer)和亨勒层(Henle's layer)。内毛根鞘细胞多方向的分化特点使其形成坚硬的管状结构,有利于毛干的塑形和生长方向的引导。外毛根鞘与皮肤的表皮相延续,由多层立方形上皮细胞组成,内含大量糖原。在立毛肌附着部位的外毛根鞘(又称为"隆突")内含有毛囊干细胞,具有多种分化潜能,不仅可以向毛囊各层细胞分化,在特定条件下,也可分化为上皮细胞和皮脂腺。结缔组织鞘位于外毛根鞘的外侧,含有胶原纤维和弹性纤维,与真皮相连接。

二、毛发的类型

根据毛干的直径和长度,可将毛发分为毫毛和终毛两类。毫毛在出生后代替胎毛,分布于体表,毫毛的毛球一般位于真皮浅层,毛软而无髓质,色淡,直径小于0.03mm,长不足1cm,主要分布于面部、躯干与四肢;终毛的毛球位于皮下组织和真皮深层,毛长而粗,常有髓质,色深,直径一般大于0.06mm,长度超过1cm,又分为长毛(如头发、胡须、腋毛、阴毛)和短毛(如眉毛、睫毛、鼻毛等)两种。

毛发的形态因种族不同而有一定差异,最明显的是头发,黄种人头发直而粗,黑种人头发卷曲,甚至形成"胡椒粒"样发结,白种人多为波状,介于前两者之间。从头发的横断面来看,黄种人毛发呈圆形(毛干直径约 120μm),黑种人呈卵圆形或扁平,白种人呈卵圆形(毛干直径 50～90μm),但比黑种人毛发细,这主要由毛囊的形态所决定。黄种人毛囊完全垂直,黑种人毛囊呈螺旋状,而白种人介于前两者之间。

毛发在色泽上有黑色、白色、黄色、金色、褐色、红色等区别。主要取决于毛球部细胞中色素小体的分布和完全黑素化的黑素小体数量。黑种人毛发中的黑素小体较大且数量多,表现为毛发较黑;白种人毛发中的黑素小体较小且数量少,毛发颜色较浅;红色毛发的特征是黑素小体呈球形。

三、毛发的分布

在人体,毛发分布很广,几乎遍布全身,除掌跖、指/趾腹侧、指/趾末节背侧、唇红、乳头、龟头、包皮内面、大小阴唇内侧和阴蒂外,均有毛发覆盖。

毛囊在胚胎发育的第 9 周开始形成,至第 22 周即完成发育,出生时,人体大约有 500 万的毛囊覆盖于体表,出生后不再形成新的毛囊,且随着年龄的增长而逐渐减少。

在放大镜下可以看到头皮的毛发一般成簇分布,称之为毛囊单位(follicular unit, FU)。毛囊单位由终毛、毳毛及其相应的附属皮脂腺和立毛肌组成,每个毛囊单位包含 1～5 根终毛,其中约 80% 只含 2～3 根终毛。一般头发的密度是毛囊单位密度的 2.5～3 倍。测量毛囊单位的密度有助于毛发移植时预测获取的毛囊数量。

四、毛发的生长周期

毛发的生长呈周期性,一般分为:生长期(anagen)、退行期(catagen)和休止期(telogen)。生长期又分为 Ⅰ～Ⅵ期,其中 Ⅰ～Ⅴ期为前生长期(proanagen)、Ⅵ期为后生长期(metanagen),前生长期中毛发位于毛囊内,至后生长期,毛干即露出皮面。

身体各部位的毛发生长周期是有差异的。头发的生长周期较长,一般成人的头发生长期约为 3 年,退行期为 3 周,休止期为 3 个月。胡须的生长期为 4～14 周,上肢终毛为 6～12 周,下肢终毛为 19～26 周。

相邻毛囊呈非同步生长,处于不同的生长周期,称为马赛克式的周期性循环。正常人 85%～90% 的头发处于生长期,小于 1% 处于退行期,10%～15% 处于休止期。因此,假设有 10 万根头发,按照 10% 头发处于休止期计算,平均每日脱发量即为 100 根。

五、毛发生长的内分泌调控

毛发的生长周期主要受体内的"毛发周期钟"所调控,还受大量毛囊外因素调控,如内分泌、神经、血管、营养等。目前已证实大部分的激素包括甲状腺激素、性激素及糖皮质激素均可影响毛发生长。

(一)雄激素

是正常人类毛发生长的主要调节剂。青春期体内雄激素水平的波动对诱导雄激素依赖毛囊(即胡须、腋毛、阴毛)从毳毛-终毛转化起着重要作用。而雄激素对头皮毛囊则表现为下调作用,雄激素原性脱发患者体内雄激素水平较高,由于雄激素受体亚单位的聚集发生改变,5α 还原酶活性增强,使患者对雄激素敏感性增强,引起脱发,主要表现为前额发际线后退和(或)头顶毛发变细、稀疏。

（二） 雌激素

主要对孕产期女性造成影响。产后女性体内激素水平发生剧烈变化,雌激素水平迅速下降,生长期与休止期毛发比例降低,休止期毛发数量增加,形成产后 4~6 个月内脱发。

（三） 甲状腺素

甲状腺功能低下时,生长期毛发减少而退行期毛发增多,成人可表现为弥漫性脱发,以枕部和头顶最明显,也可伴有眉毛稀疏,给予甲状腺素治疗后可恢复正常。甲状腺功能亢进时,也会出现毛发细软、弥漫性脱发或全秃。

六、毛发生理功能

毛发具有机械性保护、防晒和御寒、引流液体、体温调节、触觉以及美容作用。

（倪春雅 吴文育）

第十五章

毛囊皮脂腺单位与微生态环境

一、人体微生态

人体与外界环境接触的器官如皮肤、外耳道等均有微生物的存在。微生物种类繁多,包括细菌、真菌、病毒等,且数量巨大,约为人体总细胞数的 10 倍,通过多种方式影响人体,同时又受到多种内外因素的影响,形成一个复杂的系统。人体微生物分为两种,一种是生活在健康人体各部位,能发挥有益作用的微生物种群,称为正常菌群;有些微生物在一定条件下引起人的疾病,称为条件致病菌。正常菌群、条件致病菌与宿主之间,以及与周围环境之间存在种种密切复杂的关系,组成了人体的微生态系统。正常的人体微生物具有拮抗致病菌作用、免疫作用、营养作用、排毒作用、抗肿瘤作用及抗衰老作用等多种生物学功能。因此正常微生物群被认为是一个新的人体生理学系统。

二、皮肤微生态

皮肤微生态系统由人体皮肤厚度决定,一般为 2mm。主要的菌属是棒状杆菌属、丙酸杆菌属及葡萄球菌属,优势种群丙酸杆菌和表皮葡萄球菌是最重要的常住菌。此外,皮肤不同的解剖部位解剖结构如毛囊、皮脂腺、顶泌汗腺及小汗腺,以及不同的生理状态如潮湿、温度、pH 值和脂质等条件,也决定了栖居微生物的种群差异,如前额主要栖居表皮葡萄球菌和痤疮丙酸杆菌,而腋窝主要栖居人葡萄球菌和丙酸杆菌等。皮肤表面微生物群落形成的生物屏障是人体第一道极其重要的保护屏障,有营养作用及参与皮肤细胞代谢、保持皮肤生理功能和自净功能。

皮肤微生态在正常情况与人体和谐共处,共同维护机体的正常运转。但在年龄变化、生活方式改变、遗传变化、饮食变化、皮肤过度清洁及药物等作用下会出现失调,导致微生物之间,或者微生物与宿主之间产生相互作用,引起疾病发生,如痤疮、银屑病、脂溢性皮炎、玫瑰痤疮及特应性皮炎等。

三、毛囊皮脂腺单位与皮肤微生态

毛囊皮脂腺单位是由皮肤附属器毛囊和皮脂腺共同组成的皮肤结构,皮脂腺开口于毛囊并通过毛囊分泌脂质,构成皮脂的主要成分。毛囊皮脂腺单位不仅富含脂质,同时充满各种各样微生物。细菌包括痤疮丙酸杆菌和表皮葡萄球菌,其中厌氧嗜脂的丙酸杆菌是毛囊皮脂腺单位中的优势菌群,此外,具有嗜脂性的马拉色菌和节足动物蠕螨也大量存在于毛囊皮脂腺单位中。

微生物在维护毛囊皮脂腺单位正常生理功能中发挥重要作用。如丙酸杆菌可将皮脂中甘油三酯分解成短链的游离脂肪酸,不但对皮肤表面的金黄色葡萄球菌、链球菌、白假丝酵母菌和皮肤癣菌等致病菌有抑制作用,对耐甲氧西林金黄色葡萄球菌(methicillin resisitant staphylococcus aureus, MRSA)也具有一定抑制作用。此外,表皮葡萄球菌能分泌自溶酶,可溶解一些潜在致病菌和过路菌,对保持常住菌的稳定性,维持微生态平衡起重要作用。毛囊皮脂腺单位中的各种微生物与机体和环境和谐相处,维持平衡,参与生物学尤其是皮肤免疫功能,但当平衡受到破坏时,导致毛囊皮脂腺单位相关疾病的发生,痤疮与玫瑰痤疮就是其中最具有代表性的疾病。

四、毛囊皮脂腺单位微生物相关性皮肤疾病

(一)痤疮

痤疮是最具有代表性的毛囊皮脂腺单位微生物相关皮肤病,目前认为痤疮丙酸杆菌在早期通过水解甘油三酯产生游离脂肪酸、释放水解酶及通过刺激机体产生抗体等机制诱导痤疮发生。此外,也都有个例报道和研究在痤疮患者皮损中检测到金黄色葡萄球菌、表皮葡萄球菌、马拉色菌、消化道链球菌及棒状杆菌等,但他们与痤疮之间的关系仍有待更多的研究加以验证。

(二)玫瑰痤疮

玫瑰痤疮是一种内外因素共同作用下导致皮肤血管功能失调及毛囊皮脂腺单位慢性炎症性皮肤病。毛囊蠕螨的发生是目前已知最明确的微生物因素,微生物介导的免疫尤其是天然免疫在玫瑰痤疮的发生机制中起到了核心作用。除毛囊蠕螨外,也有报道皮肤中奥列伦芽孢杆菌杆菌、表皮葡萄球菌、痤疮丙酸杆菌和肺炎衣原体等微生物也参与了玫瑰痤疮的发生。

五、结语

正常微生物群是一个新的人体生理学系统,皮肤微生态是人体微生态的重要组成部分。毛囊皮脂腺单位特有的嗜脂厌氧环境导致大量的正常微生物菌群存在。正常情况下,毛囊皮脂腺中的各种微生物之间及与机体和环境之间和谐相处,维持毛囊皮脂腺单位的生理平衡,尤其在调节皮肤免疫功能方面。当平衡在各种内外因素作用下受到破坏,会导致毛囊皮脂腺单位相关疾病如痤疮的发生。

(鞠 强)

第十六章

生活环境与皮肤

皮肤健康和发病与生活环境息息相关,天气的变化、环境的污染以及日常生活习惯都会对皮肤健康造成影响。通过关注气候变化并采取相应的清洁、保护措施,能够加强皮肤卫生,改善皮肤健康。

第一节 环境与气候对皮肤的影响

环境与气候对皮肤的影响是多方面且相互有所交叉的,既有直接对皮肤造成损伤的方面,也有通过削弱皮肤屏障功能和增加环境中有害物质从而诱发皮肤疾病,而各种因素之间也存在相互影响。

一、气候与皮肤

气候因素与湿疹的关系是非常复杂的,可能与温度、紫外线、相对湿度以及季节改变等因素的交互作用有关。夏季气温高,汗腺分泌增多,皮肤湿度增加,适合细菌的繁殖;夏季紫外线强度较高,部分患者对紫外线敏感,这些因素可能诱发湿疹。因此,针对不同天气条件,有意识地改变皮肤清洁及保护措施有助于避免因温度湿度变化而引发的皮肤疾病。

二、紫外线与皮肤

紫外线辐射是导致皮肤老化和皮肤肿瘤的重要因素,随着近年臭氧层空洞等导致紫外线辐射量增加,皮肤日常保养及防晒措施等方面面临着更加严峻的挑战。

三、环境污染与皮肤

除了自然因素外,近年来随着工业化、城市化的加快,环境污染也极易对长期暴露于外界的皮肤造成影响,如吸入颗粒物(PM10),细颗粒物(PM2.5)、臭氧(O_3)、氮氧化物(NOX)、二氧化硫(SO_2)、碳氧化物等大气污染物能使皮肤健康受损并引发各种皮肤疾病。PM 目前主要以颗粒物直径为依据分类为 PM10 和 PM2.5,细颗粒物(PM2.5)其表面吸附大量的有毒有害物质,对人体健康影响相当大。可作为变应原诱发变态反应性皮肤病变,可通过诱发氧化应激反应等对皮肤细胞和组织造成损伤,从而引发各种皮肤疾病。研究表明,PM 能够引发湿疹、过敏性皮炎、皮肤老化、其他炎症性皮肤病甚至引发皮肤癌。

生活中室内空气污染(如吸烟、室内装修污染物)也能够对皮肤健康造成影响并引发皮肤疾病。

四、小结

对于不断变化的气候和外界环境,我们应该及时采取应对措施,避免皮肤健康受损。对于环境污染,除了采取自我保护措施外,也有发动社会力量来减少环境污染。

第二节 生活习惯与皮肤

一、日常护理与皮肤

皮肤日常保养包括对皮肤外观和功能的保养。对外观的保养主要包括清洁和化妆,而对皮肤功能的保养,除了清洁之外还需考虑保湿、防晒类护肤品等对皮肤的保护。在日常生活中合理使用防晒霜可以屏蔽紫外线,从而减少其辐射对皮肤造成的损伤。研究表明,皮肤屏障功能障碍是引起皮肤老化及过敏性疾病的重要因素。干燥是引起皮肤屏障功能障碍的原因之一,合理使用保湿剂能够保持皮肤中的水分,对维持皮肤屏障功能有着很大的帮助。对于有湿疹、特应性皮炎和银屑病等疾病的患者,合理使用保湿剂是改善疾病预后的重要手段。

二、吸烟与皮肤

吸烟等不良行为能直接加重银屑病。不良的清洁方式会加重皮肤病,如过度使用洗手液会加重手部湿疹。

三、精神因素与皮肤

常见不良精神因素即焦虑、抑郁、失眠。神经-内分泌系统的精细调节能保证机体行使正常的免疫功能,大量临床资料提示与精神因素相关的皮肤病患者体内存在免疫功能失调,推测精神因素可能通过神经-内分泌-免疫途径而诱导皮肤病的发生发展。急性短期精神刺激可以增加皮肤炎症反应,可以诱发或加重湿疹皮炎类皮肤病、敏感性皮肤、银屑病、黄褐斑等。研究表明精神紧张程度与痤疮严重程度成正比;60%的白癜风与焦虑、抑郁、失眠相关,75%白癜风受过严重的精神打击。斑秃患者发病前或加重前基本受过严重的精神打击或失眠。

四、饮食习惯与皮肤

日常不健康饮食,如辛辣刺激、高糖饮食引发痤疮,加重敏感性皮肤及玫瑰痤疮。反之,维生素E能减少瘢痕,丰富的维生素C饮食能美白,多饮水可改善干性皮肤等。

所以我们提倡良好的生活习惯,除了合理使用清洁剂、保湿剂和防晒霜等保护皮肤,避免吸烟、健康饮食、良好睡眠和情绪也是重要的一环。这样才会有健康、美观的皮肤。

(徐峰 何黎)

第十七章

内分泌与皮肤

第一节　维生素与皮肤

维生素是天然营养品,是生物体合成必需物质,通常机体不能自然合成。体外研究揭示多种维生素具有较强的抗氧化活性,这一活性在皮肤的生长和修复过程中具有非常重要的作用(表 17-1-1)。所以,口服或外用维生素均可能对皮肤有一定积极意义,相关研究也非常多。目前关于维生素 A、C、B、E 等在治疗和预防光老化的作用基本得到公认(表 17-1-2),但维生素 D、K 是否具有类似的预防和治疗光老化的作用,尚不明确,需要大样本临床研究证实。

表 17-1-1　维生素及其抗老化作用

成分	功　　能
维生素 A	
类胡萝卜素	保护 UV 导致的胶原降解
视黄醇	增加成纤维细胞的生长和胶原的合成
	增加表皮厚度,减少细小皱纹
	降低 MMP,减少胶原和弹力纤维变性
	减少角质形成细胞和色素细胞的不典型增生,在临床上有预防皮肤癌的作用
维生素 C	增加胶原的稳定性,减少热对胶原的影响
	刺激胶原合成防止光老化
维生素 E	抗氧化,保护 UV 诱导的光损伤
	MMPs 的抑制达到调节胶原纤维和弹力纤维的降解
维生素 B_3	增加胶原的合成
	减少皮肤色素沉着
维生素 D	UV 照射后小鼠皮肤的皱纹和表皮变厚改变具有对抗作用
维生素 K	减少光老化时的血管扩张的症状

近来口服多种维生素以及其他多种保健品成分变得越来越流行,对维生素的摄入和光老化预防之间的相关性也进行了研究。研究结果提示摄入足够的维生素的确能减轻光老化症状,肤质发生了明显的改变,其老化的症状好转、皮肤弹性增加,在参与研究时的志愿者的日常生活不受影响,当然目前这些研究报告所调查的受访者很少。但是外用维生素类药物

对皮肤的影响的研究似乎要更容易一些,已完成的各项临床研究(表17-1-2)基本得到业内人士的共识。

表 17-1-2　维生素与光老化治疗

Intervention	Formulation	支持	反对
外用维生素 A	0.025% Tretinoin cream	A_2	
	0.05% Tretinoin cream	A_2	
	0.05% Tretinoin cream	D_2	
	0.1% Tretinoin cream	A_2	
	0.1% Isotretinoin cream	A_1	
	0.05% Isotretinoin cream	A_1	
	0.01,0.025,0.05 Tazarotene cream	A_1	
	0.05% Tretinoin cream	A_1	
	0.1% Tazarotene cream	A_1	
	0.4% Retinol lotion	A_2	
	Retinyl N-formyl aspartamate cream	A_2	
	Retinyl propionate cream		A_2
	0.05% Retinaldehyde cream	A_2	
口服维生素 A	Oral isotretinoin 10~20mg	D_2	
	Oral isotretinoin 10mg	D_1	
	Oral isotretinoin 20mg	D_1	
维生素 C	Topical ascorbic acid serum	A_2	
	Topical ascorbic acid 5% cream	A_2	
	Topical ascorbic acid 10% cream	A_2	
	Topical cream containing TGF-b(1), l-ascorbic acid, and CRS		A_2
维生素 K	Topical gel containing 2% phytonadione,0.1% retinol,0.1% ascorbic acid,and a-tocopherol	D_1	
维生素 B_3	Topical 5% niacinamide	A_2	
	Topical 4% niacinamide	A_2	
	Topical 2% niacinamide		A_2
维生素 E	未见资料		
维生素 D	未见资料		

A_1:随机双盲对照研究(n>100);A_2:随机双盲对照研究(n<100);CRS:Cimicifuga racemosa 提取物;D_1:双盲临床研究;D_2:临床报道;TGF-β:transforming growth factor-β

一、维生素 A

口服维 A 酸是否具有预防或者治疗光老化的作用存在更多的争议。考虑到其胎毒性和对血脂等的影响,有可能诱发光敏感,而且疗效也不确定,口服 13-顺维 A 酸防止光老化的想法似乎不太现实。在药店或者化妆品柜台能买到类维 A 酸制产品,如视黄醇(retinol)、视黄醛(retinaldehyde)、retinylesters 等制剂,但长期外用维 A 酸是否安全一直是个被关切的问题。一些公开发表的文献支持维 A 酸制剂的有效性,但是仍然有非常轻微红斑、脱屑、瘙痒、皮肤干燥、皮肤刺痛等不良反应,其他合成的类似物也被作为功效成分添加到医学护肤品中,但是否真的具有疗效,或者是否一定就比视黄醇等的疗效要优越,或者安全性和耐受性一定更优需要未来进一步的研究。

二、维生素 C

维生素 C 具有非常强的抗氧化作用,能有效清除 UV 诱导的 ROS 基团,可能是水溶性物质中最为有效的抗 ROS 的分子,从而能在细胞内和细胞外同时起到有效作用。正是由于它的这种作用,维生素 C 被作为医学护肤品的功效成分用来治疗光老化。由于外用维生素 C 很难被皮肤吸收,因此合成了很多维生素 C 的衍生物,如维生素 C 的棕榈酸盐和磷酸盐等,而外用维生素 C 必须要转变为左旋维生素 C 形式。在一项研究中发现当 PH 为 3.5 时,左旋维生素 C 能最有效地被皮肤吸收,最佳浓度为 20%。但是不同的维生素 C 衍生物外用是否都能获得类似的结果不得而知,至于其他类型的衍生物的外用价值就更难估计。

三、维生素 E

维生素 E 的一个重要的功能就是能稳定细胞膜。生物膜均是由不饱和脂肪酸构成的,极易受到 ROS 等超氧基团的氧化而受到损伤,维生素 E 可融合到生物膜中,减缓氢氧根分子和过氧化基团的作用,而发挥其抗氧化的作用。维生素 E 还可以通过向单态氧和过氧化基团传递电子而直接发挥其抗氧化作用。由于维生素 C 对于维持维生素 E 的活性来说是必需的。

口服维生素 E 在皮肤中的生物利用度几乎不为人所知。每天 50~1000U 剂量的 α-生育酚在人体中被耐受,没有或仅有很少的不良反应。但是并没有更大样本更长疗程的临床报告来证实其口服的利与弊。相反有很多的临床报道提示过多口服维生素 E 对机体可能有害。而外用维生素 E 则被证明是安全的,只有非常轻微的皮肤刺激反应,迄今为止我们知道外用 0.2% 维生素 E 的确能使皮肤角质层内的维生素 E 水平升高,并且能降低脂质的过氧化物反应,因此常常和维生素 C 配伍在一起使用,这样做不仅仅为了保护维生素 E 的活性,也能增加维生素 E 分子对于 UVA 照射的抵抗,增加其分子的稳定性。尽管如此,并没有太多令人信服的研究报告来证明外用维生素 E 具有改善光老化的皱纹、色斑和皮肤质地的功能。

四、维生素 B

B 族维生素是由 8 种水溶性维生素组成,这 8 种维生素常常共存在于一些食物中。之所以将这些物质统称为 B 族维生素是因为过去习惯上认为他们是同一类型的维生素。维生素 B_1 是维持细胞生长分裂及维持神经组织髓鞘完整性的必须物质,维生素 B_2 是体内黄酶类辅基的组成部分,对促进发育和细胞的再生,促使皮肤、指甲、毛发的正常生长起重要作用,维生素 B_3 又称为烟酸,可增加角质层的厚度,改善屏障功能,也可改善光老化的色素、皱纹改变、皮肤潮红和皮肤弹性改善、预防日光性黑子,维生素 B_5(d-泛酸钙)具有制造抗体功能,与头发、皮肤的营养状态密切相关,制造抗体也是泛酸的作用之一,能帮助抵抗传染病,缓和多种抗生素副作用及毒性,并有助于减轻过敏症状。维生素 B_5 的加氢产物叫泛醇,可以加强正常皮肤水合功能,有改善干燥、粗糙、脱屑、止痒以及治疗多种皮肤病(如特应性皮炎、鱼鳞病、银屑病以及接触性皮炎)的红斑症状。

五、维生素 D

维生素 D 对于调节角质形成细胞和成纤维细胞的分化是有作用的,在光老化的防范中的作用尚在探索中,研究发现维生素 D 外用对皮肤光老化的保护作用。也有相反的发现,单独外用 $1,25\text{-}(OH)_2$ 维生素 D_3 后小鼠皮肤发生更多的皱纹,表皮增厚。尽管体外和动物体内研究结果让人们对维生素 D 开始产生兴趣,但迄今为止并没有关于防止人皮肤光老化的临床研究,尚无依据证明维生素 D 作为功效成分添加到医学护肤品中来防治光老化。当然维生素 D 对于人体其他领域的健康保健作用可能还是有意义的。

六、维生素 K

维生素 K 是一种脂溶性的维生素,在很多食物中都富含维生素 K。尚无依据证据表明维生素 K 具有治疗光老化的作用,但理论上它有可能会改善老化过程中与出凝血相关的皮肤症状,如增加皮肤对各种机械冲击导致的皮下青紫的抵抗力。外用维生素 K 可能对皮下青紫具有一定的治疗意义,复方制剂(含 0.3% 的视黄醇和 1% 维生素 K)似乎能缩短紫癜的消退时间。由于临床研究比较少,因此尚不能得出令人信服的观点来支持外用维生素 K 用于光老化的治疗。但理论上说,如果治疗能改善真皮的厚度和质地,那么光老化的血管症状就会得到一定程度的减轻。

(周展超)

第二节 微量元素与皮肤

人体是由几十种元素组成的,微量元素占人体重量的 0.01% 以下。根据科学研究,到目前为止,已被确认与人体健康和生命有关的必需微量元素有 14 种,即铁、铜、锌、钴、锰、铬、硒、碘、镍、氟、钼、钒、锡、硅等。

一、铁

铁是血红蛋白的重要组成部分,最重要的生物学功能是参与氧的运输和造血过程。缺铁导致的缺铁性贫血和组织缺氧会影响创伤愈合,也会干扰杀菌作用,增加创伤感染的可能性。色素沉着、糖尿病和肝硬化是血色病的三联症,主要特征是铁在内脏器官大量沉积,性腺功能减退常见。

二、铜

铜是酪氨酸羟化酶的重要组成部分,缺铜导致酪氨酸羟化酶活性降低,黑色素合成受到抑制,引起色素减退性疾病如白癜风、白发症(少白头)等。铜能促进铁的吸收利用,促进红细胞的成熟和释放。经常接触铜尘时,皮肤、头发和齿龈会变成浅绿色或黑绿色,也可能出现皮肤和毛发的脱色。

三、锌

锌广泛参与体内多种酶的组成。严重缺锌会导致淋巴细胞功能异常,易致感染,创伤愈合延迟。未愈合腿部溃疡患者的锌代谢和分布有可能异常,但口服锌制剂仅对部分缺锌患者的溃疡愈合有效。外用锌制剂有可能减少感染,促进上皮形成进而促进创伤愈合。对常规治疗抵抗的婴儿尿布皮炎要考虑缺锌的可能性,对于早产儿更要提高警惕性,血清锌水平正常不能排除缺锌。缺锌导致的尿布皮炎常伴发从口周蔓延的面部皮炎,糜烂性甲沟炎以及掌褶糜烂。

慢性缺锌表现为倦怠、精神抑郁,皮损易出现于受压部位,如肘、膝、踝、骶尾区等,呈褐色脱屑性皮损,有时呈银屑病样。面部可出现脂溢性皮炎样皮损、痤疮。毛发、指甲生长迟滞,毛发稀疏甚至全秃。

锌缺乏可能导致维生素 A 缺乏,锌还作用于维生素 A 的氧化还原反应(乙醇脱氢酶是一种锌金属酶),缺锌可加重维生素 A 缺乏的症状,酗酒者的夜盲症可能是由于缺乏维生素 A 和锌。

四、钴

维生素 B_{12} 含有一个卟啉环,钴位于环的核心,构成维生素 B_{12} 的核心部分。钴缺乏易导致巨幼红细胞贫血。接触钴导致的过敏在临床上比较常见,主要表现为湿疹,尤其是手部湿疹多见,常见于硬质合金、陶器、玻璃工人。凡士林中含1%氯化钴的斑贴试验是可靠的检测方法,但假阳性、刺激反应、紫癜反应常见,尤其常见于异位性皮炎患者。

五、锰

因谷类富含锰,锰缺乏的情况少见,全肠道外营养时,如果营养液中未添加锰,则会出现湿疹、皮炎、低胆固醇血症等。慢性锰中毒多见于锰铁、电焊制造与使用工人。

六、铬

金属铬一般不会导致过敏反应,但溶入油、酸或作为铬盐易致过敏,且反复发作,不易痊愈,主要表现为干燥的皮损,易于开裂,苔藓样变。水泥中含有铬酸盐,由铬过敏导致的手部湿疹在建筑工人中多见,有时表现为盘状皮损。铬盐过敏导致的皮炎倾向于持续不愈。含0.5%重铬酸钾的凡士林斑贴试验有一定的意义,但假阳性、假阴性不可避免。

七、其他

硒是谷胱甘肽过氧化物酶的必需元素,碘是甲状腺素的主要组成成分,镍是多种酶的激活剂,可刺激机体造血功能,人体中几乎所有的器官和组织中都含有氟,微量的氟有促进儿童的生长发育和预防龋齿的作用,钼是构成多种氧化酶的组成成分,可解除有害醛类的毒性,钒能刺激造血功能,促进脂质代谢,抑制胆固醇合成,减轻诱发动脉硬化的程度,锡促进蛋白质及核酸的生成,促进生长发育,能抑制铁的吸收和卟啉类的生物合成;也能促进血红蛋白的分解,从而影响血红蛋白的功能;促进组织生长和创伤愈合,硅参与骨的钙化过程,主要作用是促使骨骼、软骨和结缔组织的正常生长,能增强血管内膜弹力层的弹力纤维强度,维持血管的正常功能及通透性,具有一定的抗衰老作用。虽然这些微量元素是机体健康必需的,但与皮肤的关系研究尚不深入。

(李　光)

第三节　生长因子与皮肤

对生长因子和细胞因子在创伤愈合过程中作用的逐步了解,使得人们对其在修复皮肤的作用发生浓厚的兴趣。生长因子是细胞间和细胞内信号途径的调节蛋白,创伤发生后,多种生长因子进入创伤位点相互协同启动和调节创伤愈合的各个阶段,这个过程是复杂的,尚未完全阐明(表17-3-1)。

表 17-3-1　各种生长因子和细胞因子的功能

生长因子	功　效
TGF-β	介导血管发生;成纤维细胞、角质形成细胞和巨噬细胞趋化性;刺激基质蛋白(如胶原)、抑制蛋白酶产生;调节基质蛋白(包括胶原、蛋白聚糖和纤维结合素)和基质降解蛋白。促成纤维细胞和平滑肌细胞分裂;抑制内皮细胞、角化细胞和淋巴细胞;促进前炎症因子的释放,如IL-1、IL-6、TNF-α
TGF-$β_1$ 和 $β_2$	角质形成细胞迁移、巨噬细胞和成纤维细胞的趋化性
TGF-$β_3$	抗瘢痕反应(antiscarring)
bFGF	促进血管增生、有丝分裂 在早期促进内皮细胞的迁移和增生 抑制胶原合成、刺激胶原束的正常化
EGF	促进上皮修复活性(如角质形成细胞的增生、角质形成细胞迁移、表皮增生等);介导血管发生;促进成纤维细胞、内皮细胞和角质形成细胞有丝分裂
PDGF	促进单核细胞、巨噬细胞、中性粒细胞的趋化性 体外促进成纤维细胞和平滑肌细胞的有丝分裂活性 刺激成纤维产生细胞外基质,收缩胶原
血管生长因子(VEGF)	介导血管发生、内皮细胞趋化性、促进内皮细胞和角质形成细胞的有丝分裂
波形蛋白(vimentin)	成纤维细胞蛋白,包括基质和细胞内的蛋白物质
HB-EGF	角质形成细胞和成纤维细胞有丝分裂
FGFs1,2,4	血管生成和成纤维细胞分裂
IGF-1	内皮细胞和成纤维细胞有丝分裂
IL-1α 和-β	早期活化巨噬细胞、角质形成细胞和成纤维细胞表达生长因子
TNF-α	类似于 IL-1s 的作用
IL-6、IL-8	炎症细胞和角质形成细胞趋化性促淋巴细胞和角质形成细胞分裂

TGF:Transforming growth factor;bFGF:basic fibroblast growth factor;EGF,endothelial growth factor;PDGF,platelet-derived growth factor;TGF-β,transforming growth factor-β;VEGF,vascular endothelial growth factor;TNF-α:tumor necrosis factor-α;HB-EGF:heparin-binding EGF;IGF:insulin-like growth factor 1;IL-6、IL-8:白介素6、白介素8

尽管 FGF 对皮肤修复存在一定的量效关系,但并非用量越大越好。过大的剂量相反会导致细胞增殖的抑制,据经验,在结合微针透皮技术的使用下 100 单位/cm^2 的剂量也许是合适的临床使用剂量。当然很多问题我们并不清楚,例如,不同来源的生长因子是否具有疗效上的差别等。目前绝大多数的单一生长因子研究只在很小的范围内提供有限的认识。大多数前瞻性研究表明多种生长因子联合使用才可能刺激胶原、弹力蛋白和氨基葡聚糖(GAGs)的生长。作为医学护肤品的功效成分,局部外用多组分的生长因子有望成为轻、中度皮肤光损伤治疗的一种选择。

一、外用功效

（一）协同激光治疗效果

无论气化型激光治疗或者非气化型激光治疗和点阵技术,治疗后都会启动创伤及修复过程,创面有 EGF、TGF-β、PDGF 和成纤维生长因子的表达,这些都与外伤性创伤引发的创伤愈合阶段相同。联合应用生长因子有可能会协同激光的治疗效果。

（二）治疗光损伤皮肤

生长因子和细胞因子在皮肤愈合过程中的作用已经比较明确,但是它们是否具有嫩肤作用尚缺乏有力的研究证据。随着年龄的增加、皮肤的老化,眼部是最先表现出症状的部位,研究表明含有生长因子和细胞因子的眼霜能明显改善眶周皱纹、眼袋、黑眼圈和皮肤质地等。因此外用含有生长因子和细胞因子的医学护肤品对面部皮肤老化具有逆转作用,尚未见到相关不良反应。当然关于这类功效护肤品的真实作用需要更多研究进一步证实。

二、外用不良反应

大多数情况下,细胞生长因子的使用似乎并没有太多的禁忌。考虑到细胞生长因子对组织增殖作用的调控。因此,治疗过程中,对于瘢痕体质和肿瘤趋势的疾患建议列入禁忌使用范围。

（一）过敏反应

由于各类生长因子均是生物制剂,因此过敏的可能性不能完全排除。

（二）肿瘤刺激或抑制作用

一些癌细胞在其生长过程中有生长因子的表达,有些可改变癌细胞周围环境以促进肿瘤生长,这种表达与肿瘤生长的因果关系尚有待研究,但也引发一种推测,那就是外用生长因子是否对肿瘤生长具有激活、促进作用抑或是抑制作用。现在看来局部外用 VEFG 似乎不影响肿瘤生长,局部应用 TGF-β 也不可能抑制或促进肿瘤细胞的生长。

（三）对瘢痕生长的影响

目前没有关于生长因子外用能导致异常瘢痕的报道,也不能证实生长因子能产生异常的创伤愈合反应。很可能生长因子活性在创伤愈合环境中既有激活又有抑制作用,关键是两者平衡,谨慎调整以达到自身稳定。

（周展超）

第四节　神经营养因子与皮肤

长期以来人们就观察到当皮肤有外伤、炎症、变性及神经损害时,总会引起表皮的萎缩、溃疡、功能丧失和皮肤附属器消失等一系列的变化,这是神经营养因子对皮肤组织具有“营养作用”的一个最直观的证据。近来神经营养因子与皮肤组织的关系越来越受到关注。随着研究的不断深入,几乎可以肯定皮肤组织不但能产生和分泌神经因子,同时也是神经营养因子作用的靶组织。相信随着对神经营养因子研究的不断深入,会找到很多有关皮肤科学中相关问题的答案。最初,神经营养的含义是靶组织对支配该组织的神经的滋养作用。滋养神经的物质就是由靶组织分泌的具有信使作用的分子所组成。越来越多的证据表明,大量多功能的信使分子,如成纤维细胞生长因子（FGF）,转化生长因子

（TGF）和骨形成蛋白（BMP），也充当着神经营养因子的作用。神经因子在中枢和外周神经系统中的作用是众所周知，但是它们在神经以外的组织也具有非常重要的作用，通过免疫组织化学方法发现特异的 p75NRT 和 TrkA 共存于（表 17-4-1）：①表皮，主要是基底细胞；②汗腺；③血管壁，主要在肌层；④施万细胞和神经干周围细胞；⑤在形成感觉神经的轴突周围；⑥神经束和微感觉体的大轴突。而 TrkB 和 TrkC 主要分布在神经纤维和感觉神经、血管和汗腺，但是表皮没有。这种分布表明，除了神经营养作用，神经营养因子可能也对皮肤具有调节功能，包括创伤愈合的修复、毛发生长周期的调控等。

表 17-4-1　非神经组织高和低亲和力神经营养因子受体的分布

组织/细胞	TrkA	TrkB	TrkC	p75
B 淋巴细胞	+		+	
T 淋巴细胞、单核细胞	+			
粒细胞、肥大细胞	+			
脾脏		+		+
星状细胞、少突神经细胞、施万细胞		+		
牙齿		+	+	+
唾液腺		+		+
脂肪组织	+	+	+	+
肺部	+	+	+	+
心脏		+		+
心包			+	
甲状腺	+	+	+	+
肾	+		+	+
大动脉		+	+	+
肌肉	+	+	+	+
肝脏				+
睾丸	+		+	
毛囊	+	+	+	+

　　临床上发现单一的生长因子对于创伤愈合的效果不太理想，需要多种细胞因子和信号综合作用才能获得一定的效果。一些基因工程所获得的生长因子效果与那些人源生长因子的临床效果相比要逊色很多，可能的解释就是后者可能包含的不仅仅是一种单一成分的生长因子，有可能所包含的成分更丰富，包括各类细胞信号系统。未来，神经营养因子与各种生长因子的协同使用，是否会解决创伤修复以及皮肤屏障功能修复等多种难题，还需要更多深入的研究。

（周展超）

第五节　保健品与皮肤

保健品(supplements)是一个具有争议的话题,尽管如此皮肤与营养之间的关系是确定的,这一点我们可以从一些维生素或者微量元素的缺乏就会导致皮肤生理的改变甚至引起疾病等情况来窥视一斑,这些皮肤疾病与营养素的关系大多达成共识。但是另一方面我们也能看到过多摄入一些维生素或者微量元素不一定对皮肤有多大意义,有些时候还会导致皮肤出现新的问题。从这些公认的观点来看,研究保健品与皮肤美容之间的关系看上去还是有一定意义的。

由于在这一领域基于循证医学原则的临床研究比较缺乏,争论就不可避免。看上去适当补充一些营养成分似乎是一种合理的选择,事实上,均衡饮食对于皮肤整体健康是必需的。

皮肤对于营养的需求与机体非常相似。食物必须提供足够的常规营养物质(包括三大物质:碳水化合物、蛋白质和脂肪)来满足机体的正常运行,另外还必须摄入足够的其他微量营养物质来维持皮肤的代谢,尤其是维生素和微量元素。它们在皮肤细胞的增生和抗氧化过程中发生着很重要的作用。

一、保健品的皮肤保健与美容作用

(一) 常规营养物质

常规营养物质也可翻译为主要营养物质,它主要包括蛋白质、脂质和碳水化合物(糖类)。

1. 蛋白质　蛋白质维持机体各种生理功能,参与了诸如组织结构、酶促反应、受体功能、分子信号传输、免疫等各种生理环节。在皮肤的更新和创伤的修复过程中也起到至关重要的作用。蛋白质合成的基本单元是氨基酸,人体必需的八种氨基酸都只能通过外源性补充。为保障这些必需氨基酸的摄入,需均衡膳食,在食品中要适量摄入动物蛋白和植物蛋白。考虑到皮肤对蛋白质/氨基酸摄入的需求,首先胶原蛋白占我们皮肤蛋白总量的70%左右,基本上是依赖三种氨基酸。一种就是氨基乙酸,另外两种就是脯氨酸和赖氨酸,他们可进一步与氨基乙酸合成羟(基)脯氨酸和羟(基)赖氨酸,在这两种氨基酸中均含有较多的氨基乙酸。氨基乙酸和脯氨酸能重新被合成,但是赖氨酸是必需氨基酸,不能合成,当L-赖氨酸缺乏的时候,就有可能发生诸如脱发等问题。另外弹力蛋白也是由氨基酸组成的,包括亮氨酸(也是一种必需氨基酸)。所以皮肤外观和物理特性(弹性)等与这些氨基酸的摄入非常有关。

2. 脂质　脂质是细胞膜构成的一个部分,而且也是细胞间质构成成分,在皮肤屏障功能中起着关键性作用。皮肤脂质主要有神经酰胺、胆固醇和游离脂肪酸等。它们是由代谢中间产物合成或脂肪酸代谢而来的。通常由皮肤中的 Odland 小体中的板层体分泌。必须脂肪酸在皮肤炎症控制中具有重要作用,它能调节免疫系统,通过花生四烯酸的合成等调节微生态。游离不饱和脂肪酸的缺乏或者不均衡有可能引发多种皮肤病。实验动物如果不提供必须脂肪酸,皮肤会呈鱼鳞病样改变,而事实上这种改变常常被用来作为银屑病和鱼鳞病等动物模型进行使用。

由于人体无法自身合成必须脂肪酸,所以必须从食品中加以补给。理想的比例是 5 份

ω-6 脂肪酸(亚麻酸家族)、1 份 ω-3 脂肪酸(亚麻酸家族)。ω-6 脂肪酸的主要来源是:植物油(葡萄籽、向日葵、小麦胚、玉米、胡桃、大豆等)、肉类食物。而 ω-3 脂肪酸则来源于鱼类食物(鲑鱼、大比目鱼、鲭、凤尾鱼、沙丁鱼等)。在胡桃和绿色植物中(莴苣、卷心菜)以及菜油和麻油中也有 ω-3 脂肪酸。脂肪酸的均衡摄入对皮肤美观有益。由此可见,均衡的膳食可能比单纯补充某一类成分更有意义。

3. 碳水化合物 碳水化合物参与黏多糖(glycosaminoglycane)的合成,后者是皮肤结构的基本构成成分,也是免疫球蛋白分子的重要组成部分,维持集体免疫稳态。此外,还是核酸的重要组成成分。根据其来源可分为内源性及外源性。外源性碳水化合物主要通过食物获得,是人体基本三大营养素之一。

(二) 微量营养物质(Micronutrients)

食物中所提供的微量营养物质对机体天然免疫发挥重要作用,它最少在三个层面为机体提供保护:物理屏障(皮肤和黏膜的屏障)、细胞免疫、体液免疫等。所以,目前看来微量营养物质对于维持皮肤正常功能是必需的。这类物质包括:维生素、微量元素(oligoelements)以及其他营养物质,例如类黄酮(flavonoids)。这些物质的缺乏与某些皮肤疾病/问题的发生密切相关。

有些微量营养物质与皮肤的再生(renewal)有关,另外一些可能参与皮肤的保护。例如,氧化应急反应中产生的大量的活性氧自由基,包括细胞内呼吸爆发、氧化还原代谢、或者紫外线、污染等所导致的外源性氧化应激等。这些微量元素可以为皮肤提供适当的保护。皮肤自身具备抗氧化的保护功能,例如酶促反应(过氧化氢酶、谷胱甘肽过氧化物酶、过氧化物歧化酶等)、非酶促反应(谷胱甘肽、维生素等)。虽然机体内部有这些分子(抗氧化保护功能)的存在,但是这些功能的维持仍然依赖充足的外源性营养成分的补充。

维生素、微量元素与皮肤健康的相关性可参考本章一、二节。其他一些微量营养物质对保持皮肤健康也起着至关重要的作用。

(三) 乳酸菌

乳酸菌(Probiotics)是酸奶中的活性微生物(包括乳酸杆菌、双歧杆菌、肠道球菌、肠道埃希杆菌、丙酸杆菌、芽孢杆菌以及酵母菌等),能对肠道的消化功能和菌群生长起到促进和调理作用。乳酸菌能促进肠道的屏障功能、修复肠道的菌群生态、刺激宿主的免疫系统、抗炎等多种功效,因此对诸如异位性皮炎的治疗具有一定的辅助治疗作用。规律进食酸奶制品可能对皮肤屏障功能有一定的帮助,降低经表皮水流失,改善外观。

(四) 水

皮肤的水合度取决于角质层和表面的水脂膜。水是真皮最主要的组分,它来源于血浆。部分水会弥散到表皮的角质层,在这里有天然保湿因子等将水分潴留在表皮中。水在皮肤中的分布严格地受到水通道(aquaporine)的调控,尤其是 aquaporine3。对于健康而美观的皮肤来说,皮肤中的含水量非常重要。因此为确保皮肤的含水量,每日饮用适当量的水是推荐的。摄入适当的水后男性和女性皮肤 pH 值发生有趣的现象:男性饮水越多皮肤表面 pH 值越低,但女性似乎不受饮水量影响。

二、保健品的使用

在人体的某些阶段可能发生营养供给不足,例如青少年、运动员、老年人或者那些有精神压力的人。另一方面,保健品对一些皮肤病患者或皮肤美容改善方面可能有一定的帮助。

当然,很多微量营养物质缺乏可导致线粒体的损伤,发生氧化反应,最后导致皮肤老化或加速老化等临床问题。活性分子能作用在细胞或者分子的特别靶点上,这些活性物质称为生物活性分子(bioactive molecules),能调节机体的生物代谢,进而发挥作用。例如通过对信号系统的干预或调节等,从而减轻皮肤的损伤。

(一) 光保护性成分

有多项研究显示富含胡萝卜素、维生素 E、维生素 C、和 ω-3 脂肪酸等的食品能减轻机体晒伤的程度,只要这些营养物质在曝光前足够长的时间内进食(例如 8~10 周前)就有一定的防光作用。这些物质或者直接吸收光线、或者通过散射光线,从干预紫外线等引起的一系列的皮肤氧化过程,削弱日晒对皮肤的损伤作用,从而获得保护皮肤的功效。

(二) 预防皮肤老化

摄入蔬菜、橄榄油、鱼类食物的人光老化情况比不摄入者弱。相反,如果长期摄入黄油、人造奶油(margarine)、糖类制品等的人光老化现象相对明显。维生素 C、视黄醇、矿物质等(例如钙、磷、镁、铁、锌等)也具有抗皮肤光损伤的作用。口服大豆类黄酮也有类似作用。口服类胡萝卜素,例如叶黄素(lutein,是含紫罗酮环的二羟基类胡萝卜素)和玉米黄质(zeaxanthin,是玉米胚乳中存在的一种天然类胡萝卜素),可作为抗氧化剂,防止皮肤的光老化。

(三) 皮肤保湿

2005 年一项由 32 例女性组成的空白对照临床研究显示,补充含有自主神经酰胺、鱼软骨氨基酸(fish cartilage amino acides)和必需脂肪酸的保健品 40 天后,与对照组比较其皮肤的保湿度、表皮粗糙度、皱纹深度等指标都明显要好。口服琉璃苣油(borage oil)也被认为能缓解皮肤干燥,对老年性皮肤瘙痒有一定辅助治疗作用。有些类胡萝卜素可能会影响皮肤的水合度。有研究显示血清中玉米黄质(β-crytoxanthin)可提高皮肤的水合度。

(四) 修复皮肤屏障

保健品是可以改善皮肤屏障功能。日常食物补充含有琉璃苣油(borage oil)(r-亚油酸)、绿茶提取物(儿茶酚)、维生素 E、乳酸菌等成分可显著降低皮肤经表皮水丢失,如果与奶制品一起摄入会增加这些营养成分的消化和吸收。

(周展超)

第十八章

无创性皮肤检测

第一节　VISIA 检测

一、概述

VISIA 为面部皮肤影像分析仪,可对所采集影像的多项特性进行量化。VISIA 使用封闭型面部照相室为统一光源,额头与下巴两组固定器固定,通过软件和前次拍摄的影像比对,辅助定位,确保同一对象每次拍照位置及角度一致,便于治疗前后比较。

二、原理

VISIA 使用三种光源来拍摄正面、左侧及右侧三组影像:

1. 标准白光即正常光线　拍摄肉眼所见的皮肤外观。

2. 365nm 紫外光　呈现表皮色素情况。

3. 交叉极化光　分析皮肤血红素与黑色素。

利用这三种光源可进行斑点、皱纹、纹理、毛孔、紫外线色斑、棕色区、红色区、紫质及睫毛的长度及密度。

三、检测内容

1. 斑点　使用标准白光,依皮肤色差的不同,检测肉眼可见雀斑、晒班、痘疤等。

2. 皱纹　利用皮肤阴影的变化,检测皱纹分布的位置与数量,评估老化程度。皱纹的阴影为细长形态,深绿和浅绿分别代表较深及较浅皱纹,但易受检测对象面部表情影响。

3. 纹理　测量皮肤平滑度,黄色表示凸起部分,蓝色代表凹陷,黄色与蓝色越少表示皮肤越平滑。

4. 毛孔　通过检测毛孔凹陷产生的阴影,评估毛孔数量及位置,依据较周围肤色深的圆形形态判别毛孔,阴影大小区分毛孔与斑点。

5. 紫外线　斑在普通光照下大多不可见,VISIA 检测时,因表皮黑色素选择性吸收紫外线而显像。

6. 棕色区　利用 RBX 偏光技术,检测真皮层黑色素,如色素沉着。

7. 红色区　利用 RBX 偏光技术检测皮肤血管或血红素,如痤疮、发炎、毛细血管扩张等问题。

8. 紫质　使用紫外光检测,痤疮丙酸杆菌会产生紫质,紫外线照射产生荧光。

9. 睫毛　检测睫毛数量及平均长度,给予分级。

四、检测方法

1. 检测对象建立基本数据。

2. 检测对象检测前应先清洁面部,无绒毛干布擦干,若上妆者应先卸妆,肩部着配套的黑色遮光领罩,戴深色非反光头箍。

3. 依据皮肤类型选择亮度,明亮适于白种人、微亮适于东亚人种(如日本人)、中等适于华人、西班牙人、昏暗适于黑人。

4. 选择皮肤清洁状态,可选已清洁、刚化妆、其他三种。

5. 检测对象到达检测位置,微闭双眼,确定额头及下巴贴紧,可调整额头垫高度,确保头、颈与身体成直线。

6. 拍摄,告知对象拍摄约需数秒伴两次闪光,待小室内整个变亮方可改变位置。

7. 影像分析,分析区域可自动手动选择,选择时排除反光、阴影、睫毛、头发和其他异常区域。

8. 与同一检测对象以往记录的图像数据比较,绘制发展趋势图,比较治疗前后的变化。通过上下拉动时间轴,模拟检测对象随年龄增长的变化趋势及治疗后的改善效果。

五、检测结果

可同时或分别以下列三种方式呈现分析结果。

(一) 百分位数

该对象在 100 位相同年龄、性别、皮肤类型的检测者中,优于其他对象的人数。

(二) 特征计数

该项目在特定框选分析区域内确切个数。

(三) 分值

该项目的特征分布密度,分值越低越好。

除数字呈现外,也可图表化(百分位曲线图、发展趋势图)。

六、临床应用

1. 具有色斑、毛孔、皱纹、平整度、卟啉、黑色素等改变的疾病均可应用,如痤疮、黄褐斑、老化等疾病,也可评估日光损伤。

2. 依据 VISIA 结果分析检测对象的多项指标,向对象分析面部存在问题和制定相应的治疗方案。

3. 整合医疗机构中现有的设备、产品和疗程进入 VISIA 软件中,可根据对象相应疾病和病变特点提供治疗方案。

4. 可对治疗结果进行客观地记录、评估与追踪,也有利于科学研究。

(李定达　林长熙)

第二节　皮肤生理检测

随着皮肤科学、化妆品科学、光电技术和电磁学等学科技术发展,研发了用于检测皮肤结构、代谢与分泌等生理指标的仪器,在皮肤病发病机制、治疗效果及化妆品功效评价等领域广泛应用。

一、角质层含水量

(一) 原理

根据水及其溶解物的电学特性,测量皮肤电容、电导或电阻量,间接反映角质层含水量。目前商品化测量仪器见表18-2-1,这些仪器间的测量结果虽不同,但相关性较好。

表 18-2-1 电学法测量角质层含水量的仪器

测量参数	仪 器
电导	ASA-M2
	Skicon 200 and 200 EX
电容	Hydration probe of Soft Plus
	MoistureMeter SC
	Corneometer CM820 and 825
电阻	Nova Dermal Phase Meter DPM 9003Multifrequency IMP SpectrometerDermalab Moisture Unit

此外,还有一些可直接测量皮肤水分的技术,如近红外光谱成像技术(near infrared imaging,NII),共聚焦拉曼光谱技术(confocal raman spectroscopy,CRS),光学相干断层扫描技术(optical coherence tomography,OCT),磁共振波谱技术(nuclear magnetic resonance spectroscopy,NMR)等,可直接精确反映皮肤水含量,价格昂贵,目前未广泛运用。

(二) 测试操作

以 Corneometer® 为例,将测试探头垂直放在被测皮肤表面,1 秒后仪器发出"嘟"的一声,显示屏即显示测试数据(单位 a. u.),取邻近部位至少 3 次测量的均值。

(三) 临床应用

在许多皮肤病中角质层含水量均有改变,如异位性皮炎、银屑病、痤疮、脂溢性皮炎、玫瑰痤疮、湿疹、黄褐斑等,含水量测定可用于评估治疗效果,还被用于评估治疗措施的安全性(水杨酸等治疗痤疮后是否出现皮肤屏障破坏、干燥等),也能反映化妆品短期及长期保湿功效。

二、皮脂

皮肤表面脂质由两部分组成,一部分由皮脂腺分泌(如角鲨烯);另一类为表皮固有成分,神经酰胺类脂质占 40%、胆固醇 20% ~27%、胆固醇酯 10%、游离脂肪酸类 9% ~20%,此外还有少量胆固醇硫酸盐等。这些疏水性混合物使角质细胞间形成了三层脂质结构:中间窄层为脂质流体域,两边宽层为晶体结构,即所谓的"三明治模型",是皮肤屏障功能的分子基础。

(一) 原理

利用纸或胶带吸收油脂后透光度改变间接测量,透光度改变与皮脂含量成比例关系,以此计算皮脂含量($\mu g/cm^2$)。还可利用皮脂能溶解于一些溶剂的特性,测量溶剂重量的变化($\mu g/cm^2 \cdot min$)。皮脂成分可分类分析,检测方法有:苯甲酰化-紫外检测法、荧光标记-荧光检测法、蒸发光散射检测法、质谱法等。

（二）测试操作

以 Sebumeter® 仪器为例,将油脂测试盒插入测试孔内按动触发倒计时,立即将测试探头垂直地以较轻地压在被测皮肤表面上,充分接触,30 秒后在屏幕上闪动倒计时,迅速将探头插回测试孔内,显示数值。

（三）临床应用

皮脂分泌监测有利于皮脂相关疾病如痤疮、脂溢性皮炎等病情及疗效评估,也用于评价控油类产品效果。

三、经表皮失水

即透皮水蒸发或透皮水丢失,指真皮深层水分通过表皮蒸发散失,是皮肤屏障功能的重要指标。健康皮肤的 TEWL 和水分含量之间保持一定的比例,皮肤屏障破坏(特应性皮炎、银屑病、鱼鳞病等),TEWL 值仍高于正常值。

（一）原理

测量方法分为开放和封闭法,通过探头内水蒸气压力的变化检测,测试参数为 $g/(h \cdot m^2)$。开放仓的原理是 Fick 扩散定律为基础,使用垂直于皮肤表面放置的传感器,由距表皮不同距离的 2 个湿度传感器和 2 个温度传感器测定从皮表蒸发的水蒸气梯度。

（二）测试操作

以 Tewameter® 为例,探头顶端圆柱体短端以适当压力充分接触皮表,启动后屏幕出现连续曲线走势图,约数十秒后达到稳定的测试值。测试中保存探头绝对静止不变,可用双面胶条固定探头。

（三）临床应用

TEWL 常与角质层含水量的检测结合在一起,评价保湿化妆品的效果,也可用来研究涉及皮肤屏障功能的皮肤亚健康如敏感性皮肤,或特应性皮炎、银屑病等皮肤病。

四、皮肤颜色

肤色主要由表皮和真皮内的色素决定。表皮含有黑素和黄色胡萝卜素。真皮内存在红色的氧合血红蛋白、蓝色的还原血红蛋白和黄色的胆汁色素。其他一些发色团(如核苷酸和尿酸)、皮肤粗糙度和水分含量、角质层厚度和其他因素也可影响肤色。除了表皮和真皮内的发色基团之外,肤色还与个体的生理及病理状态相关。检测肤色变化对皮肤病治疗和皮肤保健十分重要。评价皮肤颜色的方法通常有以下三种。

1. 形容词比较法　如 Hrdlieka 法,用形容词将皮肤分成若干等级。

2. 肤色模块比较法　如 Luschan 肤色模块,由 36 个不同颜色的色块组成,按色块编号,将肤色分为 5 级。

3. 测色仪　用各种测色仪测量,不同数据表示特定颜色。

（一）原理

评价肤色的仪器按照原理分为:三刺激值色度仪、窄谱简易反射分光光度计、扫描式反射光光度计及数字成像系统等。三刺激值色度仪使用脉冲氙弧光灯,测量光反射率,转换成 L*a*b 三维色度体系,分别代表黑素、血红蛋白、皮肤黄色程度,其中 b 值受胡萝卜素、黑素等因素影响。便携式窄谱反射光度计采用黑素和血红蛋白的特定吸收波长的光线照射皮肤,计算皮肤吸收和反射的光量,将记录值转化为黑素量和血红蛋白量。

（二）测试操作

以 Mexameter® 为例，黑色泡沫塑料环套固定测试部位，将探头压在皮肤表面上即可完成测试，两组数据分布为黑色素和血红素，同一位置测三次取均值，数值越高，皮肤中黑色素、血红素的含量越高。

（三）临床应用

肤色变化对化妆品功效评价、激光治疗效果、外伤后恢复、瘢痕变化、色素紊乱性疾病治疗效果等都有意义。

五、皮肤微循环

在真皮乳头层内，动脉毛细血管形成垂直于皮肤表面的弧形毛细血管袢，提供皮肤养分。

（一）原理

反映皮肤微循环的技术有：激光多普勒血流仪、激光多普勒成像技术、光脉冲体积描记术、经皮氧/二氧化碳分压、电视毛细血管镜等。激光多普勒血流仪利用激光发射 632.8nm 的 λ 射线，流动红细胞反射后，通过检测反射光线中频率变化的宽谱光，直接反映红细胞数量和流速。正常情况下有微弱而持续的氧气经皮肤表面外流，反映出有氧气从血流跨过血管壁和浅表皮肤组织而扩散。使用特殊的选择性电极可测定这种微量氧气，即经皮氧分压。

（二）测试操作

以 PeriFlux 5000 器为例，将专用双面胶贴于待测部位（如手臂），血流座贴于双面胶上，再将血流探头插入血流座，测试约需数分钟，可同时测量氧分压。

（三）临床应用

可用于化妆品功效或激光治疗评价、糖尿病足溃疡及各类炎症的评估。

六、皮肤弹性

皮肤的黏弹性由真皮胶原纤维、弹力纤维、细胞间蛋白多糖和结合水以一定的方式组合构成，使皮肤能够保持一定张力以支撑体表、保护内部组织，它也是美容的重要参数之一。

（一）原理

根据皮肤受外力后会变形回复的特性，设计了一系列通过施加不同形式外力的仪器。扭转法是利用双面胶带将一个盘体粘在皮肤表面上，利用盘体让皮肤接受扭转检测，皮肤发生与时间有关的旋转，记录曲线显示皮肤有瞬间旋转（即时延展性，对应皮肤的拉伸相），后是蠕变效应所致缓慢抬升（对应皮肤的黏性和可塑性）。当去除扭力，皮肤的变形发生逐步的恢复，即可界定即时恢复和延迟恢复（皮肤弹性）。抽吸法是通过按压或抽吸力，沿与皮面垂直的方向将皮肤拉伸，测定皮肤变形，施以和去除外力时的变形和恢复曲线与扭矩计给出的曲线相同，可得出相同的参数：即时和延延迟展性和弹性。

（二）测试操作

以 Cutometer® 为例，探头以合适压力与皮表完全接触，测试时间为数秒。弹性的分析参数包括：Uf＝皮肤最大拉伸量；Ue＝恒定负压加到皮肤上后，0.1 秒钟时皮肤的拉伸量，为弹性部分拉伸量；Uv＝Uf－Ue 为皮肤的黏弹性部分；R2 为无负压时皮肤的回弹量与有负压时的最大拉伸量之比，比值越接近于1，皮肤越好；R5 为在皮肤测试的第一次循环过程中，皮肤恢复过程的弹性部分与加负压过程的弹性部分之比，越接近1，弹性越好。

（三）临床应用

可用于研究皮肤老化及结缔组织相关疾病。

七、无创性皮肤检测方法的注意事项

尽管无创性皮肤检测有很多优势,但多数检测指标不是直接测量,是通过物理或化学原理间接转换而来。结果波动性大,易受检测环境、体位等因素影响,在实际应用中,应注意以下事项:

1. 检测环境温度恒定,最好在专门修建的温控室进行,温度控制为 20 ~ 22℃,相对湿度40% ~ 60%,环境安静无噪声。每次检测都应记录环境温、湿度,每次检测应在相同环境下进行。

2. 测量体位前后一致,因人体受引力的影响,皮肤表面纵轴和横轴方向的纹理、弹性有一定的差异。

3. 检测前避免饮水、进食、运动、情绪波动,测量角质层含水量、皮脂或 TEWL 时,检测前至少 2 小时,检测部位不能清洗及涂抹护肤品,且至少在温控房间静息 15 ~ 30 分钟。

4. 同一项检测在同一台设备由同一名技术员检测,需重测 3 ~ 5 次,取均值。皮脂测试时由于检测油脂已吸走,短期内不能于同一部位重复测试。检测时探头对皮肤表面造成一定压力,影响即刻皮肤含水量、弹性等,重测时选邻近区域。

5. 毛发区域的准备毛发区域的测试可能影响含水量、弹性、皮脂等诸多测试结果,如需在多毛区域检测,需提前处理测试区域毛发。

（华薇　梅蓉　李利）

第三节　皮　肤　镜

一、概述

皮肤镜(dermoscopy)检测技术能够观察皮肤浅表结构,属于无创性显微图像分析技术。皮肤镜由放大镜和光源组成。在 20 世纪 70 年代,Rona Mac Kie 首次用于色素性皮肤病的诊断。目前,它是临床上应用最为广泛的无创检测技术。

二、原理

（一）成像原理

1. 由于皮肤角质层光反射率高于空气,大部分可见光被角质层反射,因此肉眼观察皮损时受到角质层反射的影响,无法观察到皮损的深部结构。

2. 第一代皮肤镜使用非偏振光为光源,在皮表涂浸润液,以减少角质层反射。近来皮肤镜主要采用特定波长发光二极管为光源且加装了光学偏振片,能较好滤过皮表反射光,不需直接接触皮肤和浸润液,减少了对皮肤的挤压。

（二）皮肤镜镜下特征与组织病理学

1. 皮肤镜的成像和组织病理学有区别,组织病理学切片纵向观察全层组织,分辨率可达到细胞水平;皮肤镜是平行于皮损,最深达到真皮乳头层,分辨率达不到细胞水平。

2. 皮肤镜下的皮损颜色反映了重要的组织信息。黑色素是色素性皮损的主要特征,它的浓度和位置影响皮肤镜观察到的颜色(图18-3-1)。色素位于角质层,镜下呈黑色,如位于真表皮交界,呈淡棕或深棕色,位于真皮,呈灰色、蓝色。皮肤镜下颜色还受红细胞(粉红色或红色)和真皮胶原纤维(白色)的影响。

3. 色素痣和恶性黑素瘤的镜下的网状结构、球状结构、条纹等结构与组织学的关系已经得到了充分研究。

三、适应证

已广泛应用于疾病辅助诊断、疾病监测、疗效评估等方面。

1. 色素性疾病,色素痣、黄褐斑、雀斑样痣、白癜风、无色素痣等。
2. 浅表的癌前期病变及皮肤肿瘤日光性角化、基底细胞上皮瘤、黑色素瘤、血管瘤等。
3. 红斑鳞屑性疾病扁平苔藓、银屑病、湿疹及玫瑰糠疹等。
4. 毛发、甲及附属器疾病斑秃、拔毛癖、雄激素性脱发、甲下出血、甲色素沉着,痤疮等。
5. 感染性皮肤病阴虱、疥疮、体癣、寻常疣等。
6. 上述疾病疗效评估也可用于损容性皮肤病病情及疗效评估。
7. 皮肤病理切除范围选择。

四、检测内容

(一) 检测内容

1. 3 分测评法用于鉴别黑素瘤和其他良性色素皮损,是初学者较易掌握的使用方法。皮肤镜网络共识会议推荐以下 3 项标准:①镜下颜色和结构不对称。②不典型色素网。③蓝-白结构。每符合一条标准记 1 分,等于和超过 2 分高度怀疑黑素瘤(图 18-3-1A,图 18-3-1B)。

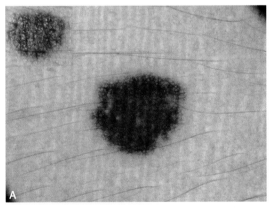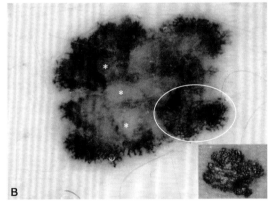

图 18-3-1　皮肤镜下特征

A. 不具备任何一项标准,评分为 0 分;B. 同时符合皮肤镜下颜色和结构的不对称,不典型的色素网和蓝-白结构,评分为 3 分

2. 其他判定法包括:①小点和小球;②无结构区;③叶状区;④红蓝腔;⑤树枝状血管;⑥其他:中央白斑、白斑状色素脱失、粉刺样开口、粟丘疹样囊肿等。

五、检测方法及临床应用

(一) 检查方法

1. 首先不加浸润液,观察皮损表面的微细结构;后滴加浸润液以观察皮损的深层结构。

2. 图像分析,首先通过人工或计算机辅助,识别图像中各种皮肤镜镜下形态特征,把这些特征与不同皮肤病的皮肤镜诊断标准进行比对,得出可能的诊断。

（二）注意事项及临床应用

应注意:①避免主观,密切结合病史和皮损大体特征;②熟练掌握检查指征;③恰当选择适应证;④合理选择皮损区;⑤掌握不同部位正常皮肤的皮肤镜图像特点,密切联系组织病理学特点。

1. 依据患者皮损部位、形态特征有重点地观察皮损特定结构,如:色素、血管及皮肤附属器等结构。

2. 对进行治疗的患者进行随访,进行疗效评估。

3. 治疗结束后对治疗的结果进行客观的记录,特殊案例加以分析与总结,促进临床治疗效果的提高。

（潘展砚 孙东杰 郑志忠）

第四节 皮肤激光共聚焦显微镜

一、概述

（一）皮肤激光共聚焦显微镜发展历程

1995 年 Rajadhyaksha 等首次运用激光共聚焦显微镜（confocal laser scanning microscope, RCM,俗称皮肤 CT）进行正常皮肤检测后,它在皮肤科的应用已成为热点。

（二）主要优点

1. 无创性;
2. 动态监测,可对同一皮损多次成像;
3. 成像迅速。

二、原理

（一）成像原理

RCM 收集反射光来照明小体积（三维像素）的组织来产生一个像素,通过二维扫描三维像素来得到一个照明平面,从而得到一个像素一个像素的图像。RCM 可对活体皮肤进行薄光学切片成像（图 18-4-1A,1B）。RCM 为临床提供了活体高分辨率实时皮肤成像（表 18-4-1）。

表 18-4-1 RCM 检测常规组织的主要参数与组织学对比

参数	共聚焦	组织学
波长	400 ~ 1064nm 供选择	宽带白光 400 ~ 700nm
最大成像深度	488nm,50 ~ 100μm	–
	830nm,150 ~ 250μm	
	1064nm,300 ~ 400μm	
切片厚度	1 ~ 5μm	5μm
	无创,光学	物理
横向分辨率	0.1 ~ 1μm	0.1 ~ 4μm

续表

参数	共聚焦	组织学
数值孔径	0.7~1.4	0.1~1.4
浸渍介质	水或油	空气或油
放大倍数	40~100×	1~100×
视野	0.5~0.2mm	20~0.2mm
针孔大小	50~500μm	-
对比机制	内源性反射性微结构	内源性吸收染色
对比剂/染色	黑素	苏木素和伊红
	角蛋白	亚甲基蓝
	胶原	甲苯胺蓝

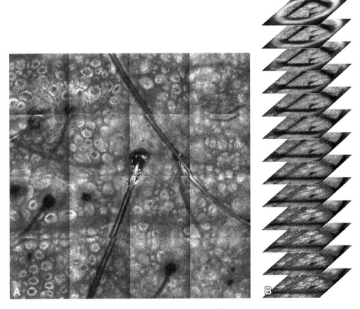

图18-4-1　RCM 成像
A. RCM 平面扫描图；B. RCM 对组织进行垂直切片成像

（二）正常 RCM 影像与组织病理学联系

常规组织学切片垂直于皮肤表面，RCM 呈现实时光学方向平行于皮肤表面，两者对应关系最好。

三、测试要求

1. 检测对象保持固定姿势。
2. 选取检测部位应平整，便于贴合。
3. 检测部位不宜有过厚痂皮、鳞屑及角质层。
4. 贴片与皮肤之间需用纯净水或矿物作为介质。
5. 检测结束需清洁物镜镜头。

四、检测内容

（一）正常皮肤在皮肤 CT 下的表现

1. 表皮

（1）角质层：由扁平无核的角质形成细胞组成（图 18-4-2）。RCM 下见皮纹不同折射面及大的多边形无核角质形成细胞。

表 18-4-2　RCM 下正常皮肤结构的深度

结构	深度（μm）	角质形成细胞平均大小（μm）
角质层	0～15	25～50
颗粒层	10～20	25～35
棘层	20～100	15～25
基底层	40～130	7～12
真皮乳头层	50～150	—
真皮网状层	>150	—

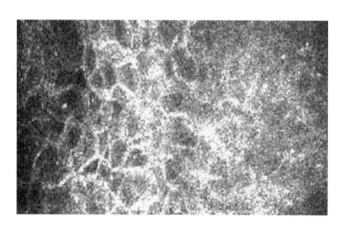

图 18-4-2　RCM 角质层图像（右）可见多边形无核角质形成细胞

（2）颗粒层：由稍扁平的角质形成细胞所组成，胞浆中含透明角质颗粒和大而卵圆形的核（图 18-4-3），RCM 下角质形成细胞有清晰的细胞边界且呈蜂巢状排列。

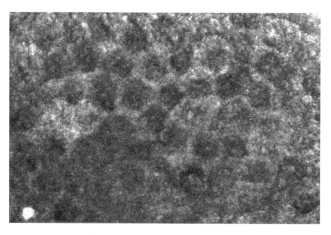

图 18-4-3　RCM 示蜂巢状的颗粒层

（3）棘层:有清晰的细胞边界且呈蜂巢状排列(图18-4-4)。

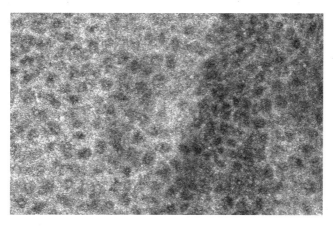

图18-4-4　RCM示蜂巢状的棘层

（4）基底层:基底细胞间的黑素细胞呈明亮的星形,有"真皮乳头环"(图18-4-5)。

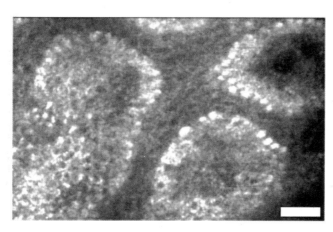

图18-4-5　真皮乳头RCM示意图

高亮度的基底细胞排列呈圆形,中央可见血管

2. 真表皮交界　真皮乳头呈暗色区域,其中有毛细血管襻及低折射率的胶原,周围被一圈基底层角质形成细胞包绕(图18-4-5)。

3. 真皮　RCM只能看到真皮网状层上部(图18-4-6)。

4. 血管　血管壁的折射率很弱,在实时成像时通过血细胞在其管腔中的流动显示最清楚(图18-4-7)。

5. 附属器结构　RCM只能看到附属器结构的上部。

（1）毛囊:漏斗部是RCM唯一可见毛囊部分,呈孔状,内衬中央粗糙,其内中等折光度毛干(图18-4-8)。

（2）皮脂腺及导管:RCM下含很高的折射率脂肪滴的皮脂腺腺泡,呈明亮的桑葚状外观(图18-4-9)。

（二）皮肤组织病理变化与RCM影像

1. 角化过度　RCM可定量测量角质层厚度。

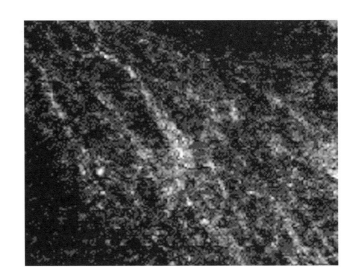

图 18-4-6　真皮网状层 RCM 示意图

胶原纤维排列呈网状

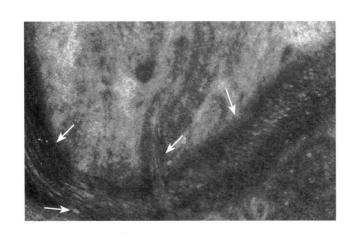

图 18-4-7　真皮内血管 RCM 示意图

图示两条汇合的血管（白色箭头），实时成像或视频捕捉见大量低折射率及明亮的小圆细胞（红细胞和白细胞）在暗色的管状结构中流动。见一个白细胞沿血管壁内皮滚动（黄色箭头）

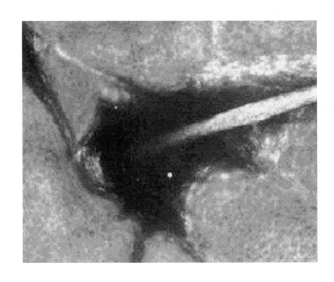

图 18-4-8　毛干（橙色箭头）和毛囊的正面 RCM 示意图

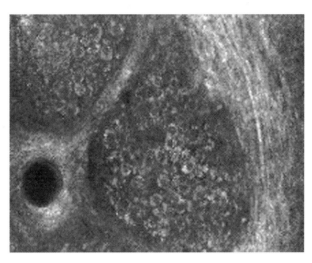

图 18-4-9　皮脂腺增生 RCM 示意图
示皮脂腺增生的桑葚样外观的皮脂腺

2. 角化不全　RCM 下,角质层中见到散在分布的中高折光颗粒,分布较均匀(图 18-4-10)。

3. 棘层肥厚　RCM 可定量测量棘层厚度。

4. 细胞间水肿　RCM 下,细胞间网状分隔亮度增加,细胞大小不一,排列略紊乱(图 18-4-11)。

5. 微脓肿　RCM 特征是不规则的中等亮度的细胞(中性粒细胞)或均匀的颗粒状中等亮度的细胞(淋巴细胞)聚集呈团(图 18-4-12A,图 18-4-12B)。

6. 基底层液化变性　RCM 特征为正,基底层明亮的环状结构消失,真表皮界限不清、交界处弥漫大量中高亮度颗粒状细胞(图 18-4-13A,图 18-4-13B)。

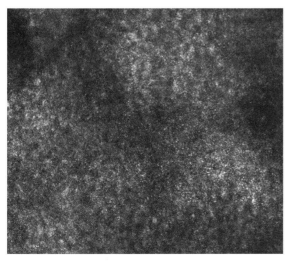

图 18-4-10　银屑病角质层 RCM 图
图示角化不全,角质层相对亮度较低,散在中高亮度颗粒

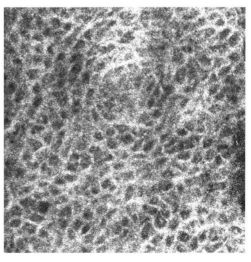

图 18-4-11　湿疹 RCM 图
图示细胞间水肿,棘层细胞增大,排列略不整齐,细胞间隔明显。(标尺 100μm)

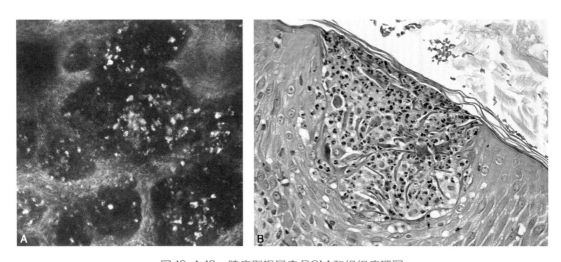

图 18-4-12 脓疱型银屑病 RCM 和组织病理图

A. 脓疱型银屑病 RCM 图 图示 Kogoj 微脓肿,不规则的中等亮度细胞聚集;B. 脓疱型银屑病组织病理图 图示表皮内大量中性粒细胞分布,如网眼状分布(标尺 100μm)

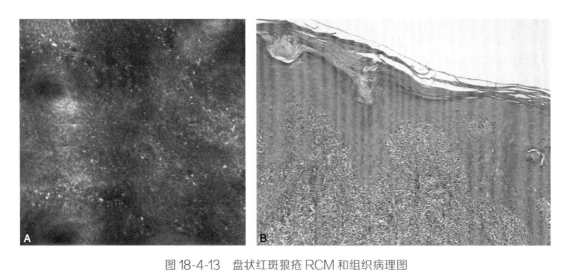

图 18-4-13 盘状红斑狼疮 RCM 和组织病理图

A. 盘状红斑狼疮基底层 RCM 图 正常基底层明亮的环状结构消失,真表皮界限不清、交界处弥漫大量中高亮度颗粒状细胞;B. 盘状红斑狼疮组织病理图(标尺 100μm)

7. 乳头瘤样增生 RCM 特征是同一平面图像层次不同,有些呈团块(图 18-4-14A)或沟壑或脑回状图像(图 18-4-14B)。

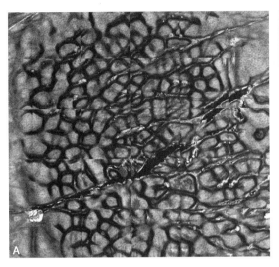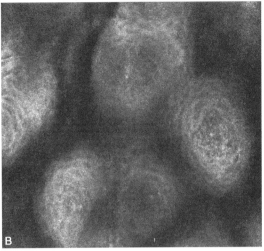

图 18-4-14 乳头瘤样增生 RCM 特征

A. 脂溢性角化症 RCM 拼接图 乳头瘤样增生,呈脑回状;B. 扁平疣 RCM 图 可见乳头瘤样增生,角质形成细胞排列呈团块状(标尺 100μm)

8. 色素增多 RCM 下棘层内增多的色素呈铺路石状(图 18-4-15A,图 18-4-15B)。

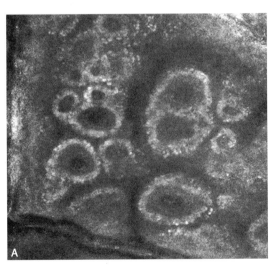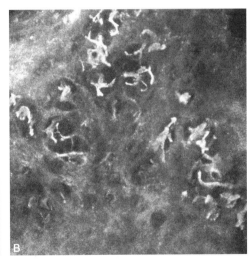

图 18-4-15 色素增多 RCM 特征

A. 黄褐斑真皮浅层 RCM 拼接图 毛囊周围粗大的高亮度细胞,部分细胞呈树突状为噬黑素细胞;B. 乳房外 Paget 病 RCM 图 肿瘤细胞巢内见大量树突状细胞,为嗜黑素细胞(标尺 100μm)

9. 色素减少 能区分色素减少和色素缺失。无色素痣,色素体积和密度的减少(图 18-4-16A)。白癜风基底层少见明亮的黑素颗粒(图 18-4-16B)。

10. 胶原纤维改变 结节性硬化,Pringle 皮脂腺瘤呈团块状增多的胶原纤维(图 18-4-17A)。萎缩纹的胶原纤维束呈单一方向排列(图 18-4-17B)。

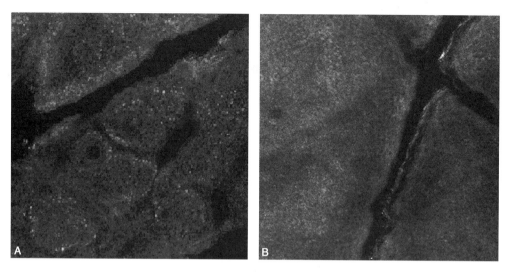

图18-4-16　色素减少RCM特征

A. 无色素痣RCM图　颗粒状色素细胞体积减小,亮度低;B. 白癜风RCM图　皮损内无明显色素细胞(标尺100μm)

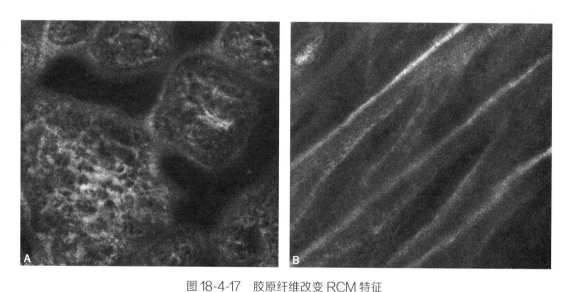

图18-4-17　胶原纤维改变RCM特征

A. Pringle皮脂腺瘤RCM图　大量网状胶原纤维呈团块样分布;B. 萎缩纹RCM图　可见排列平行的较直的胶原纤维束(标尺100μm)

11. 血管改变　RCM可显示真皮浅层的血管改变。血管数量增加(图18-4-18A)、流速增加(图18-4-18B)。

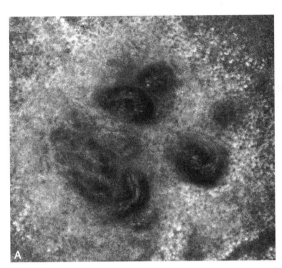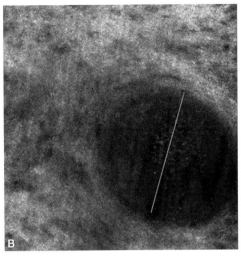

图18-4-18　血管改变RCM特征

A. 樱桃状血管瘤RCM图　樱桃状血管瘤的血管网;B. 鲜红斑痣RCM图　鲜红斑痣的管腔直径可测量,此血管直径达160μm(标尺100μm)

(三) 部分皮肤肿瘤的RCM图像特征

1. 痣细胞痣成像特点

(1) 表皮结构正常(图18-4-19)。

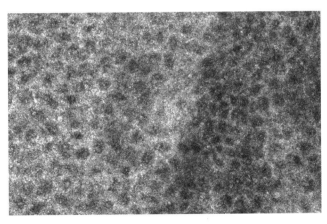

图18-4-19　角质形成细胞RCM图

图示蜂巢状整齐排列的角质形成细胞(标尺100μm)

(2) 真皮乳头环存在:与正常皮肤相比,痣细胞痣的真皮乳头环更明亮(图18-4-20,图18-4-21)。

(3) 真皮浅层的黑素细胞巢大小较一致,细胞簇致密均一(图18-4-22)。

2. 恶性黑素瘤成像特点

(1) 表皮结构紊乱(图18-4-23)。

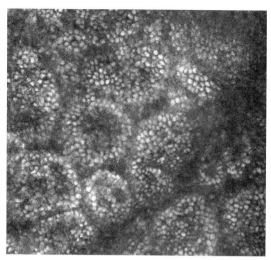

图 18-4-20　真皮乳头环 RCM 示意图
可见铺路石样的高亮度细胞排列于棘层下部（标尺 100μm）

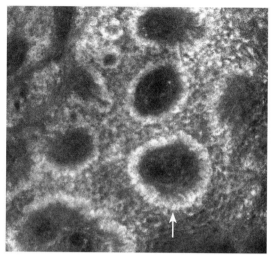

图 18-4-21　交界痣真表皮交界处的真皮乳头环（箭头）
真皮乳头环中央暗区为真皮区（标尺 100μm）

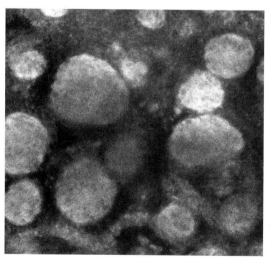

图 18-4-22　真皮浅层黑素细胞巢示意图
真皮浅层可见明显圆形细胞巢（标尺 100μm）

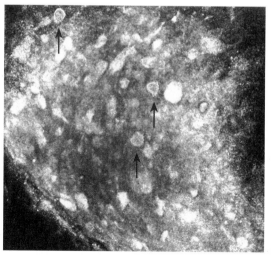

图 18-4-23　恶性黑素细胞瘤 RCM 表皮结构图
图示表皮结构紊乱，见大量高亮度异型黑素细胞。在 RCM 下，典型的 Paget 样细胞。为正常角质形成细胞 2 倍大小，中央细胞核亮度稍低，周边亮度较高的圆形结构（箭头）（标尺 100μm）

（2）表皮浅层见单个、大而散在明亮的圆形细胞（图18-4-24A）。

（3）密集的圆形或异形细胞遍布表皮各层。

（4）无边界的真皮乳头（图18-4-24A）。

（5）基底层异常黑素细胞（图18-4-25～图18-4-27）。

3. 基底细胞上皮瘤成像特点（图18-4-28～图18-4-34）

（1）表皮结构紊乱（图18-4-28）。

（2）非典型的基底样细胞聚集成结节、小叶、岛状、条索状。

（3）明亮的树突状细胞（图18-4-28）。

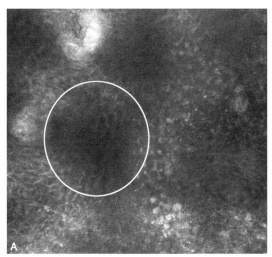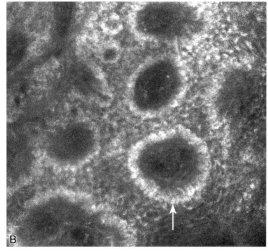

图18-4-24　黑素瘤和痣细胞痣 RCM 图

A. 黑素瘤 RCM 图　无边界的真皮乳头。真皮乳头处表现为空洞样结构（圈），周围散在异形黑素细胞；

B. 痣细胞痣 RCM 图　可见真皮乳头环（箭头）（标尺100μm）

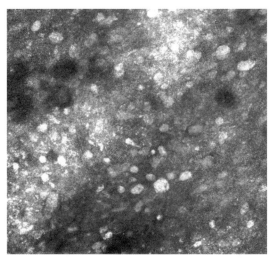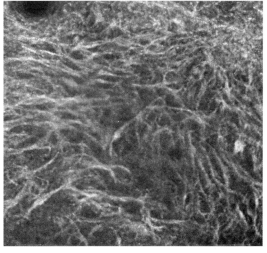

图18-4-25　黑素瘤基底层 RCM 图　　　　图18-4-26　黑素瘤基底层异型细胞

基底层异型黑素细胞（标尺100μm）　　RCM 图像显示大量梭形细胞（标尺100μm）

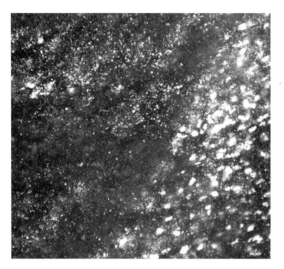

图 18-4-27　黑素瘤基底层异型细胞
RCM 甲层内大量高亮度异性黑素细胞（标尺 100μm）

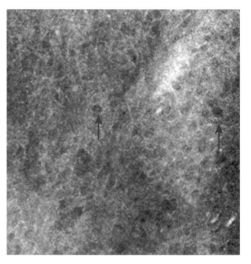

图 18-4-28　基底细胞上皮瘤表皮角质形成细胞 RCM 示意图
图示表皮角质形成细胞大小不一，规则的蜂窝样结构消失，散在较大细胞（箭头）（标尺 100μm）

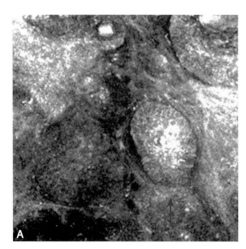

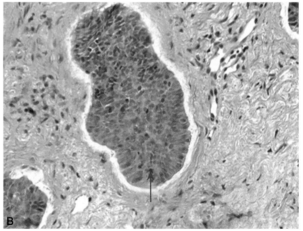

图 18-4-29　肿瘤细胞巢和结节型基底细胞癌组织病理图
A. RCM 肿瘤细胞巢图　图示角质形成层细胞形成岛状（箭头），肿瘤细胞巢周围有明显低折射区域，为肿瘤周围裂隙；B. 结节型基底细胞癌组织病理图　图示肿瘤细胞巢周围裂隙（标尺 100μm）

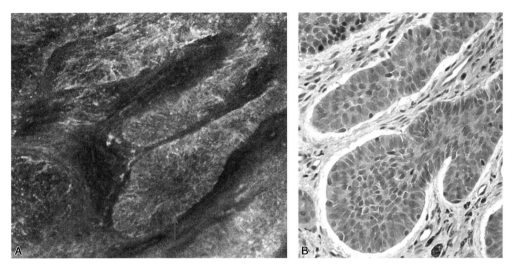

图 18-4-30 基底细胞癌 RCM 图和肿瘤细胞巢组织病理图

A. 结节型基底细胞癌 RCM 图 图示肿瘤细胞形成条索状(箭头);B. 肿瘤细胞巢组织病理图 图示对应条索状肿瘤细胞巢(标尺 100μm)

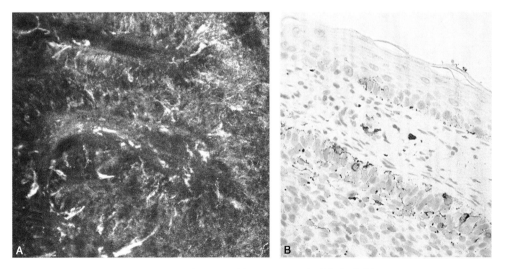

图 18-4-31 肿瘤细胞巢 RCM 图和免疫组织化学图

A. 肿瘤细胞巢 RCM 图 图示肿瘤细胞巢内有树突状细胞;B. 树突状黑素细胞免疫组织化学图 免疫组织化学(HMB-45)显示肿瘤细胞巢内有树突状黑素细胞(标尺 100μm)

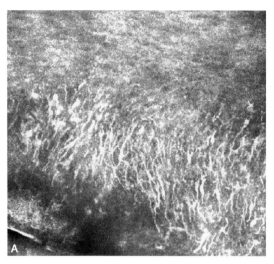
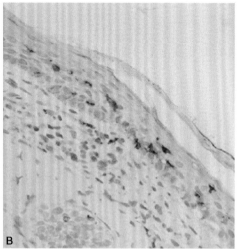

图 18-4-32　树突状细胞 RCM 和朗格罕细胞免疫组织化学图

A. 表皮内树突状细胞 RCM 图　图示表皮内树突状细胞;B. 朗格罕细胞免疫组织化学图　免疫组织化学(CD1a)显示表皮内大量朗格罕细胞(标尺 100μm)

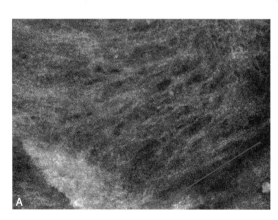
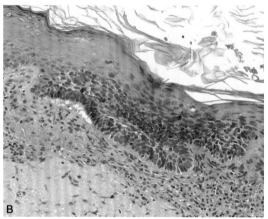

图 18-4-33　肿瘤细胞极性 RCM 和浅表型基底细胞癌组织病理图

A. RCM 肿瘤细胞极性 RCM 图　显示肿瘤细胞排列有极性,沿 XY 轴排列;B. 浅表型基底细胞癌组织病理图　图示非典型细胞聚集,核质比增加,细胞核延长,排列彼此平行,形成极化改变(标尺 100μm)

（4）拉长的单一形态细胞核及同一轴向分布。

（5）真皮浅层血管迁曲及炎症细胞浸润（图18-4-34A）。

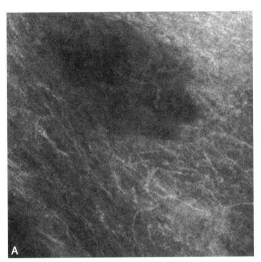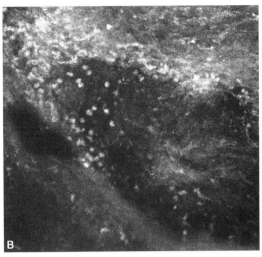

图18-4-34　血管迂曲和炎症细胞浸润RCM图

A. 肿瘤细胞周围迂曲血管RCM图（箭头）;B. 炎症细胞浸润RCM图　肿瘤间质内大量中高亮度颗粒,为炎症细胞浸润(标尺100μm)

五、检测方法、注意事项

（一）检查流程

1. 问诊全面了解病史及观察皮损。

2. 采集大体临床图像。

3. 检测。

4. 必要时进一步确认及相关检查。

（二）注意事项

1. 对照原则　应常规设对照组。

2. 多处成像原则　每次观察两处以上皮损。

3. 由浅至深原则。

4. 动态。

5. 与临床紧密结合。

六、临床应用

1. 常见色素性疾病辅助诊断,色素痣、黄褐斑、黑变病、白癜风等。

2. 浅表皮肤肿瘤及癌前期病变辅助诊断基底细胞上皮瘤、黑色素瘤等。

3. 红斑鳞屑性疾病辅助诊断扁平苔藓、银屑病、湿疹等。

4. 毛发、附属器疾病斑秃、甲下出血等。

5. 感染性皮肤病疥疮、体癣、寻常疣及扁平疣等。

6. 上述疾病及损容性皮肤病病情及疗效评估。

7. 辅助选择皮肤病理切除范围。

（潘展砚　孙东杰　郑志忠）

第五节　数字图像分析在面部常见皮肤病中的应用

一、概述

皮肤科学特别是美容皮肤科学,以对皮肤和皮损的视觉形态学识别为基础。为分析皮肤类型或皮损特征,人们建立了多种主观性描述或分析的方法,既有原发性和继发性皮损的特征描述,又有皮肤或皮损的主观性评估方法(subjective evaluation),包括肉眼评价(naked-eye observation)、形容词描述(descriptive adjective)和视觉色素评分法(visual pigmentation scale)等。

近十余年来,随着数码技术的快速发展和普及,图像数字化采集和分析已成为趋势。国际上一些公司已研发了基于面部皮肤数字化拍照的图像分析系统,国内的相关研发也开始起步。

二、皮肤组织的光物理学基础

皮肤中存在多种光吸收分子和粒子,即载色体或色基。它们按不同的方式共存,构成了复杂的皮肤视觉特性。不同的色基颜色含量或表皮脂膜等覆盖成分的不同最终形成的皮肤影像。载色体受到紫外线、疾病及药物作用后会发生明显的改变。表皮层内两种主要载色体:黑素和类胡萝卜素,主要聚集于表皮基底层;黑素使皮肤呈黄褐、褐或黑色。真皮层主要载色体为:氧合血红蛋(鲜红色)、还原血红蛋白(蓝红色)等,上述物质的数量和比例对肤色也产生影响。

光线照射皮肤,部分被角质层反射或者被黑肤中的黑色素或其他色基吸收。光滑、含水较多的角质层有规则地镜面反射形成明亮光泽,干燥、有鳞屑的角质层以非镜面反射方式反射光线,肤色灰暗。

三、图像分析原理

皮肤数字图像计算机分析技术,包括数字图像标准化采集、图像输入、数字图像计算机算法处理、分析结果输出等四个环节。仪器设备包括:照明光源、高清晰度数码相机、大储存容量的高速电脑、特定图像分析软件、输出包括打印设备等。

照明光源和数字成像系统:自从使用照相摄影技术记录皮损以来,皮损基线的回放解决了原来记忆印象和主观评估法不准确的问题。但由于自然光在日间色温改变等拍摄条件等因素的限制仍可能引起照片不尽人意(图18-5-1)。

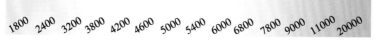

图18-5-1　不同光源的色温产生的照相偏色图

为避免不同光源对拍摄的干扰,需要暗室环境统一的光源和摄影参数的数码摄影技术。在面部皮损的拍摄时,使用积分球遮罩的小暗室及相对统一的闪光灯或 LED 光源拍摄。图18-5-2 是 VISIA 拍摄系统,积分球遮罩可容纳面部的暗室。图18-5-3 是 Reveal 拍摄系统,中

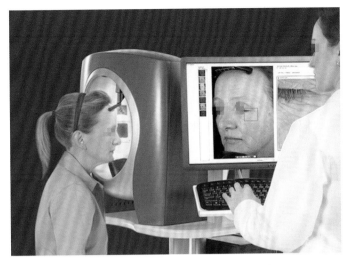

图 18-5-2　VISIA 经典拍摄系统的外形图

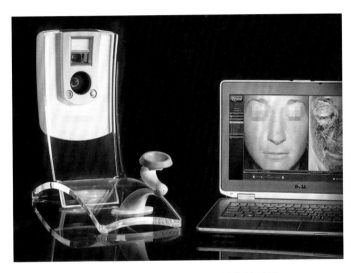

图 18-5-3　Reveal 拍摄系统的外形图

间为普通数码相机和上方的闪光灯光源。

　　图 18-5-4 是笔者研究的 C-SKIN 面部皮肤数字图像拍摄系统的外形图,图 18-5-5 是相机位置模拟图,采用了三台高速工业相机同时拍摄皮肤数字图像。

　　数字图像分析皮肤和皮损颜色,依靠正白光和单色光偏振光拍摄,在镜头前加偏振光片,会消除镜面反射,图 18-5-6 和图 18-5-7。

　　此外,因蓝色光(波长 410 ~ 420nm)对表皮黑素的吸收峰值明显高于其他的可见光,蓝光光源摄影可观察表皮色素增加。图 18-5-8 右图显示蓝色光摄影,可更清晰地观察到表皮色素,左图时普通正白光摄影图像。

四、测试要求和测试方法

1. 清洁　皮肤避免彩妆、遮瑕膏或防晒霜等干扰。

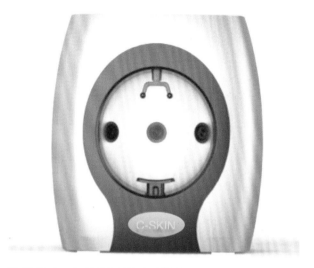

图 18-5-4　C-SKIN 面部皮肤数字图像拍摄系统的外形图

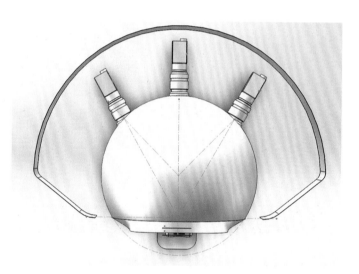

图 18-5-5　相机位置模拟图

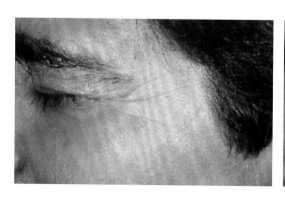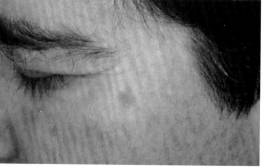

图 18-5-6　普通正白光的数字摄影图由于存在表皮镜面反射，红斑和色斑都不明显（左图）；偏振光技术摄影图过滤了表面的镜面反射，使色斑和毛细血管扩张更明显（右图）

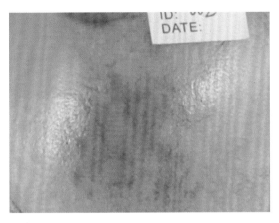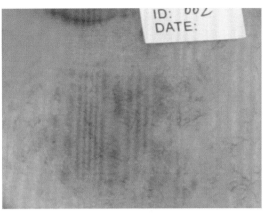

图18-5-7　非偏振光摄影，可见明显的镜面反射（左图）；偏振光技术摄影，消除镜面反射（右图）

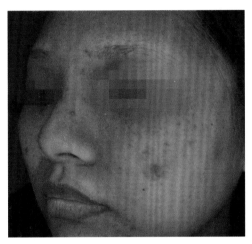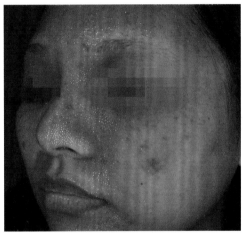

图18-5-8　普通正白光摄影下的色素性皮疹（左图）；单色光摄影（蓝光）下的色素性皮疹紫外光摄影技术，可以看到皮肤的荧光反应，详见痤疮的数字图像分析（右图）

2. 平静　状态避免面部潮红、大汗等。

3. 环境温度　舒适的室内温度，避免过高或者过低的环境温度。

4. 体位　根据仪器或操作者的提示，配合拍摄体位。拍摄时需要全程闭眼，闪光全程不要体位移动。

5. 检测方法　开启检测系统，按照计算机页面指示的体位和方法，用黑布遮住耳后和胸前区域的外部光源，拍摄多个方位的照片，仪器操作者或者医师解释分析结果。

五、适应证

1. 面部损容性皮肤病。

痤疮及瘢痕、毛孔粗大、色素性皮肤病（黄褐斑、白癜风、无色素痣等）、炎症性皮肤病或敏感肌肤（玫瑰痤疮、激素依赖性皮炎等）、面部光老化包括皱纹等。

2. 美容治疗和化妆品疗效评估。

3. 评估药物治疗的量效关系。

4. 监测不同刺激引起的皮肤反应。

面部数字图像分析系统通过分析参数变化,用于上述疾病评估疗效。

六、在皮肤科的应用

1. **皮肤色斑** 以 VISIA 系统为例,可分析皮肤的色斑,包括斑点、紫外线色斑、棕色斑。对黄褐斑和美白评估需要者另购 CR 专业版。

2. **痤疮 VISIA 系统** 可检测红色区和紫质。痤疮存在炎症性丘疹或脓疱,在检测区域内圈出的红色区的数字,可以研判痤疮炎症的改善情况。VISIA 检测的紫质数量是痤疮丙酸杆菌在紫外线下的荧光,可评价痤疮治疗前后的抗菌疗效。

C-SKIN 系统增加了粉刺数量计数(图 18-5-9)。

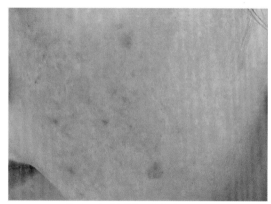 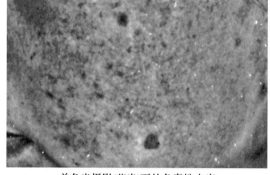

普通正白光摄影下的色素性皮疹 单色光摄影(蓝光)下的色素性皮疹

图 18-5-9 C-SKIN 系统测量粉刺数量图

365nm UV 光照可见橘黄色的荧光 C-SKIN 图像识别算法标记的荧光区域,蓝光摄影中点状区域的变化是痤疮浅表粉刺改善的主要表现(图 18-5-10)。

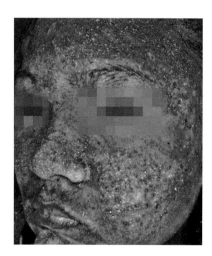 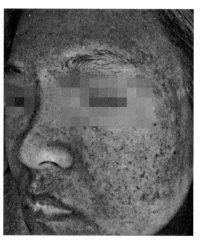

图 18-5-10 蓝光摄影技术粉刺好转图
用于痤疮治疗评估,果酸焕肤治疗前后,浅表粉刺的点数量减少了82%

3. 敏感肌肤　目前针对敏感性肌肤的研究结果很少。图 18-5-11 和图 18-5-12 是激素依赖性皮炎患者的 VISIA 红区图像,分别是 LLLT 光调修护前后的图像。

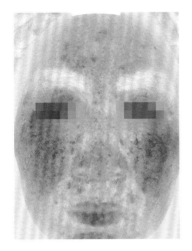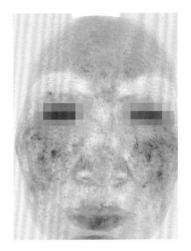

图 18-5-11　激素依赖性皮炎患者的
LLLT 光调修护前 VISIA 红色区图

图 18-5-12　激素依赖性炎患者的
LLLT 光调修护后 VISIA 红色区图

图 18-5-13 是 C-SKIN 系统偏振光摄影显的敏感性皮肤区域,右下图是经过 C-SKIN 图像识别算法标记的敏感肤的红斑、毛细血管明显区域的数量和面积。

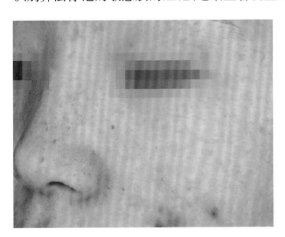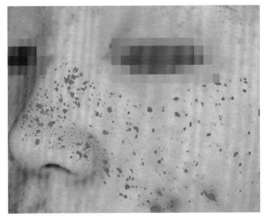

图 18-5-13　C-SKIN 系统偏振光摄影显示的敏感性皮肤区域图（左图）；经过 C-SKIN 图像识别算法标记的敏感皮肤的红斑、毛细血管明显区域的数量和面积（右图）

4. 临床咨询　数字图像分析系统可分析问题皮肤和开展抗衰咨询。

（1）斑点:包括雀斑,痤疮瘢痕,色素沉着及血管病变。（图 18-5-14）。

（2）皱纹数量:依据其长宽窄的形状判别皱纹。检测对象的面部表情会明显影响检测结果(图 18-5-15)。

（3）皮肤纹理:依据肤质的渐变以及皮肤表面的峰（显示为黄色）和（蓝色显示）,从而作出判断(图 18-5-16)。

（4）毛孔数量(图 18-5-17)。

（5）表皮色斑数量(紫外线色斑)(图 18-5-18)。

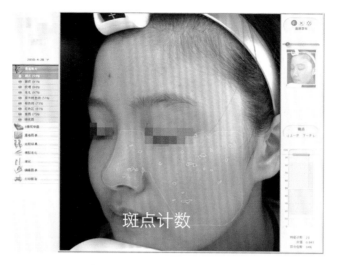

图 18-5-14 斑点在 VISIA 的标准光显示图

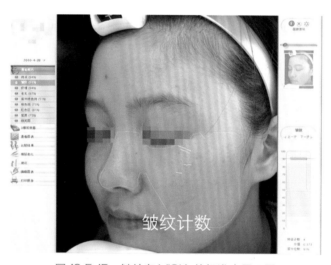

图 18-5-15 皱纹在 VISIA 的标准光显示图

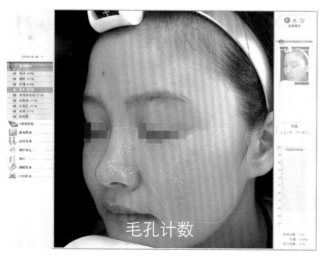

图 18-5-16 皱纹数量在 VISIA 的标准光显示图

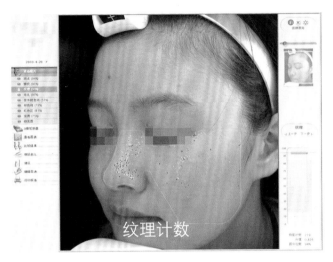

图 18-5-17　毛孔数量在 VISIA 的标准光显示图

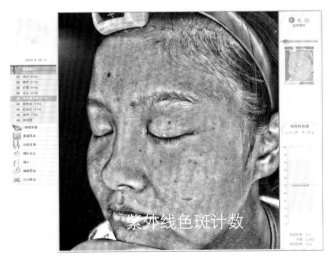

图 18-5-18　紫外线色斑数量在 VISIA 的标准光显示图

（6）皮肤全层色斑数量（棕色斑）（图18-5-19）。

（7）皮肤红色区数量（图18-5-20）。

（8）皮肤紫质（卟啉荧光）数量（图18-5-21）。

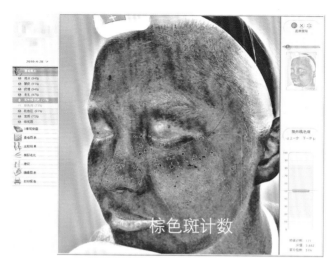

图18-5-19　棕色斑数量在VISIA的标准白光显示图

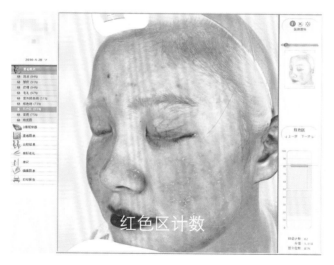

图18-5-20　皮肤红色区在VISIA的标准光显示图

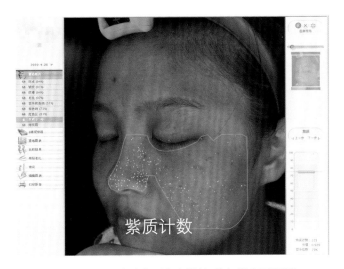

图 18-5-21　皮肤紫质在 VISIA 的标准光显示图

（宋为民）

第十九章

皮肤科外用制剂

一、概述

外用制剂是皮肤病及美容治疗的主要手段之一。主要由基质和有效药物两部分组成，基质即赋形剂，决定了外用制剂的剂型及药物经皮吸收的程度。所含的有效药物则决定了外用制剂的性能和作用。使用时应根据外用制剂的性能、浓度、剂型、疾病的病因、皮损的特点来正确选择、使用外用制剂。

二、种类

（一）清洁剂（clearing agents）

用于清除渗出物、鳞屑、痂皮和残留药物，常用的有生理盐水、3% 硼酸溶液、1∶5000 呋喃西林溶液、植物油和液体石蜡等。

（二）保护剂（protective agents）

具有保护皮肤、减少摩擦和缓解刺激的作用，常用的有滑石粉、氧化锌粉、炉甘石、淀粉等。

（三）止痒剂（antipruritic agents）

是通过表面麻醉或局部清凉感觉而消除或减轻痒感，常用的有 5% 苯唑卡因、1% 薄荷脑、1% 苯酚（避免大面积使用）、冰片、各种焦油制剂、糖皮质激素等。

（四）角质促成剂（keratoplastics）

具有收缩血管、减轻浸润和渗出、促进表皮正常角化的作用，主要用于银屑病等角化不全皮肤病。常用的有 2%~5% 煤焦油或糠馏油、5%~10% 黑豆馏油、1%~3% 水杨酸、3%~5% 硫黄、钙泊三醇等。

（五）角质松解剂（keratolytics）

使过度角化的角质细胞松解脱落，用于角化过度皮肤病，如鱼鳞病、掌跖角化病等。常用的有 5%~10% 水杨酸、0.01%~0.1% 维 A 酸、10% 乳酸、20%~40% 尿素等。

（六）收敛剂（astringents）

具有凝固蛋白质、减少渗出、抑制分泌、促进炎症消退的作用，用于急性皮炎、湿疹明显渗出及手足多汗症等。如 2%~5% 明矾、0.1%~0.3% 醋酸铅、0.2%~0.5% 硝酸银等。

（七）防晒剂（sunscreen agents）

也称遮光剂，可吸收或阻挡紫外线穿透皮肤而起到防晒的作用。一般分为三类，即物理性防晒剂、化学性防晒剂及生物防晒剂。常用于光老化，光敏性皮肤病（如多形性日光疹、日光性荨麻疹等），光线加剧性皮肤病（如黄褐斑、痤疮、红斑狼疮等）。

（八）脱色剂（depigment agents）

减轻或去除色素沉着，用于治疗黄褐斑、雀斑等色素增加性皮肤病。常用的有3%氢醌、15%～20%壬二酸等。在美白化妆品中常使用从天然植物中提取的无毒、无刺激性、不易致敏的有效成分，如熊果苷、茶多酚、甘草黄酮等。

（九）着色剂（toner）

能使皮肤白斑的色素逐渐恢复，主要用于白癜风的治疗。常用的有2% 8-甲氧沙林（8-MOP）、30%补骨脂酊、0.05%氮芥酊、维生素D_3衍生物、10%二羟苯酮、3,4-二羟苯丙氨酸等。

（十）遮瑕剂（concealer）

是指运用专业医学手段，利用色彩互补、对比色调和、淡化瑕疵的原理，在不损伤皮肤及不加重原有皮肤病的同时，遮盖皮肤各种瑕疵。临床上可用于太田痣、毛细血管扩张、痤疮、瘢痕等损容性皮肤病的颜色修饰。

（十一）保湿润肤剂（emollient agent）

具有保持皮肤水分，延缓、阻止皮肤水分蒸发，增加表皮含水量，减轻皮肤干燥、脱屑，恢复皮肤屏障的功能。常用于干性皮肤日常护理以及鱼鳞病、银屑病、皮炎湿疹等干燥性皮肤病的辅助治疗。分为吸湿剂（humectants）（如甘油、5%～10%尿素、尿囊素、透明质酸等）和封闭剂（occlusion）（如凡士林等）两类。

（十二）抗老化剂（antidotal agent）

具有维持皮肤新陈代谢，促进角质形成细胞的生长和组织修复，增加皮肤弹性，保湿抗皱等功效。如硫酸软骨素、水解胶原蛋白、透明质酸、神经酰胺、超氧化物歧化酶、海藻胶、维A酸及维生素A、C、E等。

（十三）医学护肤品（medical cosmetics）

是一类介于化妆品和药品之间的产品，具有经过实验及临床验证、安全性高、功效肯定等特点。主要对敏感性皮肤、面部皮炎、痤疮、色素沉着性皮肤病、皮炎湿疹等具有辅助治疗的作用，又能恢复皮肤的屏障功能产生美容效果，正常皮肤也可使用。

三、剂型

（一）溶液（solution）

即药物的水溶液，主要用于急性皮炎湿疹伴糜烂渗出。具有清洁、止痒、收缩血管、减少渗出的作用，如溶液中含有抗菌药物还可发挥抗菌消炎作用。常用的有3%硼酸溶液、1∶8000高锰酸钾溶液、0.2%～0.5%醋酸铝溶液、0.1%硫酸铜溶液等。

（二）粉剂（powder）

为干燥粉末状药物，有干燥、散热、保护和减少摩擦的作用，主要用于急性无糜烂渗液者。常用的有滑石粉、氧化锌粉、炉甘石粉等。

（三）洗剂（lotion）

也称振荡剂，是粉剂（30%～50%）与水的混合物，二者互不相溶。有止痒、散热、干燥及保护作用，主要用于急性皮炎无糜烂渗出。常用的有炉甘石洗剂、复方硫黄洗剂等。

（四）酊剂和醑剂（tincture and spiritus）

是药物的乙醇溶液或浸液，酊剂是不挥发性药物的乙醇溶液，醑剂是挥发性药物的乙醇溶液。涂于皮肤后，乙醇迅速挥发，所含药物均匀地分布于皮肤表面，发挥药效。常用于无糜烂、溃疡、深度皲裂的慢性皮损及瘙痒性皮肤病,常用的有2.5%碘酊、复方樟脑醑等。

（五）乳剂（emulsion）

是油和水乳化而成的剂型。有两种类型,一种为油包水(W/O),油为连续相,称为脂,适用于冬季及干燥皮肤;另一种为水包油(O/W),水是连续相,称为霜,易于清洗,适用于油性或中性皮肤。依据其类型的不同,适用于急性、亚急性或慢性皮损,如急性、亚急性皮炎多用水包油的乳剂,而慢性皮炎多用油包水的乳剂。

（六）油剂（oil）

用植物油或矿物油溶解或与药物混合而成的剂型,有清洁、保护、润滑和消炎止痒的作用。主要用于亚急性皮炎,如25%~40%氧化锌油、10%樟脑油等。

（七）软膏（ointment）

以凡士林、羊毛脂、单软膏(植物油加蜂蜡)或动物脂肪作为基质的剂型。有软化痂皮、保护创面、防止干裂等作用。软膏渗透性较乳剂更好,常用于慢性湿疹、慢性单纯性苔藓、皲裂等皮肤病。但由于软膏中的油脂阻止水分蒸发,不利于散热,使局部温度升高,故不宜用于急性皮炎、湿疹。

（八）糊剂（paste）

是含有25%~50%固体粉末成分的软膏,作用与软膏类似,具有一定吸水和收敛作用。软化、渗透作用较乳膏差,常用于有少量渗出的急性皮炎,毛发部位不宜使用。常用的如氧化锌糊。

（九）凝胶（gel）

又称透明软膏。是含有机高分子化合物和有机溶剂如丙二醇、聚乙二醇为基质的剂型。外用后形成一层透明薄膜,凉爽润滑,无刺激性,急性、亚急性、慢性皮炎均可使用。常用的有过氧化苯甲酰凝胶、阿达帕林凝胶等。

（十）硬膏（plaster）

药物溶于或混合于由脂肪酸盐、橡胶、树脂等组成的黏着性基质中,涂布于纸、布或有孔塑料薄膜做成的裱褙材料上而成的剂型。可牢固黏着于皮肤表面,作用持久,可阻止水分散失、软化皮肤和增强药物渗透性的作用。常用于慢性单纯性苔藓、慢性湿疹等浸润肥厚性皮损,不宜用于毛发部位。常用的有氧化锌硬膏、新霉素曲安奈德硬膏等。

（十一）涂膜剂（film）

将药物和成膜材料(如羧甲基纤维素钠等)溶于挥发性溶剂(如丙酮、乙醚等)中制成。外用后溶剂迅速挥发,在皮肤上形成一均匀薄膜。适用于慢性皮炎或角质增生性损害,也可以用于某些职人员的皮肤防护。

（十二）气雾剂（aerosol）

又称为喷雾剂,是在特制的容器中注入药液并压缩或注入液化气体,按动阀门时药物以雾状形式喷于皮损的剂型。喷涂后药物均匀分布于皮肤表面,可用于治疗急性、亚急性皮炎或感染性皮肤病。

（十三）膜剂（film agent）

是由水溶性材料、赋形剂、营养物质和药物制作而成,涂覆或贴于面部皮肤,形成一层隔膜,具有补充水分,软化角质,促进局部血液循环,促进营养物质及针对性药物或活性成分的吸收,清除皮肤污垢,收缩毛孔等作用。按理化性质分为硬膜、软膜,按剂型分为涂膜面膜、湿布状面膜、膏状面膜,按主要成分来源及作用分为中草药面膜、植物面膜、矿物泥面膜等。

四、治疗原则

　　根据病因、发病机制、病理变化和自觉症状、皮损特点、部位等选择不同药物。如：急性皮炎仅有红斑、丘疹而无渗液时可选用粉剂或洗剂；有明显渗出者,选用溶液湿敷；有糜烂但渗出较轻时可用糊剂。亚急性皮炎宜用乳剂或糊剂。慢性皮炎可选用软膏、酊剂、硬膏和霜剂等。单纯瘙痒无皮损者可选用酊剂、醑剂、乳剂等。刺激性药物应从低浓度开始,根据治疗反应及耐受情况逐渐提高浓度。皮损面积较大者,应选用浓度较低的药物或分期分片治疗。婴幼儿、面部、乳房下、外阴等皮肤薄嫩处及皱褶部位,应注意药物浓度和刺激性。注意长期使用糖皮质激素制剂可能产生的副作用。

　　根据不同的美容目的选用相应的医学护肤品,外用医学护肤品能针对性地修复、重建皮肤屏障功能,舒缓安抚,改善毛细血管的脆性,减少皮肤对外界的刺激或过敏反应。

（龚子鉴　赖维）

第二十章

美容皮肤科常用药物

第一节 系 统 用 药

一、糖皮质激素

(一) 概述

糖皮质激素由肾上腺束状带分泌而来,其分泌受下丘脑-垂体-肾上腺轴调节。下丘脑分泌促皮质释放激素(corticotropin releasing factor,CRF),CRF 刺激腺垂体释放促肾上腺皮质激素(adreno-cortico-tropic-hormone,ACTH),ACTH 再刺激肾上腺皮质分泌糖皮质激素(glucocorticosteroid,GCS)入血中,而血中糖皮质激素浓度增加则会抑制脑垂体释放 ACTH,进而抑制下丘脑释放 CRF,达到动态平衡。

糖皮质激素属于甾体激素类药物,核心结构是环戊烷多氢菲核,其 C3 的酮基和 C17 上的二碳侧链及 C4-5 双键则是保持其生理活性的必须基团,在此结构基础上,添加不同的基团,构成不同类型糖皮质激素,其疗效与其化学结构紧密相关。

糖皮质激素的总效应为基因调节效应与非基因调节效应的总和。基因效应是指糖皮质激素进入细胞后与胞浆受体结合,发生构型变化后进入细胞核,影响了基因的转录。非基因调节效应是由生物膜介导,只有在浓度较高时产生。当泼尼松≤7.5mg/d 时,基因调节效应几乎等于总效应;泼尼松≤100mg/d 时,总效应与泼尼松剂量呈显著的剂量依赖性,当泼尼松≥250mg/d 时,即使再增加激素剂量,剂量依赖性接近于零。

(二) 药理作用

糖皮质激素具有非特异性抗炎、抗过敏及免疫抑制、抗休克作用。此外,糖皮质激素还可提高机体对内毒素的耐受力,抗增生、使外周中性粒细胞增加,淋巴细胞和嗜酸性粒细胞减少,红细胞、血红蛋白和血小板数量增加等作用。同时,由于糖皮质激素可兴奋中枢神经、胃肠道,并影响糖、蛋白质、脂肪的代谢,因此,在系统使用糖皮质激素时可引起失眠、消化道溃疡、消化道出血、血糖、血压升高、肌肉萎缩、骨质疏松、向心性肥胖等不良反应。

(三) 种类

根据糖皮质激素对 HPA 轴的作用,将常用的糖皮质激素分为短效、中效、长效三类。

长效糖皮质激素抗炎效力强,作用时间长,但对下丘脑-垂体-肾上腺轴的抑制作用较强,可作为临时性用药。中效糖皮质激素既可用于皮肤病急症,也可用于治疗慢性自身免疫性疾病。短效糖皮质激素抗炎效力弱,临床上主要用其作为肾上腺皮质功能不全的替代治疗(表 20-1-1)。

表 20-1-1　常用糖皮质激素种类、剂量的换算、半衰期及效能

	药物	等效剂量	糖皮质激素作用	抗炎效价	钠潴留作用	血浆近似半衰期（分钟）	生物学半衰期（小时）
低效	氢化可的松	20mg	1	1.0	>2	90	8~12
	可的松	25mg	0.8	2	8~12	30	8~36
中效	泼尼松	5mg	4	3.5	1	60	12~36
	泼尼松龙	5mg	4	4.0	1	200	12~36
	甲泼尼龙	4mg	5	5.0	0	180	12~36
	曲安西龙	4mg	5	5.0	0	300	12~36
高效	倍他米松	0.6mg	25	30.0	0	100~300	36~54
	地塞米松	0.75mg	25	30.0	0	100~300	36~54

（四）临床应用

糖皮质激素可用于治疗急性荨麻疹、接触性皮炎、药疹、结缔组织病、大疱性皮肤病、血管炎等多种皮肤病。一般依据不同类型皮肤病采用临时、中短程、长期的治疗方法。临时用药仅给药数次或数天，如急性荨麻疹、血管性水肿等。中短程用药用药数周至数月，如药疹、多形性红斑、血管炎等。长程一般疗程大于 3 个月，甚至终身给药，如寻常型天疱疮、红斑狼疮等皮肤病。

成人口服剂量一般不超过 1mg/（kg·d）［泼尼松最大剂量不超过 80mg/d 或甲泼尼龙 0.8mg/（kg·d）］。如短程给药，可 3 次/d 口服，如中长程给药，则应每天 1 次，在上午 8 时左右，即激素生理曲线的峰值时间顿服泼尼松。短程给药时可以骤停糖皮质激素，但中长程给药时需要逐步减量，避免反跳现象。

二、抗光敏药

（一）羟氯喹（hydroxychloroquine, HCQ）

具有稳定细胞，降低自身抗体对细胞的破坏，抗光敏的作用，可用于治疗系统性红斑狼疮、类风湿关节炎、原发性干燥综合征等自身免疫性疾病以及一些光敏性皮肤病。

1. 药理作用　具有免疫抑制、抗炎、紫外线吸收作用。

2. 临床应用　主要用于光敏性疾病如（多形性日光疹、慢性光化性皮炎等）及光线加剧性皮肤病（淋巴细胞浸润症、皮肌炎、红斑狼疮等）的治疗。常用剂量为每天 6.5mg/kg。成人每日 0.4g，分 1~2 次服用，根据患者的反应，该剂量可持续数周或数月。长期维持治疗，可用较小的剂量，每日 0.2~0.4g 即可。

3. 不良反应及注意事项　眼部病变是抗疟药最引人关注的毒副作用，包括眼球调节反射障碍、角膜沉积、视网膜病变，最常见的是角膜沉积。视网膜病变是最严重的不可逆的不良反应，推荐患者至少每 6~12 个月进行一次眼科视野和眼底等检查。还可出现头发变白、脱发、皮肤及黏膜色素沉着、皮疹、瘙痒等症状。抗疟药是引起银屑病的药物之一，可加重银屑病病情或使对该病易感人群患病。因此，不能用于银屑病患者。

神经系统反应较轻微，可有头晕、头痛、耳鸣及精神紧张，一般为可逆性。长期使用可出现心肌病，如：心功能不全和传导阻滞。消化道症状可出现食欲缺乏、恶心、呕吐、腹泻及腹

部痉挛,减量可减轻症状。抗疟药在美国被 FDA 定为 C 类药。

（二） β-胡萝卜素

β-胡萝卜素(carotene)是维生素 A 的前体,对日光照射原卟啉所产生的过氧化氢有消除作用。

1. **药理作用**　β-胡萝卜素主要吸收 360~600nm 的可见光光谱,抑制并清除氧自由基,防治细胞膜受到紫外线的损害。β-胡萝卜素还可增加外周血中 CD4$^+$T 淋巴细胞和自然杀伤 T 淋巴细胞的数量。

2. **临床应用**　多用于多形性日光疹、日光性荨麻疹等光敏性皮肤病,也可用于亚急性皮肤型红斑狼疮、盘状红斑狼疮、皮肌炎曝光部位的皮肤损害。

用量一般为:1~4 岁:60~90mg/d;5~8 岁:90~120mg/d;9~12 岁:120~150mg/d;13~15 岁:150~180mg/d。成人剂量为 150~200mg/d,分 3~4 次口服。

β-胡萝卜素最大剂量为 180mg/d,长期使用可致皮肤发黄,但其巩膜和指、趾甲不受累。

三、抗生素类

（一） 青霉素与半合成青霉素类

包括青霉素钾(钠)盐、普鲁卡因青霉素、苄星青霉素、阿莫西林钠等。

1. **药理作用**　青霉素属 β-内酰胺类抗生素,可与细菌细胞膜上的青霉素结合蛋白结合,妨碍细菌细胞壁黏肽合成,使其产生和活化自溶酶,导致细菌的死亡。主要针对革兰阳性和阴性菌。

2. **临床应用**　主要用于脓疱疮、丹毒、蜂窝织炎、疖、痈等感染性皮肤病。应依据不同类型的青霉素类药物抗菌谱选择合适的抗生素。并注意青霉素类药物所产生的过敏反应。

（二） 头孢菌素类

为半合成抗生素,按其发明年代的先后和抗菌性能的不同分为一、二、三、四代头孢菌素。

1. **药理作用**

（1） 第一代头孢菌素包括:头孢羟氨苄、头孢唑林钠、头孢拉定等,对葡萄球菌和链球菌敏感。

（2） 第二代头孢菌素包括:头孢克洛、头孢呋辛钠、头孢美唑等,对革兰阳性菌抗菌效能与第一代相近或较低,但对革兰阴性菌的作用较第一代好。

（3） 第三代头孢菌素包括:头孢他啶、头孢曲松钠、头孢哌酮等,对革兰阴性菌抗菌效能较第二代强,抗菌谱广,但对革兰阳性菌抗菌效能较弱,一般不用于控制金黄色葡萄球菌感染。

（4） 第四代头孢菌素包括:头孢匹罗等。具有第三代头孢菌素抗菌性能,还对葡萄球菌有抗菌作用。

2. **临床应用**　适用于治疗各种皮肤、软组织敏感细菌引起的感染,如:脓疱疮、毛囊炎、疖、痈等化脓性皮肤病。根据不同的抗菌谱,选择不同的头孢菌素。用药期间可出现过敏反应、胃肠道不适、偶可出现血尿素氮、蛋白尿等。

（三） 大环内酯类

1. **药理作用**　大环内酯类(macrolides)抗菌谱类似青霉素且稍广,包括:

第一代大环内酯类药:红霉素、交沙霉素、螺旋霉素等,活性低,生物半衰期短,不良反应较多,药物耐受性差。

第二代大环内酯类药,阿奇霉素、克拉霉素、罗红霉素等。主要用于治疗需氧革兰阳性和革兰阴性细菌感染,对耐青霉素金黄色葡萄球菌、某些厌氧菌、梅毒螺旋体、支原体、衣原体也有效,对革兰阳性菌敏感。不易通过血-脑屏障,口服吸收完全,生物半衰期长,不良反应较第一代轻,抗菌作用强。

2. 临床应用　可用于治疗链球菌、金黄色葡萄球菌等各种敏感菌所致的疾病,尤其是对青霉素过敏者,如脓疱疮、毛囊炎等。临床常用药物剂量:克拉霉素 7.5mg/kg,q12h。红霉素 500mg,口服,4 次/天,连用 7 天。阿奇霉素单剂量 1.0g,一次顿服,在饭前 1 小时或饭后 2 小时服用。

最常见的不良反应是胃肠道反应,少见的有头痛、头晕、肝酶升高,一般停药后可恢复。静脉给药时可发生耳鸣或听力障碍,停药或减量可恢复。过敏反应少见。

(四)　四环素类

四环素类是由链霉素产生或经半合成制取的一类碱性的广谱抗生素。分为短效的四环素,中效的美他环素等,长效的多西环素和米诺环素。

1. 药理作用　除了常见的革兰阳性菌、革兰阴性菌以及厌氧菌外,多数立克次体属、支原体属、衣原体属、非典型分枝杆菌、螺旋体也对该品敏感。

2. 临床应用　抗菌作用的强弱依次为米诺环素、多西环素、美他环素、金霉素、四环素、土霉素。此类药可抑制痤疮丙酸杆菌,主要用于治疗痤疮、脂溢性皮炎、玫瑰痤疮和口周皮炎。临床常用药物剂量:四环素 500mg,qid 或 250~1.5g/d,bid,米诺环素 50~200mg/d,bid。四环素口服吸收约为 77%、米诺环素在空腹时吸收良好,而多西环素在饱腹时吸收更好。

胃肠道反应常见,还有肝毒性,因此严重肝病者、妊娠妇女禁用。因多西环素通过胃肠道排泄,因此,肾功能不全者可选用多西环素。米诺环素可引起眩晕、耳鸣、共济失调等前庭功能紊乱,常发生于最初治疗时,一般停药 24~48 小时后可恢复。多西环素、四环素具有光毒性。四环素可使儿童牙齿变棕色、延迟骨生长,故不用于 8 岁以下儿童。

(五)　甲硝唑

1. 药理作用　甲硝唑对革兰阴性、革兰阳性厌氧菌有杀灭作用,抗厌氧菌作用仅次于亚胺培南,且不易产生耐药性。

2. 临床应用　主要用于治疗酒渣鼻等。常用剂量为 200mg 口服,1 日 1~2 次。疗程为 3 周。

可有胃肠道反应,偶见头痛、失眠、皮疹、白细胞减少等。少数有膀胱炎、排尿困难、肢体麻木感,停药后可较快恢复。

四、维 A 酸类药物

1. 药理作用　在大多数组织中,维生素 A 以其生物活性形式-维 A 酸(维生素 A 的代谢中间体)发挥作用。维 A 酸(tretinoin)具有抗角化、抗增生、促进表皮细胞正常分化的作用;此外还有干扰肿瘤发生、减少皮脂分泌、免疫调节和抗炎活性作用。

2. 分类　维 A 酸类药物分为三代:第一代维 A 酸类药物即为天然存在的维 A 酸类药物,如:异维 A 酸、维胺酯等,主要用于痤疮、脂溢性皮炎等皮脂溢出性皮肤病;第二代维 A 酸类药物由人工合成,为单芳香类,如:阿维 A 酯、阿维 A,主要用于治疗角化异常性皮肤病,如:银屑病、毛周角化病等;第三代维A酸类药物为多芳香类,如:他扎罗汀、阿达帕林凝胶、贝扎罗汀等,主要为外用制剂,治疗痤疮、银屑病等皮肤病。

3. 临床应用　对角化性、肿瘤性、炎症性、遗传性、增生性、日光损伤性皮肤病都有治疗作用,适用于痤疮、扁平苔藓、白斑、毛发红糠疹和面部糠疹等皮肤病,也可用于治疗多发性寻常疣以及角化异常类的各种皮肤病,并可辅助治疗银屑病、鱼鳞病。

异维A酸是治疗痤疮有效的药物,对痤疮发生的四个环节都有作用。对中、重及结节、囊肿性痤疮有肯定的疗效。一般用药剂量为 0.5mg/(kg·d),最大剂量不超过 150mg/kg。

阿维A是治疗银屑病的有效药物。个体差异较大,剂量需要个体化。

阿达帕林凝胶可用于寻常型痤疮的外用治疗,特别是以粉刺为主的痤疮,由于具有一定的光敏性,因此建议晚上外用该药。他扎罗汀主要用于银屑病等角化性皮肤病,需注意局部刺激反应。

4. 不良反应及注意事项　异维A酸、阿维A可引起唇炎、黏膜干燥、肝功能受损、高脂血症等不良反应,因此,需定期检测患者肝功及血脂情况。同时还易引起胚胎发育畸形,因此,育龄妇女及其配偶在口服本品期间及服药前三个月及服药后一年内应严格避孕,育龄妇女服药前、停药后应做妊娠实验。

(涂颖　何黎)

第二节　外用药物

皮肤科外用药种类较多,性能各异,且同一种药物,浓度和剂型不同,其作用不同。本书着重讲解常用于美容皮肤科的色素抑制剂、维A酸类、抗炎类、抗真菌类、抗生素类 5 类外用药。

一、色素抑制剂（depigment agents）

在美白护肤品中常使用从天然植物中提取的无毒、无刺激性、不易致敏的具有延缓或抑制黑素形成的色素抑制剂,用于治疗黄褐斑、雀斑、黑变病等色素增加性皮肤病。常用的有3% 氢醌、15%～20% 壬二酸、1%～2% 曲酸、熊果苷、左旋维 C 均能抑制黑素合成。

1. 药理作用　氢醌、熊果苷、曲酸可阻止多巴转化为黑素从而延缓黑素的合成;促进黑素分解;对黑素细胞产生细胞毒作用。壬二酸能轻微抑制酪氨酸酶,对异常增殖的黑色素细胞有毒性作用和抗增殖效应。左旋维 C 可阻止已生成的多巴胺进一步生成多巴,并能降低血清氧化酶含量,影响酪氨酸酶的活性。

2. 临床应用　黄褐斑、雀斑、黑变病等色素增加性皮肤病。

3. 不良反应及注意事项　常见的不良反应为皮肤敏感或接触刺激性皮炎,胶样粟丘疹,因此,一般多在晚上用,避免日光照射后引起光敏反应。

二、维 A 酸类（retinoic acid）

维生素 A 是哺乳动物进化过程中以及维持成人器官功能中重要的营养元素。维 A 酸类外用药物有:第一代如维 A 酸,第三代他扎罗汀凝胶、阿达帕林凝胶等。

1. 药理作用　维 A 酸可在局部组织中发挥维生素类的作用,具有抗角化、抗增生、促进表皮细胞正常分化、减少皮脂分泌、免疫调节和抗炎活性作用。

2. 临床应用 第一代如维 A 酸多用于痤疮、脂溢性皮炎、鱼鳞病等角化异常的治疗。第三代如他扎罗汀凝胶、阿达帕林凝胶等多用于寻常型痤疮、银屑病等的治疗。

3. 不良反应及注意事项 本品不宜长期应用,长期应用会出现用药部位皮肤刺激性反应,干燥,甚至刺激性皮炎等。注意避免将药物用于眼部、皮肤皱褶部位,宜在晚间及睡前应用,用药过程中应避免日晒,或采用遮光措施。若出现皮炎,可采用具有修复皮肤屏障的医学护肤品进行辅助治疗。

三、抗炎类（anti-inflammation）

（一）糖皮质激素制剂（glucocorticoid）

在炎症初期,糖皮质激素可通过抑制毛细血管扩张,减轻渗出和水肿,抑制白细胞的浸润和吞噬,而减轻炎症反应。在炎症后期,抑制毛细血管和成纤维细胞的增生,延缓肉芽组织的生成,适用于过敏性及免疫性皮肤病。

目前把外用 GCS 分为 7 个等级（Ⅰ~Ⅶ）或 5 个等级（Ⅰ~Ⅴ）。但在临床上,多采用 4 级分类法,即超强效（ultra-potent）、强效（potent）、中效（medium）及弱效（mild）（表 20-2-1）。

表 20-2-1 常用外用糖皮质激素的疗效强度

	级别	药物举例
超强效	Ⅰ级	0.05% 丙酸氯倍他索
		0.05% 二丙酸倍他米松
强效	Ⅱ级	0.1% 氯氟舒松
		0.05% 氟轻松（氟轻松）
		0.05% 卤米松
中效	Ⅲ~Ⅴ级	0.1%~0.5% 醋酸曲安西龙
		0.1% 糠酸莫米松
		0.1% 氢化可的松
弱效	Ⅴ~Ⅶ级	0.005%~0.1% 地塞米松
		1.0% 氢化可的松

1. 外用 GCS 的用法 一般强效 GCS 不能应用于颜面部皮肤,全身皮肤应用不超过半个月;中效、弱效 GCS 外用不超过 1 个月。分为冲击治疗及间歇治疗两种方法。

（1）冲击治疗:在开始治疗时,应直接选用超强效、强效外用 GCS 进行治疗,勿选用弱效 GCS 进行试验治疗,每天使用 1~2 次,连用 2 周后休息 1 周,再继续治疗。

（2）间歇治疗:在皮疹明显控制以后,每周再维持使用 1~2 次,以保持治疗效果,防止复发。

2. 外用 GCS 的剂量 一般强效 GCS 每周总用量不应超过 50g。1g 软膏可以应用 $100cm^2$ 皮肤,30g 软膏是一个中等身材患者全身使用 1 次的用量。

3. 适应证 神经性皮炎、特应性皮炎、面部皮炎、湿疹、脂溢性皮炎、眼睑皮炎、尿布皮炎等。以及银屑病、扁平苔藓、盘状红斑狼疮、足部皲裂、硬化萎缩性苔藓、斑状秃发、白癜风等。

4. 不良反应 外用 GCS 可产生全身不良反应及局部不良反应,长期大剂量外用 GCS 常常导致激素依赖性皮炎、星状假瘢痕、色素减退、色素沉着、多毛、接触性皮炎,皮肤萎缩、毛细血管扩张、紫纹、紫癜及继发感染等。

5. 注意事项 皮肤薄嫩部位,如颜面部及阴囊等部位勿用强效 GCS。儿童由于皮肤薄,药物吸收多,易造成内源性可的松受到抑制,导致生长发育迟缓及肾上腺危象,故小儿勿大面积使用。老年人本身皮肤萎缩,最好间断用药,严密观察。

(二) 钙调磷酸酶抑制剂

主要有他克莫司及吡美莫司。

1. 药理作用 可抑制 T 淋巴细胞活化,还可抑制 5-羟色胺及白三烯的生成。

2. 临床应用 可用于激素依赖性皮炎、中重度特应性皮炎、脂溢性皮炎、湿疹等皮肤病,作为短期或间歇性维持治疗。0.03% 和 0.1% 浓度均可用于成人,但只有 0.03% 浓度可用于 2 岁及 2 岁以上的儿童。

3. 不良反应及注意事项 可能会引起局部症状,如皮肤烧灼感(灼热感、刺痛、疼痛)或瘙痒。局部症状最常见于使用本品的最初几天,通常会随着皮炎受累皮肤好转而消失。

四、抗真菌类药物(antifungal agents)

1. 作用机制 克霉唑的作用机制是抑制真菌细胞膜的合成。咪康唑、益康唑、酮康唑、联苯苄唑、特比萘芬均是广谱抗真菌剂,作用机制为抑制真菌细胞膜的固醇合成,影响细胞膜通透性,抑制真菌生长,导致死亡,水杨酸与苯甲酸合用为强效杀真菌剂,具有高效抗真菌作用。

2. 临床应用 适用于浅表真菌引起的皮肤,指、趾甲感染,如毛癣菌、犬小孢子菌、絮状表皮癣菌等引起的体癣、股癣、足癣、甲癣以及皮肤白念珠菌感染,根据感染部位、真菌化验结果选择不同的抗真菌药物。

3. 不良反应及注意事项

(1) 不良反应:可出现皮肤烧灼感、瘙痒、刺痛感等。长期使用可使皮肤出现萎缩、毛细血管扩张、色素沉着及继发感染等。

(2) 注意事项:避免接触眼和其他黏膜(如口、鼻等);如出现过敏反应立即停药,并将局部药物洗净,必要时咨询医师;面部、腋下、腹股沟及外阴等皮肤薄嫩处使用尽量不超过 2 周;妊娠及哺乳期妇女禁用,婴幼儿和儿童慎用。

五、抗生素类(antiseptics)

1. 种类 常用的抗菌剂有 2% 氯霉素、0.5% ~1% 新霉素、1% 克林霉素、0.5% ~3% 红霉素、2% 莫匹罗星、5% ~10% 过氧化苯甲酰、0.02% 呋喃西林、1:5000 ~1:8000 高锰酸钾、3% 硼酸等。

2. 作用机制 莫匹罗星适用于革兰阳性球菌引起的皮肤感染。克林霉素适用于革兰阳性菌引起的各种感染性疾病。红霉素对葡萄球菌属、链球菌和革兰阳性杆菌均具抗菌活性。过氧化苯甲酰主要对痤疮丙酸杆菌有杀菌能力。氯霉素属抑菌性广谱抗生素,主要用于厌氧菌感染。高锰酸钾可通过氧化细菌体内的活性基因而发挥杀灭细菌作用,对杀灭原虫类、单殖吸虫类和锚头蚤等鱼类寄生虫有显著效果,是毒性小、副作用小、用量小的传统消毒剂。

3. 临床应用　用于各类病原微生物引起的皮肤感染。

4. 不良反应及注意事项　临床上常见的不良反应为过敏，一旦出现过敏立即停药并按照药物过敏原则处理。

（涂颖　朱丽萍　何黎）

第二十一章

中 医 中 药

第一节　概　　述

中医美容在我国有着悠久的历史,它有独特的理论体系,丰富的经验与内容。除了运用药物、针灸等纯医学手段外,还有食疗、按摩、气功等非药物及无组织损伤的保健美容方法。中医美容的基本理论是中医药基本理论和中医传统美学思想结合的产物。中医基本理论包括中医阴阳五行、脏腑、经络、气血津液等基本理论,突出了天人合一的整体观及因人、因时、因地而异的辨证论治的基本特点。

中医美容按照性质分类可分为保健美容和治疗美容两大部分:

(一) 保健美容

是指在中医美容基本理论指导下,通过自我保健,采用保健药品、保健品以及运动、养生等多种方法和手段,达到预防疾病、延缓衰老、驻颜美容的目的。

(二) 治疗美容

是指在中医美容基本理论指导下,采用中医的方法和手段治疗人体损美性疾病,消除疾病所致的容姿缺陷,达到维护人体形象美的目的。

常见损容性皮肤病有痤疮、酒渣鼻、黄褐斑、白癜风、脱发等。这类疾病有一个共同特点:容易反复发作,与睡眠、情绪、压力关系较大。虽然治疗手段多,如激光治疗、强光治疗、LED 光均可收到一定的效果,但价格较贵,不是每个患者都能承受,而应用中医内外兼治的方法对于疾病的治疗以及预防复发也具有重要的临床意义。中药内服法是通过对人体整体的辨证施治的方法,调理全身脏腑的阴阳平衡,从而达到治本除根,健身延衰,驻颜美容的目的,需要一定的中医基础与修为,不在本章节赘述。中医外治法是运用药物或中医外治的方法直接作用于体表部位以达到治疗或保健美容的目的,因为价格低廉,操作简便,只要运用得当,也会起到意想不到的效果。因此,本章节主要介绍治疗损美性皮肤病的常见中药外用法及相关的中医外治法。

第二节　常见外用皮肤美容中药

中药外用美容历史悠久,早在《五十二病方》中就有记载,至明代李时珍的《本草纲目》记载更为丰富,其中不乏单味药及复方饮片的外用制剂,还有简便易行的美容鲜药。

一、鲜药

鲜药外用具有简单方便的优势,但受季节、地域的限制。

1. 菟丝子 甘,温,可滋补肝肾,固精缩尿,安胎,明目,止泻。《肘后方》记载:捣生菟丝绞汁涂面,治粉刺。

2. 蓖麻 一切毒肿疼痛不可忍者,捣蓖麻仁敷之。《肘后备急方》

3. 蓝叶(大青叶) 治唇边生疮,连年不瘥方:以八月蓝叶十斤,绞取汁,洗,不过三日瘥。《备急千金要方》

4. 白杨枝 口吻烂疮:白杨柳枝,铁上烧灰,和脂敷之。《本草纲目》

5. 薄荷叶 蜂虿螫伤:薄荷叶挼贴之。《本草纲目》

6. 黄杨木叶 暑月生疖,捣烂涂之。《本草纲目》

7. 生白果 治头面癣疮,生白果中切断,频搽取效。《外治寿世方》

8. 橙核 治面皯粉刺,湿研,夜夜涂之。《本草纲目》

9. 牛蒡叶 头风白屑:牛蒡叶捣汁,熬稠涂之。至明,皂荚水洗去。《本草纲目》

10. 桑白皮 疗人须鬓秃落不生长方:桑白皮,锉三二升,以水淹,煮五六沸,去滓,以洗须鬓,数数为之。《肘后备急方》

11. 益母草 疔毒已破:益母草捣敷,甚妙。《本草纲目》

12. 萝卜 汤火伤灼:生萝卜捣涂之。《本草纲目》

13. 生姜 满口烂疮:生姜自然汁,频频漱吐。《本草纲目》

14. 蒲公英 多年恶疮:蒲公英捣烂贴。《本草纲目》

15. 鱼腥草 疔疮作痛:鱼腥草捣烂敷之。《本草纲目》

16. 马齿苋 用马齿苋,捣取汁涂之,治唇紧面肿,立瘥。亦可煎汤洗,用于治疗面部瘢痕。《太平圣惠方》

二、常用中药

1. 白芷 味辛,性温,具有消肿止痛,通窍排脓的作用。《神龙本草经》认为:长肌肤,润泽颜色,可做面脂。

(1)《种福堂公选良方》中的艳容膏:白芷、甘菊花各90g,白果20个,红枣15g,珍珠粉15g,猪胰1个。将珍珠粉研细,其余药捣烂拌匀,加入蜂蜜及酒酿,蒸过后,每晚涂面。具有防皱祛斑,增加面部光泽之疗效。

(2)《千金要方》中净面驻颜方:白芷、白蔹、白附子、白术各100g,藁本150g,猪胰3具。先将猪胰水渍去赤汁煮烂,余药为末,酒水各250ml,和煎数沸,研如泥,合诸药于酒中,以瓷器储封3日,每夜敷面,次日用浆水洗去,此方可使颜面光泽红润。

2. 白僵蚕 味辛,性平。具有疏风散热,祛风止痒,祛瘢痕,祛皯悦颜的作用。可用于风疹瘾疹、皮肤瘙痒,面部瘢痕、面皯、雀斑、白癜风。《普济方》中记载:白芷、白蔹、白术各30g,白及15g,白茯苓9g,白附子9g,细辛9g研成细末,以鸡蛋调丸如弹子大,阴干,每晚洗净面,以温水于瓷器内磨汁,可美白润肤。另记粉刺黑皯方:白僵蚕、白附子、白芷、藁本各一两,共为末。如常面药洗之,治粉刺、黑皯。

3. 白蒺藜 《必用钱书》记载金国宫女八白散:白丁香、白僵蚕、白牵牛、白蒺藜、白及各110g,白芷75g,白附子、白茯苓各18g,皂角50g,绿豆少许。皂角去皮弦,与其他药物共研成细面,储存在瓷器中,洗脸前以此轻搽面部,再用清水冲洗净,可使面部祛垢腻、面白。

4. 白术 味甘,苦,性温微香,无毒。入脾、胃二经,具有补肺益气、健脾燥湿、化湿利水,止汗、安胎的功效。《肘后方》中用苦酒煮术,拭面,有增白皮肤的作用。

5. 白附子 辛,甘,温,有毒。归胃、肝经、具有燥湿化痰,祛风止痉,解毒散结的作用。《千金要方》中白附子外用有祛斑的作用,如白附子末酒和,敷之即落。

6. 川芎 味辛,性温。具有活血行气,祛风止痛,香口除臭的功效。外用具有防止粉刺,增白和润泽皮肤的功效。可制成川芎粉刺露。

7. 大黄 性味苦寒,归脾、胃、大肠、肝、心经。功能攻下通便,降脂减肥,清热泻火,活血祛瘀。可用于面游风、粉刺、酒渣鼻。如面上黑子方:川大黄末,水涂之,治面上黑子。《普济方》

8. 冬瓜 性味甘淡、凉,入肺、大小肠、膀胱经,有利水消痰、清热、消暑、解毒功效。《御药院方》用冬瓜一个,用竹刀子去青皮,切作片子,酒一升半,水一升,同煮烂,用竹筛擦去滓,再以布滤过,熬成膏,入蜜一斤,再熬,稀稠得所,以新绵再滤过,于瓷器内盛。用时取栗子大,用津液调涂面上,用手擦,有润洁皮肤的作用。

9. 蜂蜜 味甘,性平,归肺、脾、大肠经,具有补中、润肤、解毒之功。常用于皮肤干燥皲裂及疮痈疔肿。如《唐本草》记载用板栗壳内薄皮,捣研为细末,与白蜜调和成膏状,夜夜涂搽颜面。可去皱纹,光颜面。

10. 茯苓 甘淡,平,入心、脾、肺经,具有利湿渗水、健脾、化痰,宁心安神的功效。如《肘后方》《千金要方》中白蜜和茯苓涂面,可增白皮肤、祛斑,如"白蜜和茯苓粉敷之,七日愈"。

11. 花椒(汉椒、蜀椒) 性味归经,辛,热。归脾,胃经。可祛风杀虫止痒,驻颜乌发,除臭固齿。用于湿疹瘙痒、须发早白、口臭、牙齿松动。

如汉椒《香奁润色》中酒浸汉椒擦发,可祛风除湿、活血化瘀,生须发。

12. 鸡子 甘,平,具有滋阴润燥、养血安胎的作用。《肘后方》中用鸡子、苦酒浸涂面;又方用新生鸡子一枚,穿去其黄,以朱末一两,涂面,具有增白皮肤的作用。如《千金要方》中用酒浸鸡子三枚,密封,四七日成,敷面,白如雪。

13. 李子仁 味甘苦,平,无毒,入肝、肺、大肠经,具有散瘀止痛,利水消痰,润肠。《千金要方》中用李子仁末和鸡子白,祛斑,敷一宿即落。

14. 落葵子(紫草) 苷酸,寒,入肝、脾、大肠、小肠经,具有清热、凉血、解毒的功效。《普济方》中落葵涂面方,具有增白、祛皱的作用,方法为落葵子适量,取葵于蒸,烈日中曝干,刮去皮,取仁细研和白蜜备用,敷于面部。

15. 绿豆 性甘寒。具有清热解毒、利水的作用。《外科正宗》中记载玉肌散用绿豆粉500g 滑石、白芷、白附子各6g,上药共为细末,每用30g,早晚洗面时,汤调洗患处。主治一切风湿雀斑、酒刺、白屑风、皮肤瘙痒。

16. 芦荟 性寒味苦。功能解毒润肤,消斑抗皱祛疤。芦荟鲜汁、黄瓜汁各30ml,生鸡蛋1个,面粉10g,红糖5g,调匀敷面40～50分钟,每周一次,可使皮肤白嫩红润,对色素斑有一点治疗作用《实用美容中药学》。

17. 木瓜 味酸、性温。归肝、脾经。能祛湿生发,润发乌发。可用于须发早白、斑秃、脱发。如《驻颜有术偏验方》中木瓜煎汤:木瓜一个,切碎,水煎煮15～20ml,去渣候温。洗头发,每周2次,润发染发,治头发失泽、发白等。

18. 蒲公英 味苦、甘,性寒。具有清热解毒、消痈散结,生发乌发的作用。《美容验方》蒲公英黄瓜柠檬方:蒲公英2～5g 切碎,黄瓜汁3～5g,鲜柠檬汁5～8ml。将蒲公英用适量开水浸泡1小时,过滤。另取黄瓜汁,鲜柠檬汁充分混合。每天早晨洗脸前用此液涂搽面部,保持10～30分钟,然后用温水洗净,每日一次,具有润肤养颜之功效。

19. 五倍子 味酸、涩,性寒。归肺、大肠、肾经。能收湿敛疮,乌发固齿。可用于湿疮湿疹、手足皲裂、赘疣、须发黄白,牙痛齿松。如《实用美容中药学》中软疣方:五倍子、冰片、川椒、大青叶等份研末,将软疣用热毛巾擦洗至潮红,用醋调本品成糊状,涂于软疣上,日1~2次。《本草蒙筌》中亦载:"研末染髭须,变皓白成黑。"

20. 三七 味甘,微苦,性温。具有化瘀止血,活血定痛之功效。外用可治刀伤,收口。如《本草纲目拾遗》七宝散:配好龙骨、象皮、血竭、乳香、没药、降香末各等分研细末调服或涂抹患处。将三七制成洁面霜、清洁霜、祛斑霜,能滋润和清洁皮肤,对面部黄褐斑有一定的疗效。

21. 石榴皮 味酸、涩,性温,归大肠经。具有乌髭固齿的功效。可用于髭须早白,牙齿松动。如《事林广记》中记载钱王红白散:白及、石榴皮、白附子、冬瓜子各一两,上药为末,即以清酒浸三日,早起洗面毕,敷之,润肤香肌,悦白美容。

22. 天门冬 味甘苦,性寒。具有养阴润燥,清火生津,泽肤驻颜,乌须黑发的功效。天门冬提取物可和人参类提取物配伍制成各种化妆品,如营养面霜。《圣济总录》方:用天门冬曝干,用以洗面。

23. 桃花 味苦,性平,归心、肝、大肠经,功能利水,活血化瘀。如《普济方》中桃花白芷酒中用桃花250g,白芷30g,白酒1000g,把初开的桃花浸泡在白酒中,再放入白芷,瓶装密封,一月后即可饮用,每日早或晚饮15ml。同时,倒少许于掌心,两手对擦待热后,来回揉搓面部,治面部黑斑。

24. 桃仁 味苦、甘,性平,有小毒。归心、肝、大肠经。功能活血祛斑,润肤祛皱。可用于面斑、粉刺、酒渣鼻及皮肤皱缩。如《御药院方》里记载桃仁膏:桃仁适量,研成糊状,同少许蜜一起,用温水化开涂摩患处,祛皱悦肤。

25. 杏仁 苦,温,有毒,归肺、脾、大肠经,具有祛痰止咳、平喘、润肠、下气开痹的功效。《肘后方》、《千金要方》等方中单用杏仁有增白美容、祛斑的作用。如《备急千金要方》杏仁膏:杏仁,蛋清。杏仁适量研如膏,与蛋清相和,于夜晚洗净脸后涂面,第二天早上用温水或米泔水洗净。能绷紧面部皮肤,润肤祛皱。

26. 珍珠 味甘、咸,性寒,归心、肝经。功能抗衰驻颜祛斑,解毒生肌。用于早衰、肌肤不泽,面皯。珍珠、白芷、白僵蚕、当归、泽泻、冬瓜仁可制成面膜外用祛斑。

第三节　常用中医皮肤美容技术

(一) 火针

1. 定义 火针疗法集毫针和艾灸之功效于一身,传统医学认为,火针通过灼烙人体腧穴腠理而开启经络之外门,给邪气以出路,使脓液、淤血、痰浊、水湿等有形之邪及风、寒、湿、火等无形之邪均从针孔排出体外,使皮损很快消退。因此火针既有散结、敛疮、排脓等局部作用,又有清热、除湿、通络等全身效应。针具:医用不锈钢针、钨合金针。

2. 方法 分浅刺和深刺两种。浅刺:将烧红的针尖迅速轻点皮损,主要用于炎症反应很重的结节,新发的单纯疱疹、扁平疣。深刺:将烧红的针尖迅速刺入皮损。主要用于炎症反应不是很严重的囊性皮损、粉刺、粟丘疹。

3. 适应证 粉刺、丘疹、结节、囊肿;扁平疣;粟丘疹;面部单纯疱疹。

4. 注意事项 针尖烧红的时候,应快速刺入,对于炎症很重的皮损如结节,丘疹,如果重刺,可能导致炎症的扩散。

(二) 放血

1. **定义** 又称刺血、泻血疗法。一般是用三棱针、缝衣针、梅花针、粗毫针、小眉刀等针具刺浅表经脉或穴位,放出一定量的血液,通过调整脏腑气血经络,达到治疗疾病的目的。局部砭刺:直接去除局部瘀阻"血去则经脉通矣"迅速清除病邪,取效迅捷。局部放血疗法有促使组织再生和修复的作用,有阻止炎症过度反应和促使炎症恢复的作用。

2. **方法** 分皮疹局部和穴位放血两种。皮疹处放血:在皮疹处采用针尖斜面向上挑刺法,手法宜轻浅;必要时加用罐法。穴位放血:采用直刺法使针尖向下垂直刺入穴位。面部美容取穴,可选用耳尖、印堂、太阳、迎香、曲池等。

3. **适应证** 痤疮的炎性皮疹以及皮疹消退后的暗红斑;玫瑰痤疮;以红斑或者毛细血管扩张为主要表现的面部皮炎。

4. **注意事项** 放血量越大,效果越明显;加用罐法时,注意留罐时间以1分钟内为宜,防止留下罐印。

(三) 拔罐

1. **定义** 是以罐为工具,利用燃烧排除罐内负压,使罐吸附于施术部位,产生温热刺激的一种疗法。

2. **方法** 包括闪火法,走罐法、刺血拔罐法等。常用的腧穴有大椎、腰阳关、肺俞、脾俞、肝俞、肾俞、血海、足三里等(穴位的定位和作用见针灸学);常用的经络为督脉、足太阳膀胱经、足阳明胃经等。

3. **适应证** 常用于减肥、塑形;刺络拔罐常用于痤疮,配合放血可用于面部红斑充血明显的玫瑰痤疮等。

4. **注意事项** 皮肤有溃疡、水肿和大血管的位置不宜拔罐;如出现小水疱可不必处理,任其自然吸收;如水疱较大,应用针头刺破水疱,放出水液,然后消毒清洁创口。

(四) 穴位埋线

1. **定义** 将羊肠线或其他药线埋入腧穴皮下,通过羊肠线对腧穴及经络的持续刺激作用,达到防治疾病的方法。

2. **方法** 常规消毒后,用镊子取出羊肠线,将羊肠线植入特制的埋线针针芯中,快速将针头刺入穴位中,深度根据穴位要求而定同时考虑患者的胖瘦情况。快速抽针,同时推入针芯,将羊肠线植入穴位中。将创可贴贴在穴位上。每次埋2~4个穴位,7~10天为1次,5~7次为1疗程,疗程间隔5~7天。

3. **常用的辨证取穴如下** 肝郁气滞:肝俞、合谷、曲池、肝俞、太冲、血海加减;脾虚湿阻:脾俞、中脘、气海、足三里、丰隆、合谷加减;肾阴不足:肾俞、血海、足三里、三阴交、曲池、合谷加减。

4. **适应证** 用于各种损美性疾病,尤其是减肥,塑形有较好作用。

5. **注意事项** 严格按无菌操作。埋线部位7天内不能沾水,以防感染。埋线1~5天内,局部可能出现不同程度的红肿热痛等无菌性炎症反应,一般不需处理。如分泌物较多,应局部消毒,清洁伤口,如属感染化脓,应予局部热敷及抗感染处理,症状反应较重者,可对症处理。

(五) 刮痧

1. **定义** 面部刮痧是利用根据面部生理结构设计的专用刮痧板对颜面部特定的经络

穴位实施一定的手法,使面部经络穴位因刮拭刺激而血脉畅通,达到行气活血、疏通毛孔腠理,调整面部生物信息,平衡阴阳的目的。是中医经络理论及现代反射区理论的结合,对于面部皮肤松弛、色斑、毛孔粗大、皱纹等均有很好的改善。工具:刮具材料边缘光滑,厚薄适中,不导电,不传热,经久耐用,根据面部结构特点常用的是鱼形水牛角或玉石刮痧板。刮痧介质可根据个人需要选择具有不同功效的美容精油。

2. 方法　基本手法,包括点、揉、按、挑、扭、刮、摩、托等;面部刮拭一般采用先中间后两边的方法,也就是先通督脉再进行面部刮痧的操作。①中间线路百会-上星-印堂-素髎。②对称两边承浆-大迎-下关-太阳;地仓-颧髎-上关-太阳;人中-迎香-四白-听宫-太阳。

3. 适应证　黄褐斑;黑变病;面部颜色晦暗、肤色不均者。

4. 注意事项　面部刮痧不强求出痧,以刮拭到面热耳热,稍有红晕即可。

（六）针灸疗法

1. 定义　是从整体观念出发,以针灸方法为手段,通过对局部皮肤及穴位的刺激,达到养护皮肤,治疗面部皮肤病为目的的一种方法。在此仅介绍美容中应用最广泛的微针疗法即面针疗法。

2. 方法　除常规的针刺手法外,美容治疗多采用舒张进针、提捏进针法;并常采用横刺、透刺、围刺法等。针具:多采用较普通毫针更细的 0.75cm 的面针。

3. 适应证　痤疮、酒渣鼻、黄褐斑、雀斑、皱纹、黑眼圈、扁平疣、白癜风等。

4. 注意事项　面部因血管丰富,尽量减少捻针。

（王玮蓁）

第三篇

医学护肤品

第二十二章

化妆品及医学护肤品相关政策法规

从定义上看,医学护肤品是化妆品的一部分,政策法规并无不同。提出医学护肤品是基于中国医师协会皮肤科医师分会发布的医学护肤品专家共识,强调此类产品主要用于皮肤护理及屏障功能维护,有其特指的使用范围和临床价值。必须指出,医学护肤品的概念并未得到国家政策法规的认可,在管理层面上医学护肤品完全属于化妆品的范畴。

第一节 化妆品的定义及分类

一、定义

依据中国《化妆品卫生监督条例》和国家 FDA 颁布的 2015 版《化妆品安全技术规范》,化妆品是指以涂擦、喷洒或者其他类似方法,散布于人体表面部位(皮肤、毛发、甲、口唇等),以达到清洁、保护、美化、修饰以及保持其处于良好状态为目的的产品。按照新的条例定义,化妆品包括牙膏、漱口水等触及黏膜的口腔用品,这是对化妆品定义进行的一次较大范围的修改。

现有化妆品的定义主要由三个要素组成:

(一) 化妆品的施用方式

是涂擦、喷洒或者其他类似方法,因此,以口服或注射等方式达到美容目的的产品不属于化妆品;

(二) 化妆品的使用部位

是人体表面部位如皮肤、毛发、甲、口唇等。显然,不包括人体内部。

(三) 化妆品的使用功能和目的

泛指清洁、保护、美化、修饰以及保持其处于良好状态。

二、分类及功效

根据《化妆品卫生监督条例》及其实施细则,我国化妆品分为特殊用途化妆品和普通化妆品两大类。在化妆品的定义中明确规定了化妆品的功效和使用目的,但不具有治疗疾病的疗效。

(一) 普通化妆品具备的功能

清洁作用、护肤作用、美容修饰作用、消除不良气味、保湿作用、延缓皮肤老化作用。

(二) 特殊用途化妆品具有特定用途

育发化妆品有助于毛发生长、减少脱发和断发的化妆品。染发化妆品具有改变头发颜色,使用后即时清洗不能恢复头发原有颜色的化妆品。烫发化妆品具有改变头发弯曲度,并维持相对稳定的化妆品。脱毛化妆品具有减少、消除体毛作用的化妆品。美乳化妆品有助于乳房健美的化妆品。健美化妆品有助于使体形健美的化妆品。除臭化妆品有助于消除体臭的化妆品。美白祛斑化妆品用于减轻皮肤表皮色素沉着或有助于皮肤美白增白的化妆品。防晒化妆品具有阻隔或吸收紫外线作用、减轻因日晒引起皮肤损伤功能的化妆品。

第二节　化妆品监管的主要政策法规及技术性文件

一、中国化妆品立法的历史背景

中国化妆品立法是 1985 年开始的,由中国预防医学科学院秦钰慧教授带领的专家团队制定了一系列《化妆品卫生标准》,并于 1987 年由中国卫生部和国家技术监督局联合发布。这是我国首次制定的化妆品标准,不仅为我国的化妆品卫生监督提供了强有力的技术支持,同时也大大推动了化妆品立法工作。1989 年由卫生部组织专家起草的《化妆品卫生监督条例》是我国第一部化妆品管理的政策法规;1990 年由卫生部发布部长 3 号令,宣布该条例从 1990 年正式实施;1991 年为更好地执行《化妆品卫生监督条例》,卫生部又发布了《化妆品卫生监督条例实施细则》。自此,中国的化妆品行业走上了法制化管理的轨道。2008 年根据国务院三定方案,化妆品的管理职能由卫生部移交至国家食品药品监督管理总局(中国 FDA),沿用并强化了化妆品一系列政策法规。

二、行政法规

(一) 化妆品卫生监督条例

1989 年 9 月 26 日国务院批准,1989 年 11 月 13 日卫生部令第 3 号发布,明确了化妆品定义和分类,提出了化妆品卫生监督、生产企业卫生许可证等制度,规定化妆品新原料的定义和使用、对国产特殊用途化妆品和首次进口化妆品(2004 年改为备案制)的审批要求。

(二) 工业产品生产许可证管理条例

2005 年 6 月 29 日国务院第 97 次常务会议通过,自 2005 年 9 月 1 日起实施,规定了国家对生产化妆品等工业产品的企业实行生产许可证制度。

(三) 进出口商品检验法实施条例

2005 年 8 月 10 日国务院第 101 次常务会议通过,自 2005 年 12 月 1 日起实施,规定了国家质检总局主管全国进出口商品检验工作。

三、职能管理部门发布的规章及技术性文件

2008 年国务院对国家各部委的职能进行了重新划分,化妆品管理工作由原国家卫生部移交至国家食品药品监督管理总局(state food and drug adiministration, CFDA)。国家 FDA 发布的针对化妆品审批及备案的规定主要有:化妆品行政许可申报受理规定、化妆品产品技术要求、化妆品命名规定、化妆品行政许可检验管理办法、化妆品技术审评要点、化妆品审评专家管理办法、非特殊用途化妆品备案管理办法、化妆品新原料安全性评价指南。

四、相关国家标准及技术规范

（一）《化妆品卫生标准》（GB7916—1987）

是我国第一批发布的化妆品技术性标准,对化妆品的一般要求、原料要求、产品要求、有毒有害物质限量以及禁限用物质做出了明确规定。

（二）《消费品使用说明化妆品通用标签》（GB5296.3—2008）

明确了化妆品标签标注内容及方法,警示用语等。

（三）《化妆品皮肤病诊断标准及处理原则》（GB17149.1—7，1997）

共有7项强制性国家标准,分别规范了化妆品接触性皮炎、化妆品痤疮、化妆品毛发损害、化妆品甲损害、化妆品光感性皮炎、化妆品色素异常等一系列常见不良反应类型的诊断及处理方法。

（四）《化妆品卫生规范》

在原《化妆品卫生标准》的基础上根据监管工作需要编制而成。它包括总则、毒理学、卫生化学、微生物学、人体安全及功效检验等五部分。该规范定期修订和补充,已经陆续发布了1999版、2002版和2007版等多个版本。由国家FDA最新修订的版本改名为《化妆品安全技术规范》,于2016年12月1日起正式实施。

第三节　中国化妆品监管体系

国家FDA负责制定监管的政策、规划并监督实施,起草相关法律法规草案和制定部门规章制度,负责化妆品卫生许可、卫生监管及审批工作,组织查处化妆品研制、生产、流通、使用等环节的违法行为。国家质量监督总局负责化妆品生产许可监督管理和产品进出口检验检疫工作,国家工商行政管理部门负责化妆品广告管理和媒体流通领域监管。

一、国家FDA各级的职能划分

国家FDA下设负责药品、化妆品职能的注册司和处级机构,负责化妆品监管工作的政策法规制定和化妆品行政许可审批工作,监督司负责制定化妆品生产流通领域的监管制度并监督实施。各省级食品药品监管部门主要负责本行政辖区的化妆品卫生监督职能,负责化妆品生产企业卫生许可证的审核发放,以及国产非特殊用途化妆品的备案管理工作。地市县级食品药品监管部门主要负责化妆品生产经营日常监督。

二、国家FDA直属机构

（一）化妆品保健食品审评中心

负责化妆品行政许可程序中的技术审评工作。

（二）行政受理服务中心

负责化妆品行政许可技术审评的受理工作和相应网络管理。

（三）中国食品药品检定研究院

负责化妆品技术法规、技术要求及监测方法的制定和修订,承担化妆品风险监测、风险评估,开展化妆品实验室规范化管理,承担国家FDA化妆品安全委员会和化妆品标准委员会的秘书处工作。

三、化妆品行政许可检验机构

（一）化妆品卫生安全性检验机构

目前经国家 FDA 认定并统一管理的卫生安全性检验机构共有 17 家，包括中国食品药品检定研究院、中国疾病预防及控制中心、上海疾病预防及控制中心、广东疾病预防及控制中心以及部分省市的食品药品检验机构，主要进行化妆品行政许可相关的毒理学、卫生化学及微生物学检验工作。

（二）化妆品人体安全及功效检验机构

目前经国家 FDA 认定并统一管理的化妆品人体安全及功效性检验机构共有 7 家，分别是解放军空军总医院、上海皮肤病医院、中山大学附属第三医院、中国医学科学院皮肤病医院、四川大学华西医院、中国医科大学附属第一医院及重庆市第一人民医院，主要进行化妆品行政许可相关的人体安全性及功效性检验工作。

四、化妆品安全风险监测机构

（一）国家级化妆品不良反应监测网络

在国家 FDA 监督局和药品不良反应中心的统一指导下，由 19 个省（市）的 FDA 机构和 21 家临床医院皮肤科组成。主要职责是鉴定化妆品不良反应临床案例，定期上报监测信息。

（二）省市级化妆品不良反应监测网络

根据国家 FDA 的同一部署和要求，2015 年起全国各个省市级 FDA 及辖区的临床医院皮肤科分别在全国范围内逐步建立了省市级化妆品不良反应监测网络。这些机构主要收集化妆品不良反应的初步信息并上报上一级部门。

（刘　玮）

第二十三章

医学护肤品的来历、定义、功效性评价

第一节 医学护肤品的来历

随着皮肤美容、精细化工以及护肤品研发的不断发展,现代意义上的护肤品(尤其是修复类护肤品)赋予了护肤品更多的功效性及安全性,药物和护肤品的范围已经出现了重叠。由此,能体现药物的功效性,又能发挥护肤品护肤重叠作用的新型护肤品-药妆也孕育而生了。药妆(pharmaceutical cosmetics)这一概念最早是由 Raymond E. Reed 1962 年提出的,用于描述"具有活性的"或"有科学根据的"护肤品。1970 年 Albert Kligman 将药妆定义为:兼有护肤品特点和某些药物性能的一类新产品,或介于护肤品和皮肤科外用药物之间的一类新产品。目前我国对药妆尚无明确的定义,消费者有时容易将药妆曲解为药品,担心会有毒副作用,而拒绝使用该类产品。为了更好的让消费者以及临床皮肤科医师使用该类产品,发挥药妆辅助治疗及预防皮肤病的功效性,我国学者将"cosmeceuticals"翻译为"功能性化妆品"或"活性化妆品"等,我国的多数皮肤科医师将用于临床上的这些产品称为"医学护肤品"或"医用护肤品"。

第二节 医学护肤品的定义及特点

一、定义

医学护肤品(medical cosmetics)是介于护肤品和药品之间,是一类能达到恢复皮肤屏障功能,辅助治疗皮肤病的护肤品,其本质是护肤品而不是药物,不能替代药物治疗,但具有经过实验及临床验证的功效及良好的安全性,起到辅助治疗皮肤病的作用;同时,和普通护肤品比较,所含主要活性成分大都来自天然植物、矿物及活泉水,具有无毒副作用,不含色素、香料、致敏防腐剂,安全性高。

二、特点

(一)更高的安全性

医学护肤品更强调配方的精简和原料的严格筛选,并强调不含或尽量少含易损伤皮肤或引起皮肤过敏的物质,如色素、香料、防腐剂、刺激性大的表面活性剂等,并对护肤品的原料和成品等进行临床安全性评估。

(二)明确的功效性

依据不同类型皮肤生理特点及皮肤病的发病机制进行研发,其产品成分作用机制明确,其功效性经过各类试验证实,对一些皮肤病可起到辅助治疗作用。

（三）临床验证

上市前已通过人体试验,验证了产品的临床功效和安全性,以保证产品刺激性更小和过敏反应的发生率更低等。

第三节　医学护肤品的功效性评价

一、保湿类护肤品的功效性评价

（一）主观评价方法

可分为即时保湿效果评价、长时间保湿效果评价。

1. 即时保湿效果评价　是指外用保湿类护肤品后即时观察皮肤的变化,选用适宜的保湿类护肤品外搽后,护肤品延展性好,能即刻被吸收,而没有厚重的感觉,同时,皮肤摸上去没有干燥的感觉,自我感觉皮肤也无紧绷感。

2. 长时间保湿效果评价　是指外用保湿类护肤品后半小时观察皮肤的变化,当选用了适宜的保湿类护肤品外搽 30 分钟后,可自我感觉皮肤的变化,皮肤摸上去没有干燥的感觉,自我感觉皮肤也无紧绷感,同时也没有油腻的感觉。当自我感觉仍有紧绷感,则表示所选择的保湿类护肤品油份不够,可多次涂抹或选择含油份更高的护肤品。当自我感觉皮肤较为油腻时,则表示该护肤品油份含量较高,可选择含油较少的护肤品。

（二）客观评价方法

主要通过无创性皮肤检测仪器完成。

1. 皮肤干燥性程度　判定皮肤干燥程度的最直观的方法是观察皮肤表面的鳞屑。胶带粘贴获取角质层表面的松弛细胞和鳞屑,用计算机图像分析法来客观分析测定角质层的脱落部分,对干燥性皮肤的评估有一定的价值。也可通过皮肤镜观察皮肤表面脱屑情况,从而评判皮肤的干燥程度。

2. 经表皮水分流失　评价保湿剂功效时,经表皮水分流失(transepidermal water loss, TEWL)是一个重要的参数。当皮肤的屏障功能受损,皮肤干燥时,TEWL 值增高,经过保湿和抗敏等处理,屏障功能得到修复,TEWL 值逐渐恢复正常。

3. 角质层含水量　角质层含水量(stratum corneum water content)是保持皮肤湿润外观和促进角质层新陈代谢的先决条件。在评价保湿化妆品的功效中,是必不可少的重要指标,可以通过红外线、磁共振光谱仪、共聚焦 Raman 分光镜(confocal Raman spectroscope)或其他的成像技术,直接定量测定。

二、抗敏类护肤品功效评价

抗敏类护肤品又可称为舒敏类护肤品,可通过主观、半定量评价及客观方法评价其有效性。

（一）主观评价方法

可根据使用者皮肤敏感情况按 0~3 分计分,评价皮肤敏感程度:

0 分:皮肤不干燥,光滑,无红斑、丘疹及鳞屑;

1 分:皮肤轻度干燥,光滑度差,皮肤微红,呈淡粉色,少量鳞屑;

2分:皮肤中度干燥,光滑度差,皮肤呈暗红色,有少数炎性丘疹,有中等量鳞屑;

3分:皮肤很干燥,光滑度差,有深红色红斑,红斑及正常皮肤上有较多炎性丘疹,鳞屑较多。

此外,使用者还可通过自评量表评估皮肤敏感情况:Goffin 等根据受试者对气候(寒冷及干燥)、皮肤护理产品、清洁剂、纺织品及粗糙物品的敏感性分别进行评分:0分为不敏感,1分为有时敏感,2分为敏感,将5项评分相加,总分大于4分者为敏感性皮肤。

(二) 半定量评价

可采用乳酸刺激试验、辣椒碱试验等方法评估皮肤敏感情况,例如:乳酸刺痛试验,在室温下,将10%乳酸溶液50uL涂抹于鼻唇沟及任意一侧面颊,分别在2.5分钟和5分钟时询问受试者的自觉症状,按4分法进行评分(0分为没有刺痛感,1分为轻度刺痛,2分为中度刺痛,3分为重度刺痛)。然后将两次分数相加,总分≥3分者为乳酸刺痛反应阳性者。

(三) 客观评价

1. LAB 值　可以检测使用者皮肤红斑指数,当指数增加表示皮肤血管反应性较高,可用三色分析法中的 Chroma meter 仪器,采用国际照明委员会规定的色度系统,检测皮肤表层结构上的反射光,用 L*a*b 色度系统中的 a*(代表红绿色度)来评价皮肤红斑变化,+a* 表示品红色,-a* 表示绿色,如果 +a* 值越大则表示皮肤红斑颜色越深,皮肤血管反应性越高,皮肤敏感程度较高。

2. VISA 面部图文分析仪　偏振光对血红蛋白的成像可分析皮肤的血管情况、肤色均匀度。

3. 皮肤　CT 皮肤敏感时可观察到表皮细胞间海绵性水肿,真皮上部乳头层血管扩张、血流加速等现象。当应用抗敏类护肤品后,海绵水肿、真皮毛细血管扩张及血流加速的现象都会有所改善。

4. 无创性皮肤检测血红蛋白的变化　选择血红蛋白特定的吸收光谱照射皮肤,通过计算皮肤吸收和反射光的量,再转换成血红素值,可评估皮肤红斑反应。

此外,还可通过无创性皮肤检测仪器检测敏感性皮肤经表皮水分流失的变化,当用抗敏类护肤品后经表皮水分流失减少,则表示其皮肤屏障功能在逐渐恢复,皮损也会好转。应用彩色多普勒血流仪测定局部皮肤血流状况,敏感性皮肤常有局部血流受阻表现。

三、清痘类护肤品功效评价

(一) 主观评价方法

采用 Pillsbury 痤疮临床分级方法评估使用清痘类护肤品后的功效性。此外,还可通过由 Cook 等创立,经由 Wilson 改良的痤疮照相分级系统进行评估,该系统要求对每例患者拍照,分级时将患者的示意图与标准像册做对照;包括皮损分级和综合分级,前者根据皮损(粉刺、丘疹、斑疹)的数量、可辨认的难易程度和皮损累及的大致面积,将痤疮某一类皮损分为9级;后者根据皮损的数量、大小和类型(尤其是炎症性皮损)将痤疮严重度分为8级。

(二) 客观评价方法

1. 观察皮损数量变化　观察使用清痘类护肤品前后非炎性皮损(粉刺)及炎性皮损(丘疹、脓疱)数量的变化。对于微粉刺可涂抹氰基丙烯酸盐胶黏剂的玻片贴在测试部位,1分钟后轻轻揭起,用显微镜观察微粉刺的数量。成熟的粉刺主要通过肉眼观察数量变化,必要时可使用皮肤镜。

2. 无创性皮肤检测仪器测试皮脂及水分含量以及其比值的变化 痤疮等皮脂溢出性皮肤病不仅存在皮脂分泌较多的情况,还会伴有表皮含水量减少的情况,因此,在评估清痘类护肤品功效时,不仅要测试其皮脂分泌增多是否得到改善,还需观察皮脂含量与表皮含水量的比率变化。可采用 Submeter 仪,将皮脂测试胶带接触测试部位 30 秒后用仪器检测所吸收的皮脂数量($\mu g/cm^2$)。角质层含水量检测包括电容测试法和电导测试法,具体方法见无创性皮肤检测技术章节。

四、嫩肤与抗皱类护肤品功效评价

(一) 皮肤黏弹性测定

弹性检测仪基于吸力和拉伸原理,在被测皮肤表面产生一定的负压将皮肤吸进一个特定的测试探头内,其深度通过一个非接触式的光学测试系统测得。不同程度的老化皮肤在弹性仪测定时呈现不同的弹性特征,由此可以衡量其老化特征,从而评价嫩肤抗皱护肤品的功效。

(二) 皮肤纹理和皱纹直接观察评价方法

1. 半定量评分系统 半定量评分系统包括直接肉眼评分,示意图等级评分,显微镜皮肤硅模评分。直接肉眼评分法简单易行,不需要任何设备。一般需先制定统一的评分标准,研究人员直接对受试者面部各解剖部位的皱纹进行等级评分,适合大规模流行病学调查研究。示意图等级评分法一般在统一的标准条件下拍摄面部示意图,按预先制订的标准对示意图上的皱纹评分,适合回顾性对比研究,但只能观察皮肤皱纹的二维结构,且易受拍片条件和技术的影响。显微镜皮肤硅模评分先制作皮肤纹理的硅模,用显微镜观察皮肤硅模表面纹理,按等级评分法对其皮肤纹理的粗细和皮丘的大小进行半定量评分。

2. 客观量化评价系统 基于机械光学原理研制的皮肤轮廓仪对活体皮肤或皮肤硅模扫描,继而通过计算机图像分析系统对扫描图像进行数据化处理,对皮肤皱纹及各级沟纹能进行量化评价,是今后皮肤表面三维立体结构研究的发展方向。

常见皮肤轮廓测量技术有械性皮肤轮廓测量技术(mechanic profilometry),光学皮肤轮廓测量技术(optical profilometry),激光皮肤轮廓测量技术(laser profilometry),干扰条纹光投影技术(interference fringe projection),共聚焦激光扫描显微镜技术(confocal scanning laser microscope),透视皮肤轮廓仪(transpar-ncyprofilometry)。

五、祛斑美白类护肤品功效评价

(一) 主观评价

1. 黄褐斑面积和严重指数(MASI) 按照黄褐斑的面积、颜色深度和颜色均匀性进行定量。色素沉着面积评估:前额(F)30%、右面颊(MR)30%、左面颊(ML)30%、下颌(C)10% 4 个区域进行评估。依色素斑在这 4 个区域的比例,分别计分:1 分为<10%,2 分为 10% ~ 29%,3 分为 30% ~49%,4 分为 50% ~69%,5 分为 70% ~89%,6 分为 90% ~100%。颜色深度(D)和均匀性(H)评分:计为 0 ~4 分:0 为无,1 分为轻微,2 分为中度,3 分为明显,4 分为最大限度。MASI=前额[0.3A(D+H)]+右面颊[0.3A(D+H)]+左面颊[0.3A(D+H)]+下颌[0.1A(D+H)]。最大为 48 分,最小为 0。

2. 临床疗效整体评价(PGA) 根据色斑治疗后残留情况,计为 0 ~6 分:0 分为完全清除(100%)或仅残留极少的色素沉着,1 分为色斑基本被清除(≥90%),2 分为色斑明显改善(75%~90%),3分为中度改善(50%~74%),4分为轻度改善(25%~49%),5分为无改善(<25%),6分为较治疗前加重。

(二) 客观评价

1. 扫描反射比分光光度仪检测 可在治疗前后不同时期,对色斑进行测定,确定CIE-L∗a∗b∗值[L∗:皮肤的黑白亮度(黑素);a∗:皮肤的红绿平衡(血红蛋白);b∗:皮肤的黄蓝平衡(脂色素)]。

2. 皮肤测试仪 无创性皮肤检测仪器可定量测定治疗前后的皮肤黑素和血红蛋白变化情况。

3. VISIA图像分析系统 采用标准、紫外、正交偏振等不同的光源把不同层次的皮肤状态给予量化。一般主要通过表面色斑、紫外线色斑、棕色色斑来判断色素的多少、分布范围、面积大小、色素深浅及毛细血管情况,治疗前后做图片对比,可以评价色素及血管改善情况。

4. 皮肤共聚焦显微镜和皮肤镜 观察色素、血管和呈树枝状增殖的黑素细胞数量及形态改变情况。利用显微镜照相得到每个波段的红、绿、蓝的色度信息,经计算机处理系统进行数据信息的转换,得到可进行统计分析比较的参数信息,可以计算得出各种发色团的含量,以此来综合评价皮肤色度的变化,从而可对护肤品的祛斑效果进行准确的定量评价。

六、防晒护肤品功效评价

(一) 防晒化妆品 SPF 值测定及表示法

日光防护系数(sun protection factor,SPF)是防晒化妆品保护皮肤避免发生日晒红斑的一种性能指标。日晒红斑主要是日光中 UVB 诱发的一种皮肤红斑反应,因此防晒化妆品 SPF 值也经常代表对 UVB 的防护效果指标。可利用人体皮肤的红斑反应测定皮肤最小红斑量(minimal erythema dose,MED)测定 SPF 值。具体测量方法详见 2015 版化妆品安全技术规范,SPF 值的计算公式如下:

$$SPF = \frac{\text{使用防晒化妆品防护皮肤的 MED}}{\text{未防护皮肤的 MED}}$$

(二) 防晒化妆品抗水性能测定法

由于防晒化妆品尤其是高 SPF 值产品通常在夏季户外运动中使用,季节和使用环境的特点要求防晒产品具有抗水抗汗性能,即在汗水的浸洗下或游泳情况下仍能保持一定的防晒效果。对防晒化妆品终产品 SPF 值的抗水抗汗性能测定,目前采用在洗浴前后分别测定涂抹样品的 SPF 值,借此估计产品抗水性能的优劣。根据洗浴时间的长短,防晒产品的抗水效果可以标志为一般防水和强效防水两种(详见 2015 版化妆品安全技术规范)。

(三) 防晒化妆品 UVA 防护效果测定及表示法

UVA 照射的近期生物学效应是皮肤晒黑,远期累积效应则为皮肤光老化,二种不良后果均为近年来化妆品美容领域内关注的焦点。目前国际上标准方法采用 PFA 值测定,即测定涂抹样品前后经 UVA 照射后皮肤的最小持续黑化量(minimal persistent pigmentation dose,MPPD),具体测量方法见 2015 版化妆品安全技术规范,其计算公式如下:

$$PFA = \frac{\text{使用防晒化妆品防护皮肤的 MPPD}}{\text{未防护皮肤的 MPPD}}$$

根据所测 PFA 值的大小在产品标签上标志 UVA 防护等级 PA(protection of UVA)。PFA

值只取整数部分,按下式换算成 PA 等级:

PFA 值小于 2: 无 UVA 防护效果

PFA 值 2~3: PA+

PFA 值 4~7: PA++

PFA 值 8 或<16: PA+++

PFA 值 16 或 16 以上: PA+++

（何黎 刘玮）

第二十四章

医学护肤品的活性成分及使用

第一节 清 洁 类

人体皮肤暴露在外界环境中,随时遭受各种外界物质的污染,同时,也是内环境代谢物排出通道。这些外源污染、内源性代谢产物过度堆积可影响皮肤的健康和美观,因此,清洁类化妆品针对人们的清洁诉求,在日常生活中是应用最广泛的一类化妆品。

一、皮肤污垢

皮肤污垢是指附着在皮肤表面的垢着物,能影响毛孔通畅,妨碍皮肤和黏膜正常生理功能的发挥。它分为三类:生理性污垢是由人体产生、分泌或排泄的代谢产物,包括老化脱落的细胞、皮脂、汗液、黏膜和腔道的排泄物;病理性污垢是皮肤病患者的鳞屑、脓液、痂等,高热增加的汗液,腹泻、呕吐等排泄物;外源性污垢则包括微生物、环境污物、各类化妆品和外用药物的残留。

二、清洁皮肤的目的

及时清除皮肤表面的污垢,保持汗腺、皮脂腺分泌物排出畅通,有利于防止细菌感染,因此,保持皮肤清洁是皮肤美容护理的基础,同时能调节皮肤的 pH,使其恢复正常的酸碱度,保护皮肤,为下一步皮肤护理作准备。

三、皮肤清洁剂

清洁剂通过润湿、渗透、乳化、分散等多种作用使污垢脱离皮肤进入水中,经充分的乳化增溶后,稳定分散于水中,再经水漂洗而去除。优质清洁剂应具备以下特点:①外观悦目,无不良气味,结构细致,稳定性好,使用方便。使用时能软化皮肤,涂布均匀,无拖滞感;②能迅速除去皮肤表面的各种污垢;③洗浴后能保持或接近正常皮肤 pH 值,对皮肤屏障损伤少,对局部菌群影响小;④用后皮肤不干燥,保持皮肤光泽润滑。

(一) 皮肤清洁剂种类

按其化学性质主要分为皂类清洁剂和合成清洁剂。

1. 皂类清洁剂 通过形成皂盐乳化皮肤表面污物而发挥清洁作用。由于皂盐成分为碱性,去污力强,皮脂膜容易被清除,使皮肤 pH 值升高、耐受性降低,对皮肤有一定的刺激。

2. 合成清洁剂 由阴离子、阳离子、两性离子、非离子及硅酮类型的表面活性剂以及保湿剂、黏合剂、防腐剂等人工合成的清洁剂。通过表面活性剂的乳化和包裹等清洁皮肤,同

130

时,配方中添加的保湿剂及润肤剂具有保湿、润肤、降低皮肤敏感性等作用,减轻由表面活性剂导致的皮肤屏障破坏。与皂类清洁剂相比,合成型清洁剂性质温和,刺激性明显减小。

（二）洁面清洁产品

1. 洗面奶　包括洁面膏、洁面乳、洁面露、洁面啫喱等。

2. 卸妆产品　卸妆水和卸妆乳用于卸去淡妆,卸妆油用于油彩浓妆。卸妆后还需用洗面奶将卸妆油清除。

3. 磨砂膏或去角质膏　磨砂膏是含有均匀细微颗粒的洁肤产品,通过在皮肤上的物理摩擦作用去除老化的角质细胞碎屑。去角质膏或啫喱是利用产品涂搽过程中析出黏性胶裹挟老化角质剥脱,促使细胞更新换代,皮肤显得光亮柔嫩。但过频使用会导致皮肤敏感、真皮血管扩张等。建议油性或老化皮肤 2~4 周使用 1 次,2 种类型产品不要同时使用。

四、面部皮肤清洁方法

每天早晚应至少清洗 1 次。水温随季节而变化。过冷的水会使毛孔收缩,不利于彻底去掉污垢,过热的水会过度去脂,破坏皮脂膜。尽可能用清水洁面。根据自身条件、工作和生活环境需要、如使用过防晒剂或粉质、油脂类化妆品等,适当使用卸妆产品,然后再用洗面奶清洁。

（李远西　梅蓉　李利）

第二节　舒敏、抗炎类

一、概述

敏感性皮肤及过敏性皮炎是日常生活中也是临床上常见的问题皮肤,其发生是一种累及皮肤免疫及炎症反应的过程。舒敏类医学护肤品是一类含有抗炎、抗刺激、抗氧化作用成分,如芦荟、马齿苋、洋甘菊、甘草提取物、α 红没药醇等,具有良好的辅助抗炎和抗过敏成分的一类医学护肤品的总称。

二、分类及活性成分

按照其功能不同,可分为舒敏类清洁护肤品、舒敏类面膜、舒敏类润肤水、舒敏类保湿乳及保湿霜。按活性成分来源不同,可分为 3 类,即天然活泉水、天然植物提取物、生物合成制剂。

（一）天然活泉水

天然活泉水内含有的二氧化硅及碳酸氢盐、Ca^{2+}/Mg^{2+} 值均衡、硫化硒以及多种微量元素,能在皮肤上形成一层舒缓、透气的保护膜,减少外界环境对皮肤的刺激,可增强肌肤耐受性、降低敏感度。

（二）植物提取物

1. 马齿苋　含大量去甲基肾上腺素和多量的钾盐、二羟基苯乙胺、二羟基苯丙氨酸及维生素 A、B、B_2、C、P 等,尚含生物碱和蒽醌苷,能抑制前列腺素及白三烯等炎症因子释放,具有良好的抗炎功效,此外,含有丰富的维生素 A 样物质,促进上皮细胞的修复功能。

2. 芦荟　芦荟中缓激肽酶与血管紧张素结合起到抗炎功效。芦荟多糖具有较好的保湿作用,同时,芦荟中的天然蒽醌苷或蒽的衍生物,能吸收紫外线,保护皮肤,避免紫外线灼伤等。

3. 洋甘菊 富含黄酮类活性成分,具有抗氧化、抗血管增生、消炎、抗变应性和抗病毒的功效,对敏感性皮肤有较好的舒缓效应。

4. 甘草提取物 甘草提取物中的甘草素具有较好的抗炎功效;黄酮类化合物能够强烈吸收紫外光和可见光,释放出无害低能射线。用其制成的防晒剂,不需在配方中添加抗氧化剂,降低其他化学成分对皮肤的刺激性。

5. α-红没药醇 具有明显的抗炎特性,还具有与罂粟碱相似的解痉挛活性,可降低敏感性皮肤及过敏性皮肤病的不适感。

6. 原青花素 原花青素是植物中广泛存在的一大类多酚化合物的总称,具有极强的抗氧化、消除自由基的作用,可有效消除超氧阴离子自由基和羟基自由基,也参与磷酸、花生四烯酸的代谢和蛋白质磷酸化,保护脂质不发生过氧化损伤具有抗炎、舒敏的作用。

(三) 生物合成制剂

透明质酸、胶原蛋白等是人体皮肤细胞间质中主要成分,外源性的透明质酸及胶原蛋白可通过生物合成的方式获得,具有吸收及保持水分,增加皮肤水合作用,修复皮肤屏障起到舒敏作用。

三、临床应用

舒敏类医学护肤品主要用于面部皮炎,如:敏感性皮肤、化妆品皮炎、日光性皮炎、激素依赖性皮炎、玫瑰痤疮等皮肤病及皮肤问题的日常护理。应依据不同皮肤类型选择合适的舒敏类医学护肤品。

1. 清洁剂 面部皮炎对外环境的耐受性降低,应尽量选用无泡无皂基的配方。

2. 舒敏保湿面膜 面部急性皮炎患者,在清洁后可外敷具有舒敏、保湿功效的面膜,可降低局部皮温、补充水分,修复表皮屏障功能,从而达到有效缓解敏感刺激症状。

3. 舒敏保湿面乳(霜) 依据皮肤类型不同,干性敏感性皮肤可选择具有舒缓、抗过敏活性原料的保湿霜,剂型以乳剂、霜剂为佳。油性敏感性皮肤可选择具有舒缓、抗过敏活性原料的保湿乳或凝胶剂。

4. 防晒剂 可分为防晒乳液及防晒霜,由于皮肤屏障受累,往往对紫外线不耐受,外出时需使用中或高倍数的防晒产品,但应选用具有舒敏功效的防晒剂。

(朱丽萍 何黎)

第三节 保湿、修复皮肤屏障类

一、概述

保湿、修复皮肤屏障类医学护肤品是指能够增加表皮含水量,减低经皮失水值(TEWL),帮助皮肤屏障功能恢复,减轻皮肤干燥、脱屑的一类护肤品。其功能不单纯是改善皮肤干燥,对于许多慢性皮肤病如特应性皮炎、银屑病等也有辅助治疗的作用;保湿护肤品还可以与糖皮质激素或光疗联合使用,减少这些治疗引起的不良反应,重建受损的皮肤屏障功能。

二、分类及活性成分

保湿类医学护肤品按剂型可分为：保湿洗面奶、保湿化妆水、保湿精华、保湿凝露、保湿凝胶、保湿啫喱、保湿乳液、保湿乳霜及保湿面膜。

根据医学护肤品活性成分的保湿作用机制不同，可分为如下几类：

（一）吸湿剂

医学护肤品中的吸湿剂能从外界环境和皮肤深层吸收水分，并将水分保存于角质层中，在角质层中形成水梯度样分布。常用的活性成分包括尿素、尿囊素、甘油、蜂蜜、山梨醇、丙二醇等。

（二）封闭剂

能在皮肤表面形成疏水性的惰性油膜，阻止或延缓水分通过皮肤流失，减低 TEWL，并促进皮肤深层扩散而来的水分与角质层进一步水合。可以分为生物脂质和非生物脂质两大类：①生物脂质又称为表皮脂质类似物，是指表皮角质层脂质的组分，其保湿作用一方面通过外源封包作用，另一方面可以穿过角质层进入颗粒层细胞的高尔基复合体中，与内源的脂质成分一起参与板层小体合成脂质，补充皮肤屏障中的细胞间脂质成分及含量。②非生物脂质是最常用的封包剂，它们不能穿透角质层，仅填充在角质细胞间。形成一个疏水的非双层脂质结构替代原来的脂质双分子层，减少 TEWL。常用的活性成分包括凡士林、矿物油、羊毛脂、神经酰胺、亚油酸、硅树脂衍生物、白液体石蜡及甘油三酯等。

（三）润肤剂

能填充在皮肤角质细胞间隙内，可使皮肤表面纹理更加光滑，但对 TEWL 的改善不明显。进一步可分为保护性润肤剂（如二丙基二油酸）、干性润肤剂（如异丙基棕榈酸盐）、去脂性润肤（如蓖麻油、霍霍巴油）和收敛性润肤剂（如聚二甲基硅氧烷）。

（四）与水结合的生物大分子物质

是指能与游离水结合形成三维网状结构，使游离水变为结合水而不易蒸发散失，并增强皮肤的弹性和支撑度。常见的活性成分包括透明质酸、胶原蛋白、弹性蛋白、甲壳质以及一些天然生物大分子物质。

（五）植物活性成分

植物活性成分如青刺果油通过刺激角质形成细胞分泌神经酰胺并提高酸性神经酰胺酶表达，起到主动修复皮肤屏障的功效。

三、临床应用

保湿类医学护肤品作为外用产品效力持续时间比较短，效果会随着角质细胞正常的脱落而消失。因此保湿护肤品的保湿效果是建立在每天重复使用的基础上。每天 2 次，连续使用 1 周保湿护肤品，即使停止使用 7 天后仍有效果。因此长期坚持使用保湿护肤品对于恢复皮肤屏障功能，缓解皮肤干燥、脱屑和瘙痒等症状有效。

保湿类医学护肤品中，化妆水、精华液、凝露、凝胶、啫喱及面膜更注重补充水分，保湿乳液及乳霜同时注重补充皮肤脂质及水分。对于油性及伴有脂溢性皮炎的皮肤，应尽量避免使用含有封闭作用的油性原料。对干性皮肤及炎症修复期干燥脱屑的皮肤（如湿疹、银屑病），可以选择含有较高油性原料的产品。

保湿类医学护肤品在皮肤科应用广泛，主要推荐应用于如下皮肤病：特应性皮炎、银屑病、鱼鳞病、红皮病、黄褐斑、光线性皮肤病。

（郑跃　赖维）

第四节　清　痘　类

一、概述

痤疮的发生与皮脂分泌过多、毛囊皮脂腺开口处过度角化有关。控油清痘类护肤品在痤疮的预防和辅助治疗上有着不可忽视的作用。

二、活性成分

（一）表面活性剂

控油和抗痤疮的化妆品中添加表面活性剂,能去除皮肤表面多余的油脂,但长期使用可能造成皮肤屏障功能的损坏。

（二）皮脂抑制剂

硫黄具有杀灭螨虫、细菌、真菌的作用,并能去除皮肤表面多余的油脂,溶解角栓,同时具有抗炎作用。锌元素可通过杀菌作用从而减少皮脂被分解为脂肪酸,并有延缓表皮细胞角化的作用。B族维生素是维持人体正常功能与代谢活动的水溶性维生素。其中有些与皮脂分泌和痤疮的关系密切,见表24-4-1。

表 24-4-1　与皮脂关系密切的 B 族维生素

种类	别名或转化物	作　用
维生素 B$_6$	吡多素三棕榈酸酯	抗粉刺、减少油脂分泌
维生素 H	生物素	改善皮肤新陈代谢,预防脂溢性皮炎和痤疮
维生素 B$_3$	维生素 PP、烟酸、烟酰胺	增强角质剥脱而不降低皮肤 pH;降低光敏性

大豆异黄酮具有调节血脂、降血压、抗氧化、抑制金黄色葡萄球菌等作用。此外,还是一类天然的选择性雌激素受体调节剂,可用于青春期后女性痤疮的治疗。丹参酮为丹参提取物,可通过直接抑制皮脂腺细胞的增殖、脂质合成或间接下调皮脂腺细胞雄激素受体 mRNA 的表达而具有抗皮脂腺活性的作用。绣线菊提取物可抑制 5α-还原酶(雄激素酶)的活性,抑制皮脂腺的分泌活动,还含有抑菌成分,能够抑制与痤疮相关的细菌。

（三）角质溶解成分

维 A 酸属强效的角质溶解剂,由于其刺激性和动物实验致畸作用,各国都禁用于化妆品。在化妆品中使用的是维 A 酸的前体-视黄醛和视黄醇。两者可直接结合相应受体发挥作用,也可以转化为维 A 酸而发挥生物活性,且耐受性较维 A 酸好。

α-羟酸又称为果酸,可松解堆积在皮脂腺开口处的角质形成细胞,纠正毛囊上皮角化异常,使皮脂腺分泌物排泄通畅,抑制粉刺形成。水杨酸是 β-羟酸的一种,通过抑制花生四烯酸途径发挥抗炎作用,更适合敏感皮肤使用,多与 α-羟酸或其他添加剂复配。它具有溶解粉刺、角质剥脱和抗炎作用,常作清洁剂和收敛剂使用。

尿素又称碳酰胺,是角质层中的天然保湿因子的主要成分。高浓度时有角质溶解及抗菌作用。

白柳皮提取物主要含鞣酸和类黄酮,具有消炎、退热和促使角质层脱落的活性。所含有的水杨苷是水杨酸的前身。木瓜蛋白酶是一类疏基蛋白酶,与羟酸、水杨酸等相互作用,通过对角蛋白的水解作用,促进皮肤新陈代谢,具有溶解粉刺、嫩肤、改善色斑的作用。

(四)抗菌、抗炎成分

胶原蛋白在抗炎、抗感染及加速创伤恢复等方面有较好的作用,还可提供微弱酸环境,抑制痤疮丙酸杆菌,溶解角质层,减轻皮脂腺的分泌。

迄今为止已有多种动、植物提取物被证实具有抗菌、抗炎等作用,现列举几种常见的提取物,具体见表24-4-2。

表24-4-2 与痤疮有关的常见动、植物提取物

名称	作用
重楼	乙醇提取物在体外具有明确的抑制痤疮丙酸杆菌、表皮葡萄球菌和金黄色葡萄球菌的作用
马齿苋	其提取物有消炎、抗菌的作用,增强肌肤耐受性,降低敏感度
青蒿挥发油	对痤疮丙酸杆菌、金黄色葡萄球菌、马拉色菌均有不同程度的抑制作用
丁香精油	广谱抗菌,对黑曲霉抗菌最强,对铜绿假单胞菌抗菌最弱
迷迭香精油	对铜绿假单胞菌和黑曲霉的抗菌活性较弱,对其他菌抗菌活性良好
金缕梅提取物	可有效抑制前列腺素-2、白介素-1的活性,抗炎和修复皮肤屏障
茶树油	在不影响抗炎因子分泌的同时可减少炎症细胞增殖,安全性较高
飞燕草素	很强的抗氧化和抗炎作用,抑制皮脂分泌过多引起的细菌感染
辣椒碱	促进局部微循环、拮抗组胺或P物质引起的炎症反应,抗细菌真菌
蜂胶	含大量的黄酮类和萜烯类物质,具有抗菌作用
滇重楼	其乙醇提取物对痤疮的主要致病相关菌(痤疮丙酸杆菌、表皮葡萄球菌和金黄色葡萄球菌)具有抑制作用

(五)其他成分

用于吸附油脂的粉质原料一般来源于天然矿物粉末,由于颗粒的微观内部具有无数细小的孔隙,附着在皮肤上后能吸收大量的油脂,有利于通透被皮脂堵塞的毛孔。

三、分类与使用

(一)清洁类产品

痤疮患者应注意尽量避免使用磨砂膏,否则易搓破皮疹,导致色素沉着或瘢痕。无丘疹脓疱的油性皮肤,角质容易堆积,可以定期使用磨砂膏,但一定要选择颗粒细腻、质感温和的产品,且不宜频繁使用。清洁方法见清洁类护肤品的使用。

(二)保湿类产品

避免使用含有过多油脂成分的霜剂,宜选择有很好保湿效果的溶液或微粒化的稀乳液。

（三）防晒产品

痤疮患者应该避免强烈的日晒,对于皮肤出油较多的患者可以选用水质或凝胶样的防晒产品。首选化学防晒剂。物理防晒剂如二氧化钛、氧化锌等可能会引起毛孔堵塞加重粉刺或痤疮形成,不建议选用。

（四）面膜

首选膏状或海泥面膜,能吸收皮肤表面和毛囊皮脂腺导管中的油脂成分。

（五）彩妆

不建议痤疮患者过多使用彩妆。若在某些必要场合必须使用彩妆,宜选择水包油的乳剂以避免过于油腻,粉底类产品最好含有吸油物质如白陶土、滑石粉或微粒化的多孔粉末。但请注意,痤疮患者皮损炎症期、多发期不宜使用彩妆,如需使用,则必须使用卸妆油彻底卸妆。

（李巧玲　梅蓉　李利）

第五节　祛　斑　类

一、概述

祛斑类医学护肤品是指添加熊果苷、甘草黄酮、氨甲环酸、维生素 C、绿茶、滇山茶提取物等活性美白成分,通过抑制酪氨酸酶等机制,抑制黑素转运,促进黑素排除,达到美白、祛斑、减少色素沉着的作用的一类护肤品。

二、分类及活性成分

祛斑类医学护肤品按作用机制可分为:酪氨酸酶抑制剂、抗炎剂、抗氧化剂、黑素细胞毒性剂、化学剥脱剂五类。按照剂型及用法分为美白洁面乳、美白祛斑水、美白祛斑精华、美白保湿乳液、祛斑霜及防晒霜等。

（一）按作用机制分类

1. 酪氨酸酶抑制剂　可通过抑制酪氨酸酶的活性抑制黑素合成,从而起到淡化色斑的功效。常用的有氢醌、熊果苷、壬二酸、曲酸、氨甲环酸等。山茶花提取物槲皮素等可清除角质形成层细胞内活性氧 ROS 和增强抗氧化酶活性从而达到抗氧化功效。

2. 黑素转运抑制剂　氨甲环酸可作用于内皮素 1,抑制黑素由黑素细胞向角质形成层细胞转运。

3. 抗炎剂　能抑制炎症介质的释放,从而抑制黑素细胞的活性,减少黑素合成。常用的有维 A 酸类,糖皮质激素类及甘草素等。

4. 抗氧化剂　可减弱紫外线等刺激引发的黑素细胞氧化应激反应,从而抑制黑素合成。常用的有左旋维 C、维生素 E、阿魏酸、桑树提取油、葡萄籽提取物、香桃木叶提取物等。

5. 黑素细胞毒性剂　具有细胞毒性作用,从而杀伤黑素细胞,达到抑制黑素合成的作用。常用的有寡肽、四异棕榈酸酯、脂溶性甘草提取物。

6. 化学剥脱剂　可剥脱表皮角质形成细胞,促进黑素排出。常用化学剥脱剂有羟基醋酸、水杨酸、焦枸橼酸、三氯醋酸、氨基果酸

三、祛斑类护肤品的选择与应用

祛斑类护肤品多用于黄褐斑、炎症后色素沉着、肤色暗沉等皮肤病及皮肤问题,同时,因上述皮肤病及皮肤问题多伴有皮肤干燥,因此,应在保湿、防晒的基础之上,合理选用祛斑类护肤品辅助治疗色素增加性皮肤病。

（一）清洁

可选用祛斑类护肤品中的洁面膏、洁面乳、洁面露、洁面啫喱等清洁剂,一般可依据皮肤耐受情况每周或每半个月使用一次磨砂膏或去角质膏,以去除角质,提亮肤色。

（二）保湿、恢复皮肤屏障

选用具有保湿、恢复皮肤屏障功能的保湿水、保湿乳或保湿霜剂外搽,抑制色素合成及转运。

（三）防晒

由于紫外线可诱发和加重色素沉着,因此,应选用 SPF30 倍,PA+++的防晒剂,避免皮肤进一步晒黑。

（四）美白

一般美白类护肤品常加入美白精华中,美白精华多用于面部清洁后,但要注意,某些含有维生素 C 或维 A 酸类的精华液多有一定的刺激性,因此,在外用这些类型的精华液后应注意保湿。同时,因在晚上 10 点左右皮肤新陈代谢活跃,因此,精华液多在晚上使用。

（朱丽萍　何黎）

第六节　抗老化类

一、概述

皮肤老化早期出现的细小皱纹可通过外用祛斑类及保湿类护肤品消除,但到后期所出现的重力型皱纹以及运动型皱纹则很难通过护肤品消除。因此,抗老化类护肤品最主要用于去除皮肤老化所产生的细小皱纹和皮肤松弛,减缓皮肤老化进程,且该类护肤品单纯使用几次是没有显著效果,需要长期使用才能达到预防皮肤老化的目的。

二、抗老化类产品活性成分和分类

按其作用机制,主要可以分为如下几类:

（一）抗氧化成分（antioxidants）

1. 辅酶素 Q10　又称泛醌(ubiquinone),是广泛存在于动植物细胞内线粒体内膜上的一种成分,可以刺激线粒体产生能量,具有活化细胞、抗氧化功能,可以降低皮肤细胞组织受到自由基的损伤,维持细胞膜的完整和稳定,从而延缓皮肤老化。Q10 与维生素 C、E 合并使用,会产生更强的抗氧化作用。

2. 维生素类

（1）维生素 C(vitamin C):含高浓度维生素 C 的霜剂外用可以对皮肤有显著改善,包括细小皱纹,触感粗糙等,但其最大挑战是如何保持产品稳定性和足够的渗透性。

（2）维生素 E(vitamin E):研究显示面部局部外用 5% 浓度的维生素 E 的可以改善眶

周皱纹并减少 UV 后炎症损伤。

3. **植物性抗氧化剂**　自然界有丰富的植物具有良好的抗氧化性,是天然的抗氧化剂。如芦丁、千日菊、咖啡黄葵、植物激动素、绿茶酚、水飞蓟素、黄芩苷、三七醇提取物等。研究发现三七醇提取物对体外氧化损伤模型具有很强的抗氧化作用。此外,还有不少生物工程类和新科技的成分在抗氧化上发挥作用,如超氧化物歧化酶 SOD、谷胱甘肽过氧化物酶 GTP、金属硫蛋白 MT,可以调节体内氧化代谢和起到延缓衰老、抗皱等生物学作用。

（二）细胞生长调节成分

1. **生长因子（growth factors,GF）**　1999 年在美国皮肤医学会上首次报道生长因子对皮肤的抗老化作用,引起了皮肤学界的广泛关注。局部外用生长因子,可能促进角质细胞的增长,促进真皮成纤维细胞和其他细胞增殖能力,在皮肤的修复和结构重建上发挥了重要的作用,减缓衰老进程,长期使用还可以增加胶原蛋白和表皮厚度。应用较多的有表皮生长因子 EGF 和成纤维细胞生长因子 FGF。

2. **果酸（alpha hydroxy acid,AHA）**　其主要效应为通过减少颗粒层以上的角质形成细胞间的黏附力,促进角质层外部的表皮脱落。局部外用 AHA 还可以改善黏多糖、胶原蛋白和弹性纤维的合成,使表皮厚度增加。低浓度果酸（<10%）可以促进老废角质的脱落;加速角质和部分上层细胞的更新速度,常用于医学护肤品,更高浓度的果酸则用于化学换肤。

3. **维生素 A 衍生物,又称视黄醇（retinoids）**　维生素 A 衍生物有去除皮肤角质、刺激新的胶原蛋白生成的功效,对抗光老化产生的皱纹、色斑、肤色加深。维生素 A 衍生物如 A 醇、A 酸、A 醛、A 酯在化妆品中广泛应用,浓度一般在 0.1% 以内。

4. **多肽（peptides）**　短链氨基酸序列,如多肽,是蛋白质的组成部分。小分子的氨基酸肽可以穿透表皮角质层到达基底层,作用于细胞,影响组织更新代谢,促进表皮细胞再生,促进真皮层胶原蛋白和弹性蛋白的合成。

5. **动植物提取物**

（1）紫松果菊提取物:具有紧致和增强肌肤自我修复的功能,可淡化细纹、紧致肌肤。如红景天、千日菊、黄芪、羊胎素等。

（2）灯盏细辛:可有效改善血管舒缩功能,抗炎、清除自由基和抗氧化功能,其抗氧化作用明显优于维生素 E,从而起到较好的抗衰老作用。

（三）提高皮肤保湿和修复屏障功能的活性成分

皮肤的干燥、屏障功能不完整,与老化的进程有密不可分关系。对抗老化,同时需要注意提高皮肤的保湿能力,和修复屏障功能。透明质酸（hyaluronic acid,HA）又称为玻尿酸,是皮肤细胞外基质的重要组成部分,帮助维持组织的弹性和水分。透明质酸的生理性功效与其分子量密切相关,一般外用于皮肤的透明质酸多选择小分子量,从而利于其透皮吸收。其他还有神经酰胺、PCA 钠、乳酸钠等保湿成分,详见保湿类章节。

（四）防晒抗紫外线辐射类成分

老化的重要原因是紫外线的损伤,要注重对于防晒的应用,预防老化的加剧。其成分按物理类防晒和化学类防晒而有所区别,分为紫外线屏蔽剂（如氧化锌、二氧化钛、白陶土等）和吸收剂（如对氨基苯甲酸、水杨酸酯类等）,请详见防晒类章节。

三、抗老化类产品分类与使用

应首选经过国家食品药品监督管理局批准上市的抗老化类医学护肤品,以保证其有效性和安全性。在保持皮肤的屏障完整性的同时,可以增加去角质的护肤步骤,以达到提亮肤色的作用。抗老化护肤品中的精华、眼霜等抗老化活性成分浓度较高,敏感皮肤在使用时应注意先少量使用,预防过敏。如果在使用抗老化产品的过程中出现了皮肤不适或者发红、脱皮等反应,需要停用并及时就医,以免造成更大的不适。抗老化类医学护肤品需长期使用才能达到其功效,但对于一些动态皱纹、重力性皱纹等是无法通过抗老化医学护肤品缓解,需要选择其他抗老化方式,如注射美容、激光治疗等。

(吉喆 何黎)

第七节 防 晒 类

一、概述

现代防晒化妆品的发展和大气环境中紫外辐射的增加以及人们对紫外辐射有害影响的深入认识密切相关,随着紫外辐射引起的多种光生物学效应被人类逐渐认识,为满足人们对防晒用品的迫切需求,防晒化妆品市场迅速发展,各种各样的剂型和品种应运而生。就产品的防晒效果来看,防晒化妆品的性能也逐渐提高。防晒化妆品的剂型变得多种多样,如防晒油、防晒凝胶、防晒棒、防晒粉底、防晒口红唇膏等。

二、防晒类医学护肤品的功效成分

防晒机制基于产品配方中所含的防晒功效成分,即防晒剂,作为防晒制品的核心原料,从作用机制上看来,可大致分为紫外线吸收剂、紫外线屏蔽剂和各种抗氧化或抗自由基的活性物质,现分别简述如下。

(一)化学性紫外线吸收剂

又称有机防晒剂。这类物质可选择性吸收紫外线紫外辐射的光子,转化成其分子的振动能或热能,从而起到防晒作用。到目前为止,国际上已经研究开发的有机防晒剂有 60 多种,但出于安全性考虑,各国对紫外线吸收剂的使用有严格限制。如美国 FDA 1993 年批准使用的防晒剂有 16 种,欧盟 2015 年版化妆品规程中允许使用的防晒剂清单有 27 种,中国2015 年版化妆品卫生规范中等同采用了欧盟规定使用的防晒剂清单,即 27 种防晒剂(详见2015 版化妆品安全技术规范)。UVB 吸收剂,如:对氨基苯甲酸(PABA)及其酯类以及同系物、水杨酸酯类、甲氧基肉桂酸酯类、樟脑系列等;UVA 吸收剂,如:邻氨基苯甲酸酯类、甲烷衍生物等;UVA 及 IVB 吸收剂,如:二苯酮及其衍生物等。具有关统计使用频率最高的防晒剂有:甲氧基肉桂酸辛酯、二苯甲酮-4、羟苯甲酮、二甲基氨基苯甲酸辛酯、水杨酸辛酯。

(二)物理性紫外线屏蔽剂

也称无机防晒剂,这类物质不吸收紫外线,但能反射、散射紫外线,用于皮肤上可起到物理屏蔽作用。如二氧化钛、氧化锌、白陶土、滑石粉、氧化铁等。其中二氧化钛和氧化锌已经被美国 FDA 及中国列为批准使用的防晒剂清单之中。

(三)抵御紫外辐射的生物活性物质

除了上述紫外线吸收剂或屏蔽剂以外,还有多种抵御紫外辐射的生物活性物质,包括维生素一族及其衍生物如维生素 C、维生素 E、烟酰胺、β-胡萝卜素等;抗氧化酶一族如超氧化物歧化酶(SOD)、辅酶 Q、谷胱甘肽、金属硫蛋白(MT)等;植物提取物一族如芦荟、燕麦、葡萄籽萃取物等。这些物质可通过清除或减少氧活性基团中间产物从而阻断或减缓组织损伤或促进晒后修复,这是一种间接防晒作用。从防晒的终末生物学效应看来,上述各种抵御紫外辐射的活性物质应属于生物性防晒剂。

三、防晒类医学护肤品的应用

任何皮肤都需要防晒,应依据不同皮肤类型选择合适的防晒剂。

(一) 干性皮肤

春、夏季及高原地区选用 SPF>30、PA+++的防晒剂;秋冬季及平原地区可选用 SPF>15、PA++的防晒剂,一般选用的剂型为乳剂或霜剂。

(二) 油性皮肤

由于物理性防晒剂较厚重,易堵塞毛孔,因此,油性皮肤人群皮肤不敏感时,可选用化学防晒剂,当伴有皮肤敏感时,则选用物理化学防晒剂。春、夏季及高原地区选用 SPF>30、PA+++的防晒剂;秋冬季及平原地区可选用 SPF>15、PA++的防晒剂,一般选用的剂型为喷雾剂或乳剂。

(三) 敏感性皮肤

敏感性皮肤需要加强防晒,夏季、高原地区的敏感性皮肤应选用 SPF>30、PA+++的防晒剂;春、秋、冬季以及平原地区敏感性皮肤应选用 SPF>20、PA++的防晒剂。干性敏感性皮肤可选用物理或物理化学性防晒乳或防晒霜;油性敏感性皮肤由于皮肤较油腻,物理防晒剂易堵塞毛孔,因此,应选用物理化学防晒乳或防晒喷雾。但要注意,急性期时,炎症反应较重,可暂时不使用防晒剂。

（刘　玮）

第四篇

物理治疗

第二十五章

皮肤色彩与遮瑕

一、概述

遮盖疗法是指运用专业医学手段,利用色彩互补、对比色调和、淡化瑕疵的原理,在不损伤皮肤及不加重原有皮肤病的同时,遮盖各种皮肤瑕疵的方法。其对皮损本身没有治疗作用,但可给患者精神和心理上带来极大的安慰。

Lydia O'Leary 首次制成化妆粉底遮盖其鲜红斑痣,其产品 Covermark 获得专利,这是首次将遮盖产品应用于医学目的。20 世纪 60 年代后期遮盖疗法首次被介绍到美国。1985 年 Joyce Allsworth 在美国设立英国皮肤遮盖学会。目前亚洲尚未建立起类似组织。

临床上可用于太田痣、毛细血管扩张、痤疮、瘢痕等损容性皮肤病的颜色修饰,如鲜红斑痣、毛细血管扩张等红色皮损可选用青色修饰。此外,根据配方的不同分为油性配方、水性配方、无水配方或无油配方,分别适合于不同肤质的遮盖。

二、原理

遮盖疗法是利用光线吸收和反射的原理使欲遮盖部位的外观呈现与周围皮肤一致的明暗度和颜色,从而达到伪装的效果。物理性遮盖剂是利用色彩互补的原理和光线的明暗对比两种手段达到遮盖的目的。化学性遮盖液对表皮细胞中的角蛋白具有高度的亲和力,可直接与游离蛋白质氨基酸,尤其是精氨酸、甘氨酸结合而形成与正常肤色及其相似的蛋白质黑色素。该反应属于不可逆生物化学反应。生成的蛋白黑素随着表皮细胞脱落而减少,最佳维持效果是 3~4 天。

白斑修饰原理:遮盖品中加入了类似皮肤中黑色素色调的粉末,补充白斑患者皮肤中所缺失的黑色素色调,这些覆盖在白斑患处的黑色粉体,通过物理方式在光线照射下反射黄或黑褐色,从而让白斑皮肤恢复正常肤色。

青红斑修饰原理:通过互补色的光学原理,例如红斑运用了红色互补色绿色,青斑运用了青色互补色黄色,让它们通过混合后产生白色光,来达到修饰青红斑的目的,另为了达到自然妆容,运用了'滤光粉'技术,控制透射光的波长,只允许青斑互补色黄色及红斑互补色绿色透过,从而显现自然正常肤色且妆后无厚重感。

三、分类及特点

（一）物理性遮盖剂

1. 概述　是直接涂在白斑表面与皮肤颜色相似具有遮盖作用的制剂,由基质、色素和其他辅助性原料组成,基质分为油性、水性、不含油、不含水四种类型。油性基质粉底主要用于干性皮肤,为油包水制剂,可均匀遮盖白斑。具有耐水、耐磨、长效、安全的特点,不影响治疗药物的吸收。水性基质粉底用于干性至中性皮肤,稳定性较差。不含油基质用于油性皮肤。不含水基质用于化妆品美容。

2. **特性**　良好的物理遮盖剂应具有下列特征外观自然、不透明、不油腻、防水、容易使用、持续时间长、完全无异味,适用于各种皮肤类型、无不适感,非敏感性、非光敏性,不会导致粉刺。还应该适合各种种族皮肤的颜色和所有色调,对多种不同的色泽有效。物理性遮盖剂使用后见效快,但作用时间短,一般需每天使用。乳膏剂更易渗入高度浓缩的铁氧化物获得更好的遮盖效果,故大多数遮盖剂制成乳膏剂。目前较新型的遮盖剂常用粉底液,其具有遮盖效果好,不容易被吸收等优点。

3. **剂型**　主要剂型以乳膏为主,其他还包括溶液、凝胶、粉底液和振荡剂等。

4. **基础原料**　主要有各种矿物质和金属化合物如二氧化钛、含铁化合物、锌、镁化合物,云母粉,天然及有机色素等。

（二）化学性遮盖剂

1. **概述**　通过与皮肤中的蛋白质发生化学反应而产生类似于皮肤颜色的蛋白黑素的制剂。主要有 0.2% ~5% 二羟基丙酮(DHA)和植物提取液等。产生的颜色不像正常皮肤中的黑素,不具备防护紫外线的功能,故治疗后仍然需要防晒。

2. **特点**　持久长效,生成的色素可保留 2 ~7 天;耐水;耐磨;不影响外用药物使用、不影响色素恢复;使用后需经 6 ~8 小时起效;仅用于白癜风等色素减退斑;产生的颜色不具防护紫外线的功能,治疗局部的皮肤需要防晒。

四、临床应用

（一）白斑

临床上最常见的白斑是白癜风。常用的遮瑕类化妆品中含有类似于正常皮肤的蛋白黑素,根据黑白互补原理,可均匀遮盖白斑。如金妆红美颜霜,主要含有二羟基丙酮及其他护肤成分。白斑美容霜(上海复旦大学华山医院皮肤病研究所生产),采用不同颜色的粉底霜为基质加以对白斑有效的光敏性中药成分制成,每日调配外用 1 次,能同时达到遮瑕和治疗功效。一般外用数天后能显效,连续用 2 ~3 个月能达到较好遮盖效果。

（二）黑色斑

其次,在一些红斑,如面部鲜红斑痣、黑斑如黄褐斑、褐青色痣、太田痣等,遮盖剂也有很好应用,如资生堂研发的无瑕修颜粉底系列 OT,按照青黄互补的原则,且根据颜色的深浅,分为五种色号,专门针对青色、黑色斑片。

（三）红色斑

粉底系列 PS 根据红绿互补,且按照颜色的深浅,分为五个色号,专门针对红色斑,如鲜红斑痣等。这种伴随着治疗前中后的“修饰美容”达到了医疗与美容的结合,提高患者的生活质量。

（郑志忠）

第二十六章

纹　饰

一、概述

纹饰美容技术是以面部纹饰美容为主体的现代修饰方法,通过针片、机器等纹饰器械,将不同颜色的色料刺入人体皮肤组织,使色料暂时或永久的储存于人体皮肤中,以美化眉、眼、唇等人体各部位,增添容貌美。目前应用较多的是纹眉、纹眼线、纹唇等纹饰美容技术,简称"三纹术",为本节重点讲解内容。

2002 年国家卫生部发布了第 19 号令《医疗美容服务管理办法》,将纹眉等美容纹饰技术划归为"医疗美容项目",2004 年国家商务部发布了《美容美发行业管理暂行办法》明确规定"生活美容"不可为消费者提供对人体表面有创伤性、侵入性的经营性行为。以上两个《办法》对"纹饰美容技术"的认识完全一致,明确将其划为医疗美容范畴,必须在医疗机构进行。

二、纹眉术

（一）分类及发展进程

1. 按操作技术分类　纹眉术经历了纹眉、绣眉两个时期。早期的"纹眉"是使用纹身的方法做眉毛,20 世纪 70 年代开始盛行,之后由于绣眉的出现而渐渐衰退被取代。无论是色料、器械、操作手法的使用,还是所纹眉毛的自然逼真度,绣眉时期都有巨大的改善提升。民间尚有飘眉、柔眉、雕眉、植眉、雾眉、根状眉、韩式定妆眉等多种纹眉术的描述,多在两种纹眉技术上加以变化改善得名。纹眉和绣美的区别(表 26-0-1 和图 26-0-1、26-0-2)。

表 26-0-1　纹眉和绣眉的鉴别图

	纹　眉	绣　眉
盛行时期	20 世纪 70—80 年代	20 世纪 90 年代中期
使用工具	纹饰机器、硬性单针	飘眉笔、针片
使用色料	色料颗粒大,含金属离子等,遗留发蓝或泛红现象,不易被吸收清除,多为永久性存在	色料颗粒小,成分稳定不易变色,容易被吸收清除,多为半永久性存在,持续时间多在 3~5 年
操作手法	通过纹饰机快速的振动频率,锋利的单针刺入皮肤组织,大量色料沿着针尖被带入表真皮层或皮下组织,填满整个眉毛区域	使用 8~20 个针头并排排列的针片,按照眉毛的生长方向和规律,于皮表划割,将色料刺入皮肤真皮浅层

144

	纹 眉	绣 眉
优缺点	1. 眉毛呈实心片状,无真实立体感,远离人体眉毛的自然美 2. 操作时需直刺入真皮层,且操作深度不易掌握,出血较多,疼痛剧烈	1. 针尖带入皮肤内的色料排列呈线条状,线条清晰细密、仿真度高,有以假乱真的效果 2. 只限表真皮层的飘划,不伤及皮下组织,出血、疼痛等情况缓解

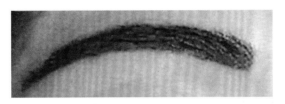

图 26-0-1 纹眉示

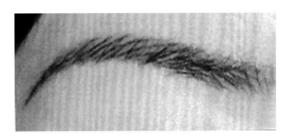

图 26-0-2 绣眉示

目前盛行一种新的纹眉操作手法,雾眉(商业圈中多称韩式半永久定妆眉),即由纹眉演变而来,摒弃过去使用的单针,改用多针在皮肤表面非常表浅的划过或点刺,仅保存少量的色料于皮肤浅表处,眉毛仍呈现实心片状,但与纹眉不同在于制造出了浓淡不同的渐变颜色,眉头色虚眉尾色实,术后如同使用眉粉化妆一般,且采用易吸收不变色的新型色料,术后维持 3~5 年(图 26-0-3)。

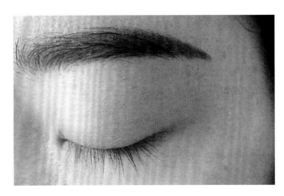

图 26-0-3 雾眉示

飘眉(图26-0-4),亦为绣眉术的演变与改善,同样使用飘眉笔、针片,不同之处在于,飘眉术将硬性针片改为软性针片,此针片在接触皮肤时,针与针间隙会扩大,如绣眉术掌握娴熟者,可尝试使用软性针片,做出更为细腻、逼真的眉毛。

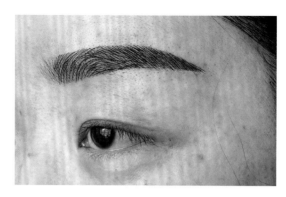

图26-0-4 飘眉示

2. 按使用色料分类 根据使用色料的不同,有永久性和半永久性纹眉术的区别。过去使用的色料多为永久性存在,颗粒大,含金属离子,不易被人体吸收,也很难被激光清除。故顾客多面临切除眉毛来清除过时眉形的局面。随着纹饰行业的发展,现在使用的色料多为半永久性(暂时性)存在,色料颗粒小,成分稳定不易变色,容易被人体吸收清除,术后持续时间多在3~5年,且大部分厂商会在色料中添加蛋白质、甘油、维生素等成分,以降低皮肤接触色料后的红肿过敏率,还可以促进术后创口修复。

(二)适应证

眉毛稀疏、散乱、色淡或残缺不全,双侧眉形不对称,外伤导致的眉毛缺损或眉中有瘢痕,由疾病引起的眉毛变白、眉毛脱落。其中绣眉呈线条状,更贴近人体毛发自然生长特点,有以假乱真的作用,适用于眉毛局部脱落缺损、眉部瘢痕、男士以及追求眉部自然的求美者。雾眉呈浓淡相宜的片状,如同眉笔化妆后,更适用于追求时尚的女性求美者。对于毛发极度稀释缺失者,可选择绣眉(线条)与雾眉同时进行。

(三)禁忌证

眉部皮肤有感染、炎症等皮损,患者有传染病、过敏体质、瘢痕体质或其他系统性疾病(糖尿病、严重血液病等),精神状态异常或精神病患者。

(四)操作步骤

1. 准备纹眉用品 纹饰机、一次性针及针帽、飘眉笔、一次性针片、色料、一次性色料杯、无菌棉布、生理盐水、酒精、眉笔、削眉刀、棉签、保鲜膜、无菌手套或指套等。

2. 眉形设计 眉形设计时可遵守面部基本比例"三庭五眼"(图26-0-5)。眉头起至鼻翼和内眼角的延长线上,眉尾位于鼻翼和外眼角的延长线上,眉头至眉尾的外三分之二处为眉峰,瞳孔正上于眉头与眉峰之间的部位为眉腰(图26-0-6)。

亦可按照求美者脸型设计。如圆形脸适宜眉毛稍短,眉峰略高,眉形不可过圆(图26-0-7);正方形(国字脸)脸适宜眉稍短,眉峰内移呈上挑,眉形圆润带弧度(图26-0-8);长方形脸适合自然弧度的一字眉或自然眉形(图26-0-9);心形脸适合眉峰内移,眉梢略短,不可过弯,以使额部显窄下巴增宽(图26-0-10);梨形脸适合眉峰上挑外移,眉梢略长而水平以增宽额部(图26-0-11);菱形脸适合水平眉,眉峰向外且眉梢长略平(图26-0-12);而标准脸形

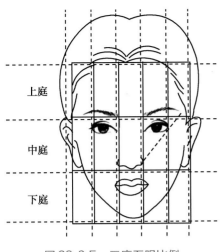

图 26-0-5　三庭五眼比例

上庭

中庭

下庭

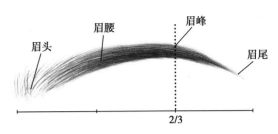

眉头　　眉腰　　眉峰　　眉尾

2/3

图 26-0-6　眉的认识

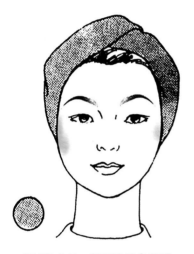

图 26-0-7　圆形脸适合眉形

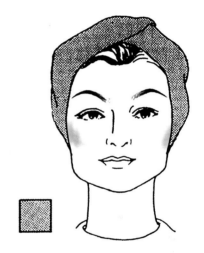

图 26-0-8　国字脸适合眉形

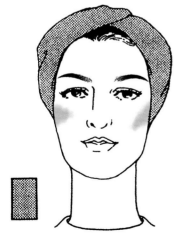

图 26-0-9　长方形脸适合眉形

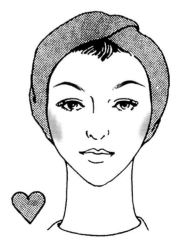

图 26-0-10　心形脸适合眉形

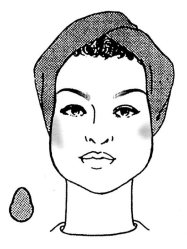

图 26-0-11　梨形脸适合眉形

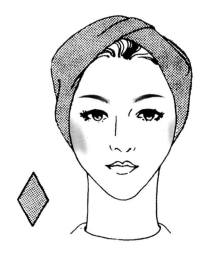

图 26-0-12　菱形脸适合眉形

（椭圆形或鹅蛋形）适宜任何眉形。

3. 术前麻醉　纹饰麻醉可使用液体麻药、膏体麻药或注射麻醉。因注射麻醉时疼痛且易导致眉形改变，只用于外用麻药无效的患者。设计好眉形后，使用定框笔或于眉形边缘走一遍空针，避免设计好的眉形边缘模糊变形，液体或膏体麻药外敷。对于操作娴熟的术者，可先麻醉，再迅速完成眉形设计及纹眉操作，免去因外敷麻药引起眉形模糊变形的烦恼。

4. 纹刺操作　行绣眉、飘眉者手持飘眉笔，于针片上蘸取少量膏状色料，按照眉毛生长方向划割出仿似眉部毛发的线条，通过针片将色料带入真皮浅层，操作出多根线条排列成完整的眉型。行雾眉者手持纹饰机蘸取少许乳状液体色料沿眉形多次重复刺入皮肤，使色料顺着针尖进入真皮浅层。纹刺时需用力均匀，深浅适中。刺入过浅，脱痂后不易留色；刺入过深，易见晕色或色料发蓝。上色过程中，需使用无菌棉布蘸取少量生理盐水，多次反复清洁术区，擦去浮色及渗出液观察留色情况。术中需严格无菌操作。

5. 纹刺完毕，观察左右眉形长短、高低、颜色是否对称协调，如有不满意处，及时纠正修整，直至和谐对称。

6. 局部外涂抗生素或生长因子药膏，嘱咐患者正确清洁护理创面。

三、纹眼线术

（一）发展与近况

纹眼线包括纹上眼线、纹下眼线。纹上眼线位于上睑睫毛根部往上加宽，从内眦部向外延伸至外眦部并微微上扬。通过眼线宽细与曲线的变化，呈现不同的美感满足求美者需求。如今求美者多崇尚双眼自然美，因此改为沿睫毛根部顺着眼睛弯曲弧度纹刺出一条细细的眼线，增加眼睛的黑白对比让睫毛看起来更丰盈，称为美睫线。于上眼线中部，瞳孔正上方加粗眼线宽度，有美化放大瞳孔的视觉效果，称为美瞳线。纹下眼线位于下睑睫毛根部，由内向外逐渐变宽。同时纹刺上下眼线会稍显刻板，因此除特别要求纹刺下眼线的求美者外，多以纹上眼线为主（图 26-0-13、26-0-14）。

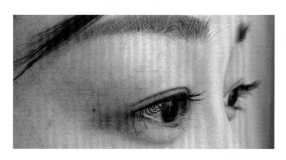

图26-0-13　纹上眼线示意图

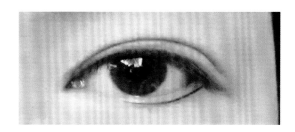

图26-0-14　纹下眼线示意图

（二）适应证

先天睫毛稀少、睑缘苍白、双眼无神、眼形不佳者；因后天疾病或手术导致睫毛脱落、瘢痕等患者。

（三）禁忌证

上睑皮肤松弛下垂，眼睑内外翻，眼球外凸，患炎症性眼疾、传染病、过敏体质、瘢痕体质或其他系统性疾病（糖尿病、严重血液病等），精神状态异常或精神病患者。单眼皮者，可先行重睑术，再行纹眼线术。

（四）操作步骤

1. 准备　纹眼线用品同纹眉术。

2. 眼线设计及麻醉。可于术前使用眼线笔描绘出术后效果，待求美者满意后再开始操作。纹眼线多选用外敷膏体麻药，液体麻药有溢入眼内引起刺激反应的风险，而注射麻醉时疼痛且易导致眼睑肿胀，故极少采用。

3. 纹刺操作。术者手持纹饰机蘸取少许色料沿睫毛根部进行纹刺，使色料顺着针尖进入真皮浅层。一般先在睫毛根部纹一条细线，视眼线设计而逐渐加宽。纹刺时需深浅适中，过浅不易留色，过深易引起出血过多、晕色、发蓝等。上色过程中，需使用无菌棉布蘸取少量生理盐水，多次反复清洁术区，擦去浮色及渗出液观察留色情况。术中需严格无菌操作。

4. 纹刺完毕，观察左右眼线长短、高低是否对称协调，如有不满意处，及时纠正修整，直至和谐对称。

5. 局部外涂抗生素或生长因子药膏，嘱咐患者正确清洁护理创面。

四、纹唇术

（一）概述

纹唇术又称漂唇术，采用纹刺的方法刺破皮肤，用唇部色料来改变唇的明暗关系勾画唇线及唇着色,以达到纠正和美化唇部的效果。分为纹唇线术、纹全唇术两种,单纯纹嘴唇轮廓线的,称为纹唇线术,纹出唇周围轮廓线后,又将整个红唇部都着色者,称为纹全唇术(图26-0-15)。嘴唇是面部最活跃的部分,一个美丽的唇型,对整个五官的美化起着非常重要的作用。

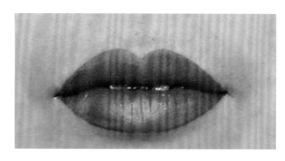

图 26-0-15　纹全唇示意图

(二) 适应证

先天唇形不理想、唇色不佳者;因外伤、手术遗留唇部瘢痕患者;欲通过纹唇术突出唇部立体感及美感者。

(三) 禁忌证

患有唇疾者,如感染性疾病、湿疹等;患有传染病、过敏体质、瘢痕体质或其他系统性疾病(糖尿病、严重血液病等);精神状态异常或精神病患者。

(四) 操作步骤

1. 准备　纹唇线用品同纹眉术。

2. 清洁　消毒口腔、唇部及周围皮肤,设计好唇形后再次消毒。纹唇术操作面积较纹眉术、纹眼线术大,术后常见细菌和病毒感染等并发症,故术中应严格无菌操作。

3. 麻醉　多选用含肾上腺素的液体麻药敷贴唇部,可有效减少操作时唇部出血量。也可使用局部浸润麻醉或神经阻滞麻醉。操作途中,不可使用含肾上腺素的麻药。

4. 纹刺操作　纹刺医师通过纹绣仪器沿设计好的唇形边缘将色料刺入皮肤,做完一遍后,用1%苯扎溴铵棉球擦去浮色,观察上色情况,然后边敷麻药边重复操作,直到求美者满意;需做全唇的,根据求美者的肤色、唇色及个人喜好调配好唇内的颜色,继续操作至全部完成。

5. 局部外涂抗生素或生长因子药膏,嘱咐患者正确清洁护理创面。

五、术后护理原则及注意事项

1. 纹刺术后脱痂前,眉眼部不可沾水,每天可正常清洁面部,但需避开眉眼局部;3天内禁忌泡澡、蒸桑拿、游泳、长时间泡在水里。需待痂皮自然脱落,以保证留色完整。

2. 术后1小时内,创面组织液渗液较多,需勤护理创口,使用生理盐水棉布清洁。每日清洁并涂抹养护用品数次,避免唇部干裂、眉眼部结痂厚重导致脱色。

3. 术后肿胀、淤青严重者可于当日冷敷,次日后热敷,促进肿胀淤青消退。

4. 纹唇术后多易伴发疱疹病毒感染,可口服或外用抗病毒药物,预防感染。

六、术后常见并发症及处理办法

（一）脱色（掉色）

术后 7 日患者结痂脱落后,眉区部分色料也会随之脱落,眉色变淡,称之为脱色或掉色。过度脱色、掉色,可导致眉部不留色或留色不均匀等现象,除与患者个体差异、护理不当有关外,跟纹刺师操作时相关的原因如下:纹刺时操作过浅,只把色料带入表皮,色料随着表皮更替脱落。操作时下针过深或过频繁,造成皮肤坏死破损严重,结痂越厚,掉色越严重。如要得到理想的留色状态,患者需严格遵守医嘱护理术区,纹刺师需熟练掌握纹刺技巧,术后 1个月补色。

（二）晕色

当纹刺师操作过深伤及真皮层丰富的血管,或操作时针体未垂直于皮面时,色料被皮下出血冲淡,或沿斜着的针面扩散至术区以外的皮下,导致原有的眉形、眼线、唇形扩张变形,颜色稀淡。为避免晕色情况,纹刺师需严格掌握纹刺技巧。

（三）感染

如因操作中忽视无菌观念,或患者术后护理不当,出现术区红肿、渗液、流脓等感染症状,需及时外用抗生素,严重者可口服或静脉给药。其中唇部尤易感染疱疹病毒,可口服阿昔洛韦等抗病毒药物预防感染。感染后的患者,术区会出现脱色和留色不均的情况,可于 1月后补色。

（四）变态反应

极少数患者可对纹刺术中材料过敏产生变态反应,出现局部瘙痒、红肿、水疱、糜烂等症状,严重者可出现全身过敏反应。可使用硼酸溶液湿敷,外用糖皮质激素软膏、抗生素软膏,全身症状严重者口服抗组胺药、糖皮质激素。

（五）眼部损伤

如因麻药入眼导致的角膜刺激征可使用玻尿酸钠滴眼液缓解。如因操作失误、飞针划伤眼部,应立即请眼科医师处理。

（六）出血、皮下淤青

凝血功能异常、经期女性应避免操作。如术中出血较多可局部压迫止血,或术前使用肾上腺素减少出血。如术后淤青明显可于当日冷敷,次日热敷促进淤肿消散。

（七）留色异常

眉眼部纹刺术后发蓝者多为操作时过深所致,应用力均匀,深浅适中,使色料停留于真皮浅层。纹唇术后发黑者,可因术中使用含肾上腺素麻药,或色料中混入眉眼部深色色料所致,因此纹唇术中禁止使用含肾上腺素麻药,色料杯、纹刺针、无菌手套只能一次性使用,眉眼操作完成后必须更换。

（黄晓凤　何黎）

第二十七章

常规物理治疗

第一节　电外科治疗

一、概述

皮肤病常规物理治疗是利用声、光、电、热和水等各种物理因子来治疗皮肤疾病的方法，其中电疗包括：电外科疗法、电解疗法、直流电及电离子透入疗法。

二、作用原理

（一）高频电外科疗法

是一组使用高频交流电作用于组织以达到去除浅表、深部组织以及切割皮肤的技术，常包括电火花/电干燥疗法、电凝法、电切除术。应用高频振荡电流产生的电火花或组织内分子快速振荡产生的高热，以达到破坏病变组织的治疗作用。

（二）电解疗法

电解疗法是利用直流电对机体电解质产生电解作用，随着电解产物蓄积到一定浓度时将对机体组织产生破坏作用的治疗方法。治疗的时候一般阴极为作用极，电解出 NaOH，可利用其强腐蚀作用而达到破坏组织的目的。

（三）直流电疗法

直流电疗法是通过直流电作用于组织引起一系列的生物效应而达到治疗目的。利用直流电的电场作用将带有电荷的药物导入皮肤，并可利用电泳作用将非电离性药物导入皮肤。直流电引起的生物学效应比较复杂，包括：

1. 电离子运动组织内的离子在电场的作用下发生移动，阴极聚集 K^+、Na^+，组织处于兴奋状态，阳极聚集 Ca^{2+}、Mg^{2+}，发挥着镇静作用；
2. 改变细胞膜通透性；
3. 扩张血管；
4. 电渗和电泳。

三、适应证

（一）电火花/电干燥疗法

常用于浅表皮损切除，包括软纤维瘤、脂溢性角化病、光化性角化病、扁平疣、寻常疣、色素痣等。

（二）电凝法

常用于深部皮损切除以及外科止血,适应证包括较大的血管瘤、基底细胞癌、鳞状细胞癌、Bowen病、嵌趾甲基质切除术、皮脂腺增生等。

（三）电切除术

适用于治疗大的皮肤肿瘤、刮除术后的皮肤整形、皮片和皮肤移植后的瘢痕整形以及肥大性酒渣鼻整形等方面。

（四）电解疗法

适应证虽已逐渐减少,但仍常用于去除色素痣、蜘蛛痣、脱毛等,尤其适用于口唇及眼睑等处的小皮损。

（五）直流电

适用于手足多汗症、局限性硬皮病、慢性溃疡、皮肤瘙痒症、增生性瘢痕以及作为电离子透入疗法促进药物头皮吸收等。

四、禁忌证

电外科疗法没有绝对禁忌证,但在治疗安装有起搏器和埋藏式心脏复律除颤器的患者时必须特别小心。直流电及电离子透入疗法禁用于心律失常或带有心脏起搏器的患者。电外科疗法术前消毒应使用不含酒精的清洁剂清洁,酒精可能在电外科术中被点燃,故应避免使用或在彻底干燥后再使用。

五、术前准备

术前签订知情同意书,进行常规消毒。

六、治疗选择及手术技巧

（一）电外科疗法

1. 电火花/电干燥疗法　皮肤科常选用针状单极电极治疗,治疗的作用深度较表浅,有轻度止血作用。治疗过程中若出现焦痂,应刮除焦痂后再行治疗,直至皮损完全清除。

2. 电凝法　是利用高频电流在组织内产生热能使组织蛋白凝固但不产生炭化,从而达到治疗目的。小而表浅的皮损使用单极治疗,对于范围较大较深的皮损可采用双极治疗。

3. 电切除术　使用双端方式,利用轻度衰减电流。

（二）电解疗法

治疗时,常规消毒后,将针状电极（阴极）从一侧插入皮损内,逐渐将输出电流行病调查至 0.5~1.0mA,当阴极处出现气泡及白色黏稠液体后调小电流,拔出电极并从另一侧插入皮损,反复上述操作直至皮损完全销毁。

七、治疗步骤及注意事项

（一）电火花/电干燥疗法

电火花治疗时电极接近皮损后,电热作用导致组织脱水、干燥,从而将病变组织破坏。电干燥治疗是将电极接触或插入皮损,通过产生高热使组织脱水、干燥、炭化。两者治疗均有火花产生,在实际治疗中两种治疗形式是同时并存的。

（二）电凝法

单极治疗仅使作用在电极周围组织使其发生凝固,治疗时将作用电极接触或插入病变组织,非作用极则隔着衣服固定于躯干或四肢。双极治疗时,将两个电极插于皮损的相对边缘,凝固范围限于两极间。

（三）电切除术

相对于手术切割术其优点是在切割的同时也达到了止血效果,但直径超过2mm的大血管在切割结束后尚需进行额外的点状电凝术。

八、术后处理

电外科疗法术后的护理包括标准术后伤口管理,同时外用抗生素凝胶和(或)使用半封闭敷料。

九、并发症及其处理

电外科疗法并发症包括迟发性出血、瘢痕形成、色素减退等。直流电及电离子透入疗法常见的不良反应包括局部红斑、灼伤、灼痛、皮肤干燥、瘙痒等。

第二节　微波治疗

一、概述

微波是指频率300~3000MHz的电磁波,其在治疗中具备止血作用良好、无烟尘形成的优点,临床应用广泛。

二、作用原理

微波治疗是使用波长1~1000mm,频率300~3000MHz电磁波的热效应来破坏组织而达到治疗疾病目的。

三、适应证

微波疗法适用于蜘蛛痣、毛细血管扩张症、化脓性肉芽肿等血管性病变,也可适用于病毒疣、色素痣、皮肤肿瘤等各种赘生物,还适用于腋臭治疗。

四、禁忌证

没有特别的治疗禁忌证,但禁用于有瘢痕体质的人群。

五、术前准备

皮损处碘伏消毒后,予以利多卡因局部麻醉。

六、手术方法及技巧

微波疗法治疗方式包括:接触式凝固、针刺式凝固、微波刀方式,可根据皮损的部位和形态,选用不同的功率,对病变组织进行凝固或切割。

微波的穿透性较二氧化碳激光深,因不形成炭化,所以操作者应根据治疗部位组织颜色的变化程度和范围判断治疗的深度和广度,过浅影响疗效,过深易导致瘢痕形成。

七、术后处理

治疗后伤口局部保持干燥,避免接触水、过度出汗等。

八、并发症及处理

极少数患者治疗后留有轻微瘢痕,一般不需要特殊处理。

第三节　皮肤浅层 X 线

一、概述

局部浅层 X 线治疗是放射治疗学中患者接受辐射剂量最小,作用深度最为表浅,副作用最少的一种安全有效的治疗技术。

二、作用原理

X 线对组织的作用随着剂量的不同而发生相应的变化,低剂量照射对正常组织几乎不产生影响,但可杀伤对 X 线敏感的增生快、分化程度低的病变组织。X 线对皮肤组织的作用包括:①抑制、破坏增生快分化程度低的病变组织或细胞;②促使血管内皮细胞肿胀、变性、坏死,致使管腔狭窄、血栓形成;③抑制角质形成细胞、皮肤附属器细胞增生;④降低皮肤反应性,调节神经末梢兴奋性。

三、适应证

临床上常用于以下皮肤疾病的治疗:
(一) 恶性皮肤疾病
基底细胞癌、鳞状细胞癌、蕈样肉芽肿、乳房外湿疹样癌、鲍恩病等。
(二) 良性皮肤疾病
皮肤血管瘤、瘢痕疙瘩、增生性瘢痕、寻常疣、掌跖疣、化脓性汗腺炎等。

四、禁忌证

拟治疗部位曾经接受核素等其他放射治疗的患者原则上不考虑再行浅层 X 线治疗;腮腺、胸腺、甲状腺、睾丸等腺体组织对放射线敏感,应尽量避免照射。

五、术前准备

治疗前应详细询问既往病史及治疗史,特别是原皮损处的放射史。
1. 治疗前明确疾病是否是放射治疗的适应证;
2. 治疗前详细询问既往病情及治疗史,明确是否可行浅层 X 线治疗;
3. 根据病变的部位、范围、深浅等选取照射野大小、管电压、单次照射剂量、总照射剂量以及照射间隔时间等。

六、手术方法及技巧

（一）恶性皮肤疾病

1. **基底细胞癌及鳞状细胞癌**　①适用于发生在眼睑、鼻翼、口唇等特殊部位的损害或年龄大、身体弱，不能耐受手术的患者；②肿瘤周围 0.5～1cm 正常皮肤应包括于照射范围内；③选用与肿瘤深度相当的组织半价层（"组织半价层"是指吸收 X 线表面量 50% 所需皮肤组织的厚度）；④每次 2～3Gy，每日治疗一次，总剂量 40～60Gy。

2. **蕈样肉芽肿**　①对较深在的浸润性斑块及肿瘤性损害疗效较好；②每次 1～2Gy，隔日 1 次，总量 10～20Gy。

（二）良性皮肤疾病

1. **皮肤血管瘤**　①适应于进展期毛细血管瘤、海绵状血管瘤及混合性血管瘤；②每次 1～2Gy，每周 1～2 次，总剂量 6～8Gy。

2. **瘢痕疙瘩和增殖性瘢痕**　①外科手术后 24～48h 采用浅层 X 线治疗；②手术切除联合浅层 X 线治疗仍有约 30% 的复发率；③总照射剂量应控制在 15～20Gy。

七、术后处理

X 线治疗后皮损消退的速度较缓慢，不要因此急于改用或加用其他疗法。治疗后需要长期注意对局部的保护，尽量避免日晒、温热、机械性和化学性刺激；如在照射部位出现溃疡和明显的角化，应密切随访有无恶变可能。

八、并发症及其处理

（一）急性放射性皮炎

常发生于短时间内一次或多次接受大剂量放射线，表现为照射部位出现水肿性红斑、水疱、糜烂、溃疡等，糜烂或溃疡面愈合后可留有色素沉着、色素脱失、毛细血管扩张、皮肤萎缩等。潜伏期长短不一，一般 1～3 周。

（二）慢性放射性皮炎

常发生于长期、反复小剂量放射线照射治疗后，表现为皮肤干燥、粗糙、细薄、皲裂，毛发脱落，甲脱落等，少数严重患者的皮疹可出现放射性角化病或可继发恶性肿瘤。上述不良反应潜伏期自数月至数年不等。

第四节　病毒疣刮除术

病毒疣刮除术是利用刮匙等器械将病毒疣刮除的治疗方法，也是门诊中最为常用的一种治疗技术。适用于传染性软疣、体积较小的寻常疣等。但是禁用于局部感染者，如有局部感染，需抗感染治疗，待炎症消退后再行刮除术。

由于皮损小而表浅，进行刮疣术时一般不需要局部麻醉。治疗时候根据皮损大小选择不同直径不同型号的刮匙，常规消毒后，左手示指及拇指绷紧皮损周围皮肤，右手持已消毒刮匙靠近疣体底部迅速并适当用力刮除皮损，随即局部压迫止血。术后创面应保持干燥，可外用碘伏等预防感染。由于部分疣体处于潜伏期，部分患者一次治疗并不能痊愈，需接受数次治疗。

第五节 冷冻治疗

冷冻疗法(cryotherapy)是利用制冷剂产生低温在短时间内使组织温度大辐度地下降,使病变组织坏死或诱发系列生物效应,以达到治疗的目的。

一、治疗原理

组织坏死作用低温可通过以下几个方面引起组织坏死:

1. 机械损伤　低温可致组织细胞内外水分形成冰晶,从而导致机械性或致死性损伤。

2. 细胞中毒　细胞内外冰晶形成,可使组织内电解质浓度升高和(或)酸碱度发生变化,导致细胞中毒死亡。

3. 细胞膜类脂蛋白复合物变性　低温可致细胞生物膜结构破坏,通透性增加,选择性改变,从而导致细胞代谢障碍、破裂,甚至死亡。

4. 血液循环障碍　低温引起血管收缩,血流减慢,并致血管内皮肿胀、坏死,血栓形成,最终使组织、细胞缺血性坏死。

二、适应证

1. 各类疣　扁平疣、寻常疣、跖疣、传染性软疣、尖锐湿疣等;

2. 皮肤良性赘生性损害　如脂溢性角化症、疣状痣、毛发上皮瘤、结节性硬化、汗孔角化症等;

3. 炎症性增生性疾病　如结节性痒疹、疥疮结节、肥厚性扁平苔藓、湿疹等;

4. 色素性疾病　雀斑、老年性黑子、色素痣等;

5. 其他　如鸡眼、斑秃、硬化性萎缩性苔藓、结节病等;

6. 皮肤肿瘤和癌前病变　如鲍温病、光线性角化、基底细胞癌、鳞状细胞癌和 Kaposi 肉瘤等。

三、禁忌证

1. 严重的寒冷性荨麻疹患者;

2. 冷球蛋白血症、冷纤维蛋白血症、雷诺病;

3. 年老体弱或患有严重心血管病者;

4. 对寒冷耐受较差者;

5. 瘢痕体质者。

四、术前准备

术前交代患者冷冻可能会有些疼痛,可能会出现的并发症及其处理办法,签署知情同意书。

五、手术方法选择及技巧

皮肤被液氮冷冻后表面结成一层冰霜,然后再自然融冻,冰霜消融,为一次冻融周期。多次冻融较一次冻融具有更大的破坏作用,加深冷冻的深度。液氮接触组织处的温度最低,由此向边缘温度逐渐升高。冷冻治疗一般以病变组织变白,皮肤表面出现冰霜即可。不同的部位、不同的皮损所需要的时间和强度不同。

1. 棉签法 该法是最简便、最常用的方法,根据皮损的大小,具体操作方法如下:

(1) 根据皮肤病变的大小,选择相应大小的棉签。

(2) 在液氮容器内饱蘸液氮,迅速置于病变上数秒钟,并施加一定压力。

(3) 重复前两个步骤数次,达到皮损表面由苍白变暗、轻度水肿、周围轻度红晕为止。

(4) 棉签法作用范围较浅,仅 1.5mm 左右,适用于小的浅表皮损。如需加大冷冻深度,可根据情况增加冻融次数。注意棉签专人专用,避免交叉感染。

2. 接触法 可分为封闭式接触治疗和浸冷式冷刀法。

(1) 封闭式接触治疗:冷冻时需要特制的冷冻治疗仪。液氮由储存罐内通过导管喷于治疗头上使之冷却达到治疗所需的温度,然后通过将治疗头放置于皮损上进行冷冻。本方法作用较深,可达 2～5mm,操作较易控制,适用于较大较深的皮损的治疗。

(2) 浸冷式冷刀:是用能储存低温的金属圆柱,一端装有各种规格的治疗刀(头),一端装有隔温手柄。应用时,将治疗刀浸入液氮中,待冷刀的温度与液氮相等时,取出冷刀套上的保护套即可进行冷冻;治疗时皮损与冷刀紧密接触,必要时冷刀应重新浸泡。此法适合范围不大的皮损治疗。

3. 喷射法 装在密闭容器中的液氮由于蒸发而产生压力,可通过容器上的喷嘴直接喷射到皮损上,以进行冷冻治疗。此法适合于面积较大、表面凹凸不平和深在损害的治疗。在喷射治疗时,应注意保护周围正常的皮损。

4. 涂布法 冷冻时可采用治疗机快速喷布或用冷冻棉签缓慢移行接触。此法适用于局限性瘙痒性皮肤病,如单纯性苔藓、结节性痒疹等。

5. 钳夹法 对于蒂状或明显突起的皮疹,可用冷冻钳治疗头深入液氮内降温后,夹住蒂部或根部进行治疗。

六、注意事项及治疗后护理

冷冻疗法的疗效受多种因素的影响。包括制冷剂、治疗方法(包括冷冻方式、冷冻时间、冻融次数等)。冷冻使组织结成冰块后,让其完全自然融解,称为一次冻融。增加冻融次数、在一定范围内延长冷冻时间、冷冻时施加一定的压力均可增加冷冻的效果,加大对组织的破坏。冷冻的侧向扩散是指组织冷冻范围超出皮损的范围。寻常疣等良性皮损,治疗范围超出皮损 2～3mm 即可,而基底细胞癌和鳞状细胞癌的治疗范围应至少超出皮损 3～5mm 或更多。临床治疗浅表的良性皮损时,一般只需 1 次冻融,而对恶性损害或较厚的皮损,则需 2～3 次以上冻融。软骨组织对冷冻不敏感,故耳廓及鼻翼处的皮损很适合采用冷冻疗法;神经纤维对低温有一定的抵抗力;黑素细胞及上皮细胞对低温敏感,冷冻易导致色素脱失。治疗时可取卧位,以免发生头晕、休克等;治疗后保持治疗部位干燥和清洁,水疱或血疱较大时可抽疱液后外用抗生素制剂预防感染;切勿强行撕脱痂皮,应让其自然脱落。

七、并发症及其处理

1. 疼痛 可有不同程度的疼痛,因人而异,多为暂时性,部分可持续数小时或数十小时。对于疼痛敏感的患者可在治疗前涂擦麻醉软膏,必要时可予以止痛药。

2. 水肿 治疗后均有一定的水肿,部分在治疗后即刻发生。在疏松部位如眼睑、唇、包皮、阴唇可导致严重水肿,在 1~2 天后可自然消退。

3. 水疱与血疱 冷冻时间及强度较大时,可产生水疱或血疱。疱小者不需特殊处理,疱大时应在无菌条件下抽取疱液。

4. 炎症后色素沉着 较常发生,冷冻后避免日晒或使用防晒产品可使其减少或色沉程度减轻。

5. 色素脱失 易发生于皮肤较黑的患者。程度较轻者可自行恢复,程度较重的可成为永久性色素脱失。对皮肤较黑者应注意治疗时间和强度。

6. 继发感染 较少见,多发生于疱破溃后,不注意保护创面而继发感染。因此在疱液抽取及处理创面时应注意无菌。

7. 瘢痕 多为柔软的萎缩性瘢痕,在冷冻时应注意治疗时间和强度。

8. 其他 极少见,如出血、感觉障碍或麻痹、系统性反应。

（陈昆 赵小忠）

第二十八章

激 光

第一节 概 述

一、概述

激光(Laser)是英文"受激辐射放大的光(light amplication by stimulated emission of radiation)"的各词首字母缩拼词,发出的光是光的能量。电磁辐射是能量的一种基本形式,兼具波和粒子的特性。一定数量的电磁能量称为光子,能够激发一个受激发状态原子并使后者释放另一个能量与激发光子相同的光子。由此产生的光子具有同样的能量和波长,且在周相(方向、时间和空间)上保持一协调。1960年,Maiman在一个闪光灯激发的红宝石晶体内观察到了受激释放的红光。1983年选择性光热作用理论的提出,以特异性皮肤结构如血管、黑素小体和毛囊为把目标的脉冲式激光开始登上历史舞台,随着激光技术的不断革新,激光在皮肤美容方面的应用日益广泛,包括软组织磨削和血管性病变、纹身、色素病变、多毛症及光老化皮肤的治疗。

激光具有区别于其他光源的几种特性(单色性、相干性、平行性和高能量)。单色性是指仅为单一波长或一个窄带波长的光释放,同时决定了辐射光的波长。相干性形容光波行进时无论方向、时间和空间都保持一致,就像一队士兵在步调一致地行进。相干性可使激光被聚焦成类似波长本身一样窄的光斑大小。平行性指的是相干性光波的特点,即使长距离发射都可保持平行特性而不发生弥散或弥散极少,从而使激光束可以传播很长的距离而没有明显的能量损失。

激光可以连续或脉冲模式传输。在连续模式中,激光器产生连续的光束。氩激光是这类激光的代表。这些激光通常具有有限的峰值功率,然而高峰值功率可通过在短时间内以脉冲方式释放激光获得。Q开关激光在非常高峰值功率水平可释放非常短的脉冲。"Q"是指能量储存在激光发射介质中的质量开关,通过后者突然改变产生短的、强的脉冲光。脉冲式激光重复频率用赫兹(Hz)表示。某些激光器可发射一系列快速的低能量脉冲,在外科手术中表现如连续式激光,这被称为准连续模式。皮肤Q开关激光器被设计用于释放10~100ns脉宽且能量密度通常在$2 \sim 10J/cm^2$范围的脉冲。这些短脉宽、高能量脉冲对选择性去除纹身和色素病变疗效明显。

二、分类

(一) Q开关激光及皮秒激光技术

Q开关激光是指经Q开关技术进行调制后,释放出高强能量密度、极短脉冲宽度(通常是纳秒级)的激光。根据波长的不同,目前 Q 开关激光有四种:倍频 Q 开关 Nd:YAG 532nm 激光、Q 开关红宝石激光、Q 开关翠绿宝石激光和 Q 开关 Nd:YAG 1064nm 激光。由于具有纳秒级的脉宽,且这些波长的激光能被黑色素颗粒较好吸收,这些激光成为表浅的和一些黑色素颗粒分布均匀的真皮色素增生性皮肤病极好的治疗手段。

(二) 紫外线及准分子激光

准分子激光(excimer laser),是脉冲气体激光,在电流通过时被激活,释放出某一波长的单色光。气体是由惰性气体和卤素混合而成,激活的惰性气体和卤素可形成卤化物。目前用于皮肤科的为 Xe-Cl 准分子激光 308nm。Xe-Cl 二聚体由惰性气体氙——最外层有 8 个电子和卤素氯——最外层有 7 个电子组成。卤素可通过接受 1 个电子与其他原子结合,该准分子仅在电流激活时以结合状态存在。

(三) 脱毛激光

永久性脱毛需破坏外毛根鞘隆起部的毛囊干细胞和(或)毛囊基底部的真皮乳头。这些非色素性靶目标远离有色毛干的黑色素基团。为了损伤非色素性靶目标,热量需由含色素部位向周围弥散。要达到这一效果,需使用光谱中红至红外波长的高能量、毫秒级脉冲穿透至真皮层深部,并被黑色素选择性吸收。红宝石、紫翠绿宝石、半导体和 Nd:YAG 激光都可用于脱毛。但由于缺乏黑色素色素基团,这些激光对金色和白色的毛发效果欠佳。

(四) 染料激光与其他血管治疗激光

直到脉冲染料激光(pulsed dye laser, PDL)技术的出现,氩激光是血管病变最早的治疗选择。488 和 514nm 波长的氩激光与血红蛋白吸收光谱相关性不是很好,并可被黑色素强烈吸收。这种情况以及它们是连续式激光的现实,治疗时可以产生周围组织的非特异性加热。其结果是治疗有很高的瘢痕形成风险。氩激光在临床工作中已不再被常规使用。

(五) 长脉宽红外线激光

红外线是阳光光谱中众多不可见光的一种,光谱上红外线的波长大于可见光部分,波长为 700nm ~ 1mm。国际照明委员会(CIE)建议将红外线区域划分为以下三个部分:红外线 A(IR-A)波长 700 ~ 1400nm、红外线 B(IR-B)波长 1400 ~ 3000nm、红外线 C(IR-C)波长 3000nm ~ 1mm。一般来说,使用者把波长 750nm 到 1400nm 部分称为近红外线(NIR),在皮肤激光医学上使用的长脉宽的红外线激光主要都集中在近红外线波段附近。

(六) 铒激光及 CO_2 激光

这两类激光以皮肤组织中的水为作用靶点,去除全层表皮和一部分真皮,从而启动创伤修复机制,刺激新胶原纤维的合成和胶原纤维的重塑,达到去除皱纹、改善皮肤纹理的效果,使皮肤显得更为年轻,这就是皮肤年轻化(rejuvenation),亦称嫩肤。多年来,CO_2 激光或铒激光全层换肤因去除较多皮肤组织,产生的损伤较大,促进胶原纤维合成的作用相应更强,因而年轻化的效果也更明显,一直被视为皮肤年轻化的"金标准"。但另一方面,较大的损伤也意味着更长的修复时间和更多的副作用,CO_2 激光或铒激光全层皮表重建术后副作用也相当常见和严重,主要包括延迟性红斑、持久性色素沉着、创伤愈合迟缓、瘢痕形成和感染,前两者在深肤色人群中尤为显著,这就使该种激光换肤的应用受到极大限制,尤其在亚洲人等肤色较深的人群中,这一方法几乎完全无法采用。为了克服 CO_2 激光或铒激光全层换肤副作用大的缺陷,同时尽可能保留其对胶原纤维合成的强刺激作用,有必要对这一技术进行改良。正是在这种背景下,点阵激光(fractional laser)技术应运而生,这种技术是基于局灶性光热作用(fractional photothermolysis),利用一些特殊的技术手段,使激光发射出很多口径细小且一致的光束,作用于皮肤后在其中产生很多大小一致、排列均匀的三维柱状热损伤带,称为微热损伤区(microscopic thermal zone,MTZ)。MTZ的直径一般在400μm以内(也有达到1.2mm的),可穿透至1300μm的深度。MTZ的直径、穿透深度取决于激光的波长、每个点阵光束(光点)的能量,对于同一种激光而言,一般每个点阵光束的能量越高,产生的MTZ直径越大,穿透越深。点阵光束排列而成的图形称为光斑,光斑的大小甚至形状根据治疗要求也是可调的。在点阵激光作用的区域内,仅有MTZ是热损伤区域,一般而其周围的皮肤组织则保持完好,在创伤修复的过程中充当活性细胞的储库,迅速迁移至MTZ完成表皮再生的过程。MTZ在整个光斑中所占比例一般不超过40%,这就保证表皮再生在24～48小时内即可完成。与经典的激光全层皮表重建相比,点阵激光损伤范围大为减少,创面愈合更快,副作用显著减轻,这一点使点阵激光进行全面部治疗成为可能,意义是非常重大的。

点阵激光的概念最早提出于2003年,Dieter Manstein和Rox Anderson于2004年首先对点阵激光的临床应用作了系统的阐述和报道,之后点阵激光的概念又得到了进一步的发展,于2007年推出了气化性点阵激光的概念。点阵激光一问世,就迅速得到了皮肤科医师的认可,其临床应用也在不断扩大,至今仍是研究的热点。

有时我们还会看到诸如打孔激光、像素激光这样一些称谓,实际上都属于点阵激光的范畴,不过不同地区、不同厂家对此类激光的命名有所不同罢了,我们阅读文献时要注意到这一点。

第二节　Q开关激光及皮秒激光

一、原理

黑色素位于黑素小体内,后者是一种0.5～1.0mm大小的细胞器。在激光治疗色素皮损时,黑素小体是激光作用的首要靶目标结构。治疗波长的选择,是建立在避免其他色素基团吸收峰的基础上。黑色素可以吸收紫外到近红外波长的光,故可用于治疗黑色素的激光选择面很广。基于黑素小体的理论性热弛豫时间,最佳的脉宽为70～250nm。因此,Q开关激光非常适合针对黑素小体治疗。当达到黑素颗粒破碎的能量阈值后,色素细胞即死亡。

使用短脉冲激光治疗纹身可使墨水颗粒破碎,选择性地造成含色素的细胞死亡,并释放色素颗粒。对于色素颗粒的去除有多种推测的机制。一些墨水通过表皮结痂去除,一些通过淋巴管排出,也有一些通过真皮细胞再吞噬去除。

二、适应证

Q开关激光及皮秒激光专门用来去除外源性纹身色素以及治疗内源性黑色素引起的皮肤疾病,不同类型的激光可治疗不同的良性色素增生性疾病。

（一）倍频Q开关Nd:YAG 532nm激光

1. 技术参数　波长为532nm,该波长是掺钕钇铝石榴石(Nd:YAG)激光(波长1064nm)

通过一个钛酰磷酸钾晶体(KTP)后获得了倍频效果而产生,所以倍频后的这种激光也称为KTP激光,在调 Q 模式下的脉宽为 5～15ns。

2. 适应证　临床上主要用于治疗表皮的色素增生性皮肤病,如雀斑、咖啡斑等,对于红色纹身亦有较好效果,且术后一般无瘢痕形成。

（二）Q 开关红宝石 694nm 激光

1. 技术参数　该激光的激光介质是蓝宝石(Al_2O_3)和铬(Cr)所形成的红宝石,波长为694nm,调 Q 模式下脉宽为 20～50ns。

2. 适应证　各种表皮及真皮色素增生性皮肤病,前者包括雀斑、咖啡斑、脂溢性角化病、雀斑样痣、Becker 痣等,后者包括太田痣、获得性太田痣样斑、纹身、异物纹身等。由于黑素对它的高吸收度,使得 Q 开关红宝石激光引起暂时性色素减退的发生率略高。

（三）Q 开关翠绿宝石 755nm 激光

1. 技术参数　该激光的激光介质是 Be Al_2O_3 和铬(Cr)所形成的翠绿宝石,波长为755nm,调 Q 模式下脉宽为 45～100ns。

2. 适应证　各种表皮及真皮色素增生性皮肤病,前者包括雀斑、咖啡斑、脂溢性角化病、雀斑样痣、Becker 痣等,后者包括太田痣、获得性太田痣样斑、纹身、异物纹身等。Q 开关翠绿宝石激光在消除绿色、黑色和紫癜样纹身时表现出比其他 Q 开关激光更高的有效性,具有无创伤治疗的理想效果,术后基本无瘢痕形成。

（四）Q 开关 Nd:YAG 1064nm 激光

1. 技术参数　该激光的激光介质是掺钕钇铝石榴石,波长为1064nm,调 Q 模式下脉宽为 5～40ns。

2. 适应证　主要治疗各种真皮色素增生性皮肤病,如太田痣、获得性太田痣样斑、黑色和深蓝纹身等,基本无瘢痕形成。

（五）皮秒激光

1. 技术参数　该激光的激光介质可为掺钕钇铝石榴石或翠绿宝石,发射的波长分别为1064nm 或 755nm,脉冲宽度为皮秒级。

2. 作用原理　光机械效应,脉冲激光也可以引起光机械效应。快速加热可引起组织迅速热膨胀而产生压力波,后者包括声波和(或)冲击波。压力波可使细胞膜破裂或渗透性增加。光机械破坏也可通过气穴作用获得。这发生于温度和压力的同时作用使水分蒸发从而导致气泡形成、膨胀和强烈塌陷时。

3. 适应证　各种表皮及真皮色素增生性皮肤病及皮肤年轻化,包括雀斑、咖啡斑、脂溢性角化病、雀斑样痣、Becker 痣、太田痣、获得性太田痣样斑、纹身、异物纹身等。

第三节　紫外线及准分子激光

一、原理

单频准分子激光与窄波 UVB 疗法和 PUVA 有所不同,在临床疗效和作用机制方面具有各自的特点。PUVA 和窄波 UVB 的比较详见表 28-3-1。单频准分子激光,即靶式 UVB(targeted UVB)与窄波 UVB 相比亦有异同之处,详见表 28-3-2。

表 28-3-1 PUVA 疗法与窄波 UVB 疗法的比较

	PUVA	窄波 UVB(narrow band UVB)
光源	320 ~ 400nm	311 ~ 313nm
光敏剂	需要光敏剂	不需要光敏剂
疗效	好	更好
副作用	少	更少
适应人群	成人适用,儿童慎用	成人、儿童均可
照射时间	长	短

表 28-3-2 窄波 UVB 与单频准分子激光(靶式 UVB)的比较

	窄波 UVB (narrow band UVB)	单频准分子激光 即靶式 UVB(targeted UVB)
光源	连续汞蒸气弧光灯 311 ~ 313nm,290 ~ 320nm	准分子光 (308±1)nm
机制	UVB 刺激色素产生细胞	除 UVB 本身的刺激作用外,激光的深入穿透使光可到达残留色素产生细胞层面,诱导 T 细胞凋亡——光与组织相互作用(light-tissue interaction)
光斑	全身或半身	2cm×2cm,36cm×14cm(512cm^2)
能量	低,50 ~ 800mJ/cm^2	高,250 ~ 4500mJ/cm^2
疗效	好	好于传统的 UVB 疗法

二、适应证

主要用于白癜风、银屑病等皮肤病的治疗。

三、禁忌证

免疫性疾病、糖尿病、结缔组织疾病等全身性疾病的人。

四、术前准备

1. 患者准备　遮盖照光周围部位的皮肤,遮盖患者眼睛。
2. 机器准备　根据患者病情调好参数。

第四节　激 光 脱 毛

一、原理

激光脱毛(表 28-4-1)是依据选择性的光热动力学原理,暂时性毛发脱失的机制是诱导毛发进入退行期,永久性毛发脱失的机制,相对而言,却是通过两种不同的途径实现的:①尽可能减少可生成毳毛的终毛;②使用20ns或更长的脉宽,是毛发因为纤维化而完全退化。值得注意的是,相较于永久性毛发脱失,暂时性的毛发脱失可通过使用较低能量和较长脉宽的激光来实现。例如,最近有报道称一种家用的810nm半导体激光源能暂时性减少有色的终毛,疗效可靠。

二、适应证

肤色浅,志愿脱毛者。

三、禁忌证

治疗局部皮肤破损或有感染者。

四、术前准备

1. 机器准备　根据顾客肤色及治疗面积选择相应系数,准备好机器;
2. 用剃刀将治疗局部毛发清除干净。

五、操作方法及技巧

表28-4-1　几种常用脱毛激光的治疗波长、次数、并发症对比

技术	IPL	长脉宽翠绿宝石激光	Nd:YAG激光	半导体激光
波长	550～1200nm	755nm	1064nm	810nm
治疗次数	3～10次	3～5次	3～5次	3～5次
皮肤损伤度	皮肤创伤概率低	皮肤创伤概率高	皮肤创伤概率,所需能力是半导体的2～3倍	皮肤创伤概率极低
并发症	很少出现	表皮(17%) 毛囊炎(13%) 色素沉着	红斑 毛囊炎 疼痛感强	仅少量客户出现皮肤微红
疗效	需要多次疗程才能达到脱毛效果,其脱毛效果略逊于激光	脱毛效果好	能量不足,无法深入毛囊,脱毛效果一般	脱毛效果显著

第五节　治疗血管激光

一、原理

氧合血红蛋白的一个吸收高峰出现于黄光谱。选择性光热作用理论提示大约1ms的脉冲宽度对于治疗鲜红斑痣小口径血管并使血管凝固是理想的。闪光灯泵浦脉冲染料激光起初设计的波长为577nm,氧合血红蛋白的黄光区吸收峰,其脉冲宽度为0.45ms。随后的改进包括增加波长至585～600nm(提高穿透深度至大约1.2mm处,但由于氧合血红蛋白吸收减少而需要更高的能量密度)和增大脉冲宽度至1.5ms或更长。配备冷冻剂喷雾的动态冷却

装置能把表皮损伤降至最小程度,允许治疗时使用较高的能量密度。尽管如此,绝大多数鲜红斑痣需要六次或更多治疗,而且有些病灶对治疗无反应。这种治疗抵抗情况的出现缘于血管位于超过 1.5mm 的真皮较深部位。众所周知,高能量密度、长脉冲的 Nd:YAG 激光在治疗血管较深的鲜红斑痣中可提供超过脉冲染料激光的改善效果;尽管 1064nm 和 585nm 波长对血管的选择性相似,Nd:YAG 激光波长穿透深得多(图 7.4)。波长在近红外范围的其他激光(例如长脉冲紫翠玉宝石、半导体激光)也被用于治疗较大、较深的血管(例如腿部静脉)。

二、适应证

1. 585nm 闪光灯泵浦脉冲染料激光　其是治疗血管病变的标准治疗,包括鲜红斑痣、血管瘤和毛细血管扩张。鉴于表皮黑色素也吸收 585nm 脉冲染料激光脉冲,治疗较深的色素性皮肤时能量密度需降低。

2. 磷酸肽钾盐(KTP)激光　波长为 532nm,其血红蛋白吸收与 585nm 波长激光几乎是同样好的。被推荐作为表浅毛细血管扩张治疗的一线选择,术后紫癜较脉冲染料激光少见。

3. 铜蒸汽或溴化亚铜激光　既能发射 511nm 绿光也能发射 578nm 黄光。由于每秒 15 000 脉冲的重复频率,其组织效应可以比得上连续式激光,故这种激光被归类为准连续模式,因其热损伤范围大,易导致瘢痕,临床已很少用于血管类疾病治疗。

三、禁忌证

治疗区域有继发感染者。

四、术前准备

1. 医疗设备的准备　治疗前要认真调试好机器,选择适当的治疗剂量;

2. 向患者介绍治疗方法和感受,以取得患者的合作;

3. 拍照,术前评估;

4. 表面麻醉。

五、操作方法及技术参数

光斑直径和能量密度分别在 5~10mm 及 4~15J/cm^2 范围内。随着光斑直径增大,更深的组织可被穿透。如果使用较大的光斑直径,能量密度更高才能获得相当的临床效果。因此,总的来说,使用最大的可用光斑直径和更高的能量效果会更好,但其相应的不良反应也会增加。

六、术后处理

1. 激光术后局部可出现紫癜、水肿、水疱,注意防感染以免产生皮肤坏死。

2. 痂脱落后避免日晒,术后 2 个月内可发生色素沉着,半年后会逐渐减退,可搽祛斑霜。

3. 避免磨面及面膜、化妆。

4. 治疗反应

(1) 鲜红斑痣颜色越淡,损害越薄,效果越好。通常重复治疗 3~12 次,间隔 2~3 个月,多数患者在 3 次治疗后可较原先损害淡化 70%~80%。

（2）毛细血管扩张、蜘蛛痣、草莓状血管瘤、静脉湖、血管角皮瘤、酒渣鼻的毛细血管扩张经过1~3次治疗均能获良好的美容效果。

七、并发症及注意事项

主要的不良反应是紫癜,后者取决于能量密度和光斑直径。紫癜是急性微血管出血、随后血栓形成及延迟性血管炎出现的结果。脉冲染料激光照射后的即刻术后紫癜对一些患者来说是一个美容问题。当脉冲宽度(照射时间)超过大约20ms时,即刻紫癜由于气穴作用和血管破裂而很少或没有。取而代之的是,治疗后血管塌陷并趋向于马上消失。然而,应该注意到延迟性紫癜仍可能由于术后几天的血管炎症期而出现,甚至在没有观察到即刻紫癜的时候。连续式和准连续式的绿色及黄色激光比脉冲染料激光的血管特异性少,但由于较长的脉冲宽度或照射时间而具有术后紫癜明显减少的优点。离散性而不是融合性毛细血管扩张患者是这类激光极好的治疗对象。

铜蒸汽或溴化亚铜激光治疗后可能出现轻微的水肿和痂皮,一周内可消退。

磷酸肽钾盐(KTP)激光最常见的不良反应是痂皮形成和水疱形成,后者比较少见。结合使用皮肤冷却装置后,这些激光很多方面都适合血管病变的治疗。

第六节 长脉宽红外线激光

一、原理

从波长和色基的吸收曲线来看(图28-6-1),在近红外线波段,随着波长的增加,黑色素的光吸收越来越少;氧合血红蛋白除了在1000nm附近有一个小吸收峰以外,随着波长的加长光吸收也越来越少;只有水分子的吸收在逐渐增加(中间有几个吸收峰)。因此,近红外激光的靶组织都是水分子。

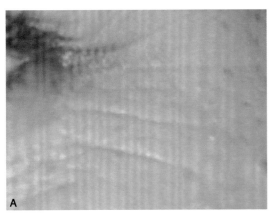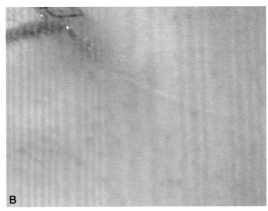

图28-6-1 治疗前后
A. 眼角皱纹治疗前;B. 3次治疗后3周

此外,从水和脂肪的吸收曲线来看,在近红外线波段,随着波长的增加,水分子的吸收在1450nm、1900nm、2940nm附近有几个吸收峰,脂肪成分(皮脂腺成分)在1200nm、1400nm、1700nm附近有几个吸收峰。

现代激光理论发现,波长1320nm的Nd:YAG激光可以被真皮水分非特异性吸收,将热能散布到激光所照射的真皮各处,可以刺激皮肤新生胶原。一般经典的脉冲持续时间一般是30~50ms,能量密度范围12~30J/cm²。

同其他例如1450nm或1540nm损伤真皮胶原蛋白的激光器一样,1320nm的Nd:YAG激光对真皮胶原产生轻度的热损伤,可触发同样的刺激胶原蛋白新生的修复机制。从理论上分析,这一波长有最深的真皮穿透力,因为在所有只被水分子吸收的可应用的红外激光器中,它的水分子吸收性是最低的。因此,1320nm波长激光的优点之一,就是其内部散射使激光的穿透深度可达至少500μm,甚至有估计可透达2mm深度的真皮。而且这种较深的穿透力不会因为血红蛋白或黑色素的吸收所阻碍,因为只有短波长的激光(比如1064nm激光)才因后两者的吸收干扰而影响穿透性。

二、适应证

结合皮肤表皮和真皮厚度,近红外线激光更多的考虑用在非剥脱的激光嫩肤和瘢痕修复,也会在皮脂腺疾案例如痤疮中使用,此外,长脉冲红外线激光在血管病变、瘢痕和脱毛等方面也有不错的疗效。

三、禁忌证

活动性感染(主要是疱疹病毒感染)、近期晒黑者(4周内)、皮肤炎症反应活跃期、治疗区有可疑恶变病灶者、严重脏器器质性疾病者、妊娠及哺乳期女性。

四、操作步骤及注意事项

CoolTouch有动态的表皮温度显示,帮助操作医生设置个性化的能量参数,在只设定单独脉冲前预冷的情况下,治疗后瞬间的表皮温度不宜超过45~46℃,也不应该出现光斑的连续性重叠,否则会有出现皮肤烫伤水疱和皮下脂肪萎缩的风险。操作过程中治疗头紧贴皮肤表面平行滑动,在治疗即刻,会有较明显的疼痛,因此可以使用表面麻醉剂后再行治疗。

五、并发症及其处理

治疗后即刻,治疗区域皮肤可出现红斑和水肿,但是一般在几小时后即刻消退,所以应在治疗后立即冰敷30分钟以上。

半导体1450nm激光:同1320nm激光。

六、适应证

1. 皮脂腺增生和痤疮瘢痕 临床发现,1450nm半导体激光对面颊部的皮脂腺增生和痤疮瘢痕的治疗十分有效。

2. 抗皱 Goldberg等对1450nm的半导体激光结合动态冷却装置与单独使用动态冷却装置的效果进行比较,22例皮肤Ⅰ~Ⅳ型、面部皱纹Ⅰ~Ⅱ级的患者参与了该研究,患者半侧面部接受结合冷却剂的1450nm激光的治疗,另半侧面部只接受冷却剂的治疗,治疗6个月后,13例患者激光照射侧皱纹减少,而只应用冷却剂的一侧则没有任何改变。

3. 活动性痤疮的治疗 由于对皮脂成分(皮脂腺)的吸收曲线在1400nm的吸收峰附

近,因此对活动性痤疮的治疗更为有效,被美国 FDA 批准治疗活动性痤疮,这个与波长 1320nm 的 Nd:YAG 激光类似。

七、禁忌证

同 Nd:YAG1320nm 激光。

八、术前准备

同 Nd:YAG1320nm 激光。

九、术后处理

术后立即冰敷至少 30 分钟。

十、并发症及其处理

并发症包括色素沉着、色素缺失和瘢痕,充分进行术前评估,治疗能量不宜过大,术后注意即刻冰敷,术后长期防晒。

长脉冲 Nd:YAG 1064nm 激光:从光谱和色基的吸收曲线来看,波长 1064nm 的 Nd:YAG 激光的色基包括黑色素、血红蛋白和水分子,激光可以通过这三种色基的靶向吸收而产生热效应,但是这三种色基对 Nd:YAG 的 1064nm 波长吸收都对较弱,因此 1064nm 激光有穿透力较深的特点。

十一、禁忌证

同 Nd:YAG 激光。

十二、术前准备

同 Nd:YAG 激光。

十三、术后处理

同 Nd:YAG 激光。

十四、并发症及其处理

同 Nd:YAG 激光。

十五、疗效评价

研究观察到,长脉冲 Nd:YAG(1064nm)激光对真皮组织有弥漫性的加热作用,如果使用正确的脉冲持续时间和能量密度,长脉冲 1064nm 激光可以通过对皮肤分子的加热而产生的热效应诱导胶原重塑,有报道使用毫秒级的脉冲可以减轻皮肤松弛和皱纹,更可以同时改善面部毛细血管的扩张(图 28-6-2)。

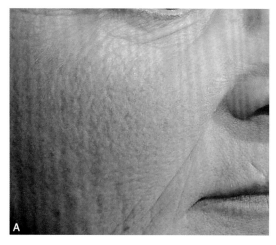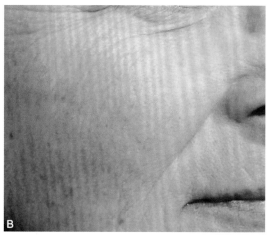

图 28-6-2　治疗前后
A. 治疗前;B. 6 次治疗后 7 周

第七节　铒激光及 CO_2 激光

一、原理

点阵激光可以有不同的波长,但都以水为作用靶基,因而可被皮肤组织中各种含水的结构(表皮、胶原纤维、血管等)所吸收,产生热效应,促使新的胶原纤维合成、胶原重塑、表皮更新,从而使皱纹减轻、肤质改善,达到皮肤年轻化的目的。不同波长对水的吸收是不同的,所以产生的热效应强度也不等,由此可将点阵激光分为两大类:非气化型(non-ablative)点阵激光和气化型(ablative)点阵激光。这两类点阵激光的临床适应证大致相同,但疗效和副作用则各有特点。

(一) 非气化型点阵激光（含 affirm 两波长治疗技术）

非气化型点阵激光主要包括以下几类:铒玻璃激光(Er:Glass,1550nm)、掺钕钇铝石榴石激光(Nd:YAG,1440nm,1320nm)、Er:Fiber 激光(1410nm),此外还包括红宝石激光(694nm)、铥纤维(thulium fiber)激光。总体而言,水对这些波长的吸收较少(与气化型点阵激光的波长相比),所以产生的 MTZ 为一柱状热变性区,角质层基本保留,真皮胶原纤维变性,但仍存在,并未产生真正的孔道(tunnel)。在这种情况下,皮肤组织受损较轻,表皮再生一般在 24 小时内即可完成。因此,非气化型点阵激光副作用小,治疗作用也相应要温和。

(二) 气化型点阵激光

气化型点阵激光主要包括以下几类:铒激光(Er:YAG 2940nm)、钇钪镓石榴石激光(YS-GG,2790m)和二氧化碳激光(10 600nm)。与非气化型点阵激光的波长相比,水对这些波长的吸收性很强,激光光束所经之处皮肤组织(包括角质层)被气化,所产生的 MTZ 为一真正的柱状孔道。由于组织中的水对 2940nm 和 2790nm 这两个波长吸收更强,故铒点阵激光和 YSGG 点阵激光的能量在皮肤浅层就被大部分吸收,其穿透就比较浅;相比之下,二氧化碳点阵激光能量被皮肤表层吸收要少,其穿透更深。此外,气化型点阵激光所产生的孔道外周还有一层热凝固带,二氧化碳点阵激光的热凝固带最宽。综合上述两点,二氧化碳点阵激光热效应也最强。与非气化型点阵激光相比,皮肤组织受损较重,表皮再生一般在 48 小时内可完成。因此,气化型点阵激光热效应明显强于非气化型点阵激光,治疗效果更好,副作用也更为显著,不过与经典的激光全层皮表重建相比还是较轻。

二、适应证

（一）非气化型点阵激光

非气化型点阵激光的临床适应证主要包括:光老化、皱纹、凹陷性瘢痕、浅表色素增生等。非气化型点阵激光的特点是副作用小、停工期短。

（1）皱纹:1550nm 的点阵激光,2~3 周治疗 1 次,4 次为一疗程。

（2）光老化:1550nm 点阵激光,1 次/月,3 次为一疗程。

（3）萎缩性瘢痕:点阵激光 1540nm 间隔 4 周,3 次为一个疗程。

（4）黄褐斑:1550nm 点阵激光,间隔 3 周,4 次为一个疗程。

（二）气化型点阵激光

气化型点阵激光临床适应证与非气化型点阵激光基本相同,主要包括:光老化及皱纹、凹陷性瘢痕、浅表色素增生等。

三、禁忌证

（一）非气化型点阵激光

非气化型点阵激光的禁忌证主要包括:活动性感染（主要是疱疹病毒感染）、近期晒黑者（4 周内）、皮肤炎症反应活跃期、治疗区有可疑恶变病灶者、严重脏器器质性疾病者、妊娠及哺乳期女性。对于治疗前（尤其是 1 个月内）服用过维 A 酸类药物者,是否应纳入禁忌证,目前尚有不同意见,对于这些患者的治疗应采取慎重态度。

（二）气化型点阵激光

与非气化型点阵激光基本相同。

四、术前准备

（一）非气化型点阵激光

1. 术前常规敷麻药,对治疗局部进行消毒;

2. 机器准备根据皮损调节参数。

（二）气化型点阵激光

与非气化型点阵激光相同。

五、术后处理

（一）非气化型点阵激光

术后即刻冰敷。

（二）气化型点阵激光

与非气化型点阵激光相同。

六、并发症及其处理

（一）非气化型点阵激光

1. 激光术后局部可出现水肿,注意预防感染。

2. 痂脱落后避免日晒,术后 2 个月内可发生色素沉着,半年后会逐渐减退,可搽祛斑霜。

3. 避免磨面、面膜及化妆。

（二）气化型点阵激光

与非气化型点阵激光基本相同。

七、疗效评价

不同类型激光疗效的比较,目前尚无系统研究比较不同类型气化型点阵激光的疗效。从理论上分析,二氧化碳点阵激光产生的热效应最强,可能效果更好,当然副作用相应也会更大。铒点阵激光与 YSGG 点阵激光疗效大致相当。

（卢　忠）

第二十九章

强 脉 冲 光

第一节 概 述

一、原理

强脉冲光,简称强光,又称光子,是一种由高能氙气闪光灯在数万伏高压作用下释放的多色性脉冲光源。强脉冲光由非相干性、不平行的宽谱光组成,波长通常为 400～1200nm,因此并不是严格意义上的激光。光子主要用于治疗皮肤老化,除此以外,它也广泛用于治疗各种色素性皮肤病、血管性皮肤病、多毛症甚至炎症性皮肤病(如痤疮和酒渣鼻等)。联合光敏剂(如 5 氨基酮戊酸等)的强脉冲光-光动力疗法(photodynamic therapy, PDT)亦成为治疗光老化和重度痤疮的有效手段。

与激光一样,强脉冲光的作用机制也基于选择性光热作用(selective photothermalysis)原理。皮肤中存在黑素、血红蛋白和水等多种靶色基。不同靶色基的对光吸收水平不同:黑素在 290～1200nm 范围内随波长增加而对光吸收减少;血红蛋白有 418nm、542nm 和 577nm 三个吸收峰值;水的吸收光谱主要在近红外波段。强脉冲光作为一种宽谱光,其波长范围基本覆盖了上述靶色基的主要吸收峰,因此通过滤光片选择更易被靶色基吸收的波长,并通过调整脉宽使其短于靶色基的热弛豫时间,在足够的能量作用下,同时配合合理的脉冲间隔和同步冷却,就能够有效而安全地破坏皮损,达到美容治疗的目的。强脉冲光与激光相比,主要不同之处在于:激光是一种单色性、相干性光源,因此对单一靶色基的选择性高,破坏力强;而强脉冲光是一种多色性、非相干性光源,对单一靶色基的破坏力较激光弱,但能同时针对色素、血管和水等多种靶色基进行治疗,因此对于复杂皮损更具优势。

强脉冲光的发展已有二十余年的历史,随着光子技术的不断进步,不同设备厂商推出了超过 30 种强脉冲光系统,多数均具备多子脉冲模式、均匀脉冲、多滤光片组合、同步冷却、大治疗手具和高能量输出等特点。为了达到最佳疗效和降低不良反应,掌握滤光片、脉宽、脉冲间隔、冷却方式和能量密度等技术参数十分重要。多数强脉冲光设备释放 400～1200nm波长的多色宽谱光,通过使用二向色性滤光片选择特定波长的光用于治疗。滤光片可以去除其标定波长以下的光。如使用 560nm 的滤光片,则输出光的波谱范围在 560～1200nm。临床上使用的滤光片主要包括 515nm、550nm、560mn、590nm、615nm、640nm、645nm、695nm和 755nm 等。部分设备提供 420nm 滤光片用于治疗痤疮,甚至紫外波段强光治疗白癜风等。不同波谱范围的强脉冲光能被血红蛋白、色素和水吸收,从而达到治疗不同大小和深度的血管、色素类疾病及刺激胶原蛋白生长的作用。目前多数强脉冲光设备提供可调的多种脉宽(0.5~90ms)和子脉冲模式(单脉冲或多子脉冲)以针对不同热弛豫时间的靶色基,但不同设备间存在明显的差异。脉冲间隔,即脉冲延迟,是指子脉冲之间的时间间隔,通常在1~300ms之间可调。使用智能化脉冲模式的光子设备的脉冲间隔则一般由主控计算机控制。对于肤色较深者,延长脉冲间隔有助于保护表皮、减少不良反应。

同步冷却是光子设备安全性的一个重要方面,尤其是对于肤色较深的患者而言,减轻疼痛,减少红斑和水疱形成的风险。多数光子设备使用5~25℃可调的冷循环水同步冷却。此外,光子设备的治疗手具一般具有较大的长方形治疗头,接触皮肤面积可达25cm²,使得大范围的治疗,如全面部和四肢等,可以迅速完成。

光子设备的能量输出以单位面积上接受的辐射为度量单位,即能量密度(单位J/cm²)。不同品牌光子设备的能量密度设置(3~90J/cm²)存在差异;同一能量密度在不同品牌的光子设备上也并不通用。具体到每个患者的治疗时,能量密度的选择则需要考虑Fitzpatrick皮肤类型、皮损的性质、部位和试验光斑的反应等多方面因素。

二、适应证

1. 皮肤年轻化,即光子嫩肤;
2. 血管性疾病;
3. 色素性疾病;
4. 多毛症;
5. 炎症性皮肤病:寻常型痤疮、酒渣鼻等;
6. 瘢痕等。

三、禁忌证

(一) 绝对禁忌证
1. 光敏性皮肤及患有与光敏相关的疾病,如红斑狼疮等;
2. 治疗区域皮损为恶性肿瘤或癌前期病变;
3. 治疗区域有活动性感染或开放性伤口;
4. 治疗期望值过高的患者。

(二) 相对禁忌证
1. 口服维A酸类药物者;
2. 近1月内有日光曝晒史者;
3. 术后不能做到防晒者;
4. 妊娠或哺乳期;
5. 瘢痕体质者;
6. 原发性或获得性免疫功能低下者(服用糖皮质激素类药物或免疫抑制剂等);
7. 凝血功能异常者;
8. 患有心理、精神疾病或不能配合治疗者;
9. 有其他严重系统性疾病者。

四、术前准备

1. 术前沟通强脉冲光通常需要多次治疗,间隔1~2个月甚至更长。因此需要进行充分的术前沟通,建立患者对疗效的合理期望值。必须征得患者知情同意,告知强脉冲光治疗的风险、受益、不良反应和其他可供选择的治疗手段。告知治疗过程中可能出现的疼痛和其他不适感,减轻患者的焦虑,消除其心理障碍。对于患者提出的治疗预期、术后护理、并发症等问题给予解释和疏导。构建舒适、整洁的就诊和治疗环境,并保护患者隐私。

2. 彻底清洁治疗部位,皮损区照相以备疗效评估。

3. 确保机器运转正常,性能良好。

4. 注意眼睛的防护,在治疗过程中医护人员和患者均需带护目镜或有效遮盖物(如眼罩等)。

五、操作方法及技巧

由于不同品牌的强脉冲光设备的治疗参数设置差异较大,下面仅以 Lumines One/M22 光子平台为例介绍常用参数的设置。

(一)滤光片的选择

当患者肤色较深、Fitzpatrick 皮肤分型较高时,为了减轻皮肤的灼伤,避免产生炎症后色素沉着,应采用波长较长的滤光片。肤色与皮损的色差较大时,强光对皮损的选择性光热作用较强,可采用波长较短的滤光片以提高疗效。皮损深度较深,颜色较深,色基团块较大时,可采用波长较高的滤波片,增加强脉冲光的穿透深度。

(二)脉宽的选择

当患者肤色较浅,肤色与皮损的色差较大时,可选用较短的脉宽加强皮损的治疗反应。当肤色较深,皮损的损害较深,颜色较深,色基团块较大时,可增加强脉冲光的脉宽,使其对皮损的作用时间延长,减少对正常皮肤的影响。

(三)子脉冲数的选择

子脉冲由一组脉冲或多个脉冲组成,即将设置的能量分成多个部分依次发射到皮肤或皮损上。当 Fitzpatrick 皮肤分型较高,肤色较深时,皮损的损害较深,颜色较深,色基团块较大时,可选用较多的子脉冲。当肤色与皮损的色差加大时可适当地减少脉冲数或选用单脉冲。

(四)脉冲间隔的选择

延长子脉冲间隔可增加皮肤,尤其是表皮的冷却时间,减少因每个子脉冲的能量叠加造成的热损伤。因此,当 Fitzpatrick 皮肤分型较高,肤色较深时,皮损的颜色深时,可适当延长脉冲间隔;当肤色与皮损的色差较大,皮损的损害较深,靶色基团块较大时,应缩短脉冲间隔。

(五)能量密度的选择

一般来说,患者 Fitzpatrick 皮肤分型较高,肤色较深,皮损的颜色较深时,应降低强脉冲光的能量密度。如果肤色与皮损的色差较大,损害较深,靶色基团块较大时,可适当提高能量密度以增加疗效。皮损位于额头、口周等部位时,应适当降低能量密度。需要指出的是,强脉冲光能量应依据经验和试验性光斑的治疗反应而决定。

六、手术步骤及注意事项

(一)术中操作流程

1. 治疗区域外涂 1~2mm 厚度光耦合凝胶,用最小的力量将治疗手具放置于皮肤上,保

持治疗头贴合皮肤,在皮肤表面平行移动;

2. 治疗开始时先在耳前区进行试验性光斑治疗,观察即刻反应,根据其反应调整参数,然后从耳前逐步治疗至全面部。

（二）注意事项

1. 治疗中需注意避开上眼睑;避开覆盖眉毛、男性胡须等毛发区域(除脱毛时);遮挡色素痣皮损;治疗中光斑不能重叠过多(10%～20%),也不能遗漏;对于额部、下颌等部位应适当降低能量。

2. 每次治疗应重新调整参数。对于敏感性皮肤的能量设定应从低能量开始;根据反应和患者耐受度逐步提高能量;治疗血管性皮损时可关闭表皮冷却,以利于血管里的血红蛋白吸收光子能量。

3. 治疗期间密切观察不良反应。治疗期间患者可能会感到轻至中度的刺痛感和灼热感,及时冷敷,并仔细、耐心地询问患者感受,提供心理支持或分散、转移其注意力以缓解不适。

七、术后处理

1. 术后清除耦合凝胶,可用流动的冷水冲洗面部,然后冷喷或者非冰结的水冷敷,有条件者可以根据不同症状选用相应的医用面膜冷敷或者湿敷外贴冰袋15～20分钟,直到红斑反应、皮肤灼热刺痛消失为止。

2. 术后48h内建议清水冷水洁面,选择温和洁面乳,避免用力搓洗,尽量避免使用彩妆、功效护肤品。有条件者可以配合使用医用面膜和医学护肤品。

3. 避免日晒,规律使用防晒霜。

八、并发症及其处理

1. 疼痛是正常治疗反应,一般1～3小时内消退,进行冷敷等对症处理即可。

2. 红斑/水肿是正常治疗反应,可持续数小时至3天。25%接受全面部治疗的患者可出现红斑、水肿,持续24～72小时。术后积极冷敷有助于缓解红斑和水肿。

3. 水疱相对常见,与能量密度过高、滤光片波长选择不当、脉冲重叠过度或近期皮肤曝晒史有关。处理方法主要包括冷敷和外用抗生素软膏,必要时可短期口服或外用糖皮质激素。

4. 炎症后色素沉着多见于肤色较深、治疗前有日光曝晒史、治疗后出现水疱或治疗参数设置不当者。炎症后色素沉着一般需3～6个月缓慢自然消退,加强心理疏导和支持治疗。化学剥脱术、外用氢醌等祛斑药物可促进色素沉着消退,严重者可尝试激光治疗。

5. 炎症后色素减退相对少见,多为能量密度较大导致的色素细胞损伤,可发生于治疗后水疱者,好发于前额。一般需数月乃至数年消退,必要时可使用308nm准分子激光或窄波UVB光疗。

6. 结痂色素性皮损部位治疗后常出现结痂。不需要处理,待其自然脱落即可,一般需7天左右。

7. 紫癜常见于515nm滤光片或较短脉宽治疗后,一般不需要处理。

8. 皮肤瘙痒及毛囊炎少见,可能与光刺激局部皮脂腺相关,可口服抗组胺药物,外用抗生素和糖皮质激素制剂等。

9. 瘢痕罕见,应积极处理。萎缩性瘢痕一般可自行好转,早期可使用脉冲染料激光或点阵激光进行干预。增生性瘢痕消退缓慢,可考虑局部注射糖皮质和外用硅酮凝胶等进行治疗。

九、疗效判定

（一）色素性皮损

治疗区域 5~10 分钟内皮损颜色加深。

（二）血管性皮损

治疗区域数分钟内出现亮红色斑,毛细血管消失或呈蓝灰色改变。

（三）毛发性皮损

毛囊周围水肿、红斑。

（葛一平　林彤）

第二节　光子治疗色素性皮肤病

一、概述

强脉冲光是一种宽谱光,具有反应轻、损伤小、恢复快和停工期短等诸多优点,在临床上广泛用于治疗色素增加性皮肤病。

二、原理

强脉冲光主要适用于表皮及真皮浅层色素增加性疾病,其毫秒级脉宽显著长于皮肤色素颗粒(主要是黑素小体)的热弛豫时间(250~1000ns),因此对多数色素性皮损的疗效弱于 Q 开关及皮秒激光,通常需要多次治疗。

三、适应证

多项临床研究均证实强脉冲光对于雀斑、日光性黑子疗效理想,通常需要 3~5 次治疗。有学者认为在亚洲人群中,强脉冲光治疗雀斑、日光性黑子要优于 Q 开关激光,因为其色素沉着风险较低。对于黄褐斑,现有的证据认为强脉冲光是一种可靠的改善方式,但有效性和维持时间取决于多种因素,包括黄褐斑患者的自身情况及合并治疗等。其他如咖啡斑、色素性毛表皮痣、炎症后色素沉着、Civatte 皮肤异色症、黑变病等色素增加性疾病,均有强脉冲光治疗的文献报道,但大部分是案例报道或者小规模队列研究,没有明确循证依据。强脉冲光对于太田痣、颧部褐青色痣等真皮色素增加性疾病无效。

四、禁忌证

见本章第一节。

五、手术方法及技巧

强脉冲光仪器较多,不同仪器特点不同,参数设置也有区别,治疗前应熟悉仪器推荐参数及终点反应。例如最新的赛诺秀公司的 ICON 治疗平台拥有色素识别器 Skintel,可以识别患者皮肤类型及日晒情况,自动生成推荐治疗参数。治疗前应根据患者 Fitzpatrick 分型、皮损情况确定初始参数,治疗中应随时根据患者耐受程度、治疗即刻反应而调整参数。以下参数选择以 M22 为例。

(一) 雀斑

1. 根据肤色选择滤波片　如果患者肤色较浅,如 Fitzpatrick Ⅱ-型,可选用 515nm 或者 560nm 波长的滤光片;如果肤色较深(Ⅳ型)建议使用 590~615nm 波长之间的滤光片;如果肤色更深(Ⅴ-Ⅵ型),选择 640nm 波长及以上的滤光片更为安全。

2. 根据皮损和肤色的色差选择脉宽　如果色差明显,选用 2~3ms 脉宽;如果色差较小,则选用 4~6ms 脉宽。

3. 根据雀斑的颜色选择子脉冲数　如果皮损颜色较浅,可选择单脉冲;如果颜色较深,则选用多脉冲(2~3 个)。如果选用多脉冲,肤色较浅者脉冲间隔选择 15~25ms,而肤色较深者脉冲间隔可延长为 30~40ms。

4. 根据皮损的颜色深浅选择强脉冲光的能量密度　如果雀斑的颜色较深,选择较低的能量密度;如果雀斑颜色较浅,可选用较高的能量密度。

(二) 日光性黑子/脂溢性角化

基本同雀斑,对于角化性脂溢性角化皮损,可适当延长脉宽至 5~8ms,但这种皮损一般需要联合激光治疗才能更有效清除。

(三) 黄褐斑

尽管国内外均有学者报道了强脉冲光治疗黄褐斑有效,但由于这种疗法通常伴随着较明显的热效应,可能造成黄褐斑皮损加重,因此强脉冲光对于黄褐斑的安全性和远期效果尚未得到广泛认可。目前多数学者认为强脉冲光是黄褐斑综合治疗的一部分,联合药物、化学剥脱术和激光等可使患者获益,而单一光子治疗黄褐斑需要谨慎,治疗参数应更趋于保守:长滤光片(590/615/640nm)、短脉宽(3~4ms)、低能量(12~16J/cm^2)可能更安全。治疗终点反应为皮损颜色轻度加深,基底皮肤轻度红斑反应。

(杨寅　林彤)

第三节　光子治疗血管性皮肤病

一、概述

皮肤血管性疾病的治疗至今仍然是皮肤科中的难点,除了脉冲染料激光,临床上也常常利用 IPL 进行治疗。最初 IPL 的诞生就是用来治疗血管性皮肤疾病。1976 年,Mühlbauer W 等人首次利用多色光(polychromatic light)治疗血管瘤和血管畸形。1994 年 Lumenis 公司研发的 PhotoDerm VL 作为最早的强脉冲光治疗设备进入临床研究,于 1995 年通过 FDA 认证,最初用于治疗腿部毛细血管扩张,并且因大大降低了 PDL 治疗的紫癜而被推荐。此后 IPL 得到了极大地发展和应用,目前 IPL 可用于多种血管性疾病的治疗。

二、原理

IPL 同样基于选择性光热作用原理产生疗效。在治疗血管性皮损时,IPL 传递的热能被血红蛋白吸收,导致血管壁的凝固和坏死,达到治疗靶血管的目的。氧合血红蛋白和去氧血红蛋白(后者的重要性略低)是治疗血管性疾病的主要靶色基。氧合血红蛋白常为细小的、表浅的、红色的血管的靶色基,其主要吸收峰值在 418nm、542nm、577nm,后两个吸收峰和800～1100nm 的宽吸收带是目前治疗血管疾病的主要波长范围。总体来说,强脉冲光穿透深度比较表浅,临床上主要是治疗浅层血管问题。

此外,血管的热弛豫时间为毫秒级,例如鲜红斑痣的热弛豫时间为 1～10 毫秒,而 IPL的脉冲宽度同样为毫秒级,因此对血管起到很好的加热作用。大血管选择长脉冲宽度,小血管选择短脉冲宽度,这样通过不同的脉冲宽度来适应不同血管的治疗。且 IPL 的光斑较大,方便治疗,与激光设备相比,大大缩短了治疗时间。IPL 可具有多脉冲释放能力,每一次的脉冲发射,血红蛋白吸收的能量会引起累积性、选择性、更为缓和及更为安全的微血管损伤。

三、适应证

毛细血管扩张、浅层鲜红斑痣、痤疮红印、酒渣鼻、面颈部毛囊红斑黑变病及血管角皮瘤等浅层血管性疾病。

四、治疗参数设置与治疗技巧

由于不同品牌的强脉冲光设备的治疗参数设置不一,患者皮肤分型及皮损类型各异,不能设置固定的参数来治疗血管性皮肤病。在这种情况下,治疗终点成为判断血管性疾病治疗是否安全有效的唯一指标,在临床治疗中,当血管性皮损变淡、暂时消退、或呈浅灰色,或者按压皮损血液回流没有原来那么快时,治疗是安全有效的。当然临床上需结合患者皮肤类型综合选择滤光片,由于黑色素在这段光谱范围也具有强吸收,因此肤色较深的患者使用时应十分谨慎。

此外,治疗表浅的血管皮损时,切勿按压治疗手具。如需外用麻醉药品时,可优先选择没有血管收缩能力的丁卡因,而常规使用的利多卡因和丙胺卡因可导致血管收缩并降低 IPL疗效。

（张孟丽　林彤）

第四节　嫩肤治疗

一、概述

嫩肤(skin rejuvenation)治疗用于改善皮肤老化所引起的质地改变及伴随的色素性、血管性皮损。目前治疗方式包括外用维 A 酸、注射治疗、化学剥脱术、光电治疗及外科手术等。其中强脉冲光是以闪光灯为光源,通过滤光技术截取特定光谱段的高强度的脉冲光,治疗安全有效。

二、原理

（一）对皮肤胶原的影响

强脉冲光可提高成纤维细胞的增殖活性,通过激活 TGF-β/Smads 信号转导通路促进成纤维细胞合成及分泌胶原纤维,从而改善皮肤质地和外观。

（二）对弹力纤维和金属基质蛋白酶的影响

强脉冲光可促进弹力纤维的更新和合成,有助于改善肤质和皮肤松弛。强光照射后也可改变金属基质蛋白酶的表达,可能对于皮肤年轻化有一定益处。

三、适应证

适当的患者选择是 IPL 治疗成功的关键,甚至比设备及参数的选择更重要。治疗前应对患者全面观察并充分沟通,注意以下因素:患者皮肤类型、日晒程度、有无防晒习惯、有无皮肤疾病、治疗期望等。IPL 适应证广泛,临床上将 IPL 嫩肤治疗分为两型:Ⅰ型嫩肤为针对色素性及血管性皮肤老化表现,Ⅱ型嫩肤为针对质地粗糙、细小皱纹等真皮胶原结构改变性皮肤老化表现。

四、手术方法选择及手术技巧

强脉冲光治疗温和,术后不影响患者正常生活,正因如此,要想得到理想疗效,通常需要3～5 次治疗,每次治疗间隔根据患者耐受程度、恢复情况而定,通常为 3～4 周。一个阶段的强化治疗结束后,可以适当延长治疗间隔,进行长期维持治疗。不同 IPL 设备,具体治疗参数有所不同,治疗前应熟知设备常用参数,并随时根据即刻治疗反应调整参数,治疗区域色素斑加深,感到轻微灼热疼痛,周围正常皮肤轻微潮红且无异常紫癜、红肿、刺痛反应,则为合适的治疗参数。若出现明显红肿或疼痛,则降低能量密度、增加脉冲宽度或脉冲延迟、使用波长更长的滤光片,反之亦然。

（杨寅　林彤）

第五节　红外光子

一、概述

红外光子是指波长在 800nm 以上的非相干光,最早是由美国 Cutera 公司研发生产的 Titan 无创紧肤治疗仪,其波长在 1100～1800nm,可以有效刺激真皮胶原蛋白,改善皮肤轻、中度松弛。此后相继出现一系列红外光子治疗仪,如 Sciton 公司的 Skintype 治疗仪,波长在 800～1400nm,Alma 公司的新辉煌治疗仪中 NIR 手具,波长在 900～1800nm。

二、原理

根据选择性光热作用理论,波长在 1100～1800nm 范围内的红外光穿透深度达 1mm 以上,通过加热水将热量均匀传导至胶原蛋白。红外光波谱黑素吸收少,减少表皮热损伤的危险,更适合亚洲人群,配合完善的表皮保护,可将更高的热量传送至真皮深层。胶原蛋白受热即刻收缩可以在治疗过程中产生肉眼可见的皮肤收缩,形成紧致皮肤外观。除此之外,红外光子对真皮的加热会启动热损伤修复,诱导新生胶原产生及组织重构,维持紧肤疗效。

三、适应证

术前应对患者皮肤松弛情况予以评估,单纯皮肤松弛疗效明显优于肥胖引起的组织垂坠。红外光子作用是收缩真皮组织,不能影响皮下脂肪、SMAS 层等结构,不能完全替代手术,在选择患者时应避免期望值过高。红外光子紧肤治疗的效果在术后半年内仍会持续。

四、手术方法选择及手术技巧

红外光子在表皮充分冷却保护后,可以使用高能量以达到加热胶原的目的,由于患者的皮肤质地、耐受程度不同,能量的设置应该个性化,以 Titan 为例,治疗前嘱患者清洁面部,戴好护目镜,在治疗区域均匀涂抹 4℃冷藏的冷凝胶,治疗头垂直轻压在冷凝胶上,保持平行紧贴,光斑以线形方式沿颈部、下颌、颊部、额部均匀扫描,颈部区域治疗应避开甲状腺。第一遍治疗覆盖全部松弛区域,放置治疗头后,随着逐渐加热过程滑动治疗头,滑动范围不超过1cm,第二个光斑紧接着第一个光斑滑动结束位置。后续在治疗区域沿线形方向进行加强治疗,光斑不重叠,视皮肤松弛程度治疗 2~4 遍。治疗的参数设置主要依据皮肤的类型、松弛程度、患者的耐受程度。治疗时患者会有轻微刺痛,可以轻松耐受,治疗过程中应注意患者及时反馈调节能量密度,不建议患者勉强忍耐或术前使用表面麻醉剂和口服镇痛药物。如果诉有剧痛,应予以立即冰敷,并降低能量密度再继续治疗。一般面颊软组织及颏下区能量 35~45J/cm²,多骨区和额头、颈部皮肤薄弱,能量可降至 32~40J/cm²,腹部等处皮肤较厚能量可升高至 45~50J/cm²。皮肤反应为轻度发红。治疗间隔 3~4 周,一般需要治疗 3 次。

五、术后处理

术后可出现轻度红斑、肿胀,数小时即可消退。红外光子治疗安全性较高,偶见水疱发生报道,可予以对症处理。

(杨寅　林彤)

第六节　LED 治疗技术

一、概述

发光二极管(light-emitting diodes,LED),可发射波长为 350~1100nm 的连续光谱,属于非热学作用的光源,又称冷激光。1988 年美国国家航空和宇宙航行局的 Harry Whelan 教授和他的团队为了给太空站的植物生长提供光源,研制出了新一代的窄谱 LED,并证实了近红外NASA LED 这一高强度的准单色光在创伤愈合中的临床疗效。如今,LED 得到越来越多的临床医生和研究人员的认可,并作为治疗性光源,在伤口愈合、痤疮、皮肤年轻化等治疗中得到广泛应用。

二、原理

低流量激光治疗(low level laser therapy,LLLT),又称光调作用或光激活作用,指某种激光或者其他的光源发射低流量的光能,能量并不以热能的形式传递,而全被组织中相应的细胞和色基所吸收,产生靶细胞的光激活作用。该理论由 Ohshiro 和 Calderhead 于 1988 年提出,主要指细胞或分子水平上的效应。在 NASA LED 出现后,为了涵盖 LED 的光调作用,美国的光生物学家 Kendric C Smith 重新命名了 LLLT,即低流量光疗,主要涉及 630~1100nm

的波长范围。LED 的生物学效应主要通过细胞的光调作用,而非热效应和直接损害。虽然 LED 的可见光和近红外光均能在靶细胞中诱导产生三阶段,即光吸收、细胞内信号转导及细胞内光反应,但不同的波段在细胞中具有不同的靶点和光反应效应。可见光属于光化学反应,主要通过作用于线粒体呼吸链的终端酶-细胞色素 C 氧化酶,影响 ATP 和细胞间信号递质的合成。而近红外光主要通过靶向细胞膜,通过影响膜转运机制产生光物理反应,并可进一步诱导光化学级联反应。在细胞水平,光调作用可调节成纤维细胞增殖、胶原和前胶原的黏附和合成、促进血管生成、刺激巨噬细胞和淋巴细胞等。除此之外,还可促进各种生长因子的产生,例如 KGF、TGF、PDGF 等。

三、适应证

LED 光疗具有广泛的临床适应证,如伤口愈合、疼痛缓解、痤疮、皮肤年轻化、增生性瘢痕,点阵激光术后修复,微针治疗术后修复、玫瑰痤疮、颜面再发性皮炎、激素依赖性皮炎、一些炎症性和病毒性疾病、脱发等。

四、禁忌证

对于一些光敏性皮肤病或者服用光敏性药物的患者,需谨慎治疗。

五、治疗参数设置与治疗技巧

LED 主要治疗参数包括波长、功率密度及能量密度。

（一）波长
LED 最重要的参数是波长。波长决定了光穿透组织的深度,根据靶色基吸收峰的不同选择合适的波长。例如,830nm 在伤口愈合、疼痛、抗感染治疗及皮肤年轻化等多方面治疗中作用显著。415nm 和 633nm 可用于寻常型痤疮的治疗。而海姆泊芬光动力治疗鲜红斑痣选用 532nm 的 LED 光源。如果波长选择不正确,将影响光的吸收,从而影响疗效。

（二）功率
LED 的功率通常是毫瓦,决定了 LED 的生物学效应。不同的治疗需选择相应适合的功率。功率太低不足以达到疗效。而如果太高,光能会转化成过多的热能,引起不必要的损伤。

（三）能量密度
能量密度也是重要的治疗参数,但不如功率来的重要。如果功率太低,即便延长照光时间来获得足够的能量,也不能获得充分的疗效。

六、操作步骤及注意事项

LED 操作简便,可由专业训练的护士和技师操作,解放医生。它可放置于专用架上,不需手持操作,使用方便。

七、术后护理原则及注意事项

单独应用的 LED 治疗不需要特殊护理。联合光敏剂的 LED 治疗的注意事项可参考光动力治疗。

八、并发症及处理

单独应用的 LED 治疗基本无不良反应,罕见治疗后红斑持续 24 小时。联合光敏剂治疗的不良反应可参考光动力治疗。

（张孟丽　林彤）

第三十章

射 频

第一节 概 述

射频(radio frequency,RF)又称射频电流,是介于声频与红外线频谱之间的一种高频交流变化电磁波的简称。每秒变化小于1000次的交流电称为低频电流,大于10 000次的称为高频电流,而射频就是这样一种高频电流。射频(300K~300G)是高频电流的较高频段;微波频段(300M~300G)又是射频的较高频段。

目前,已有大量研究显示射频技术可应用于祛皱、改善皮肤松弛和老化、改善肤质等,通过重塑和收紧皮肤深层来发挥其作用,弥补了原有的皮肤年轻化技术难以改善皮肤深层的不足,为皮肤年轻化美容技术的发展提供了一个新的选择,具有良好的临床效果和应用前景。此外,亦有报道射频技术在痤疮治疗、脱毛、瘢痕修复、减脂塑形等各种方面的应用。这种非侵袭性的美容技术目前已受到许多人的青睐。

射频的治疗作用主要是通过感应电作用、电解作用以及热效应等对组织产生生物学效应。人体组织是一个导电体,当电流通过时会导致各种生理效应,包括热效应、刺激效应以及化学效应,甚至可引起人体组织器官损伤。当射频电流经人体通过组织时,能在1秒钟的时间内将生物组织中电场的电极极性改变百万次,处于电场内充电的组织颗粒则以相同的频率改变其极性,组织对射频电波的电阻抗,使组织内的水分子瞬间产生快速振荡,从而在电极之间产生一种急剧沿电力线方向的来回移动或振动。这种由带电粒子运动引起摩擦使得皮肤深层产生柱状分布的加热效应,可导致机体皮肤产生各种生化反应。射频电流作用于皮肤组织后产生一种反向的温度梯度,使表皮下方的组织的温度升高比表皮更明显,导致深层皮肤甚至皮下组织的柱状加热和收紧,并保护表层以防止热损伤,从而达到相对选择性的治疗目的。这种热效应可作用于皮肤老化、皮肤松弛、炎性痤疮及萎缩性瘢痕等皮肤问题,从而达到治疗目的,这为射频技术在美容方面的临床应用提供了有力的理论依据。

根据射频的生物热效应原理,射频作用于生物体后,深层组织温度升高,导致血管扩张,血液和淋巴液循环加快,局部血液循环得到改善,毛细血管和细胞膜通透性增加,细胞内酶活性提高,新陈代谢加速,机体免疫功能增强,抑制和杀灭某些病原微通生物,有助于受水肿影响的组织区域对滞留体液及分解产物的疏导与更新能力的提高,从而可抗炎、消肿。另外,射频能降低感觉神经的兴奋性,降低肌肉和纤维结缔组织的张力,软化瘢痕组织,具有解痉、止痛效果。

与激光比较,射频有如下特点:①选择性电热作用:射频转化的热能产生于组织内部,发射极本身不发热,无电流通过人体,故局部作用温度低而热效应高,减轻了对周围组织的损伤和细胞的破坏,特别是皮下脂肪液化性坏死较少发生;②对黑素及黑素细胞影响轻微:射频产生的热效应与组织的阻抗相关,而黑素对射频能量吸收极少,所以射频是"色盲"的,不易产生色素沉着;③在皮肤科治疗上为无创治疗:治疗后立刻引起真皮胶原收缩,见效快,治疗后效果持久,真皮胶原继续增生,多数可持续 3~6 个月,甚至达 18~24 个月,可调控其真皮层受热的深度;治疗后患者不需要休息、不影响工作;④安全:由于射频对组织细胞的损伤极轻微,故术后恢复快,基本无瘢痕,射频刀对组织的切割是无压力切割,切口光滑精细、止血良好、对病变组织气化完全、无炭化、温度可调、视野清晰;⑤操作方便:由于电极种类多,且可制成各种形状,工作面可以任意控制,灵巧精确,在身体任何部位均操作方便。

目前,射频技术在紧肤除皱、瘢痕修复、痤疮治疗、减脂塑形等多个方面均有较多应用。

一、紧肤除皱

紧肤除皱是射频技术在皮肤美容领域中应用最早、使用最多的部分。大量的临床研究对射频用于紧肤除皱的临床疗效及安全性进行了前瞻性评价,提示射频技术不仅可拉紧面颈部松弛的皮肤,达到面颈部皮肤不同程度的年轻化效果,而且对臀部、腹部、乳房等部位的皮肤松垂和皱纹也有不错的临床效果。其中包括眶周、前额、眉间皱纹的减少,额眉部皮肤持久提升,并有上睑部皮肤的提紧,还可以减少颧部皮肤松弛皱纹、口角两侧皮下垂样囊袋、口周垂直纹、颈部横纹;双手、双上肢、下肢、臀部、腹部、乳房的皮肤松垂和皱纹,以及减轻腹部膨胀纹(包括妊娠纹)等。研究证实射频紧肤较安全,治疗区仅有轻度的、暂时性的红斑和水肿,很少发生瘢痕。

二、痤疮治疗

研究表明,射频治疗后皮肤收紧、皮肤毛孔缩小、痤疮减少。这可能与射频热效应及其抗菌作用有关。但是,由于痤疮有多重致病原因,只针对丙酸杆菌治疗,疗效有限。再者高频电流对痤疮丙酸杆菌只能起到一定的抑制其生长作用。因此,虽然射频是一种新型的、安全有效的治疗严重性痤疮的补充及替代疗法,但是与传统的治疗方法如外用内服抗生素等方法相比没有明显优势。

三、瘢痕修复

有研究报道,射频治疗痤疮瘢痕,比起传统的磨削方法或微晶磨皮治疗瘢痕更易被患者接受。有报道射频治疗对增生的瘢痕有一定效果,射频产生的热能作用于真皮层组织,刺激胶原纤维即刻收缩,组织受热后产生一系列的理化效应,增强新陈代谢,促进纤维细胞产生新的胶原纤维,并使萎缩凹陷的瘢痕部位真皮胶原层增生、瘢痕组织重塑,恢复皮肤弹性,使皮肤重新变得饱满光滑。

四、减脂

有报道可将射频技术用于乳房缩小、腹部减脂等治疗。射频技术有助于增强对脂肪组织的破坏性,同时还可以一种非侵袭的、无脂肪组织坏死的方式促进脂肪储存组织的转移与减少。利用实时超声、磁共振成像技术已经观察到 RF 对皮下脂肪组织有消融效应。人体橘皮样组织经射频治疗后,脂肪细胞释放甘油增加及其组织学的形状、体积和成分及胶原综合物等相应发生变化,致脂肪减少及皮肤紧致。

五、脱毛

Sadick 等报道将射频和强脉冲光技术组合用于脱毛,可适用于各种肤色及各色毛发,效果均好,其中黑色毛发疗效最好,而皮肤颜色不影响疗效,适合治疗深色皮肤类型人群的脱毛以及铜色和白色毛发的脱毛,而这正是单用激光或强脉冲光脱毛的困难之处。此外,对激光脱毛后残留毛发的去除,射频治疗也是一个好的弥补方法。

六、其他

此外,射频技术与激光重塑、颈部去脂或肉毒毒素注射等其他方法联合应用,可取得更好的美容效果。射频联合他扎罗汀外用治疗原发性皮肤淀粉样变的临床疗效,明显优于单用他扎罗汀;特别适用于苔藓样淀粉样病变的治疗,直接去除皮肤的病变组织及沉积于真皮的淀粉样变蛋白,而无炭化坏死组织存留。

射频技术将传统的皮肤美容方法向着更为安全、有效和微创过程发展,在美容皮肤科有着更广泛的应用前景。

第二节　单极射频

一、概述

单极射频由一个接触电极组成,能量集中于治疗区域,它是应用最早的射频设备。1996 年,美国 THERMAGE 公司率先推出具有技术专利的 ThermaCool™ 射频治疗系统,为典型的单极射频,频率为 6MHz。该射频先后被美国 FDA 批准用于改善眶周、面部其他部位和全身等三个不同范围的皮肤皱纹和松弛。该系统疗效显著,但作用能量较高时疼痛明显,于是该设备第三代在治疗时采用了振动模式,降低了疼痛感。

此外,还有以色列 ALMA 公司的 Accent™ 系统,其频率为 40.68MHz,穿透深度可达 10 ~ 15mm。由于该系统没有传统的负极板,其能量释放是以电磁辐射的方式实现的,因而也被称为新型的单极射频。单极射频治疗头被设计成半球状,通过在皮肤上的不断滑动来使真皮层升温,并维持一定的时间,以达到相应的累积总能量。其温度最高的热区则位于真皮深层,而非表皮层,在治疗过程中,还是需要实时监测表皮温度,使其保持在 39 ~ 41℃,这种作用方式显著降低了治疗时的疼痛。

二、原理

单极技术核心是皮肤及皮下组织中的带电粒子在电磁波作用下振荡摩擦产生热能,这种热能通过使胶原纤维收缩变性、胶原新生、抑制痤疮丙酸杆菌、促进脂肪储存组织的转移与减少等途径,作用于皮肤老化、炎性痤疮、瘢痕、肥胖等美容问题,从而达到紧肤除皱、抑制痤疮、瘢痕修复、除脂等治疗目的。

三、适应证

1. 轻、中度的皮肤松弛和细小皱纹；

2. 经除皱术后仍然皮肤松弛者或不愿接受手术治疗的皮肤松弛者；

3. 橘皮样改变。

四、禁忌证

1. 带有任何活性植入物（如心脏起搏器）的患者；

2. 在纹身或永久性植入物上治疗；

3. 严重的并发性疾病，如糖尿病、充血性心脏病、癫痫症和其他神经错乱症，活动性感染；

4. 皮肤严重不平，影响治疗部位，如敏感性皮肤、开放性创伤和较大的瘢痕、微血管紊乱、其他炎性皮肤症；

5. 治疗区有皮肤恶性肿瘤或疑似病灶；

6. 任何手术和需要 4 个月清除周期的换肤手术；

7. 免疫抑制类疾病，如 HIV 感染，或接受免疫抑制治疗；

8. 出血性凝血病史或使用抗凝血药物；

9. 瘢痕疙瘩史、皮肤萎缩症或伤口愈合能力低下症；

10. 对射频耦合剂过敏；

11. 妊娠或哺乳期。

五、术前准备

1. 治疗前告知就医者治疗反应及注意事项并签署知情同意书；

2. 清洁面部皮肤；

3. 用同一台相机或其他影像系统采集患者术前示意图；

4. 根据射频类型及患者耐受度，决定是否局部外用麻醉剂；

5. 取下佩戴的金属饰物；

6. 再次清洁治疗区。

六、治疗技巧

治疗时，根据患者对疼痛的耐受程度及部位选择不同的能量强度，对面部皮肤较薄的部位（眼睑周围、颖部）能量强度应较小，并从较低能量开始逐渐提高能量。酌情进行多回合治疗。

七、治疗步骤及注意事项

（一）治疗步骤

1. 在皮肤表面均匀涂抹冷凝胶；

2. 使治疗探头与皮肤紧密接触，从而保证治疗能量均一；治疗时匀速移动治疗头，直至覆盖整个治疗区域；

3. 注意观察皮肤色泽的改变及患者的主观痛感,以皮肤微红且轻、中度疼痛为宜,疼痛评分(visual analogue scale,VAS)一般应在 6 以下。根据耐受情况确定治疗的回合数;

4. 一个疗程治疗 4、5 次,每次间隔 3～4 周。

(二) 操作中注意事项

1. 不可在眼部、耳部进行操作;

2. 治疗时治疗头应完全接触治疗部位,并在治疗部位涂冷凝胶,然后进行操作;

3. 操作前应用酒精消毒治疗头;

4. 电极带必须紧贴治疗者的左右手臂的上部;

5. 由于热量通过组织向深部传导,因此在治疗时可能会出现不同程度的疼痛,在较高能量治疗时,疼痛甚至会较为剧烈。在亚洲人中,表面麻醉剂基本无助于减轻不适感。除表面麻醉剂之外,也不推荐使用利多卡因等进行皮下浸润麻醉,因为可能会使局部组织阻抗发生变化,而影响热量产生造成传导的偏差。

八、术后处理

由于单极射频除皱主要为非剥脱性嫩肤治疗,其术后主要护理原则为防晒及保湿。可选择外用防晒霜及保湿剂。

九、并发症及其处理

1. 治疗后较为常见的并发症是局部皮肤发红和水肿,一般在 1～2 天可完全消退。偶发持续性水肿,可予小剂量糖皮质激素治疗。

2. 少数反应严重者可出现水疱,可用水量生理盐水湿敷,或外用抗生素。

3. 治疗区暂时性感觉减退,这是由于皮肤感觉神经周围炎症水肿造成的,一般在几周内会自行恢复。

4. 其他报道的少见并发症包括:浅Ⅱ度烧伤、面瘫和脂肪萎缩等。

5. 单极射频治疗的并发症较少,但需要根据患者的皮肤情况,选择适合的能量强度进行治疗,合适的治疗能量是提高疗效、减少并发症的关键。

第三节　双极射频及三极射频

一、概述

单极射频治疗过程中明显的疼痛和一次治疗头成本高,是这项技术的不足。除此之外,眼睑的治疗也存在不安全性。针对这一问题,穿透深度较浅的双击射频应运而生,作用温和,大量研究证实其适用于眶周、口角等薄弱部位。

二、原理

双极射频和单极射频的作用原理相同,差别在于能量的传导方式,双极射频两个电极紧密排列于治疗头附近,产生的电流只作用于两个电极间很短距离,穿透深度只有两电极一半的距离,因此治疗区域组织受热较浅,约 2mm,一般用于皮肤薄弱部位的治疗。双极射频中,常规的将正负电极设计为条状平行排列或同心圆状排列,电流只作用于两个电极之间很短的距离,穿透深度不超过两电极间距的一半,无法作用到深层组织,因此较适合治疗皮肤薄嫩部位的治疗,或与单极射频及其他光源联合使用。

三极射频也是一项较新的射频技术,包含一个正极和两个负极,集合了单极射频和双极射频的效应,能同时加热深浅部组织。除了治疗皮肤松弛,还可用于减脂塑身,如辅以实时机械按摩装置,能达到更好的效果。三极射频技术由三个电极组成,结合了单、双极射频的共同效应,适当兼顾到了深部组织。有研究发现应用三极射频治疗了皮肤松弛患者,病理检查发现治疗部位胶原纤维增多,排列紧密,同时脂肪细胞皱缩变形,外观治疗区皮肤光滑、紧致,证明了三极射频紧肤减脂塑身疗效。

三、适应证

与单极射频基本相同,可用于眶周、口周的皮肤松弛及皱纹治疗。

四、禁忌证

同单极射频。

五、治疗前准备

同单极射频。

六、治疗技巧

治疗时,根据患者对疼痛的耐受程度及部位选择不同的能量强度,对面部皮肤较薄的部位(眼睑周围、颈部)能量强度应较小,并从较低能量开始逐渐提高。

在皱纹治疗中,治疗头长轴应与皱纹平行,皱纹中点置于治疗头正中,与两边电极距离相等;紧肤治疗中,治疗头应与收紧的方向垂直。

七、治疗步骤及注意事项

(一) 治疗步骤

1. 在面部表面均匀涂抹导电胶;

2. 使治疗探头与皮肤紧密接触,从而保证治疗能量均一,对同一部位可采用多回合治疗方式;

3. 注意观察皮肤色泽的改变及患者的主观痛感,以皮肤微微发红且不过于疼痛为宜;

4. 一个疗程治疗 6~8 次,每次间隔 2~4 周。

(二) 操作中注意事项

1. 治疗时治疗头应完全接触治疗部位,在治疗部位涂导电胶,开始操作;

2. 操作前应用酒精消毒治疗头。

八、术后处理

术后主要护理原则为防晒及保湿,可选择外用防晒霜及保湿剂。

九、并发症及其处理

1. 治疗后较为常见的并发症是局部皮肤发红和水肿,一般在 1～2 天可完全消退。偶发持续性水肿,可予小剂量糖皮质激素治疗。

2. 少数反应严重者可出现水疱,可用水量生理盐水湿敷,或外用抗生素。

3. 少见色素沉着、色素减退和严重感染。

第四节　光电协同

一、概述

2002 年,光电协同技术(electro-optical synergy, ELOS)问世,这是一种非剥脱、非侵入性的嫩肤技术,是光能和射频的结合,前者包括强脉冲光、红外光、半导体激光等。其穿透皮肤深度更深,而实时检测的阻抗值,阻止皮肤温度过高,提高了治疗的安全性。

二、原理

光电协同系统使用的是基于射频和光能的协同效应。它利用皮肤色基对光能的选择性吸收引起靶组织和正常皮肤的阻抗差异,光能被用于预热靶组织,通过光热解靶组织,降低了组织的阻抗。较低的阻抗使组织更容易受到射频的影响,在光能强度较低的情况下强化靶组织对高频电磁波的吸收,产生预期效果所需的射频能量水平会降低,消除了因光能过强的热作用引起的不良反应和患者不适,穿透皮肤深度更深、可达皮肤以下 15mm,而光电协同作用还包括对的阻抗值实时检测,以防止皮肤温度过高,降低不良反应,提高了治疗的安全性。

三、适应证

1. 面部年轻化

2. 痤疮

3. 部分皮肤敏感性增高者

四、禁忌证

同单极射频。

五、治疗前准备

同单极射频。

六、治疗技巧

治疗前操作者需在耳前或下颌角处按照建议起始能量进行 2～3 个光斑测试,等待 3～5 分钟后观察皮肤反应;对于棕色或黑色的皮肤者需要等待约 30 分钟观察反应。

治疗终点为皮肤出现轻微红斑、中度以下疼痛。

七、治疗步骤及注意事项

（一）治疗步骤

1. 外涂导光凝胶。

2. 根据试验光斑调整参数进行治疗,根据适应证的不同采用不同治疗头的组合,如进行面部年轻化治疗时,依次采用 IPL+RF、红外光+RF、半导体激光+RF 这 3 种治疗头。

（二）操作中注意事项

1. 避免在眼部进行操作。

2. 治疗时治疗头应完全接触治疗部位,然后进行操作。

3. 操作前应用酒精消毒治疗头。

八、术后处理

如治疗后发生面部显著红肿、灼痛,须立即进行冷敷。治疗后嘱患者避免曝晒。使用防晒霜（SPF>30）,2 天内避免热水烫洗,化学性或机械性刺激,注意做好防晒、保湿工作。

九、并发症及其处理

1. 治疗后较为常见的并发症是局部皮肤发红和水肿,一般在 1～2 天可完全消退。

2. 少数反应严重者可出现水疱,可用水量生理盐水湿敷,或外用抗生素。

3. 色素沉着:防晒保湿、外用褪色剂（如氢醌霜）、口服氨甲环酸或中药。

第五节 点 阵 射 频

一、概述

射频能量不被黑素吸收,因此更适合较深肤色人种。为了模拟类似于点阵激光的点阵加热模式,将双极射频电极进行矩阵式排列,也可在皮肤上形成矩阵式的微小加热区域,这种射频技术称为点阵射频,可用于改善皱纹、松弛、痤疮瘢痕等皮肤问题。常用设备如 eMatrix 点阵射频、黄金微针、INFINI 聚焦射频。

二、原理

（一）非侵入式点阵射频

治疗头由多个 1MHz 射频的正/负电极组成,电极接触部位的皮肤因温度较高会产生明显的热损伤,而这些目标区域之间的皮肤则保持完好或只有轻度的受累。治疗中电极与皮肤接触的区域会产生岛屿状表皮剥脱,24～48 小时内见到表皮完全恢复,因此这种微小创伤的技术称为微剥脱,热损伤深达真皮网状层,为不连续加热区域,单个加热区域由浅至深是剥脱-凝固-坏死及亚坏死组织的连续变化,形成上窄下宽的金字塔形,深度达 $100～450\mu m$,在损伤区之间至少有同等数量完好的皮肤区维持皮肤的完整性,并作为再生细胞的储备库,以启动损伤修复程序,胶原及弹力纤维增生重塑。增加能量可达到更深的深度,能量越高剥脱比例越多,而能量越低则凝固坏死和亚坏死的比例越多。常用设备如 eMatrix 点阵射频。

（二）侵入式点阵射频

又称微针点阵射频,微针双极射频电极刺入皮肤,直接加热真皮,这就克服了双极射频穿透浅的不足。微针包括绝缘微针和非绝缘微针,前者微针近端为绝缘材料,避免表皮针刺点的电热损伤,而微针尖端发射的射频能量可直接作用于真皮深层。非绝缘微针虽没有绝缘材料的保护,但由于表皮和真皮之间阻抗的差异,射频电流更容易通过真皮,故表皮的损伤很小。治疗前一般需局部使用表面麻醉剂。组织病理学发现,治疗后真皮胶原启动热损伤修复机制,通过多种修复因子促进新胶原的合成。常用设备如黄金微针、INFINI 聚焦射频。

三、适应证

1. 皮肤年轻化;
2. 痤疮及痤疮瘢痕;
3. 萎缩纹;
4. 腋臭。

四、禁忌证

与单极射频基本相同。

五、治疗前准备

与单极射频相同。

六、治疗技巧

1. 治疗时,依据皮肤类型、皮损分布、解剖部位、疼痛耐受等,根据皮肤的即刻反应调整治疗参数,并从较低能量开始逐渐提高能量。
2. 治疗终点为局部皮肤轻微红斑、水肿。
3. 非侵入式点阵射频治疗时电极应该紧贴皮肤,后者保持干燥。
4. 侵入式点阵射频治疗时应尽可能延展皮肤。

七、治疗步骤及注意事项

（一）治疗步骤

1. 使治疗探头与皮肤紧密接触,从而保证治疗能量均一。
2. 对同一部位可采用连续 1～2 回合的治疗,并注意观察皮肤即刻反应的改变及患者的主观痛感,轻微红斑和水肿为治疗终点。侵入式点阵射频采用 2 回合治疗时可以采用两种不同的深度或不同的能量。
3. 一个疗程治疗 3～5 次,每次间隔 4～6 周。

（二）操作中注意事项

1. 避免眼部上睑、耳部进行操作;
2. 治疗时治疗头应完全接触治疗部位,然后进行操作;

3. 操作前应用酒精消毒治疗头；

4. 皮肤恶性肿瘤或者癌前病变、体内有金属植入物、心脏病、高血压病、感染性皮肤病患者和对电流及冷热敏感者禁止使用，在月经期或妊娠妇女禁止在腹部使用。

八、术后处理

由于无论是微针点阵射频还是非侵入式点阵射频，均会对表皮完整性造成一定的破坏，因此术后需要注意避免感染，如避免接触污染的液体等，注意局部清洁等，可预防性外用抗生素。局部冷敷、冷喷可减轻术后局部的灼热疼痛感。同时，术后避光防晒（如外用防晒霜，SPF≥30，或采用物理手段避光）可减少术后色素沉着的发生。此外脱痂后建议外用保湿霜。

九、并发症及其处理

1. 术后局部的灼热疼痛感，皮肤红肿。灼热疼痛感一般在术后数小时即消失，皮肤红肿一般只持续数小时至数天。采用高能量及高密度时，较易产生红斑，有时可能持续 2 周以上，但程度较轻。应避免各种刺激，可外用积雪苷等以加快红斑的消退，亦可用氦氖激光、LED 红光或强脉冲光加以治疗。

2. 部分患者可产生术后色素沉着。产生色素的危险因素包括深肤色、日晒、高能量、高密度。可外用各种褪色剂如氨甲环酸、谷胱甘肽、氢醌、熊果苷等；亦可口服药物，包括 β-胡萝卜素、维生素 C、维生素 E、氨甲环酸或中药等。

3. 微针射频还可出现针眼出血、水疱、紫癜、水肿等不良反应，外用药物预防感染，一般 1～2 周可恢复。

4. 对于微针双极射频，术后需注意预防局部感染，可外用抗生素或保护敷料预防感染；同样需要注意防晒。

5. 部分患者术后会出现所谓"皮肤敏感性"增高，表现为瘙痒、灼热、易受刺激等，多为皮肤屏障功能受损所致，可以服用抗组胺药（如氯雷他定、西替利嗪等）、纯净水湿敷、外用具有修复皮肤屏障功能、保湿类医学护肤品予以纠正。

第六节　聚焦射频

一、概述

近年来，射频单极、双极、多极等技术已被广泛应用于面部年轻化的治疗领域，但仍因热作用浅或者热作用过于弥散、深度不可控等不足，难以满足临床精细化治疗的需求。聚焦射频技术可以准确地将射频能量作用于皮肤下特定的深度，并且时间可控，可以满足临床精细化治疗的需求。常用的设备有 Accent Pro V 聚焦射频紧肤系统（热拉提）。

二、原理

聚焦射频技术是在射频固有频率不变的前提下，利用"驻波"提高外部调制频率，压缩射频正弦波波形，使射频波振荡中心热作用更集中，能量更聚焦，可使靶组织温度达到 55～65℃。聚焦射频技术可以准确地将射频能量作用于皮肤 1.5mm 的真皮浅层，3.0mm

的真皮深层和 4.5mm 的 SMAS 层,并且时间可控。真皮组织被加热时,分子内不稳定热键被破坏导致胶原的三螺旋形态结构,而分子内热稳定键不受影响。这些变化引发胶原蛋白的缩短和新生。热损伤会诱发创伤愈合反应,促进真皮成成纤维细胞释放胶原蛋白,促进真皮的重建与增厚,达到改善皮肤弹性、除皱紧肤的作用。热作用在 SMAS 筋膜层,造成 SMAS 的即刻收缩和渐进性的胶原蛋白增生,起到面部软组织由深到浅的提拉紧致效果。

三、适应证

主要针对轻、中度皮肤松弛和皮肤老化。

四、禁忌证

与单极射频基本相同。

五、术前准备

与单极射频相同。

六、治疗技巧

治疗时,依据皮肤类型、皮损分布、解剖部位、疼痛耐受等,根据皮肤的即刻反应调整治疗参数,并从较低能量开始逐渐提高能量进行多回合治疗,单侧中下面部一般累积能量 40~60KJ。

治疗终点最佳反应是结束后即可观察到皮肤轻度红斑形成,疼痛基本消失。

七、治疗步骤及注意事项

(一)治疗步骤

1. 使治疗探头与皮肤紧密接触,从而保证治疗能量均一。

2. 对同一部位可采用连续多次的治疗,并注意观察皮肤即刻反应的改变及患者的主观痛感。

3. 一个疗程治疗 3~5 次,每次间隔 3~4 周。

(二)操作中注意事项

与单极射频相同。

八、术后处理

每次治疗后,需进行常规保湿及防晒护理。

九、并发症及其处理

短期不良反应包括疼痛与皮肤紫癜,一般 3-5 天后自然消失。长期不良反应较少见,偶见有水疱发生。

第七节 私密射频

一、概述

私密射频,即阴道内射频治疗,主要用于治疗绝经后妇女雌激素水平降低所导致的阴道萎缩。阴道松弛综合征(vaginal relaxation syndrome,VRS)不仅是一个生理问题,还是一个心理问题,它困扰着妇女和她们的伴侣。其主要临床表现为阴道干燥刺痛、性交时疼痛、复发性尿路感染、反复发作的阴道炎、盆腔脏器脱垂、压力性尿失禁等。目前已有私密激光治疗阴道松弛综合征达到一定疗效的报道。

二、原理

私密射频原理与皮肤射频基本相同。射频阴道黏膜胶原纤维,使之发生热收缩,同时热损伤后诱导新的胶原再生,从而达到改善阴道松弛、缓解尿失禁等治疗效果。

三、适应证

轻至中度的阴道萎缩松弛及尿失禁。

四、禁忌证

1. 原发性感染和(或)炎症(泌尿生殖道)的急性期或复发阶段;
2. 外阴皮肤病处于活跃期;
3. 存在潜在肿瘤和肿瘤发展的原发性器官损伤(外阴阴道区域和宫颈);
4. 患者在经阴道手术后出现侵蚀不良反应;
5. 患者有一定程度的盆腔器官脱垂。

五、治疗前准备

1. 治疗前对患者进行全面的妇科检查,及时治疗阴道活动性感染、外阴活跃期皮肤病及潜在肿瘤或癌前病变;
2. 治疗前告知就医者治疗反应及注意事项并签署知情同意书;
3. 清洁阴道;
4. 采用阴道镜进行阴道内壁影像采集。

六、治疗技巧

参考私密激光治疗,将治疗头轻柔地置入患者阴道进行治疗,由内而外,完成一次射频脉冲就将治疗头退出一部分,直到治疗覆盖全部阴道壁。

七、治疗步骤及注意事项

参考私密激光治疗,一般可予 4~5 次私密射频治疗,每个疗程间隔 30~60 天,疗程的次数可根据阴道萎缩或松弛的程度调整。治疗结束后的一年,建议进行 1~2 次维持性治疗。

八、术后处理

一周内避免性生活、盆浴、重体力劳动。治疗当月避孕。治疗后注意局部清洁、避免刺激。

九、并发症及其处理

由于阴道内壁由自主神经支配,故治疗时一般不会有明显的疼痛不适。

（杨千里　卢忠）

第三十一章

超声美容

声波是声音通过介质产生的机械波,是人耳能感受到的一种纵波,是物体机械振动状态(或能量)的传播形式,其频率范围为 16 ~ 20KHz。当声波的频率低于 20Hz 时就叫做次声波,高于 20KHz 则称为超声波声波。

第一节 概　述

超声和可闻声都是一种机械振动模式,超声波在介质中的反射、折射、衍射、散射等传播规律,与可听声波的规律没有本质上的区别。其不同点是超声波频率高,波长短,在一定距离内沿直线传播具有良好的束射性和方向性。超声波的主要参数包括:频率(F≥20KHz)和功率密度(p=发射功率 W/发射面积 cm^2)。超声波对组织而言,其频率越高,经皮肤穿透的深度就越浅。例如,250KHz 超声能透入组织约 17cm;而 5MHz 超声波几乎不影响皮下组织。

一、超声波特性

1. 超声波可在气体、液体、固体、固熔体等不同介质中有效传播,且可传播足够远的距离。

2. 超声波可传递很强的能量,方向性强。

3. 超声波会产生反射、干涉、叠加和共振现象。

4. 超声波在液体介质中传播时,可在界面上产生强烈的冲击和空化现象。

5. 超声波与传声介质的相互作用适中,易于携带有关传声介质状态的信息诊断或对传声介质产生疗效。

二、超声效应

当超声波在介质中传播时,由于超声波与介质的相互作用,使介质发生物理的和化学的变化,从而产生一系列力学的、热学的、电磁学的和化学的超声效应,包括以下 4 种效应:

(一) 机械效应

超声在介质中前进时由反射而产生的效应。超声波的机械作用可促成液体的乳化、凝胶的液化和固体的分散。当超声波在流体介质中形成驻波时,悬浮在流体中的微小颗粒因受机械力的作用而凝聚在波节处,在空间形成周期性的堆积。超声波在压电材料和磁致伸缩材料中传播时,由于超声波的机械作用而引起的感生电极化和感生磁化。

197

超声的机械效应可引起机体若干反应。超声振动可引起组织细胞内物质运动,由于超声的细微按摩,使细胞浆流动、细胞振荡、旋转、摩擦、从而产生细胞按摩的作用,也称为体内按摩,这是超声波治疗所独有的特性,可以改变细胞膜的通透性,刺激细胞半透膜的弥散过程,促进新陈代谢、加速血液和淋巴循环、改善细胞缺血缺氧状态,改善组织营养、改变蛋白合成率、提高再生功能,从而具有抗衰及除皱的作用等细胞。结构发生变化,导致细胞的功能变化,使坚硬的结缔组织延伸,松软。

（二）空化作用

超声波作用于液体时可产生大量小气泡。一个原因是液体内局部出现拉应力而形成负压,压强的降低使原来溶于液体的气体过饱和,而从液体逸出,成为小气泡。另一原因是强大的拉应力把液体撕开成一空洞,称为空化。空洞内为液体蒸气或溶于液体的另一种气体,甚至可能是真空。因空化作用形成的小气泡会随周围介质的振动而不断运动、变大或突然破灭。破灭时周围液体突然冲入气泡而产生高温、高压,同时产生激波。与空化作用相伴随的内摩擦可形成电荷,并在气泡内因放电而产生发光现象。在液体中进行超声处理的技术大多与空化作用有关。空化形成,或保持稳定的单向振动,或继发膨胀以致崩溃,使细胞功能改变,细胞内钙水平增高。成纤维细胞受激活,蛋白合成增加,血管通透性增加,血管形成加速,胶原张力增加。

（三）热效应

由于超声波频率高,能量大,被介质吸收时能产生显著的热效应。产热过程是机械能在介质中转变成热能的能量转换过程,即内生热。超声温热效应可增加血液循环,加速代谢,改善局部组织营养,增强酶活力。一般情况下,超声波的热作用以骨和结缔组织为显著,脂肪与血液为最少。

（四）化学效应

超声波的作用可促使发生或加速某些化学反应。例如纯的蒸馏水经超声处理后产生过氧化氢;溶有氮气的水经超声处理后产生亚硝酸;染料的水溶液经超声处理后会变色或退色。这些现象的发生总与空化作用相伴随。超声波还可加速许多化学物质的水解、分解和聚合过程。超声波对光化学和电化学过程也有明显影响。各种氨基酸和其他有机物质的水溶液经超声处理后,特征吸收光谱带消失而呈均匀的一般吸收,这表明空化作用使其分子结构发生了改变。

三、临床应用

超声在美容领域的应用已经得到普及。早期主要用于超声雾化补水和超声导入,现已成为医疗美容机构的基本设备。非聚焦超声透热治疗已广泛用于皮肤美白、紧肤除皱、减肥溶脂等方面。而近几年来,聚焦超声在医疗美容领域的应用为该领域带来了划时代的进展。以下列举超声治疗的主要用途:

1. 皮肤超声雾化补水。
2. 经皮超声导入给药。
3. 修复受损的皮肤。
4. 改善肤色,治疗炎症后色沉。
5. 改善皮肤弹性,紧肤除皱,缩小毛孔。
6. 溶脂塑形。

7. 治疗痤疮的粉刺、丘疹、囊肿,甚至疖、痈等炎性皮损。

8. 治疗或缓解各类瘢痕,包括瘢痕疙瘩。

9. 改善皮肤硬化症及其他角化过度性皮损。

第二节　超 声 导 入

超声波导入疗法又称药物超声促渗透疗法,是利用超声波增强各种药剂或美容制剂传递,促进其经皮肤或黏膜吸收的促渗透技术。这项技术早在 20 世纪 40 年代就开始应用于运动医学,现已广泛应用于皮肤科等各项疾病的治疗,特别在美容领域已广泛应用。

一、原理

超声波对药物的导入,是通过被动导入和主动吸收两种机制来实现的。

（一）超声波压力

对药物的导入超声的纵波通过药物介质时,可对药物介质形成两种压力。一种压力是超声波的辐射压力;另一种压力是纵波形成的交变压力。前者的数值较小,后者的压力可达到几十个大气压力。药物主要是在交变压力作用下,使之被动透入皮肤,并使之均匀扩散。

（二）超声波的声孔效应

由于机体的各组织都有一定的压电等特性,因此,超声波的机械作用可改变组织的电学特性等,如细胞膜的电位及其通透性等。于是在超声波作用下,细胞膜可对药物的大分子具有暂时开放,随之闭合的声孔效应。

二、特点

1. 超声和药物综合作用,声透疗法不仅能将药物透入体内,同时保持原有药物性能。

2. 超声导入疗法是将整个药物分子透入体内,所用药源较广,不限于电离和水溶物质,可以根据药物性能配成水剂、乳剂或药膏等作为接触剂被透入。适用于抗生素、激素、非甾体抗炎药、麻醉剂、镇痛药、各种生长因子、组织修复剂、抗凝药、润滑剂、中药提取物等药物的透入。

3. 无电刺激现象,不发生电灼伤,操作简便。临床应用的超声波的适应证及药物作用的适应证,二者应结合起来考虑。

4. 超声导入无痛、无创,可以进行靶位治疗。

5. 超声导入进入局部组织器官,仅仅在局部组织形成有效浓度,在局部发挥作用,避免进入体循环,形成全身作用造成的不良反应。

三、适应证

根据皮损状况,选用相应的导入药物或美容制剂对症治疗。除了有帮助涂敷于皮肤表面的的物质透入皮肤外,超声波还有加强血液循环、促进新陈代谢的作用,可用于以下临床或亚临床症状的改善。

1. 软化血栓,减轻面部血管扩张,如酒渣鼻(红斑期);

2. 治疗寻常痤疮,减轻炎症,改善痤疮瘢痕;

3. 消除皮肤色素沉着,如淡化黄褐斑、色斑、黑变病、外伤后、化学剥脱术后、激光治疗

术后色素沉着等;

　　4. 改善皮肤细小皱纹、眼袋、黑眼圈等;

　　5. 修复皮肤损伤,改善皮肤质地。

四、禁忌证

　　人长期受到超声的影响,会引起人体组织轻微的发热;当频率更高时,发热会更甚,使人体内水分蒸发,周围的组织遭到破坏,长时间如此就有危险。因此大功率高强度的超声波持续作用于人体是有害的。具体禁忌证有:

　　1. 严重心脏病、高血压患者;

　　2. 伴有活动性肺结核、败血症、严重支气管扩张患者;

　　3. 高热患者;

　　4. 面部受伤或皮肤疾病者,如湿疹患者;

　　5. 体内或颜面有金属、塑胶等植入物者,如安装心脏起搏器者;

　　6. 恶性肿瘤患者;

　　7. 妊娠妇女。

五、术前准备

　　1. 仪器准备　根据导入需要选择参数。

　　2. 耦合剂。

　　3. 治疗前要向患者说明治疗目的、方法和注意事项,充分取得患者的合作。

　　4. 患者取合适体位,治疗部位皮肤涂以耦合剂。将声头置于治疗部位或浸入水中后,接通电源,根据需要选用连续或脉冲输出,调输出至所需剂量,调好定时装置。

六、超声波参数及导入剂选择

　　1. 超声波导入的主要参数　超声波透药治疗的频率通常为 0.8～1MHz;功率强度应该在 $0.05～4W/cm^2$ 之间,且连续可调,但一般不超过 $3W/cm^2$。

　　2. 药物介质　超声波导入剂应该具有良好的表面活性、延展性、保水性和透皮性。保证药物介质在超声头与皮肤之间有良好的接触与耦合,不出现空隙,以免影响超声波的导入效果。有时也可将药物完全制成水相,并将患部浸入其中,此时,药液便成为超声波间接治疗的接触物质。同时,用药物作为耦合剂,要求药物介质要有更好的声学传导特性。为此,可将药物介质制成乳剂使其阻抗与机体的声学阻抗更为接近。

七、操作方法及技巧

(一)直接接触治疗

　　利用声头的整个放射面通过中间的接触剂或药物介质接触治疗部位进行治疗,是最普遍采用的方法。其方式又可分为两种:

　　1. 移动法　采用频率为 0.8～1MHz 的理疗用超声波设备,将药物涂抹在皮肤上以后,操作者需手持治疗头在涂药的范围内,以轻的压力作缓慢往复按摩运动。为了提高效果,宜在狭小的范围内进行旋转动作。治疗时如果声头停止移动,其作用会迅速增强,此时但必须用超声波的最小输出功率,一般为移动按摩时功率的三分之一为宜。移动法的特点是输出功率大、局部温度高。不足之处在于:药物定量困难、操作效率低、定位不准作用分散、有烫伤和空化损伤的风险。

2. 固定法　采用经皮透药专用设备超声电导仪,主要以 50KHz 的超声波结合电致孔和离子透入的电场作用为动力,可实现局部病变的靶位给药治疗。使用者只需将液体或半流体的药物注入专用的耦合片上,装在治疗头中,对准治疗部位后固定、开机就完成了操作,此时操作者即可离开进行其他工作。其特点是定量定位准确、操作简便效率高、治疗风险小。不足之处在于作用面积受限,仅适合局部定位治疗。

（二）间接接触治疗

不规则表面或有较强的痛觉敏感性躯体部位时,可采用水浴或在水相的药物中进行治疗。为了避免水中不必要的超声波吸收,应尽可能减少空气含量,如可以将其煮沸除气,或利用功率超声波来除气。治疗时要用不透水的斜面声头,在距离水中待处理的躯体部位 1~3cm 处慢慢地往复运动。这种治疗的特点,是声辐射不仅能垂直地而且能倾斜地放射到组织中去。通过水能使超声波传递得很完善,而且不致引起烧痛。

（三）连续的、间歇的和脉冲的超声波治疗

连续超声波治疗容易出现干扰性及附带的热效应,特别是在分界层处,如前面所述及的热淤积导致的骨膜痛。若能采用间歇的或脉冲式的超声波治疗,就可以避免这一现象的发生。在使用移动声头治疗时(往复按摩或旋转按摩),人体组织到得的便是间断性超声波辐射,因此,存在暂时地冷却和暂不受到超声波机械应力作用的机会。通过测试可知,用移动声头进行治疗时,最大温度升高仅在 0.4~0.7℃。所以,可通过间歇或脉冲的超声波以及参数的控制,选择合适的输出功率、功率强度以及超声波的辐照时间,便于以确保超声波治疗的安全。

八、操作步骤及注意事项

1. 患者取舒适体位,充分暴露治疗部位。

2. 告诉患者治疗中应有的感觉,如酸胀、温热感。

3. 将电源线与仪器接好,接通电源,选择探头,定时,调节输出至所需剂量。

4. 将准备好的药物均匀涂敷在皮肤上,围绕需治疗部位均匀移动,速度约 0.5~3.0cm/秒。

5. 治疗中应询问患者的感觉,如治疗局部过热或疼痛,应降低强度以免发生烫伤。

6. 治疗结束时,检查皮肤有无异常。先关闭输出开关,再关闭电源,擦净超声探头和皮肤上的接触剂,并用 75% 乙醇涂擦消毒超声探头以备下次使用。

7. 每次为 10~15 分钟,每日 1 次或隔日 1 次,10 次为一个疗程,每疗程间隔 1~2 周。

九、并发症及处理

1. 注意保护探头,切忌碰撞或空载(探头表面无任何被作用物体而直接与空气相接触即空载),否则易使探头中金属晶片破裂或过热损坏。

2. 避免灼烧伤,若患者局部有烧灼疼痛或其他不适时,应立即关闭机器,在未查明原因之前不得继续使用。

3. 接受治疗前应将面部清洗干净,不能化妆。

4. 眼周采用小面积治疗头、小剂量超声治疗,不要超过 $1W/cm^2$,每侧眼治疗时间不超过 5 分钟。声波方向不要直对眼球,以免造成眼球的损伤。

5. 当超声波作用于睾丸等缺少血液循环的组织时应特别注意产热过强,以免发生局部损伤。

6. 禁用患者过敏和对声头有腐蚀的药物,慎用对皮肤有刺激的药物。

7. X 线放疗期间和治疗后 6 个月内不宜使用。

8. 癌和其他肿瘤、血栓形成、盆腔充血和臀静脉充血、糖尿病。

9. 局部皮肤破损或感染。

第三节　超声嫩肤减脂

一、概述

超声波美容与超声导入不同,其用于皮肤美容的超声波频率更低、功率更大,因而作用更深、更强。2008 年 Laubach,H. J 等证实了高强度聚焦超声(high-intensity focused ultrasound,HIFU)在皮肤组织造成精准的热凝固,开创了嫩肤治疗的新领域。2009 年 FDA 批准了聚焦超声通过全面部治疗非侵入性提眉技术(ulthera system),并很快在世界范围流行。2012 年 FDA 又明确了该系统在中下面部和颈部提升的安全性和有效性。这项技术在国内被称为"超声刀"美容,有关厂商已提交 SFDA 申请。

二、原理

1. 基于超声波的机械、温热和化学作用原理,当超声波作用于机体组织时,局部组织细胞受到细微的按摩,组织温度升高,细胞功能被激活,血液循环改善,增进组织软化,化学反应加速,新陈代谢增加,蛋白分子和各种酶的功能受到影响,pH 值变化,生物活性物质含量发生改变,并通过神经、体液途径产生相应的治疗效果。

2. HIFU 是利用超声波的可聚焦性和穿透性,将超声波在体内聚焦成直径为毫米级的焦域,通过声波和热能转化瞬间使靶组织升温达 65 ~ 100℃,使蛋白质凝固和组织细胞破坏,而保持表层及周围组织完整性,达到针对性破坏病变组织或细胞的目的。这一技术已应用于实体肿瘤的治疗。

HIFU 的可聚焦性是通过改变其换能器中的声波反射器件的弧度来实现的,该反射器件的直径和弧度决定了超声波聚集的深度(图 31-3-1)。利用这一原理,人们设计出不同焦距的治疗头作用于皮肤的不同深度,达到分层治疗的目的(图 31-3-2)。

目前大多数设备按照 1.5mm,3.0mm,4.5mm 三段设计治疗深度,将聚焦超声波能量准确地作用于皮肤的真皮浅层、真皮深层及皮下筋膜层(SMAS)。治疗头中的步进式电机带动换能器发出一条线状排列的串珠样致热点,每个点的直径约 0.8 ~ 1.0mm,点间距 1.1mm 或可调。致热点温度可迅速达到 70℃,与超声波的其他效应共同导致一系列组织变化:

(1) 胶原即刻收缩、变性:带来显著的组织提升效果。

(2) 胶原再生、重塑:热损伤的炎症过程诱导成纤维细胞活化,Ⅲ型胶原合成增加,胶原基质如弹力素、纤维连接蛋白、黏多糖及蛋白酶等增加,完成组织重建。

3. 超声波溶脂　超声波对于脂肪消融的作用基于以下原理:

(1) 共振效应(横波):横波的振动频率与超大的脂肪细胞振动频率相同,在共振效应

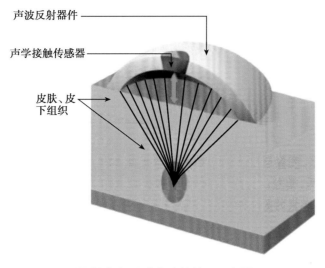

图 31-3-1　聚焦超声换能器示意图

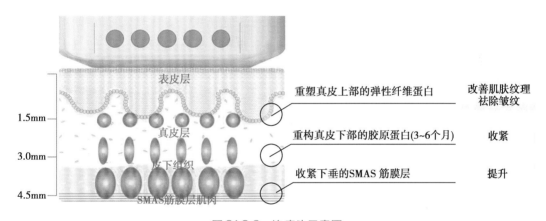

图 31-3-2　治疗头示意图

的作用下,脂肪细胞膜被震碎,脂肪细胞破裂,脂肪液通过淋巴的代谢排除体外,从而减少脂肪细胞的数量。

（2）空化效应（纵波）:超声波作用于脂肪细胞的液体在空泡效应的作用下,产生很多小气泡,随着气泡的增多和移动,脂肪细胞体积不断膨胀,使脂肪细胞的体积远远大于周围组织的细胞体积(血管、神经等),纵波的能量只需增加脂肪细胞的体积,不需要超大能量使脂肪细胞破裂。

三、适应证

1. 收紧前额的皮肤组织,提升眼眉线条。
2. 消除眼睛、额头周围的皱纹。
3. 减轻"双下巴",改善下颏轮廓。
4. 改善鼻唇褶皱,改善法令纹。
5. 收紧和提升面颊皮肤,恢复皮肤弹性。
6. 去除颈部皱纹,防止颈部老化。

7. 收缩毛孔,改善痤疮瘢痕。

8. 超声波可用于除面部外的身体任何部位溶脂。

临床治疗结果显示,一次治疗即可有显著效果,并且在术后 2-3 月后仍有持续改善。有报道称疗效可保持 2-3 年。再次治疗建议间隔 7 个月以上。

四、禁忌证

不适用于心脏患者或处于活跃期血管疾病患者,装有心脏起搏器的患者,血栓或血栓性静脉炎者,脂肪代谢障碍者,正在进行抗凝治疗者,体内有植入者,妊娠妇女以及装有金属假体者,其余禁忌证与超声导入相同。

五、术前准备

同超声导入。

六、手术方法及技巧

同超声导入。

七、手术步骤及注意事项

同超声导入。

八、不良反应及其注意事项

1. 潮红 术后有程度不同的潮红,多于 1~2 天消退。

2. 水疱 能量过大或治疗头与皮肤接触不当可能会形成串珠样小水疱。

3. 水肿 多数患者术后出现轻微水肿,极少数患者出现高度水肿。

4. 条索状水肿性红斑 治疗能量过大或重复治疗,局部可出现线状或条索状隆起。多数可自行消退,极少数可形成线状瘢痕。

5. 周围神经损伤 治疗能量过大或重复治疗可能导致面瘫,多于 3 个月左右恢复,尚未见永久损伤的报告。

6. 造成不良反应的原因 多为能量过大;治疗密度过大(发数过多);治疗手具选择不当;治疗手具未能垂直紧密贴附皮肤。

(赵小忠)

第三十二章

冷冻溶脂

一、概述

人们早已发现,人体局部受到寒冷侵袭或冻伤会导致局部脂膜炎。这表明低温可导致脂肪组织炎性损伤。一般认为,成人的脂肪细胞数量是不会增生的,一旦脂肪细胞被破坏便不会再生。麻省总医院 Wellman 影像医学中心的 Dieter Manstein 和哈佛医学院 R. Rox Anderson 医生及其团队证明,持续时间较长的局部组织冷却可以诱发选择性的局部脂肪细胞消减(非侵入性选择性冷冻溶解,cryolipolysis),进而消除皮下脂肪,同时又不伤害表层皮肤。在此理论基础上,美国 ZELTIQ 公司研发成功冷冻溶脂系统(CoolSculpting),FDA 于 2010 年通过了其对侧腹部的治疗,2012 年通过了其对腹部的治疗,并逐步扩大了适应证范围。2016年 SFDA 通过了其对上述两部位的治疗。至今有超过 60 份医学报告支持冷冻溶脂技术。全球已有 350 万人次接受治疗,并有 95% 的患者满意一次性的疗效。

二、原理

治疗机制及转归概括如下:

1. 热能从组织中被抽取出来,让脂肪细胞刚好到达冻结的结晶点上;

2. 治疗后 2~3 天后,呈结晶化的脂肪细胞透过程序性的步骤而逐渐凋亡;

3. 脂肪细胞开始凋亡,经由自然的炎症代谢过程,通过淋巴系统或血夜流动自然移除掉凋亡的脂肪细胞;

4. 90 天左右,自然生物的炎症过程移除凋亡的脂肪细胞,随之而来的结果则为脂肪层的减少;

三、适应证

1. 寻求局部瘦身,稍微偏重,希望消减特定位置的脂肪,但不考虑进行手术除脂的顾客。

2. CoolSculpting 并非为减肥者或体重严重超标者设计,不能取代手术抽脂等侵入性方法。

3. 目前仅适用于 SFDA 批准的部位。适用于局部可捏起的脂肪及明显的脂肪团部位线条的雕塑,常用于侧腰、正腹、背部脂肪、男性女乳症、臀下线脂肪等部位的治疗。

4. BMI 小于 30。

四、禁忌证

(一)绝对禁忌证

1. 妊娠、哺乳期女性;

2. 单纯性内脏脂肪肥厚;

3. 冷凝球蛋白血症;

4. 阵发性冷性血红蛋白尿;

5. 冷凝集素综合征。

(二) 相对禁忌证

如遇到以下问题,以主诊医生判断为准:

1. 有开放或感染的伤口/皮肤疾病,如湿疹、皮炎、皮疹、红斑、水疱等;

2. 已知对冷敏感,如寒冷性荨麻疹或雷诺病;

3. 治疗部有疝气;

4. 产后妇女腹直肌分离;

5. 治疗的区域有外周循环或受损皮肤感觉;

6. 神经性疾病,如带状疱疹后神经痛或糖尿病神经病变;

7. 出血性疾病或合并使用血液稀释剂;

8. 近期手术或治疗部位有瘢痕组织;

9. 任何植入式设备,如心脏起搏器和去纤颤器。

五、术前准备

术前充分沟通,了解患者治疗需求及治疗效果预期,选择适应证、排除禁忌证,测量患者体重,签署知情同意书。选择黑色不反光布作为背景拍摄术前及术后示意图,充分暴露治疗部位,同一角度每次拍摄姿势需保持一致。

六、手术步骤及注意事项

治疗步骤根据不同的设备及顾客需求进行操作。

七、术后处理

1. 术后与患者沟通治疗体验及注意事项;

2. 体重的增加会让疗程的完整效果受到影响,在疗程后请保持健康的饮食习惯和日常的运动习惯来防止体重增加,鼓励适当坚持有氧运动;

3. 安排术后定期的追踪来评估疗效,并和医师或医护人员讨论是否需要增加疗程来达到更为满意的曲线。

八、并发症及其处理

下面的情形可能在治疗中及治疗后发生,这些影响是暂时的,一般会在几天或几周内消失:

1. 治疗中的情况　疗程开始最初的数分钟,真空吸引压力可能会导治疗部位感觉到深捏及冰冷的感受,你可能会感觉到些许刺痛、疼痛或者痉挛。这些感觉会随着疗程进行 5 ~ 10 分钟左右逐渐消失。

2. 治疗后的即刻情况　接受疗程的部位于治疗后可能看起来或者感觉僵硬并会出现短暂地皮肤改变,如有暂时性的发红,冰冷,淤青,感觉迟钝或麻木等。在身体自然回温以后疗程区域知觉恢复的同时,极个别的患者可能会有轻微恶心或者头晕的感觉。这些都是正常的反应,通常会在几分钟内消失。

3. 治疗后的情况　疗程后治疗部位可能会有淤青、肿胀、压痛的现象,这通常在一到两个星期内会逐渐消失。在治疗的几周内,于疗程部位可能会有以下的感觉:深层瘙痒、刺痛、触觉迟钝、疼痛或酸疼。

因每个人的感觉不同,有些人对于前述症状可能会有延迟出现的情况。如果出现任何不寻常的副作用或有症状恶化,请立即与医务人员联系。

九、疗效评价

一般在治疗三周后即可以看出变化,治疗两个月后会出现最显著的效果。并且疗效会一直持续到治疗后的 4~6 个月。

一项 800 多人的临床观察中,几乎所有人于单次疗程后脂肪减少 20%~25%,平均 22.4%。多数患者通常只需接受一至二次治疗后,脂肪就会显著地减少。

由于治疗部位的脂肪细胞被消除。只要患者能保证正常的饮食和运动习惯来维持体重,将可保持长期而稳定的治疗效果。

（赵小忠）

第三十三章

光 动 力

第一节 概 述

光动力治疗（photodynamic therapy，PDT）是指采用光源照射激活光敏剂产生光动力反应，从而发挥治疗作用的一种新型药械结合治疗方法，近二十年来光动力治疗技术在我国发展迅速，尤其是在皮肤科领域应用广泛。

一、原理

光动力治疗依靠系统或局部给予光敏剂后，再给予特定波长的光源照射，光敏剂吸收光能并将能量传递给周边的分子氧转换成单态氧（Ⅱ型光动力反应）或生成超氧化物、过氧化物等氧自由基（Ⅰ型光动力反应），见图33-1-1。单态氧和氧自由基都是活性氧，具有氧毒性，可氧化损伤周边的细胞器和生物分子，进而引起细胞坏死、凋亡、自噬，免疫激活。

光敏剂、光和氧分子是光动力治疗三大要素，缺一不可。

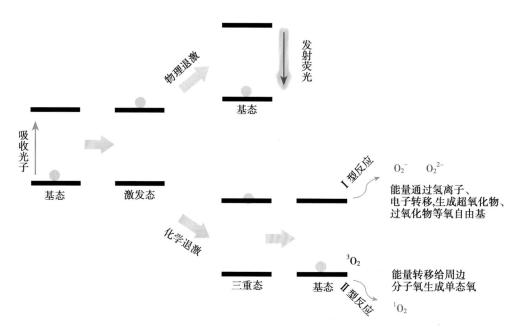

图33-1-1 光敏剂产生光动力反应机制图

二、光敏剂概述

光敏剂是光动力治疗的核心,理想的光敏剂选择性高,在病变/正常组织中具有较高的分布比,在靶组织中分布均匀,所匹配的光源穿透组织能力强,给药后光敏剂短时间内能在靶组织中达到高峰,照光后光动力反应效率高,照光后能很快地被代谢、清除。

我国早在20世纪90年代临床就开始了光动力治疗,我国临床应用的光敏剂有5-氨基酮戊酸散剂、海姆泊芬(hemoporfin),光敏素(photofrin)、癌光啉(PsD-007)。但是其中获我国国家食品药品监督管理局(SFDA)批准上市的只有ALA(商品名:艾拉)以及即将上市的海姆泊芬(商品名:复美达)。因此,本书着重介绍ALA光动力治疗与血卟啉单甲醚(hematoporphyrin monomethyl ether,HMME)光动力治疗。

三、光动力临床应用范围

ALA结构简单,分子量小,可透过皮肤屏障进入皮肤内,相比手术、CO_2激光等传统治疗ALA光动力治疗优势在于创伤性小,可重复治疗,不破坏组织原有的结构和功能,有美容效果,有靶向选择性,对潜伏病灶同样有效,因此ALA光动力治疗深受临床医生喜爱,尤其在皮肤科领域应用较为广泛。ALA可被各种增生旺盛的细胞、病原体选择性吸收,并转换成大量PpIX,照光后生成氧活性物质对增生旺盛的细胞起到选择性杀伤作用。

因此,ALA光动力可用于皮肤肿瘤、感染性皮肤、炎症性皮肤疾病等多种疾病。目前ALA光动力仅批准的适应证有尖锐湿疣(中国)、光线性角化病(北美、欧洲)、基底细胞癌(北美、欧洲)。除此之外,国内外还采用氨基酮戊酸光动力疗法。

治疗痤疮、头部脓肿性穿掘性毛囊周围炎、化脓性汗腺炎、皮脂溢出、皮肤光老化、鲍恩病、增殖性红斑、早期浅表的鳞状细胞癌、Paget病、鲍恩样丘疹病、寻常疣、扁平疣、扁平苔藓、硬化性苔藓等诸多适应证外的疾病。

海姆泊芬又名血卟啉单甲醚,已在我国上市,HMME光动力适应证为鲜红斑痣。

四、光源（常用设备）的选择

光源的作用是照射光敏剂后使其产生氧活性物质,不同的光敏剂所需的激发光源波段不同。ALA光动力治疗多采用红光(630nm左右)和蓝光(410nm左右)两种光源。虽然PpIX的吸收峰值在410nm处,但630nm的红光透过人体皮肤的深度更深,临床光动力治疗时建议以630nm左右的红光为主,尤其是对于病变较深的病灶。光源发射器(治疗仪)可选用半导体激光、大功率He-Ne激光、LED光。一般来说,光动力治疗同等能量密度下窄谱光源激发的光动力效应更强。对于孤立、面积小的病灶采用激光作为光源疗效更佳,对于多发、面积大的病灶采用照射光斑大的630～635nm窄波LED光更为适合。ALA光动力治疗采用激光器作为光源时,还要注意选择合适的光纤,光纤选择是否得当关系到病灶处组织能否受到有效照射。治疗非腔道内的普通病灶时推荐使用微透镜光纤,相比传统的裸光纤,微透镜光纤传导出来的光能量密度分布更加均匀,使病灶部位接受均匀的光能量照射。避免因为能量密度不均,部分区域因能量不足导致疗效欠佳,部分区域出现因能量过高出现疼痛、红斑、水肿、结痂等不良反应。治疗腔道内病灶时,光纤是必不可少的治疗器材,照射尿道、肛管内病灶时建议使用柱状弥散光纤,光波从光纤的四周发散而出,均匀地照射到腔道壁上,保证腔道壁上的病灶能够接受均一的光能量密度。宫颈病灶时建议使用带有宫颈帽的弥散光纤,保证光波全部照射到宫颈上,避免阴道受到没必要的照射。

HMME光动力治疗鲜红斑痣即将在临床正式推广,目前建议采用532nm LED光源作为治疗鲜红斑痣的首选光源,相信随着应用范围的扩大,相应的光源设备也会随之发展。

五、治疗参数

光动力治疗时需要注明使用的光敏剂名称、浓度、敷药时间,光源仪器、波长,以及照光的能量密度、功率密度、照光时间。照光时间计算公式如下:照光时间(s) = 能量密度(J/cm^2)/功率密度(W/cm^2)。

六、注意事项

疼痛是目前光动力治疗的主要不良反应,部分患者光动力治疗照光时疼痛较为明显。疼痛的产生机制也还未完全明确。当前认为光敏剂、光源、荧光强度和照光剂量、病灶特性是影响疼痛发生程度的主要相关因素。对于轻度疼痛,建议可采用电风扇、冷风机、冷喷等降温方法缓解疼痛,对于中度疼痛,建议采用口服止痛药、二步法照光、局部浸润麻醉、神经组织麻醉、吸收麻醉治疗。对于重度疼痛,建议采用静脉全身麻醉和神经阻滞麻醉缓解疼痛。

需要强调的是,在光动力治疗时我们应该顾及患者的主观体验,尽量降低疼痛,反之,在缓解疼痛时我们又不能忽略疗效,需要找到一个光动力治疗疗效与疼痛的平衡点。

七、发展趋势

目前光动力治疗技术的发展趋势主要有以下几个方向:①现有光敏剂光动力治疗更多适应证的探索;②新型光敏剂的研发及现有光敏剂的改良,提高疗效减少不良反应;③新型光源的研发,优化现有治疗模式,拓展适应证。

（王秀丽）

第二节　ALA 光动力

一、概述

5-氨基酮戊酸是近年开发的第二代卟啉类光敏剂,其本身为一种体内血红蛋白合成过程的前身物。正常情况下,ALA在细胞内的量很小,本身并无毒作用。外源性ALA能渗入角质层进入体内,被增生活跃的细胞选择性吸收,最终聚集于靶细胞内,并转化为原卟啉Ⅸ(protoporphyrin Ⅸ, PPⅨ)等卟啉类物质,经过特定波长的光照射后即发生光动力反应,产生单线态氧等杀死增生活跃的细胞,而邻近正常组织不受任何影响。

自1990年Kennedy首先报道5-氨基酮戊酸光动力疗法(5-aminolevulinic acid, ALA-PDT)以来,该疗法主要用于治疗表浅的皮肤癌和癌前期病变,引起国内外专家和学者的广泛关注。此后陆续有研究报道了ALA-PDT在皮肤肿瘤与非肿瘤性疾病中的应用。ALA-PDT应用于基底细胞癌、鲍温病、鳞状细胞癌等,均取得了良好的疗效,且愈后不留瘢痕。1999年美国食品药品管理局正式批准ALA-PDT用于治疗头面部日光性角化病。自2000年开始ALA-PDT治疗痤疮的临床研究,证实ALA-PDT治疗中重度痤疮具有安全、高效、副作用小等优点。2002 年提出光动力的光嫩肤效应概念,临床试验证实 ALA-PDT 可用于雀斑、皮肤粗糙、细纹、面色萎黄的改善,并经组织病理学证实可增加胶原纤维减少弹力纤维。2004 年王秀丽等在国际上首次报道 ALA-PDT 治疗尿道尖锐湿疣。2007 年国内研发的 ALA 正式获得国家食品药品监督管理局的批准。自此 ALA-PDT 在中国皮肤科尤其是美容皮肤科领域得到广泛的应用。

ALA-PDT 对病变组织具有疗效好、选择性高、无明显刺激,不受皮损数目和特殊部位的限制,可重复治疗,易愈合,不引起瘢痕,不影响重要器官组织的功能,可以与其他方法联合使用等优点,能够达到较好的治疗效果和美容效果,已逐渐成为一种具有应用前景的治疗肿瘤及非肿瘤疾病的新选择。

二、原理

ALA 是一种天然的亲水性小分子化合物,是血红素合成途径的前体物。当给予外源性 ALA 后,其被增生旺盛细胞选择性吸收,经过一系列酶促反应在线粒体内生成大量光敏性物质 PPIX。经一定波长光源照射后组织内产生单态氧、氧自由基等氧活性物质以杀伤病变细胞,从而达到治疗目的。光敏剂、光源、氧是光动力治疗的三大要素。

三、常用的设备

ALA-PDT 所需设备即上述光动力治疗三大要素之一的光源。ALA 可被某些激光和其他光源激发。目前,用于 ALA-PDT 的光源主要有蓝光(波长 410nm 左右)和红光(波长 630~635nm)。常用的光源发射器有半导体激光器、氦氖激光器、发光二极管(LED)光源等。腔道内病变推荐采用带有光纤的半导体激光、氦氖激光器或特制用于腔道的 LED 光源;对于体表多发、面积广泛的病变推荐采用照射光斑大的 LED 光源。若用于治疗光老化还可以选择强脉冲光(500~1200nm)。临床上应根据不同的治疗目的选择相关波长的光源。

四、适应证

目前,ALA-PDT 在美容皮肤科学的主要适应证如下:

1. 肿瘤性疾病主要为癌前病变和非黑素性皮肤癌,包括光线性角化病、鲍恩样丘疹病、鲍恩病、基底细胞癌、皮肤鳞状细胞癌等;

2. HPV 感染相关疾病扁平疣、寻常疣等;

3. 附属器相关疾病痤疮、头部脓肿性穿掘性毛囊周围炎、化脓性汗腺炎;

4. 皮肤光老化;

5. 其他玫瑰痤疮、扁平苔藓等。

五、禁忌证

1. 患有卟啉症或已知对卟啉过敏;已知对局部用 ALA 溶液、霜剂、凝胶中任何一种成分过敏。

2. 正在服用光敏性药物;患有系统性红斑狼疮等有光敏症状疾病。

六、治疗参数

ALA-PDT 的治疗参数主要涉及:ALA 浓度、敷药时间及所用光源的功率密度和能量密度。

（一）ALA 浓度及敷药时间

ALA 在碱性环境中极不稳定,且中性或弱酸性溶液配制后的 ALA 稳定性差,使用时需新鲜配制,保存时间不宜超过 4 小时。光动力效应与 PPIX 生成量密切相关,后者又与 ALA 浓度及敷药时间相关。根据既往研究数据表明,ALA 浓度在 5% ~20% 之间、ALA 敷药后 3~6 小时之间,ALA 浓度越大、ALA 敷药时间越长,PPIX 荧光强度越强,即生成 PPIX 量越多。最终选择 ALA 浓度及敷药时间时,需在保证疗效的前提下,综合治疗部位、考虑治疗后的副作用、患者的等候时间及整个治疗时间等因素决定。

因此,建议在 ALA-PDT 治疗光老化、痤疮、玫瑰痤疮等美容需求较高的疾病时,选择 5% ALA,孵育 2~3 小时;治疗肿瘤等其他需充分保证疗效的疾病时,选择 10% ~20% ALA,孵育 3~6 小时。

（二）光源参数

根据疾病类型、皮损部位选择合适的光源。根据所采用设备的光源种类、功率密度和目标照光能量密度来计算所需照光时间。以下重点介绍常见几种疾病的光学参数:

1. 非黑素性皮肤肿瘤　临床上多采用波长 630nm 左右,功率密度 100mW/cm² 的 LED 光源进行照射。所用照光剂量为功率密度 60~150mW/cm²,能量密度 100~200J/cm²。

2. HPV 感染相关疾病　临床上多采用波长 630nm 左右,功率密度 100mW/cm² 的 LED 光源进行照射。所用照光剂量为功率密度 60~150mW/cm²,能量密度 60~100J/cm²。

3. 痤疮　临床上多采用波长 630nm 左右,功率密度 100mW/cm² 的 LED 光源进行照射。所用照光剂量为功率密度 60mW/cm²,能量密度 30~100J/cm²(图 33-2-1)。

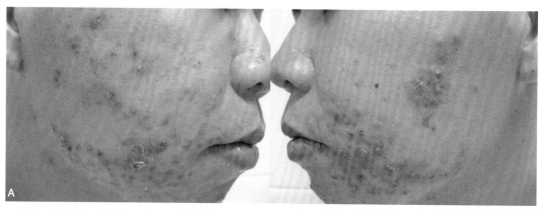

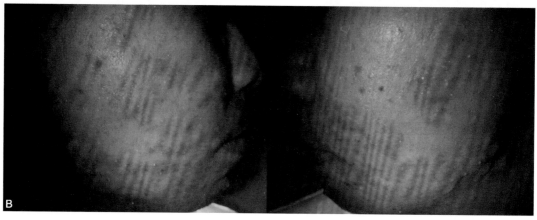

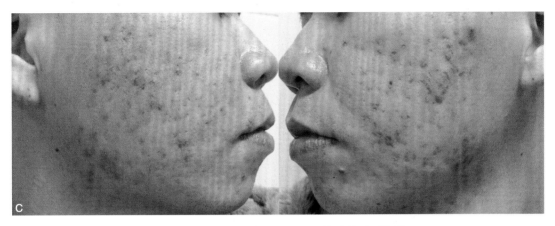

图 33-2-1 痤疮患者 ALA-PDT 治疗前后对比图
A. ALA-PDT 治疗前;B. 治疗中敷药 3 小时;C. ALA-PDT 治疗 2 次后

4. 皮肤光老化 临床上可采用波长 630nm 左右,功率密度 100mW/cm^2 的 LED 光源进行照射。所用照光剂量为功率密度 60～100mW/cm^2,能量密度 30～100J/cm^2。亦可采用强脉冲光作为光源,参数选择同强脉冲光治疗光老化。

5. 头部脓肿性穿掘性毛囊周围炎、化脓性汗腺炎临床上多采用波长 630nm 左右,功率密度 100mW/cm^2 的 LED 光源进行照射。所用照光剂量为功率密度 60～150mW/cm^2,能量密度 60～100J/cm^2。

其他根据疾病类型、皮损部位选择合适的光源种类、功率密度和目标照光能量密度来计算所需照光时间。

七、操作步骤及注意事项

1. 治疗前充分告知患者 ALA-PDT 治疗中和治疗后可能出现的副作用以及签署患者知情同意书。

2. 治疗前数码相机拍摄治疗区域示意图。

3. 用清洁剂和水彻底清洗治疗区域皮肤(可预防表面细菌感染)。

4. 必要的患者可实施去痂皮、梅花针叩刺、微磨削术等,增加 ALA 的皮肤穿透力。

5. 充分混合 ALA 粉末及溶剂。根据需要配置相应浓度的 ALA 乳膏,均匀涂抹于治疗区域,小心避开眼睑、角膜和眼角等黏膜区域,避光孵育一定时间。

6. 进行照光前,轻轻将 ALA 洗净,残存的 ALA 可能会在激光照射时导致皮肤灼伤。

7. 在暗室伍德灯下观察皮损处产生原卟啉 IX 的情况。

8. 选用合适光源,合适的参数对准皮损处照光。患者及操作者应佩戴相应的防护眼镜。

9. 治疗过程中注意观察患者的不良反应并作相应处理。

10. 治疗后在治疗区域使用冰袋或冷敷 20～30 分钟以减轻或消除红斑、水肿、烧灼、刺痛等反应。

八、术后处理及注意事项

1. 清水洗脸,避免使用刺激性洗化用品;

2. 保持治疗部位的清洁,避免感染;

3. 治疗后需要避光 24 小时,避免残存未代谢光敏剂在自然光下的光动力效应;

4. 光老化和痤疮治疗后需要保湿和防晒。

九、并发症及其处理

(一) 疼痛

疼痛是 ALA-PDT 治疗中的最主要的副作用;可采用降温治疗、口服镇痛药、局部浸润麻醉、神经阻滞及两步法照光来缓解疼痛。

(二) 治疗局部红斑、水肿

而肿瘤治疗 ALA 浓度较大皮损处甚至结痂;可给予局部冷敷,减轻症状,必要时可给予外用抗生素软膏保护创面或弱效激素药膏适当减轻炎症反应。

(三) 色素沉着、脱屑、干燥

给予外用保湿润肤剂缓解皮肤干燥、脱屑;外用抗生素软膏,软化结痂,预防继发感染。大多数皮肤色素沉着可随时间逐渐自行消退,不需要特殊处理。

(四) 反应性痤疮

主要在首次治疗后出现,属于正常现象。

十、疗效评价

(一) 治疗中观察

1. 治疗过程中观察患者反应,如有红斑水肿、渗出等症状出现,应适当减少照光时间,如果反应严重应该立即停止照光;

2. 部分患者疼痛耐受差,应用利多卡因、风扇等镇痛,镇痛措施效果不佳的可停止照光一段时间后再继续照光。

(二) 治疗终点及疗效判定

ALA-PDT 前后应做疗效评估,每次治疗前后拍摄示意图做客观评判依据。并与患者沟通治疗效果。皮肤非黑素瘤治疗需要治疗后随访 1 年。

(王秀丽)

第三节　HMME 光动力

一、概述

血卟啉单甲醚(hematoporphyrin monomethyl ether,HMME)是我国首创的一种新型的单体卟啉光敏剂,与第一代光敏剂血卟啉衍生物(hematoporphyrin derivative,HpD)相比,具有化学成分单一、组成稳定、组织选择性好、光漂白速率高、治疗后避光时间短、安全性高等显著优点。

我国自 1990 年开始探索光动力治疗鲜红斑痣,最初应用 HpD 获得成功,治疗后红斑可完全消退,增厚的病变扁平,无瘢痕,长期随访未见复发。然而,由于 HpD 在体内排泄缓慢,并与胶原纤维有较强的亲和力,应用后皮肤的光敏反应持续 1~3 个月,部分患者甚至长达 6 个月。在第二军医大学研制出 HMME 后,顾瑛教授又尝试 HMME-PDT 治疗鲜红斑痣。与 HpD-PDT 相比,HMME-PDT 具有不良反应少,安全性高,避光期短,重复治疗间隔期短等优点,提示 HMME-PDT 是治疗鲜红斑痣的理想方法。在国内完成 HMME-PDT 多中心期临床试验的基础上,注射用 HMME 2016 年经国家食品药品监督管理总局批准上市(商品名:复美达),开启了鲜红斑痣临床治疗新时代。虽然 HMME 可用于肺癌、膀胱癌等肿瘤的诊断,以及鲜红斑痣、脑胶质瘤的治疗,但在国内,鲜红斑痣是 HMME 批准的唯一适应证,本文中 HMME-PDT 的介绍围绕鲜红斑痣展开。

二、原理

HMME 经静脉注射后立即在血液中形成浓度高峰,并被血管内皮细胞迅速吸收,而表皮层细胞吸收很少,此时给予穿透表浅、可被血管内皮细胞选择性吸收的特定波长的光局部照射,产生单态氧等活性物质以破坏血管内皮细胞,达到治疗目的。表皮层因不含光敏剂不受损伤,而正常真皮深层组织则因激光穿透浅、难以达到有效激发量而得到保护,减少了瘢痕形成的风险。

三、常用设备

HMME-PDT 治疗应选择可被血红蛋白选择性吸收的绿光波段,一方面表皮对它的吸收比蓝紫波段少,可以保证有足够的光到达病变血管;另一方面其穿透仅达真皮浅层,可以有效保护真皮深层。目前 532nm LED 绿光由于机器体积小、面罩式设计,可以连续治疗,能量稳定、寿命长、价格便宜等优点逐渐取代以往的铜蒸气激光和 532nm KTP(倍频 Nd:YAG)激光成为临床上 HMME-PDT 治疗鲜红斑痣最常见的光源。

四、适应证

鲜红斑痣是 HMME 批准的唯一适应证。鲜红斑痣,又称葡萄酒样痣(port wine nevus,PWN),是一种常见的先天性毛细血管畸形,常在出生时或出生后不久出现,好发于面、颈和头皮,有时累及黏膜。皮损表现为边缘清晰而不规则的红斑,呈鲜红、暗红色甚至紫红色,压之褪色或不完全褪色。本病极少自然消退,并可能在成年后颜色加深、皮损增厚及结节样改变。根据红斑颜色和皮肤增生情况,PWN 分为三型:粉红型、紫红型和增厚型。

临床研究发现,HMME-PDT 对各型 PWN 均有效,且未观察到复发,疗效稳定而可靠。HMME-PDT 的疗效与 PWN 的临床类型密切相关,粉红型病变血管直径小,疗效最佳,其次为紫红型,增厚型疗效最差;疗效与皮损的部位也有一定关系,一般认为前额、颈部疗效最佳,而躯干、颊部、眼睑、四肢的疗效次之。

五、禁忌证

禁用于妊娠期及哺乳期妇女、心血管疾病、肝肾功能异常、凝血功能异常、过敏性体质及免疫功能低下者,有精神疾病或认知障碍者。禁用于皮肤光过敏患者、卟啉症或对卟啉过敏者以及 1 个月内曾服用光敏性药物者。

六、治疗参数设置与治疗技巧

(一) 药物剂量

注射用 HMME 为暗红色无菌冻干粉,0.1g/瓶。临用前将每瓶注射用 HMME 用 10ml 生理盐水注射液配制成浓度为 10mg/ml 的 HMME 溶液。根据患者体重，按 5mg/kg 的总剂量，将所用 HMME 溶液稀释于生理盐水注射液至 50ml，静脉推注时使用输液泵。

（二）照光剂量

在机器操作平台上调整治疗参数，光照功率一般在 80～100mW/cm^2，光能量为 96～115J/cm^2，照射时应保持扩束头与照射平面垂直，用功率计实时监测功率。密切观察照射区的变化情况，并结合患者年龄、肤色等因素调整参数。对某些特殊部位（如鼻唇沟，嘴角，眼角、耳廓及颊部等）应适当缩短照射时间。

七、操作步骤及注意事项

（一）术前谈话

1. 疾病的简要介绍　PWN 属于先天性微静脉畸形，随着年龄增长，颜色加深变红，变紫，部分病灶可能逐渐扩张，并不断增厚和出现结节，终生不消退，因此主张积极治疗，但 PWN 的治疗仍是国际性难题，多数患者依然得不到彻底治愈。

2. HMME-PDT 治疗特点

（1）与血管管径无关：以往激光治疗靶点在血红蛋白，而 HMME-PDT 是一种全新的治疗方法，治疗靶点在血管内皮细胞，因此与血管管径的相关性不大，对所有类型 PWN 都有效。

（2）大光斑治疗，褪色均匀，痊愈率高：可以较大面积治疗（10cm×10cm），治疗区域颜色消退均匀，随着随访时间延长，治疗区域颜色还将持续消退。单次治疗有 10% 以上的痊愈率；2 次治疗（年龄 14 周岁以上）的痊愈率近 30%。

3. 可能出现的治疗反应与注意事项

（1）静脉推注治疗的风险性。

（2）治疗结束后短暂的光敏现象，要求在治疗后 2 周内避免阳光直射和强光照射，加强防护，减少外出。一旦出现皮肤灼伤、头晕、畏光等反应，需立即就医。

（3）光照期间，多数患者会出现不同程度的疼痛与瘙痒。

（4）光照结束后，需要即刻进行冰敷，并在治疗后 3 天内间断使用冰敷以促进消肿。

（5）治疗后可以预见的反应：结痂和色素沉着，后者一般数月后自行消退。

（6）治疗次数：一般均需要多次治疗（3 次左右，治疗间隔 2 个月左右），遵医嘱随访。

（二）术前、术后拍照

1. 为了对病变进行准确的记录与存档，需要病变部位治疗前进行拍照。

2. 治疗后待诊期间，需要患者自行拍照记录治疗后的反应，便于医生下次治疗时制订个体化的治疗方案。

（三）治疗步骤

1. 治疗前准备工作　仅仅暴露拟照射皮损区，保护周边正常皮肤。将照射区要尽量选择在一个平面上，将机器治疗头调整到距离皮损 10cm 左右处，与照射平面垂直。对面积较大者可分次、分区照射。照光治疗区域一般遵照先侧面后正面的原则。

2. 药物配制和滴注　根据体重决定药量（5mg/kg），用生理盐水配制成 HMME 溶液至总量 50ml，现配现用。选择较为粗大的静脉如肘部静脉，穿刺成功后，先用生理盐水冲洗通道，确定针在血管内后用注射泵缓慢滴注光敏剂（2.5ml/分钟，20 分钟滴注完毕），推注后用生理盐水冲洗通道，保证药物完全进入血管内，全程避免强光直射。

3. 照光 静脉输注开始后 10 分钟照光,在机器操作平台上调整治疗参数,光照射功率一般在 $80 \sim 100 \mathrm{mW/cm^2}$,光能量为 $96 \sim 115 \mathrm{J/cm^2}$。

(四) 治疗过程中应避免的操作失误

1. 给药时 药物输注时要避免出现局部药液外渗,一旦发生,必须立即停止输注并局部冷敷。外渗局部必须完全避光,直到局部肿胀等渗出反应完全消失。

2. 照光时

(1) 术前用黑布做好遮盖保护,避免对红斑周边正常皮肤进行不必要的照射。

(2) 能量过大可能造成瘢痕,注意观察治疗时的局部反应,避免出现水疱。

八、术后护理原则及注意事项

(一) 避免强光照射

为 HMME-PDT 治疗后首要护理原则。

(二) 注意事项

皮肤灼伤、畏光或头晕畏光,甚至出现全身性荨麻疹、呼吸急促等反应,通常是由于治疗后皮肤暴露于日光或者强光照射产生的严重光敏反应,需立即进行就诊。

九、常见不良反应及其处理

HMME-PDT 治疗过程中以及治疗后,治疗局部会发生不同程度的光动力反应,常见的为瘙痒、烧灼感、疼痛、红斑、肿胀、结痂,少见的有水疱、紫癜等,治疗反应大多为轻、中度,患者能够耐受,不需要特殊处理,短期内可自行恢复。其中最多的不良反应为色素沉着,发生率约 31.6%,大多可在 $3 \sim 6$ 个月内自行恢复。避免过高的能量,治疗后冷敷、防晒有助于减轻和预防不良反应。

十、疗效评估

(一) 术中观察治疗终点

PWN 三种类型的微血管畸形程度不同,对治疗的反应不同,因此治疗终点很难统一,顾瑛团队认为治疗中红斑区反应类型反映了异常血管网受光敏损伤的程度,是治疗中确定最佳照射时间、保证治疗安全有效的重要客观指标,因此红斑区反应类型可以作为治疗终点的参考。

1. 常见的红斑区反应类型有

(1) 褪色型:主要表现为治疗区颜色变淡甚至消失。

(2) 明显暗紫加黑点型:主要表现为治疗区呈明显暗紫色,出现许多小黑点。

(3) 明显暗紫型:主要表现为治疗区呈明显暗紫色。

(4) 略暗型:主要表现为治疗区颜色稍变暗。

2. 治疗中红斑区反应类型与病变分型、治疗次数及疗效的关系 第 1 次 PDT 治疗中,粉红型病灶以褪色型反应最多见;紫红型病灶以略暗型反应最多见;增厚型病灶以明显暗紫型反应最多见,以出现明显暗紫加黑点型反应的病灶疗效最好。行第 2 次 PDT 治疗时,治疗区的反应类型可发生改变,如粉红型病灶以略暗型反应最常见,紫红型及增厚型病灶褪色型反应明显增多。

（二）评价方法

同一案例的观察和评价应由同一位研究者进行,严格记录。患者在治疗前后的每次访视时均要求对治疗部位进行拍照。

（王秀丽）

第三十四章

面部护理与治疗

第一节　面部护理

日常面部皮肤基础护理主要包括四大步骤：清洁、补水、保湿、防晒。应依据皮肤不同类型进行护理。

一、清洁

一般清洗的水温宜在 32～35℃，同时还应注意正常皮肤屏障表面的 pH 在 5.5～6.0，因此使用弱酸性的清洁类产品更容易保护皮肤的酸化屏障。温和清洁的主要衡量尺度是：清洁后皮肤没有明显紧绷及油腻的感觉。如有明显紧绷感则表示清洁过度，如清洁后仍有油腻的感觉则表示清洁不够。

1. 干性皮肤　缺乏油脂，皮肤较为干燥，因此不应过度清洁过勤。一般情况下，每天可以仅用清水清洁面部皮肤，在夏季时可加用温和的洗面奶清洁皮肤。忌用碱性洗面奶、肥皂等，避免应用磨砂产品。

2. 中性皮肤　应根据气候的变化选择洁肤品，如夏季皮肤偏油时可选择泡沫型、弱碱性的洁面乳或香皂，其余季节可选择对皮肤有保湿、滋润作用的清洁剂。深部清洁可选用磨砂膏或去角质膏，3～4 周一次即可。

3. 油性皮肤　可选择中性、缓和的弱碱性且具有保湿作用的清洁剂，洁面次数不可过多，过度清洁会导致皮脂腺分泌代偿性增加。温水洗脸，35℃ 左右的水温可让皮脂溶解。在夏季面部皮肤较为油腻时可以适当再增加洗脸次数，但不要超过 3 次。深部清洁可选用磨砂膏或去角质膏，2～3 周一次。

4. 混合性皮肤　兼具干性与油性皮肤的特点，其干性区与油性区清洁剂的选择使用可分别参照中干性及油性皮肤。

5. 敏感性皮肤　敏感性皮肤由于对含有香料、色素的化妆品极易产生过敏反应，所以最好选择医学护肤品。选用温和的、弱酸性、不含皂基洁肤产品清洁，在皮肤较为敏感时可直接用清水洁面，水温不可过热过冷，一般在 30℃ 左右，忌用磨砂膏、去死皮膏等去角质产品。

二、补水

任何类型的皮肤都需要补水，但应依据不同皮肤类型选择保湿水、平衡水、爽肤水等不同化妆水进行补水。

（一）干性皮肤

可选用含有透明质酸等具有保湿成分的保湿水增加皮肤的水分,避免用爽肤水等化妆水。

（二）中性皮肤

可选用含有透明质酸等具有保湿成分的保湿水增加皮肤的水分。

（三）油性皮肤

先选用平衡水或爽肤水,这类化妆水能进一步清洁皮肤,收缩毛孔,避免污垢乘虚而入。使用此类化妆水时最好用化妆棉,这样可以将皮肤上残余的油脂和污垢带走。然后再选用保湿水增加皮肤水分。

（四）混合性皮肤

兼具干性与油性皮肤的特点,其干性区与油性区保湿水的选择使用可分别参照上述相关内容。

（五）敏感性皮肤

可选用含有马齿苋等具有抗敏作用以及含有透明质酸等具有保湿成分的保湿水增加皮肤的水分,皮肤的水合作用增强可降低皮肤敏感性。

三、保湿

任何类型的皮肤都需要保湿,但应依据不同皮肤类型选择不同剂型的保湿剂。

（一）干性皮肤

洁面、补水后沐浴后应立即涂抹保湿霜。在春、秋、冬季一般选用油包水型的膏霜保湿剂,最好含有良好保湿剂如神经酰胺、透明质酸、胶原蛋白或天然油脂(如橄榄油等)等,可深度滋润皮肤。夏季容易出汗,则可选用水包油型的乳剂、霜剂保湿剂。每周做 2~3 次补水、保湿面膜以滋养肌肤。

（二）中性皮肤

春夏季可用水包油型的乳、露类清爽的润肤品,秋冬季则可用油包水型保湿和滋润度较好的霜类润肤品。化妆前使用温和的油性保湿剂以保持皮肤的湿润。

（三）油性皮肤

在春、秋、冬季一般选用具有控油保湿功能的水包油型乳液剂,夏季则可选用具有控油保湿功能的凝胶、啫哩状护肤品。

（四）混合性皮肤

兼具干性与油性皮肤的特点,其干性区与油性区保湿剂的选择使用可分别参照上述相关内容。

（五）敏感性皮肤

选择具有抗敏保湿功效的医学护肤品,一般可选用水包油型的乳剂、霜剂。

四、防晒

（一）中干性皮肤

室内工作者可使用 SPF=15,PAF+~++的防晒霜,每 4 小时使用一次;室外工作者应选择 SPF>15,PAF++~+++的防晒霜,每 2~3 小时使用一次。

（二） 油性皮肤

室内工作者可使用 SPF＝15，PA+～++的防晒露或液，每 4 小时使用一次；室外工作者应选择 SPF>15，PA++～+++的防晒露或液，每 2～3 小时使用一次。

（三） 敏感性皮肤

其角质层较薄，缺乏对紫外线的防御能力，应选用防晒剂 SPF>30，PA++，一般每 2～4 小时使用一次。当皮肤较为敏感时可先暂时不用防晒剂，而通过戴帽子、口罩等进行防晒，待皮肤敏感改善后则可选择医学护肤品中的防晒剂。

第二节　面膜与倒膜

一、面膜

（一）定义

是由各种溶性材料、赋形剂、营养物质和药物制作而成，涂敷或贴于面部皮肤，形成一层隔膜，具有补充水分、软化角质，促进局部血液循环，促进营养物质及针对性药物或活性成分的吸收，清除皮肤污垢，舒展皮纹，收缩毛孔，使皮肤光洁清爽，细腻润滑而富有弹性，达到美容的效果。

（二）分类及选择

1. 按理化性质　可分为硬膜及软膜。

硬膜又称为倒膜，又分热膜和冷膜。热膜倒膜时会释放热量，促进血液循环，增强有效成分的吸收，例如石膏倒膜，主要用于油性皮肤、黄褐斑及皮肤老化；冷膜主要是在倒膜中含有少量的如冰片、薄荷、樟脑等清凉剂物质，使受施者感到皮肤有凉爽的感觉。面部急性皮炎、敏感性皮肤可用冷膜降低皮温，改善面部潮红的症状。

软膜主要基质为淀粉，内含多种营养性物质，具有消炎、祛斑、增白、防皱、延缓皮肤衰老的功效。可用于皮肤老化、黄褐斑等皮肤病。

2. 按剂型　可分为涂膜面膜、湿布状面膜、膏状面膜。

（1）涂膜面膜：也称为剥离型面膜或薄膜型面膜，是将某些营养物质、活性成分或治疗药物等添加到聚乙烯醇、聚乙烯吡咯烷酮、羧甲基纤维素、海藻酸钠等能够成膜的成分内制成胶状或糊状面膜。由于其在皮肤上黏着力强，具有收紧皮肤、舒展皮纹、保湿清洁皮肤、改善皮肤弹性等功能，因此，常用于皮肤深层清洁，改善皮肤老化。

（2）湿布状面膜：是主要利用面膜纸、蚕丝等载体，吸附某些植物活性成分或生物活性物质等，达到改善皮肤质地、增强细胞活力、增白润泽皮肤、辅助治疗损容性皮肤病等功效。由于其使用方面，已成为目前最常用的一种面膜，常用于干性皮肤、敏感性皮肤的日常护理及面部皮肤病的辅助治疗。

（3）膏状面膜：含有较多的黏土成分如淀粉、白陶土、硅藻土等，还含有水分和润肤的油分，有利于皮肤吸收，软膜就是其中之一。

3. 按主要成分来源及作用　可分为植物面膜、矿物泥面膜、动物成分面膜、化学面膜。

（1）植物面膜：主要含植物活性成分，如人参面膜，具有营养皮肤，增加细胞活力的作用；当归面膜，具有活血化瘀，促进血液循环，淡化色斑的功效。也可由果蔬制成果蔬面膜、芦荟面膜、绿茶面膜等，含有维生素、有机酸、微量元素等，有预防衰老、改善痤疮、减轻色斑形成等作用。

（2）矿物泥、海泥面膜：具有消炎、补充微量元素、增白等功效。

（3）动物面膜：如鸡蛋面膜、牛奶面膜、胎盘素面膜、珍珠面膜等，具有营养润泽皮肤、抗皱、增强皮肤活力的作用。

（4）化学面膜：如曲酸面膜、维生素 C 面膜、维生素 E 面膜等，具有抗衰老、减缓色素形成的功效。如超氧化物歧化酶（SOD）面膜、人表皮生长因子面膜等，具有抗衰养颜、促进表皮更新的作用。

二、倒膜

（一）热膜

主要以优质的医用石膏为主要基质，可根据需要加入矿物粉或所需药物、活性成分等，以适量的水调和而成。由于石膏是一种不可逆的无弹性的膜材料，用水调和成糊状之后具有良好的流动性及可塑性，可涂敷于皮肤，自行凝固成坚硬的膜体，使膜体热量持续渗透入皮肤，当热传导到真皮内血液中时，使局部血液循环加快，血内氧的含量增加，机体代谢率也随之加快，因而能促进局部炎症的吸收。热膜适用于干性、中性、油性皮肤，由于热膜会加重过敏反应症状，因此，敏感性皮肤应禁止使用热膜。

（二）冷膜

由于添加了少量少量的冰片、薄荷、樟脑等清凉剂物质，会带给皮肤很凉爽的感觉，同时对毛孔粗大的皮肤有明显的收敛效果，由此可用于改善油性皮肤皮脂分泌过盛状况，同时，由于冷膜不会导致毛细血管扩张，适用于敏感性皮肤及毛细血管扩张症。

（三）倒膜的方法

首先需要清洁面部皮肤，然后用医用消毒棉花薄片盖住眉、眼、口部加以保护，将调成调成糊状的石膏面膜或冷膜自额、鼻根部开始，迅速向双颊、下颌部依次匀称摊开，仅留鼻孔在外，盖上毛巾。当敷热膜是需等待面膜完全冷却 20～30 分钟后，自额部掀起已干的石膏模，与盖在眉、眼、口上的棉花薄片一并除去，拭去残留外用药或化妆品，清洗面部，如局部皮肤出现发红症状，可予冷喷，降低局部皮温。当敷冷膜时，约等待面膜较为干燥后，自额部揭起面膜，与盖在眉、眼、口上的棉花薄片一并除去，拭去残留外用药或化妆品，清洗面部。

三、冷喷与药物导入

（一）冷喷

冷喷机将正常饮用水通过物理水质软化过滤器，分离出水中的钙、镁等离子，再经过特殊设计的超声波振荡，产生出带有大量负氧离子的微细雾粒，低温负离子吸附和渗透入皮肤，能充分软化皮肤角质层，促进血液循环，加速细胞新陈代谢。同时，冷喷还可以利用喷雾机将药物雾化成极细微水雾，均匀地作用于面部皮肤，发挥药物和低温治疗的协同作用，达到抗过敏、抗炎消肿、舒缓止痒的目的。因此，冷喷多用于敏感性皮肤、面部急性皮炎以及日晒后皮肤修复。

（二）药物导入

依据其导入仪器的不同，可分为：直流电药物离子导入、超声药物导入、纳米微针药物导入等。

1. 直流电药物离子导入法　是利用正负电极在人体外形成一个直流电场，在直流电场中加入带阴阳离子的药物,利用电学上"同性相斥,异性相吸"的原理,使药物中的阳离子从阳极,阴离子从阴极导入体内,达到治疗疾病的目的。例如导入氯化钾(钾离子为阳离子),可以提高神经肌肉的兴奋性,用于治疗周围神经炎和神经麻痹。再例如,导入中药草乌(主要成分为生物碱,含阳离子),可治疗骨质增生引起的关节疼痛和神经疼痛。

2. 超声药物导入　又称药物超声促渗透疗法,是指利用超声波促进药物经皮肤或黏膜吸收的一种新型药物促渗透技术。其治疗原理主要表现为机械效应,温热效应和理化效应。超声可使机体组织细胞内发生物质运动,刺激细胞膜的渗透性,促进新陈代谢,加强血液循环和淋巴循环。超声波在人体内可产生热量,对局部组织产生温热效应。在机械效应和温热效应的作用下,可继发物理和化学的反应,提高生物膜的通透性,促进药物离子在组织细胞间的流动,促进物质交换,改善组织营养。超声作用下,还可使组织 PH 值向碱性方面发展,并影响血流量,产生抗炎症作用。同时加快血液循环,从而达到对受损黑素细胞组织进行清理、激活和修复。

3. 纳米微针药物导入　纳晶针是新兴的美容促渗技术,由纯度达到99.9999% 的单晶硅制成,直径仅为头发直径的千分之一,短时间内可以在皮肤表面打开许多细微通道,在不破坏皮肤屏障功能的前提下,促进药物渗透吸收。适用于黄褐斑、皮肤老化、斑秃、雄激素性脱发等皮肤病。由于纳米微针是一种微创治疗,因此,在治疗前要先用酒精消毒,然后将纳米微针晶片放在皮肤上轻轻划动,利用高纯度单晶硅片的纳米级触肤点,瞬间穿透人体表皮角质层,在数平方毫米面积的表皮打开上百个给药通道,然后再将抗老化、美白类或生发类产品涂抹于治疗区域,可以达到 10 倍以上药物吸收。被纳米微针打开的通道约 15~20 分钟会自行关闭,因此不会对皮肤造成较大损伤。

第三节　皮损内注射

皮损内注射是指将药物通过注射的方式注射入局部皮损处,使药物在皮损处达到较高浓度,从而发挥较高疗效。主要用于瘢痕疙瘩、囊肿性痤疮、环状肉芽肿、结节性痒疹、盘状红斑狼疮、顽固性肥厚性湿疹、硬斑病、扁平疣、寻常疣及斑秃等小面积皮肤损害。

治疗前应向患者交代皮损内注射治疗的目的、方法、可能出现的不良反应,如:皮肤萎缩、毛细血管扩张、溃疡或脓肿等。

治疗中应依据不同的皮肤病,选用不同的药物进行局部皮损注射。例如:采用聚肌胞、干扰素等局部皮损内注射治疗扁平疣、寻常疣等病毒性皮肤病;采用抗生素局部皮损内注射治疗疖、痈等细菌性皮肤病;采用抗生素联合糖皮质激素局部皮损内注射治疗囊肿性痤疮;采用糖皮质激素局部注射治疗瘢痕疙瘩、结节性痒疹、顽固性肥厚性湿疹等皮肤病。

以皮损内注射瘢痕疙瘩为例,1~2cm 直径皮损可取 2.5% 醋酸氢化可的松混悬液(25mg/ml)每次 0.5~1ml 或 2.5% 醋酸泼尼松龙混悬液每次 0.3~0.5ml 或 1% 曲安奈德混悬液每次 0.3~0.5ml,加 2% 利多卡因注射液 2~5ml 混匀,一次注射药物不超过 40mg。由于瘢痕组织较为致密,一般采用小毫升注射器,旋紧针头避免药液喷溅,注射进针角度要小。较小的皮损可选择一个针眼多方向注射,以免在他处注射时从先前的针眼处漏液,当皮损面积较大时,可作多点注射,每点约 0.1ml,使注射处皮肤形成皮丘。一般每 2~4 周注射 1 次。但要注意对糖皮质激素、局麻药过敏者、全身或局部皮肤有感染者、糖尿病、高血压、消化性溃疡等不宜用糖皮质激素者应谨慎使用糖皮质激素局部皮损内注射治疗。

第四节 粉 刺 挤 压

粉刺挤压治疗主要用于去除粉刺皮损,以避免粉刺进一步发展为炎性丘疹、结节、囊肿等皮损。一般需选用粉刺挤压器将粉刺挤出,切忌自行用手挤压,避免加重炎症反应,造成感染。

操作时患者最好采用平卧位,利于固定患者头部,方便操作者进行治疗。在粉刺排除术前需彻底清洁面部皮损,操作中应遵循无菌操作原则,用75%酒精消毒皮损,操作者右手持粉刺针一枚,左手绷紧治疗部位皮肤,更好的观察毛囊开口,找准刺入位置,然后右手用粉刺针逆向毛发生长方向,快速刺入需挑除粉刺的毛囊口1~1.5mm左右,再用粉刺针圈部着力于该毛囊底部向开口部挤压。挤压出的脂栓应较为完整,这样毛囊内大多无残留皮脂。然后用酒精棉球擦拭干净。

在操作中应避免反复挤压,以减少对皮损处毛囊组织和皮肤的反复刺激,使得皮损加重,增加患者的痛苦。当皮损数量较多,且分布较密集者,建议分批次挑除,因一次挑除,创面较多增加感染的危险,且患者疼痛感增加,不易承受。

粉刺排除治疗后可行可行冷喷、湿敷、药物倒膜治疗,以减少炎症反应,但切忌按摩。

(涂颖 何黎)

第五篇

注射美容及化学剥脱

第三十五章

肉毒素注射

一、概述

肉毒素,为肉毒杆菌毒素(botulinum toxin,BTX)的简称,也常被称为肉毒毒素或肉毒杆菌素,它是由肉毒杆菌在繁殖过程中所产生的一种细菌外毒素。

肉毒梭菌产生 8 种不同血清型的神经毒素(即 A、B、C1、C2、D、E、F、G 型),以 A、B 型最为常见,其中 A 型肉毒素的毒力最强,研究最多,应用最广。通常,我们在美容临床实践中所用到的肉毒素都是 A 型肉毒素。

二、原理

肉毒毒素通过裂解 SNAP-25 而阻滞外周胆碱能神经末梢突触前膜乙酰胆碱的释放,SNAD 是一种影响神经末梢内囊泡与突触前膜顺利结合并促使乙酰胆碱释放的必须蛋白质。除抑制乙酰胆碱,肉毒毒素也抑制其他神经递质的释放,如去甲肾上腺素、多巴胺、γ-氨基丁酸、氨基醋酸、甲硫氨酸-脑啡肽及疼痛伤害感受器 P 物质。

肉毒素应用后并不能马上发挥作用,通常于 48 小时后起效,数周后作用达到峰值。随着神经轴突触伸出新末梢,其递质传输功能恢复,肉毒素作用开始减弱。与此同时,神经轴突通过再生恢复自身功能。

小鼠单位:其生物学活性是按照小鼠单位来衡量的,一单位的生物活性,通常标示 1 单位。是指通过腹腔注射能杀死半数 18～20g 雌性 Swiss-Webster 鼠。100kg 的人推算致死量约为 3500 单位。

目前 BOTOX 与衡力得到了中国食品药品监督管理局(SFDA)的批准,在我国临床上已经广泛使用多年。

三、适应证

1. 运动性皱纹眉间纹、额纹、鱼尾纹、鼻背纹、口周皱纹。
2. 咬肌肥大、腓肠肌肥大。

四、禁忌证

1. 精神心理疾病患者或对注射效果期望过高者;
2. 对肉毒素过敏者;
3. 妊娠期及哺乳期妇女;
4. 严重心、肺功能不全,严重血液病患者。

五、术前准备

1. 告知患者注意事项,签署知情同意书;
2. 药物配制　100 单位肉毒素+2.5ml 生理盐水,浓度 4 单位/0.1ml。

六、手术步骤及注意事项

(一)眉间纹

眉间纹是使用 A 型肉毒毒素注射治疗的首选部位。参与眉间纹形成的皱纹肌肉包括皱眉肌、降眉肌和降眉间肌这三组肌肉。降眉肌位于眼轮匝肌的内侧部分,它起自睑内侧韧带,呈扇状插入眉毛内侧真皮内;收缩降眉肌会使眉毛内侧下降,作出凶恶的表情。皱眉肌是眼轮匝肌深部的一块独立的肌肉,起自眶内侧逐渐向外走,插入眉毛中央上方的真皮内;收缩皱眉肌时眉间产生垂直皱纹。降眉间肌起自鼻梁,插入眉间的皮肤内,其肌纤维与枕额肌的额肌垂直纤维互相交错;故收缩降眉间肌时会在眉间区形成水平皱纹。

不同的患者有着不同的肌肉形态与分布,故可形成不同的眉间纹外观。根据其外观的不同,有学者将其分为 U 形、V 型、Ω 型、倒 Ω 型、内向集中型等。其中以 U 形及 V 型最多见,各占眉间纹的1/3,表现为纵行的眉间纹伴有鼻根部的横纹,是由皱眉肌(引起纵行皱纹)、降眉肌和降眉间肌(引起横行皱纹)三块肌肉联合收缩而产生的,因此治疗时需要对这三块肌肉都进行注射;内向集中型表现为纵行的眉间纹为主,基本上没有横纹,因此可以推断主要收缩的肌肉是皱眉肌,治疗时可将其作为目标肌肉;Ω 型较少见,表现为纵行的眉间纹伴有其上方的横行额纹,主要是由皱眉肌和其上方的少量额肌收缩引起,治疗时需要注射皱眉肌和其上方的额肌;倒 Ω 型表现为纵行的眉间纹伴随上下横纹,有学者称之为口型,其相关的肌肉为皱眉肌、降眉间肌及降眉肌还有其上方的额肌,治疗时需要同时治疗这四块肌肉。虽然分类较为繁琐,但只要能熟悉产生各个眉间纹的皱纹肌肉走行,就能作出安全有效的个体化注射了。

1. 注射定位

(1) U 形、V 型眉间纹:五点法也是最经典注射法,降眉间肌注射点,眉毛与对侧内眦连线形成的交点处;皱眉肌注射点:第一组位于左右内眦正上方,是皱眉肌肌腹的稍上方;第二组是在瞳孔中线的眉上缘,皱眉时出现"内陷"的位置(图 35-0-1),若 U 形、V 型眉间纹患者皱眉纹较轻或是眉间较窄,只需注射 3 个点即可有很好的效果(图 35-0-2)。

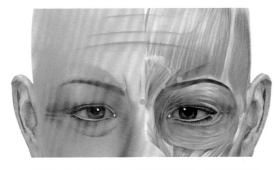

图 35-0-1　U 形、V 型眉间纹 5 点注射法示意图

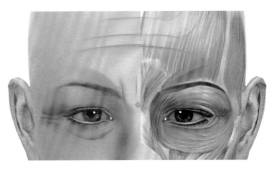

图 35-0-2　U 形、V 型眉间纹 3 点注射法示意图

（2）Ⅱ型眉间纹：主要收缩的是皱眉肌，故可针对皱眉肌做四点注射（图35-0-3）。

（3）Ω型眉间纹：Ω型眉间纹主要收缩的是皱眉肌及其上方的少量额肌，需要针对这两块肌肉做四点到六点的注射（图35-0-4）。

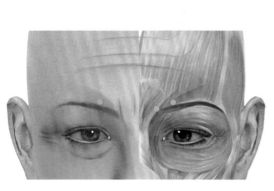 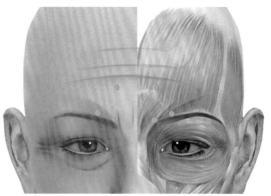

图35-0-3　Ⅱ型眉间纹四点注射法示意图　　　　图35-0-4　Ω型眉间纹四点到六点注射示意图

2. 注射剂量　肉毒毒素注射治疗女性眉间纹的常用剂量是16～20个单位，对于男性水平型眉则需20～25个单位。

3. 注射层次

（1）降眉肌与降眉间肌：肌肉中层；注射时可以垂直进针，感觉针头碰到颅骨时停止，开始注射。

（2）皱眉肌：内侧皱眉肌注射时可以垂直进针，感觉针头碰到颅骨时停止，开始注射；外侧皱眉肌必须斜行进针做皮内注射，可以提起皮肤注射，在进行皱眉肌注射时，可以用左手指指腹按住其下缘，以免药物向下扩散影响到上睑提肌。

4. 注意事项

（1）外侧的注射点尽量不要超过瞳孔中线，避免药物弥散到提上睑肌。

（2）避免注射点过高以免影响额肌。

（3）不得低于骨性眶缘，以免睑下垂和复视。

不良反应的发生通常在注射后7～10天出现，以心理治疗为主，一般2～4周可自行缓解；眼部的症状使用去氧肾上腺素或新斯的明眼药水有一定的缓解作用。

（二）额纹（抬头纹）

额纹是由于额肌收缩所致，额肌是枕额肌中颅顶肌的一部分。它起自眉毛和眉间处的皮肤，与眼轮匝肌纤维穿插，向上走行伸入帽状腱膜，与颅顶肌延伸肌腱交汇。此肌肉收缩可以抬高眉毛，并且通过抬眉和抬上睑使双眼张开、张大。

1. 注射定位　可分为单排法和双排法。

（1）单排法：沿着额正中线水平注射4～6个点，应距离眶上缘2cm以上，女性最外侧注射点应在瞳孔中线上，男性可至外眦上（图35-0-5）。

（2）双排法：沿着额正中线水平的上下两侧分两排注射点，下排应距离眶上缘2cm以上，两点之间的距离应大于1cm（图35-0-6）。

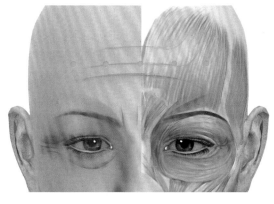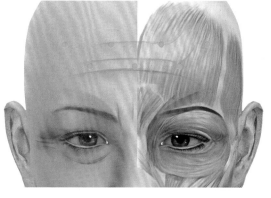

图 35-0-5　额纹单排法肉毒素注射示意图　　　图 35-0-6　额纹双排法肉毒素注射示意图

2. 注射剂量　每点 2~4 单位,总量 10~28 单位。

3. 注射层次　可以垂直进针,碰到颅骨后注射;也可以斜行进针,当针眼进入皮肤后开始注射,有实验显示此处注射在皮肤内和肌肉内效果相似。

4. 注意事项

(1) 注射点要位于眉上缘 2cm 以上,以免造成上提眉无力或眉毛下垂。

(2) 额肌对面部表情有很重要的作用,注射不当可能出现面部表情的消失,俗称面具脸。严重的眉毛部位的软组织也下垂,甚至会挡住眼睛。一般 3~4 个月后可自然恢复。

(3) 注射时应注意两侧注射点及注射量对称,以免造成左右眉毛和外形不对称。

(4) 一些表情过度紧张的患者中,如果治疗区局限在双瞳孔中线之间,额肌纤维的运动会由于中间减弱而外侧代偿性的增加,引起眉毛外上方更多的皱纹,称为吊梢眉,可以在肌肉收缩最明显处进行补充注射,对吊梢眉做纠正。注射应在眶上至少 1cm 处,但要注意的是,补充注射可能造成眉下垂。

（三）鱼尾纹

鱼尾纹从眼角的部位向外呈放射状分布,与眼轮匝肌的走向垂直。鱼尾纹的形成除与眼轮匝肌外侧纤维收缩有关外,日光老化也是原因之一,治疗的目的是使上述肌肉力量减弱而不完全麻痹。该肌肉肌纤维呈椭圆形环绕排列,眼轮匝肌上部比皱眉肌走行更为表浅,向内与额肌交错,向外跨过颞筋膜,向下可超过颧突。

1. 注射定位

(1) 三点法:轻度患者只需要 3 个注射点即可满足,请患者做最大限度地大笑眯眼动作,距离外眦 1cm 外,根据需要的部位进行注射,纹路有延伸的地方可局部多补充注射点(图 35-0-7)。

(2) 扩大注射法:如果患者鱼尾纹范围较大且向外延伸,可扩大注射范围,各点之间交错分布。最靠近外眦的单点注射量为 2U,向外延伸的单点注射量为 1U(根据患者情况可以分配 8~10 个点),不但可以增加疗效还可以降低风险。如果内眦处皱纹较重,可以在皱纹集中处注射 1~2 单位(图 35-0-8)。

2. 注射剂量　每个注射点 1~4 单位,注射总剂量 12~25 单位。

3. 注射层次　肌肉浅层或真皮深层,以出现皮丘为准。

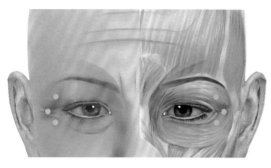

图 35-0-7 鱼尾纹三点法肉毒素注射示意图

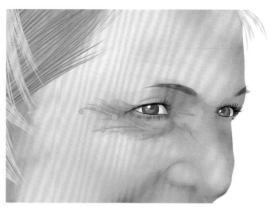

图 35-0-8 鱼尾纹肉毒素扩大注射示意图

4. 注意事项

（1）注射点距离外眦至少 1cm。

（2）避免注射过深或过度下移或内移，注射量尽量少，以免弥散至颧大肌颧小肌影响表情。

（3）注射剂量过多或离外眦过近可能引起眼干、视物模糊、畏光、叠影，也有可能造成下眼皮松弛或眼袋突出、暂时性的外下眼睑下垂。

（4）眼轮匝肌外侧肌内注射肉毒素后，内侧肌肉会代偿性的肌力增加，造成内侧皱纹加重，此时可以在内侧皱纹最集中处补充注射，但由于内外侧眼轮匝肌都松弛了，可能会出现眶隔脂肪膨出，这类情况应提前告知患者，以避免引发纠纷。

（四）鼻背纹

也称为 Bunny 纹，是指位于鼻背上或鼻子外侧的皱纹。常在人们微笑、大笑、皱眉或说话时出现，是由于鼻肌收缩所产生。鼻肌起自鼻骨与上颌骨的移行处，插入鼻背的腱膜。形状如倒置的马蹄，其功能是下压鼻孔。

1. 注射定位 鼻背两侧皱纹最明显处各注射一个点，严重的患者中间再加一个注射点（图 35-0-9）。

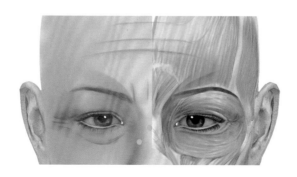

图 35-0-9 鼻背纹肉毒素注射示意图

2. 注射剂量 两侧每点 1~2 单位，鼻背中间 1 单位，总量 2~5 单位。

3. 注射层次 垂直进针达鼻骨后注射。

4. 注意事项

（1）两侧的注射点不能太靠外，以免影响提上唇鼻翼肌，导致上唇下垂或不对称。

（2）避免损伤血管引起出血及血肿。术前冰敷有预防误伤血管的作用。

（五）口周皱纹

随着年龄的增长，口周开始出现皱纹。这个过程有外源性和内源性因素共同参与，包括硬组织（骨骼和牙齿）和软组织（脂肪和胶原）的重吸收和丢失，以及肌肉运动等。经常吸烟的人或管乐器演奏者唇纹尤为明显。

1. 注射定位　沿着唇线距离口角约 1cm 处以相同间隔注射 4 点，如果患者有下唇纹，可以沿下唇线以相同间隔注射 2 点（图 35-0-10）。

2. 注射剂量　两侧每点 1~2 单位，总量 4~8 单位。

3. 注射层次　口轮匝肌浅层。

4. 注意事项

（1）注射剂量一定要小，以柔顺唇线为目标，若一次注射剂量过多则会影响说话及饮食，应小剂量分次注射，2~4周回诊再根据情况做调整。

（2）管弦乐演奏者不适合此治疗。

（3）注射后会影响唇形，最好可以搭配填充材料重新塑造符合美学标准的唇形。

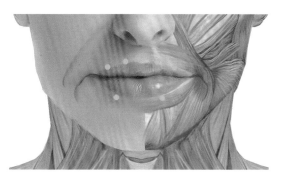

图 35-0-10　口周皱纹注射示意图

（六）咬肌肥大

1. 注射定位

（1）五点法（最常使用的方法）：沿耳屏（耳垂更安全）与口角作连线，注射区域不高于此线下 1cm。嘱患者咬牙，标出咬肌的边缘，在咬肌最厚处注射第一点，然后该点的上下左右 1cm 处各定一个注射点（图 35-0-11）。

（2）三点法：适合绝大多数的患者，在咬肌最厚处为中心定位三个注射点，每点间隔 1~1.5cm（图 35-0-12）。

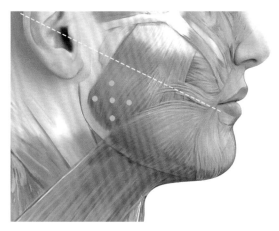

图 35-0-11　咬肌肉毒素五点注射法示意图

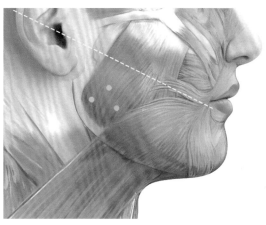

图 35-0-12　咬肌肉毒素三点注射法示意图

2. 注射剂量　单侧最厚处单点注射量 8～12 单位,注射总量 32～64 单位。8 周后复诊,必要时再注射 10～20 单位。

3. 注射层次　肌肉深层

4. 注意事项

(1) 嘱患者咬紧牙,垂直进针至咬肌深部,碰到骨膜厚稍微推针,嘱患者放松后开始注射,过程中有酸胀感。

(2) 多数人因咀嚼习惯因素,会有优势侧咬肌较肥大的情况,若患者左右侧脸不对称较明显,优势侧应多给予 20%～50% 的注射量。

(3) 咬肌越是肥大的患者,治疗效果越好,但是下颌角过宽而咬肌薄弱者不适合此项治疗。

(4) 对于年纪大的患者应谨慎实行此项治疗,因为年纪大的患者皮下组织较薄弱,咬肌的容积反倒可以撑起面颊轮廓,若治疗不慎,反而会显得面颊消瘦下垂。

(5) 注射后 1～2 周会有轻度咀嚼无力,1～2 月后会自行缓解,尽量避免咀嚼坚硬的食物。

七、术后处理

1. 术后六个小时注射处避水;

2. 术后两天内不要对注射区域按摩;

3. 注射前后禁用氨基糖苷类抗生素;禁用干扰神经肌肉传导药物。

八、并发症及其处理

(一) 全身中毒

1. 主要表现　为发热、乏力、浑身不适等类似感冒的症状,严重程度与肉毒素的注射剂量有关,属注射肉毒素后的正常反应。

2. 预防措施　注射肉毒素后避免局部按摩,让患者多喝水。

(二) 过敏反应

1. 主要表现　全身皮肤潮红、瘙痒、起风团,部分患者只发生于腰部以上。

2. 治疗措施　口服抗过敏药物。

(三) 上睑下垂

1. 主要表现　主要见于上睑注射患者,发生率 10%～15%,与操作者的治疗经验和每点的注射剂量有关,有毒素弥散至上睑提肌所致,多发生于注射后 2～3 天内,一般在 3～6 周内自然恢复。

2. 预防措施　避免在上睑中央注射。

(四) 复视

多见于斜视患者,发生率约 2%。可能是肉毒素引起上直肌不全麻痹所致。复视的发生与肉毒素的注射部位和剂量有关,随着注射剂量增加,复视的发生率也会增加。

(五) 眼睑闭合不全

眼睑闭合不全是由眼轮匝肌麻痹所致,属正常药物反应。眼睑闭合不全可引起角膜溃疡,影响视力。因此,向眼睑注射肉毒素后,应常规用氯霉素眼药水滴眼,睡眠时向眼内涂红霉素眼药膏。

（六）下面部无力

由肉毒素的局部扩散所致,发生率约0.9%,表现为口角轻度下垂,流涎。颧部肌肉麻痹可引起一过性鼻唇沟消失和口唇闭合不全,病情与肉毒素的注射剂量有关。

（于文友　陈向东）

第三十六章

填充剂注射

一、概述

填充剂是通过注射的方法来补充真皮或皮下组织甚至是骨组织缺失的注射材料的统称。根据维持时间的长短,将填充剂分为:降解型和非降解型(永久型)。一些填充剂结合了降解型及非降解型材料的特点。

(一)非永久性填充材料

1. 胶原蛋白(collagen)　健康的皮肤有 70% 是胶原蛋白,胶原蛋白是一种理想的生物支架,可提供成纤维细胞生长空间,亦是细胞生长的良好培养基,注射入皮肤凹陷部位或皱纹处,不仅可以起到占位填充作用,并可以诱导宿主细胞和毛细血管向注射胶原内迁移;宿主的毛细血管可以运送氧气及营养物质给成纤维细胞合成宿主自身的胶原及其他细胞外基质。因此在胶原蛋白注射后 1~2 周,胶原蛋白开始吸收并与自身胶原逐渐融合,手感便趋于自然。胶原蛋白有促凝血及不易吸水的特性,因此对于眼周等组织疏松、血管丰富的区域可减少注射后水肿及淤血的发生率。胶原蛋白曾经是最为广泛使用的填充剂。

胶原蛋白多来源于牛、猪或是人的尸体,具有物种特异性与组织特异性,对特异性体质的人有产生过敏反应的风险;还可能会有动物源性病原体的隐患(疯牛病等)。胶原蛋白在组织中留存的时间较短,一般只有 3~6 个月。并且运送过程需要冷藏储藏,较不便利。

2. 透明质酸(hyaluronic acid,HA)　透明质酸是一种高分子的聚合物,是由单位 D-葡糖醛酸及 N-乙酰葡糖胺组成的高级多糖,平均分子量从 10 万到 1000 万道尔顿之间。透明质酸含有大量的羟基及羧基,可以与水分子形成氢键,故有强大的吸水性。透明质酸结构单一,没有种属和组织特异性,因此纯的透明质酸制剂没有免疫原性。透明质酸的来源主要有动物提取法及微生物发酵法。天然透明质酸在组织内的半衰期只有 1~2 天,因此需要将透明质酸分子互相交联成大分子聚合物,才能作为皮肤填充剂。

目前常用的交联剂有几种:1,4-丁二醇二缩水甘油醚(1,4-butanediol diglycidyl ether,BDDE,CAS No2425-79-8)法;1,2,7,8-二环氧辛烷(1,2,7,8-diepoxyoctane DEO,CAS No 2426-07-5)法;二乙烯基砜(divinyl sulfone,DVS,CAS No77-77-0)法等。

交联后的透明质酸凝胶保留了良好的生物相容性及高度亲水性,吸附水分后,可形成一种三维网状的凝胶结构,不溶于水,其高密度的凝胶状形态可抵抗自由基和酶的降解,增加了体内的维持时间。

透明质酸制剂又分为颗粒型和非颗粒型,颗粒型透明质酸是在透明质酸交联制粒后加入少量非交联透明质酸混合而成,非交联透明质酸作用是作为载体和增加凝胶的润滑性,降低注射时的阻力。而非颗粒型的透明质酸没有制粒的步骤,直接由交联透明质酸凝胶制成。

因此颗粒型透明质酸又称为双相型制剂;非颗粒型透明质酸制剂又称为单相型制剂。

3. 羟基磷灰石(CaHA)　俗称"人工骨",其化学成分、晶体结构与人体骨骼极为相似。临床上已在骨科、口腔颌面外科的修复中得到广泛的应用。目前临床上使用的是新一代的羟基磷灰石材料,为超微粒分子结构,属于中长效填充材料,其具有极好的生物相容性,无局部和全身炎症及异物反应,不溶血、不致敏、不癌变等优点。在注射进入人体组织后,即刻达到填充效果,经过一段时间后,其中的凝胶逐渐吸收只留存 CaHA 颗粒,这些颗粒形成注射部位的支架,诱导胶原形成,最终形成高度组织相容性、稳定柔软且持久的与邻近组织具有相似特点的移植物。

（二）永久性填充材料

1. 聚甲基丙烯酸甲酯微球(polymethyl methacrylate microspheres,PMMA)　其制剂主要是牛胶原蛋白(约80%)和 PMMA 微球(20%)的混合制剂。注射后的 1~3 个月,牛胶原蛋白逐步降解,并被人体自身胶原代替,PMMA 微球不会被人体的巨噬细胞消化也不会自行降解,达到永久填充的效果。

2. 聚丙烯酰胺水凝胶(polyacrylamide hydrogel,PAAG)　是一种无色透明类似果冻状的液态化合物,商品名称是:奥美定。构成它的单体有剧毒,而化合物无毒,注射到人体后,可能会产生剧毒的单体造成神经损害,肾脏损害,对循环系统也可能造成损害,并可能有致癌的风险。2006 年国家食品药品监督管理局撤销了奥美定的医疗器械注册证,全面停止其生产、销售和使用。

和其他填充剂相比,交联透明质酸没有免疫原性;维持时间较长;不需要冷藏;支撑力较强;并且有其降解药品-透明质酸酶;其降解物为水和二氧化碳,对人体无害;较适合初学者;是目前应用最广的填充剂。

二、原理

填充注射是通过补充丢失无形间质成分,进而改变细胞的代谢环境以及水分和离子平衡,从而增加皮肤的黏弹性,达到改善容貌的效果。

三、适应证

（一）皱纹填充
额纹、眉间纹、鱼尾纹、泪沟、法令纹、口角纹。

（二）轮廓填充
丰颧、丰颞、隆鼻、丰唇、丰下颌。

四、禁忌证

1. 严重过敏反应病史;
2. 凝血功能异常;
3. 注射过永久性填充剂的部位;
4. 注射过填充剂种类不明确的部位;
5. 活动性皮肤病、炎症、感染及相关疾病的部位或邻近部位。

五、术前准备

1. 注射前洁面消毒;

2. 为防止注射后出现瘀青及流血,术前一周内,勿服用含有阿司匹林的药物,因为阿司匹林会使得血小板凝固的功能降低;

3. 妇女月经期不能做注射隆鼻;

4. 注射材料配置如透明质酸酶:一瓶 1500U 的透明质酸酶,加 10ml 生理盐水稀释,1ml 溶液(含有 150U 溶解酶)可溶解 1ml 透明质酸。

六、手术步骤及注意事项

(一) 皱纹填充

1. 额纹

(1) 注射体位:仰卧位。

(2) 注射层次:真皮内注射、少部分皮下。

(3) 注射方法:顺皱纹方向,接近水平进针至真皮深层,针尖斜面朝上,边退行边给药(隧道注射法);较宽较深的皱纹可以用羽形注射把皮下组织撑起,再行隧道注射;注射后需按摩压平(图 36-0-1)。

(4) 参考注射量:一条横贯的横纹可使用 0.5～1ml 填充剂。

2. 眉间纹

(1) 注射体位:仰卧位或半卧位。

(2) 注射层次:真皮深层、真皮浅层、皮下。

(3) 注射方法:顺皱纹方向,针尖斜面朝上,深入真皮深层,隧道注射至皮肤微凸,再按压平整;对于眉间凹陷过深的患者,应同时进行眉间皮下填充(图 36-0-2)。

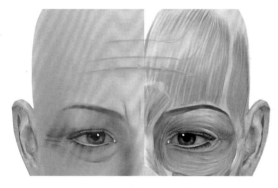 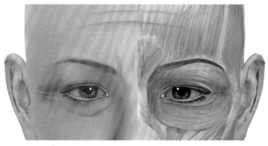

图 36-0-1　额纹填充注射示意图　　　　图 36-0-2　眉间纹注射填充示意图

(4) 参考注射量:浅表皱纹 0.1～0.5ml,伴眉间凹陷者需要 0.5～1ml。

3. 鱼尾纹

(1) 注射体位:仰卧位或坐位。

(2) 注射层次:真皮中层。

(3) 注射方法:顺皱纹方向,针尖斜面朝上斜面进针,深入真皮中层,隧道注射,注射至皮肤微凸,再按压平整(图 36-0-3)。

(4) 参考注射量:0.5～1ml/一侧。

4. 泪沟

(1) 注射体位:坐位。

（2）注射层次：骨膜层、皮下浅层。

（3）注射方法：左手绷紧注射区域皮肤，针尖斜面朝上斜行或垂直插入皮肤（不可超过眶缘），抵达骨膜后回抽，无回血则沿泪沟方向注射，注射至皮肤微凸，抽针再按压平整；若还有凹陷未矫正满意，可以在该处皮下浅层再进行微量补充。皮下浅层注射量必须要少，以免出现包块（图36-0-4）。

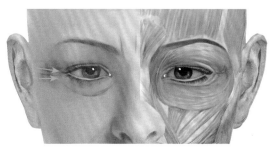

图36-0-3　鱼尾纹注射填充示意图　　　　图36-0-4　泪沟注射填充示意图

（4）参考注射量：0.2～0.5ml/一侧。

5. 法令纹（鼻唇沟）

（1）注射体位：坐位。

（2）注射层次：骨膜上（梨状孔旁）、皮下、真皮深层。

（3）注射方法（图36-0-5）：

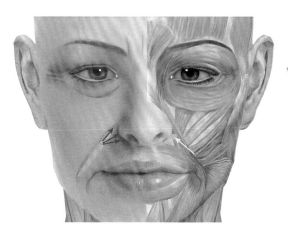

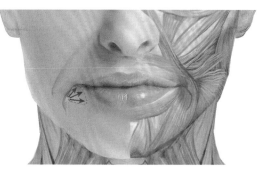

图36-0-5　法令纹注射填充示意图　　　　图36-0-6　口角纹注射填充示意图

1）较深的鼻唇沟（容积缺失）：在鼻外侧区梨状孔旁的骨膜上先进行注射，垂直于皱纹处进针达骨膜后注射回抽，无回血则行点状注射，至稍微隆起后按摩塑形；待深部填充后再行皮下扇形注射。

2）较浅的鼻唇沟（浅表皱纹）：沿皱纹的方向由下而上进针，于真皮深层行隧道注射至鼻唇沟微凸起再按压平整。

（4）参考注射量：0.5～1.5ml/一侧。

6. 口角纹（木偶纹）

（1）注射体位：坐位。

（2）注射层次：皮下浅层、真皮深层。

（3）注射方法：浅表皱纹处沿着皱纹方向进针于真皮深层行隧道注射，按压塑形后，可在凹陷较深处的皮下浅层行扇形注射（图36-0-6）。

（4）参考注射量：0.5～1ml／一侧。

（二）轮廓填充

1. 丰颞（太阳穴）

（1）注射体位：坐位或半卧位。

（2）注射层次：皮下脂肪层（浅）、骨膜上（深）。

（3）注射方法

1）骨膜上注射法：在颞区最凹陷处垂直进针，当锐针针头抵达骨膜上时进行回抽，无回血则缓慢注射，可见颞区凹陷逐渐隆起，抽针后按压平整（图36-0-7A）。

2）皮下脂肪层注射法：在发际线前缘锐针打孔，钝针斜行进针，在皮下脂肪层和颞浅筋膜层之间的疏松结缔组织内轻轻插入，进入后边退针边注射，采用扇形注射，过程轻柔、多渠道、低压，抽针后按摩平整（图36-0-7B）。

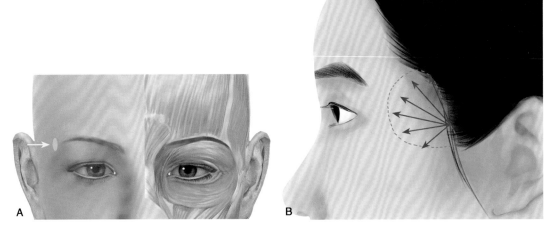

图36-0-7　丰颞示意图
A. 丰颞骨膜上示意图；B. 丰颞皮下脂肪层示意图

（4）参考注射量：1～3ml／侧。

2. 丰颧（苹果肌）

（1）注射体位：坐位。

（2）注射层次：皮下、骨膜上。

（3）注射方法：垂直或是斜行进针达骨膜后回抽，无回血则缓慢注射，注射至预计高度后抽针按摩塑形，根据患者实际情况，可就近在皮下扇形补充注射（图36-0-8）。

（4）参考注射量：1～2ml／一侧。

3. 隆鼻

（1）注射体位：卧位、坐位。

（2）注射层次：骨膜上、皮下。

（3）注射方法:卧位由鼻根部进针由上至下依次注射;坐位则由下至上依次注射。在鼻正中线上,斜行入针,与皮肤角度呈45°~90°,直达骨膜上回抽,无回血则点状注射,每点0.1~0.2ml,一只手注射,另一只手限制填充剂扩散,抽针后塑形,把点状填充剂按压均匀(图36-0-9)。

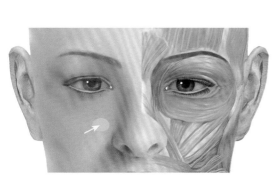

图36-0-8　丰颧定位示意图　　　　　　图36-0-9　隆鼻示意图

（4）参考注射量:0.5~1ml。

4. 丰唇

（1）注射体位:坐位或半卧位。

（2）注射层次

1）唇红缘:皮肤和黏膜交界处真皮深层。

2）唇珠:黏膜下层。

3）唇红部:口轮匝肌层。

（3）注射方法(图36-0-10)

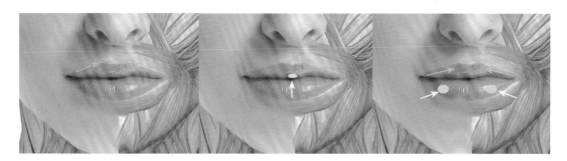

图36-0-10　丰唇示意图

1）唇红缘:沿唇红缘进行隧道注射法,使唇缘轮廓更为明显。

2）唇珠:于唇珠处入针注射,抽针后塑形。

3）唇红部:于唇红缘入针,一只手提起唇部,一只手缓慢推注,抽针后塑形。

（4）参考注射量:1~2ml。

5. 丰下颏

（1）注射体位:坐位或半卧位。

（2）注射层次:骨膜上、皮下。

（3）注射方法：以颏部正中垂直入针达骨膜回抽，无回血则一只手提起下颌限制填充剂扩展，一只手缓慢推注；正中线注射达预期容积后需要再将两侧进行补充填充，让整个下颏轮廓更流畅协调，抽针后按摩塑形（图36-0-11）。

（4）参考注射量：2～4ml。

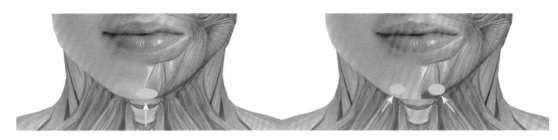

图36-0-11　丰下颏示意图

七、术后处理

1. 避免接触注射区域。

2. 术后一周内术区避免沾水，保持注射部位清洁，不可自行对注射部位和创口部位进行按摩，需在医生指导下进行冰敷或热敷等相关护理。

3. 可适度进行正常的锻炼活动，利于消肿恢复。

4. 一周内禁食海鲜、辛辣、牛羊肉，烟酒等刺激性食物。

八、并发症及其处理

透明质酸填充剂可以有效的改善皮肤静态皱纹及面部轮廓，但随着其在面部微整领域的广泛应用，注射后可能产生的相关不良反应也是每一位医生该关注的。

（一）血管栓塞

1. 临床表现

（1）面部浅表动脉栓塞：疼痛；皮肤色泽改变（毛细血管灌注时间改变）。

（2）眼动脉栓塞：即刻视力下降，一过性或反复黑蒙；患者自觉头痛、瞳孔散大。

（3）脑动脉栓塞：缺血性脑卒中。

2. 预防

（1）掌握面部组织解剖。

（2）与求美者充分沟通了解既往外伤史、美容手术史。

（3）术中注射宁少勿多。

（4）尽量选择深层骨膜上注射或真皮内注射。

（5）手法轻柔及时观察血管损伤征象。

（6）术后留观30分钟，嘱患者按时随访。

3. 治疗

一旦发现立即停止注射，及早注射足量透明质酸酶，按摩，尝试挤出填充剂，每隔30～60分钟热敷，每次5～10分钟血管扩张药，使用高压氧舱治疗，使用糖皮质激素，减少活动、保持平躺,预防性使用抗生素。

（二）炎性反应

1. 临床表现

（1）非感染性炎性反应:迟发型炎性反应(疼痛、红肿);急性过敏反应(血压下降、心跳呼吸骤停);血管性水肿(局部水肿、皮肤色泽变化)。

（2）感染性炎性反应:致病微生物引起的感染(红、肿、热、痛)。

（3）血管栓塞导致局部炎性反应:缺血导致的无菌性炎性反应或条件致病菌感染。

2. 预防

（1）术前仔细询问求美者手术史、过敏史。

（2）术前仔细消毒穿刺区域皮肤。

（3）术中无菌操作。

（4）局部注射部位附近有炎症或感染时不进行注射。

（5）注射后 24 小时避免化妆,及时回访。

3. 治疗

（1）迟发型炎性反应:口服抗过敏药物或是糖皮质激素,如不能控制病情再使用透明质酸酶降解。

（2）急性过敏反应:急救、抗休克治疗。

（3）血管性水肿:使用醋酸泼尼松 10mg 口服,一天两次,连服 3 天。

（4）感染性炎症、血管栓塞导致的局部炎症反应:使用抗生素,必要时行细菌培养及药敏试验。

（三）结节和肉芽肿

1. 临床表现　皮肤表面出现隆起,或组织内出现硬结。

（1）结节:是由于皮肤或皮下组织内注射过多的填充剂引起,注射后 1~2 周水肿消退后出现,边界清楚。

（2）肉芽肿:是一种异物引起的迟发性过敏反应,往往是在注射后数月或数年后出现,边界不清。其发生原因尚未完全明了,可能与填充剂的成分,透明质酸的交联程度或是颗粒大小,注射的手法与层次有关。也可能是由于注射过程中残留化妆品、粉末等物质随针头进入注射部位引起的组织异物反应性结节。无菌操作不严谨而致慢性医源性感染也可能是原因之一。

2. 预防

（1）结节

1）据注射的层面、选择相应硬度的填充剂。

2）注射剂量应尽量宁少勿多,宁深勿浅。

（2）肉芽肿

1）选择质量佳、组织相容性好的产品。

2）注射前彻底清洁皮肤、全程无菌操作。

3. 治疗　由透明质酸填充剂分布不均匀产生的小结节可以热敷、射频等保守治疗;结节较大应局部按摩,使填充剂能均匀分布,或使用透明质酸酶溶解。异物反应性结节应使用透明质酸酶及激素注射于病灶处。一般不使用外科手术切除,除非特别突起、药物治疗无效的才考虑手术切除。

（四）注射后疼痛

1. 临床表现

（1）术中疼痛:针刺引起;填充剂机械刺激引起组织移位或压迫所致;术中如发生动脉血管栓塞可导致严重疼痛。

（2）术后疼痛:感染引起的红肿热痛;过敏引起的充血水肿疼痛;血管栓塞引发的剧烈疼痛。

2. 预防

（1）冰敷或外用麻药降低疼痛敏感度。

（2）术前与求美者充分沟通,安抚情绪。

（3）采用针面光滑的钝针,减少进针点及细针的使用。

（4）注射时动作轻柔,缓慢推注。

3. 治疗　首先明确疼痛的原因,单纯机械引起的疼痛术后可冰敷、安抚情绪、应用非甾体抗炎药物。感染、过敏、血管栓塞等引起的疼痛需针对病因治疗。

九、疗效判定

一般注射材料注射后立即起效,24～48小时后作用消除,但也有报道可维持1～2周,因此建议2周后再实施注射透明质酸(图36-0-12～36-0-15)。

案例展示

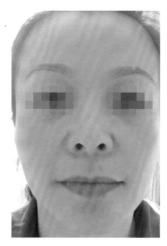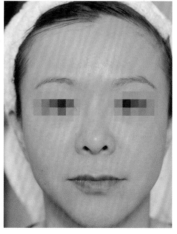

图36-0-12　颞部、泪沟、苹果肌、鼻唇沟、鼻部、下颏注射前后

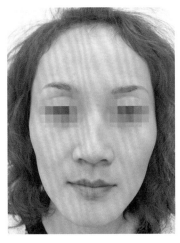
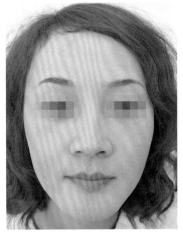

图 36-0-13 颞部、额部、颊部、鼻唇沟、下颏注射前后

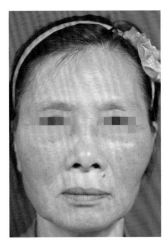
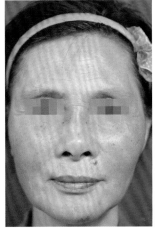

图 36-0-14 颞部、颊部、鼻部、鼻唇沟、下颏注射前后

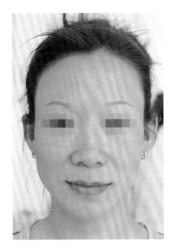
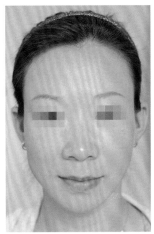

图 36-0-15 鼻唇沟、苹果肌、下颏注射前后

（于文友 陈向东）

第三十七章

注 射 溶 脂

第一节 概 述

一、概况

注射溶脂治疗就是将不同的药物进行配制后注射到皮下脂肪,达到消除脂肪的目的,这种治疗方法被成为mesotherapy(简称美塑疗法)。2008年辽宁省人民医院整形外科专家高景恒教授首先将该疗法介绍给中国的读者,并且将之翻译成中胚层疗法(mesotherapy)。自该疗法被介绍进入中国以来,一直备受争议,争议的焦点,不在于该治疗方法是否科学,而在于所注射的药物成分是否科学。事实上,所有的产品,在中国暂时均没有获得CFDA的批准,一方面限制了我国注射溶脂技术的探讨,也使得我国在这个领域的临床研究几乎成为空白。然而,作为一种新的治疗方法,还是有必要在这里作简要介绍。

二、原理

注射溶脂的配方通常是由一系列的有助于脂肪代谢的功效成分所组成,之所以在这里使用功效成分而不使用"药物",是因为一些产品中所添加的成分并非均来自于药典收录的成分,比如左旋肉碱就不在药典目录之中。脂肪代谢通常是通过脂肪表面的 α-2 和 β-肾上腺素受体来调节的。β-受体活性增加脂肪溶解,α-2 受体活性抑制 β-受体活性,减轻脂肪的溶解,从而通过两者调节脂肪溶解的量。目前溶脂药物很多都是通过这一机制来实现脂肪溶解的。除上述外,目前注射药物减肥是不通过加速脂肪细胞的代谢达到治疗目的的,这是化学减肥的重要机制。

内源性的脱氧胆酸(deoxycholic acid)是脂肪溶解的有效物质,ATX-101是一种拥有专利的合成的脱氧胆酸,当注射到皮下脂肪内,能有效溶解脂肪,组织学研究发现,脱氧胆酸能够造成脂肪细胞胞膜的崩解,进一步诱发轻度炎症,在这一过程中吞噬细胞对溶解的脂肪碎片进行吞食并清理所有的细胞碎片。研究发现,在健康人群中注射后不会引起血脂的明显升高,另外,ATX-101注射后没有发现在注射部位有脱氧胆酸沉积/累积现象,因为它很快会进入肝肠循环被及时清理掉。研究发现非特异性脱氧胆酸的结合蛋白能保护那些细胞膜上含有丰富蛋白质的细胞免受溶解损伤。例如肌肉和皮肤不受影响,因此的溶脂作用具有脂肪细胞靶向性,因为脂肪细胞薄膜上很少含有蛋白质成分。一项荟萃分析显示,注射ATX-101(脱氧胆酸)是一种安全而有效的非手术局部减脂方法。

三、常用的注射成分及注射剂

配方内的主要药物成分包括:朝鲜蓟、育亨宾、左旋肉碱、间质聚糖、替拉曲考、磷脂酰胆碱及脱氧胆酸酯、咖啡因、氨茶碱、异丙肾上腺素、胶原蛋白酶、甘露醇等。但目前医师使用最多的是磷脂酰胆碱(又称卵磷脂)脱氧胆酸和甘露醇。

（一）促进脂肪溶解/代谢的成分

这是促进皮下脂肪代谢甚至溶解的一种主要药物成分,注射后能在局部促进脂肪的代谢分解,达到所谓"溶脂"的作用。

1. 脱氧胆酸(Deoxycholic acid)　是一种强效的细胞膜溶解剂,注射入脂肪细胞组织中后,会造成脂肪细胞膜的不可逆的损伤,进而导致脂肪细胞崩解,崩解后的脂肪细胞,会启动组织中度的炎症反应,在吞噬细胞的参与下,最终被清理,达到局部溶脂作用。但是,这一作用对那些细胞膜上富含蛋白质成分的组织来说没有作用或者作用轻微。因为脱氧胆酸会首先与细胞膜上这些蛋白质成分结合还失去对包膜的溶解作用。因此这类组织(比如皮肤或者肌肉)细胞就不会受到脱氧胆酸的影响。但是脂肪细胞膜上很少含有蛋白质成分,因此注射入局部脂肪细胞组织内形成一种靶向性的溶解作用。这也是迄今为止唯一获得美国 FDA 许可的局部注射下颌局部脂肪增多的注射溶脂药物。

2. 磷脂酰胆碱(Phosphatidylcholine)　俗名卵磷脂,是 1、2-二酰基甘油-3-磷酸胆碱,构成细胞膜中类脂的主要成分和乙酰胆碱的前体,在体内被代谢成为胆碱、脂肪酸和甘油。它是一种两性表面活性剂,能形成水包油型乳剂。注射入局部后能破坏细胞膜,在局部起到减脂的作用。目前,在临床上应用的含磷脂酰胆碱的药物有很多是从大豆中提取和纯化的,主要作用有:

(1) 营养和药用价值:对细胞的生长分化、细胞之间的信息交流、神经系统的激活、传导等都有重要作用。

(2) 促进脂类代谢作用:作为高密度脂蛋白的成分之一,通过维持胆固醇酯酶的活性在血浆内起到乳化作用。

(3) 阻止胆固醇在血管壁和肝脏的沉积。

(4) 转运脂质作用:和脂肪、胆固醇及蛋白质等一起构成脂蛋白,而脂蛋白在肝脏的脂肪代谢过程中起着非常重要的转运作用。

3. 咖啡因和氨茶碱(Aminophyuine)　咖啡是一种生物碱。其中包括甲基黄嘌呤、咖啡因、茶碱、可可碱等。咖啡因可以乳化脂肪,扩张血管,增加血流,增加脂肪代谢。同时,咖啡因还可以紧缩皮肤,治疗橘皮症。氨茶碱可竞争性抑制磷酸二酯酶,而该酶能降解环磷酸腺苷使细胞内 cAMP 升高,可以调节多数药物的药理效果。氨茶碱能抑制肾上腺素的多数 β 肾上腺素能效应。因此可增加细胞代谢和溶脂作用。氨茶碱可刺激脂肪细胞释放脂肪进入血流,增加其消耗,氨茶碱的作用也与咖啡因相似。

4. 左旋肉碱(L-carnitin)　左旋肉碱的正式名称是维生素 BT(又称康胃素或 L-肉毒碱),在化学结构上属于维生素 B 复合物家系,是一种氨基酸衍生物,存在于几乎所有机体细胞中,可增加脂肪代谢。左旋肉碱将长链脂肪酸透过线粒体内膜转移至线粒体内,再经氧化方式产生生物能量-三磷酸腺苷(ATP)。心肌和骨骼肌的生物能量主要来源于长链脂肪酸的氧化。长链脂肪酸需要左旋肉碱将其转运,通过线粒体内膜进入线粒体后代谢生成能量。将长链脂肪酸转运至线粒体后,左旋肉碱本身或经酯化形成酰基基团后,通过线粒体内膜至膜外,并再次行使起转运长链脂肪酸功能的穿梭运动。左旋肉碱还可将线粒体内的短链及中等长度脂肪酸,转运至线粒体外,以维持这些微小结构内辅酶 A 的水平。可用于局部脂肪堆积和橘皮症的治疗。

5. 朝鲜蓟(artichoke)　是可食用的药用植物,产于北非和地中海,与朝鲜无关系的植物,它是治疗橘皮症和脂肪溶解的优良制剂,起到利尿和刺激淋巴引流的作用。

6. 间质聚糖(mesoglycan,mesoglicano)　是一类在人体许多组织中的物质,包括关节、肠、血管内皮。该药能稀释血中的肝磷脂,补充软骨素的浓度,注射入局部后能使局部皮肤年轻化,也可用于难治性橘皮症的治疗。

7. 替拉曲考(tiratricol)　是罕见的药品,该药小量给予是安全的,它可以加速脂肪代谢而产生能量。

（二）扩张血管,增加血液循环的成分

1. 丁咯地尔(buflomedil)　是一种新型血管活性化合物,具有多重药理作用,能直接扩张血管的药物,是磷酸二酯酶(phosphodiesterase enzyme)抑制剂,磷酸二酯酶可刺激产生环形磷酸腺苷(AMP)和生物血管扩张剂。脂肪细胞的堆积经常和微循环有关。脂肪细胞的堆积引起了肿胀,压迫周围的动脉、静脉和淋巴网,丁咯地尔的血管扩张作用,它能够增加血流,有效供氧,这样它通过扩张毛细血管前括约肌,可以恢复有效的功能微循环,注射入局部后可以用于橘皮症、膨胀纹、脱发和疼痛的治疗,增加微循环。

2. 己酮可可碱(pentoxifylline)　又称洛通、通益、麦克乐,是人工合成的二甲黄嘌呤衍生物,其结构与可可碱和咖啡因相关。己酮可可碱可加速血球变形速度,减轻血液黏度,增加微循环。

（三）其他成分

甘露醇(mannitol)是一种高分子碳水化合物,分子量为 182.17,是一种渗透性利尿剂。甘露醇的化学名称是由右旋糖释解而来的一种碳糖乙醇。尽管其在人体内不发生代谢活动,但甘露醇可由水果和蔬菜天然合成。甘露醇可通过血管滤过压及抑制肾小管对水的重吸收而发生利尿效果,并提高钠和氯的排出。用20%的甘露醇溶液注入静脉后,由于它在体内很少被分解,造成一时性的血液渗透压提高,以使组织中的水分进入血液,从而使组织脱水,减轻组织水肿。与具有溶脂作用的成分配伍使用可增强脂肪代谢和排出的功效。

（四）市场上常用的注射制剂

目前市场上有很多用于溶脂注射的制剂,虽然基本上都没有获得国家正式的批文,但是却广泛使用。这些产品多数在欧洲获得使用许可,是否能在近期获得我国 CFDA 的批准,尚是一个难以预测的话题。在市场上具有溶脂作用的产品主要有:赛雷斯(Cellulyse)、伊诺(PPC)、德嘉儿(Dermclar)、利保平(Lipobean)、德马克(Dermaheal)、PPL、喜乐凤(Revitalcelluform)、左卡(L-CARN)等溶脂针。

表 37-1-1　国内引进溶脂配方

产品产地	产品名称	产品成分	用法
法国	赛雷斯（Cellulyse）溶脂针	磷脂酰胆碱环复合物 甘露醇 丁咯地尔 赛菲林 咖啡因 矿物质	注射器注射于皮下脂肪层
西班牙	PPC 溶脂针	磷脂酰胆碱 脱氧胆酸钠	注射器注射于皮下脂肪层
	利保平（Lipobean）溶脂针	磷脂酰胆碱 脱氧胆酸 苯甲醇 维生素 B 维生素 E	注射器注射于皮下脂肪层
韩国	德马克（Dermaheal）溶脂针	磷脂酰胆碱 肉毒碱 类胰岛素成长因子 氨基酸 矿物质 维生素	注射器注射于皮下脂肪层
	PPL 溶脂针	磷脂酰胆碱 肉毒碱 营养素 氨基酸 维生素 酶类	注射器注射于皮下脂肪层
意大利	喜乐凤（Revitalcelluform）溶脂针	磷脂酰胆碱 脱氧胆酸 烟酰胺硫辛酸 乙酰半胱氨酸 氨基酸	注射器注射于皮下脂肪层
德国	左卡（L-CARN）溶脂针	甘露醇 丁咯地尔 聚山梨醇酯环化糊精 氨茶碱	静脉滴注或注射器注入肌肉组织内

第二节 脱氧胆酸(ATX101)溶脂注射

一、概述

颏下脂肪是影响美观的问题之一,该部位的脂肪堆积随着年龄的增长或者体重的增加而发生改变,最终失去应有的轮廓和外观,但并非所有的人都能接受外科治疗,他们希望有一种更加微创的疗法来消除这部分脂肪。非手术的技术非常多,包括激光、射频、冷冻及超声等。注射溶脂是有效的方法之一,然而虽然有很多注射配方在使用,但是基本上都没有获得 FDA 的批准。这一情况正在发生改变,最少两项大样本的、欧洲多中心双盲对照研究显示,注射脱氧胆酸是有效的且成功的,获得了美国 FDA 许可。这两项研究中总结了 723 例注射病历,本文主要基于这两项临床研究进行介绍,也是迄今为止循证医学证据最充分的局部注射溶脂治疗方法。

二、原理

见本章第一节。

三、适应证

颏下脂肪增多者。

四、禁忌证

1. 妊娠及哺乳期妇女;
2. 精神疾病患者;
3. 对注射材料严重过敏反应病史;
4. 活动性皮肤病、炎症、感染及相关疾病的部位或邻近部位。

五、术前准备

(一) 选排标准

1. 入选标准中偏重度的下颌脂肪增多(图 37-2-1),年龄为 18 ~ 65 岁,BMI 不超过 $30kg/m^2$,且在治疗前 6 月内体重维持稳定。

2. 排除标准治疗区皮肤明显松弛或者有明显外伤,明显的永久性颈阔肌带(prominent platysmal bands),排除所有能干扰观察治疗结果的任何伴随性疾病患者,生育妇女要求避孕并排除妊娠妇女以及哺乳期妇女。

(二) 患者准备

在进行注射前,患者应清洁面部。然后由工作人员为其拍摄术前示意图,以便患者进行术后效果对比。为患者涂表面麻醉膏。

(三) 物品准备

准备注射过程中需要的物品,包括:棉签、无菌纱布、注射器、30G、25G 注射针头、消毒液、一次性手套、2% 的盐酸利多卡因、赛雷斯 10ml(将 10ml 赛雷斯混入适量 2% 利多卡因(0 ~ 10ml)备用)。

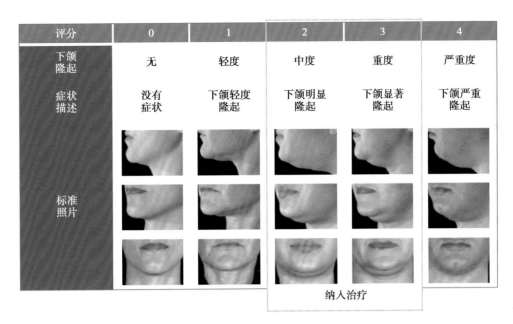

评分	0	1	2	3	4
下颌隆起	无	轻度	中度	重度	严重度
症状描述	没有症状	下颌轻度隆起	下颌明显隆起	下颌显著隆起	下颌严重隆起
标准照片					
			纳入治疗		

图 37-2-1 下颌局部脂肪增多分级示意图

仅选择中重度案例进行治疗

六、注射方法及技巧

皮下脂肪组织内,每次用量 1~2mg/cm²,共注射 4 次,注射间隔时间 28 天。每次注射不超过 50 个注射点,每个点之间相距 1cm,每个注射点约注射 0.2ml,整个治疗部位不超过 10ml/次。如有必要注射之前,给予适当的皮肤表面麻醉。

七、并发症及其处理

1. 疼痛 疼痛是注射 ATX-101 后最常见的不良反应,发生率分别为 84.6% 和 27.5%,这种疼痛通常在注射后的第一天内消失。

2. 神经损伤 其原因可能是注射部位太深,深入到颈扩肌内部,或者过于靠近下颌缘神经,药物被注射到下颌缘神经内造成的神经损伤,提示注射技术和相关的解剖结构的重要性。所有的神经损伤的案例,都自行缓解痊愈。

3. 水肿、淤青、红斑和皮肤硬化 研究发现注射 ATX-101 本身能很好地耐受,所发生的这些不良反应大多数与脂肪溶解有关,常见的不良反应有水肿、淤青、红斑和皮肤硬化等。两项大样本的欧洲多中心临床研究显示局部水肿发生率为 60.6% 和 26.3%,淤青为 56% 和 45.3%,麻木感为 49.0% 和 82.1%,红斑为 40.2% 和 22.5%,局部硬化为 20.0% 和 1.7%,所有这些反应都是轻微的。通常在 28 天的随访间隔时间中自动消失,在第 2、3、4 次注射时候,这些不良反应的持续时间会缩短,第一次注射后这些反应平均持续 6~7 天,第二次以后平均持续 3~4 天。推测这些原因可能脂肪组织的减少,因此注射溶解后的脂肪碎片减少,另外一个原因可能是组织对注射药物的适应性增强。

所有这些反应与传统的吸脂治疗相比,无论其程度还是恢复时间都是可以接受的,因为注射 ATX-101 所引起的这些反应通常只需要 3~4 周就能完全恢复,而吸脂治疗完全恢复的时间可能需要 1 年之久。

八、疗效评价

(一) 顾客/患者自身评价
常用患者自身满意度评分。

(二) 皮脂厚度
除了主观评价以外,直接用卡尺测量局部皮肤的厚度。研究显示注射 ATX-101 的疗效与性别、年龄,或者体重指数(BMI)无关。

第三节　塞雷弗溶脂注射

不同的产品可能对注射的要求有所不同,绝大多数的产品都要求直接注射到所要溶解的脂肪组织内,赛雷弗虽然并没有获得国家正式批准,但在我国是使用较多的溶脂针,因此本节也根据厂家所提供的资料进行介绍,循证医学证据并不十分充分,故本节简要介绍,仅供参考。

一、注射方法及技巧

局部溶脂用注射器注射,注射剂量需根据患者情况决定。注射到脂肪层。根据注射深度不同,可选用 25G 扇形注射或 30G 注射针头点状注射,每点注射剂量 0.2~0.5ml,单次全身最大剂量不超过 20ml(表 37-3-1)。注射溶脂与紧肤嫩肤需联合应用,可在溶脂的同时收紧提升皮肤。

表 37-3-1　法国赛雷弗的注射疗程和用量

作用	面部标准溶脂	面部加强溶脂	紧肤
疗程	2 次	4 次	4 次
	1 次/1 周	1 次/1 周	1 次/1 周
用量(ml)	10ml	10ml	10ml
总用量(ml)	20ml	40ml	40ml

(一) 鼻唇沟上方溶脂注射
注射时,采用皮下脂肪浅层注射技术注射到鼻唇沟上方的脂肪堆积处。每平方厘米 1 个点,共 3~4 个点,每点注射量约为 1ml,单侧 3ml,双侧 6ml。单侧注射完成后冰敷,此后按以上步骤注射另一侧(图 37-3-1)。

(二) 口角侧缘及面颊溶脂
用皮下脂肪中浅层注射技术,每平方厘米 1 个点,口角侧缘单侧 3ml,双侧 6ml。双面颊每点注射量约 0.2~0.5ml,注射量共 5~10ml。单侧注射完成后冰敷,此后按以上步骤注射另一侧(图 37-3-2)。

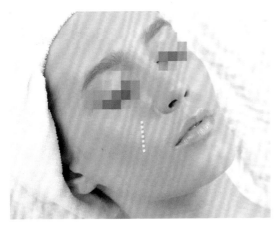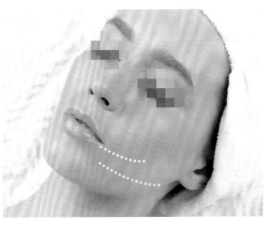

图37-3-1　鼻唇沟上方溶脂注射示意图　　　图37-3-2　口角侧缘及面颊溶脂注射示意图

（三）下颌溶脂（颈阔肌前脂肪）

采用脂肪中层注射技术,注射量共 5 ~ 10ml。单侧注射完成后冰敷,再注射另一侧。双下颌及下颌缘溶脂除点对点注射外也可以采用 25G 针头扇形注射方式注射(图 37-3-3)。

二、术后处理

1. 注射后冰敷 5 ~ 15 分钟,24 小时内尽量不要清洗及化妆,避免局部污染引起的感染;

2. 注射后每两小时饮用 500ml 纯净水,直至达到 2L;

3. 注射后一个月内不能饮酒,不吃刺激性食物;

4. 免疫功能低下者,可以酌情考虑口服 3 天抗生素;

5. 两次注射时间间隔 7 天为宜;

6. 使用后有任何异常情况应速告知注射医师。

三、并发症及其处理

注射溶脂极少数案例可能出现并发症。在大多数情况下,它们都可缓解消失或避免。

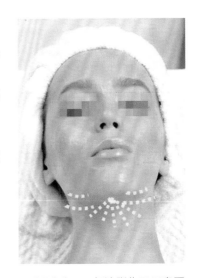

图37-3-3　下颌溶脂作用示意图

（一）肿胀及触痛

因目前溶脂配方大都含有磷脂酰胆碱(卵磷脂),注射后就不可避免的发生肿胀现象,肿胀因人而异,一般 7 ~ 30 天消退,肿胀期有触痛感。除非影响正常生活,一般可不处理。比较挑剔的注重外表的患者可使用改性卵磷脂不肿胀配方如法国赛雷斯。

（二）过敏

卵磷脂、普鲁卡因是最常引起过敏症状的主要成分,但是在应用溶脂治疗过程中没有过敏性休克案例。以往临床记录中所描述了的可能出现的反应主要是皮疹,一般在 2 ~ 3 日消失。出现过敏反应时,患者应立即停止治疗。与其他化合物(维生素,矿物盐,氨基酸)共同使用不会产生任何引起过敏反应的物质。

（三）咖啡因不耐受

咖啡因属甲基黄嘌呤类中枢兴奋药，能直接兴奋大脑皮质，或通过网状结构上行激活系统间接兴奋之。随剂量增加，继而兴奋延髓呼吸中枢、血管运动中枢及迷走神经中枢等。极大剂量时还兴奋脊髓，加速神经冲动传导，使反射增强。此外，该药尚有强心、松弛平滑肌和利尿作用，还能刺激胃酸分泌。用量过大可致毒性反应。若与麻黄碱、肾上腺素等同时应用，则增加其毒性。茶叶中含咖啡因 1%～5%，咖啡豆中其含量为 1%～2%，每杯浓茶或咖啡含咖啡因约 60mg，过量饮用（摄入咖啡因超过 185mg）也可能出现不良反应。出现不耐受（中毒）反应时，采取以下处理方式：

1. 一般处理　轻微心慌、恶心、头晕可不作任何治疗，嘱多饮用含钾饮料，补充少量葡萄糖即可缓解，症状会在 24 小时内消失。中度心慌、恶心、呕吐、头晕、出冷汗，可每两小时滴注 500ml 平衡盐溶液，加适量葡萄糖酸钙，多排尿以加速咖啡因排出体外，症状会在 24 小时内消失。

2. 急救处理

（1）吸氧，必要时人工呼吸。

（2）静脉滴注葡萄糖或平衡盐液，促使药物排泄。

（3）惊厥者首选地西泮静脉注射，成人剂量 10mg/次，稀释后缓慢注入；注射时间不短于 5 分钟。必要时每 1～2 小时注射 1 次，可重复 2～3 次。也可用地西泮 30～50mg 加入葡萄糖盐液 500ml 中缓慢静脉滴注；开始时 100ml/h，3～4 小时后改为 20～40ml/h。成人总量不超过 0.1g/24h。儿童注射量 0.25～1mg/kg，不超过 10mg/次。还可用异戊巴比妥钠 0.2～0.3g，肌内注射或稀释后缓慢静脉注射。其他巴比妥类药物也可使用。

3. 重症支持治疗

（1）控制惊厥发作：首选地西泮 10～20mg 直接注射。

（2）及时处理心律失常。

（3）维持水、电解质平衡，纠正酸中毒。

（4）并发消化道出血者，给予注射用血凝酶、H_2 受体阻滞剂（如法莫替丁等）、质子泵抑制（奥美拉唑）等治疗。

（5）血液净化疗法：血液透析、血液灌流能加速本品清除，可选用于重症患者。

（四）疼痛

是不可控因素，因个人的敏感阈值的高低不同，存在个体差异性，同时也取决于其他某些特定因素，如注射部位层次深度、注射技术的熟练程度以及术后如何处理等，可以考虑外涂表面麻醉剂和冰敷来改善。

1. 技术　注射手法必须快速和准确；

2. 仪器设备　脂肪厚度均匀部位可使用注射枪。应选择质量好的一次性注射器和针头，建议采用胰岛素注射器或 BD 30G 注射针头，反复注射五次针头应更换。

（五）感染

皮肤屏障被破坏，感染是有可能发生的，但若注意以下几点，感染是可以避免的：

1. 使用有质量保证的一次性产品，提供一切必要无菌保证；

2. 使用无菌经验证的设备；

3. 严格对术区进行消毒；

4. 给予患者适当合理的术后建议及指导。

（六）水肿、血肿及发红

尽管采取了所有必要的防范措施，仍有可能出现此种现象，水肿和发红一般在 2～3 日后消失，24 小时后肿胀部位可暂时用化妆品掩盖。如损伤皮下毛细血管，可能出现血肿和瘀青，一般一周后消失，可以考虑外涂表面麻醉剂和冰敷来改善水肿及出血。

（七）色素沉着

由于刺激引起色素细胞增生、活跃，而引起短期色素沉着，但可以在半年左右吸收、康复。

（周展超）

第三十八章

化学剥脱

一、概述

化学剥脱的实质就是破坏与重建:化学剥脱可通过破坏角质层细胞间的相互连接,去除多余的角质层;它可以部分破坏表皮层,促进表皮细胞更替和真皮胶原再生;即使浅层剥脱只破坏了表皮细胞,通过表皮细胞分泌的各组细胞因子,也可以在一定程度上使真皮层的结构发生变化,例如在浅层剥脱中常用甘醇酸,它不但可以渗透到真皮,直接加速成纤维细胞合成胶原,还可以通过刺激角质形成细胞释放细胞因子来调节基质的降解和胶原生成。

二、分类

化学剥脱可依据其作用深度大致分成三种主要类型:

(一)浅层剥脱

主要作用于表皮层,其中又可分为超浅层剥脱和浅层剥脱,最深达到真皮乳头层。

(二)中层剥脱

可达到真皮网状层上部。

(三)深层剥脱

达到真皮网状层中部。

三、常用浅层化学剥脱配方

常用的浅层剥脱试剂为果酸(包括 α-羟酸,alpha hydroxy acids,AHA)、β-羟酸(beta hydroxy acids,BHA)、多聚羟酸(poly hydroxy acids,PHA)、维 A 酸、低于 35% 的三氯醋酸(TCA)、间苯二酚、Jessner 溶液(水杨酸、乳酸混合液)、干冰等,目前国内常用的是果酸和水杨酸。

四、适应证

浅层化学剥脱适用于位于表皮或真皮浅层的皮肤疾病,例如痤疮、黄褐斑、脂溢性角化、日光性角化、雀斑、毛孔粗大、轻度皮肤瘢痕及皮肤细纹等;浅层剥脱也适合用于预防和延缓皮肤衰老。

五、禁忌证

以下几种情况的人不适合做化学剥脱:

1. 对所要使用的化学试剂过敏的人;

2. 目前剥脱部位有过敏性皮炎的人;

3. 目前面部有细菌或病毒感染性皮肤病（如单纯疱疹，寻常疣）；

4. 有免疫缺陷性疾病；

5. 在六个月内口服过维 A 酸类药物；

6. 正在口服抗凝药或吸烟的人，因为皮肤愈合速度慢，不适合做化学剥脱；

7. 近期做过手术（有正在愈合的伤口）；

8. 近期接受过放射治疗；

9. 对光防护不够/日晒伤；

10. 有肥厚性瘢痕或瘢痕疙瘩病史；

11. 在六个月内局部做过冷冻治疗；

12. 妊娠妇女（甘醇酸为 B 级相对安全，水杨酸为 C 级不推荐使用）；

13. 有炎症后色素沉着或色素减退的病史（这类患者不是绝对禁忌证，但要慎重，需要使用低强度的剥脱剂，剥脱时间短，以避免炎症和由此带来的色素异常的风险）。

六、术前准备

（一）术前患者沟通

治疗前的评估和患者教育对于剥脱治疗的成功很关键。需要详细地询问病史，了解患者对治疗的期望值。有研究表明很多患者对剥脱治疗结果不满意的患者，主要是因为术前对治疗结果报有不切实际的幻想。因此，医生需要对患者进行充分的解释，治疗后的结果可能是什么样的，潜在的风险和并发症，并对治疗前和治疗后的注意事项进行详细的指导。

（二）术前患者准备

在治疗前两周让患者试用果酸或水杨酸类的护肤品，可以帮助发现一部分对于果酸或水杨酸高敏的人群，避免过敏反应；同时可以让患者的皮肤更好地耐受化学剥脱，尤其是像玫瑰痤疮患者。

（三）术前操作者准备

1. 果酸剥脱　需准备洁面乳（或丙酮）、凡士林、保湿霜、果酸溶液、剥脱清洁液、剥脱中和液、计时器、化妆棉（或纱布垫）、冷喷机（或其他冷敷方式）、手术帽或毛巾、刷子、手套（图 38-0-1）。

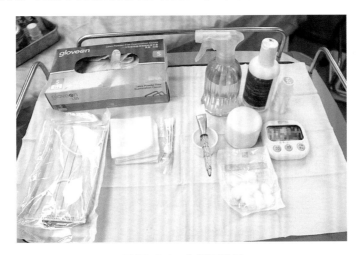

图 38-0-1　化学剥脱图
果酸剥脱前用具的准备
北京大学第一医院皮肤科美容室拍摄

2. 水杨酸剥脱(图 38-0-2) 需准备洁面乳(或丙酮)、凡士林、保湿霜、水杨酸剥脱液、滴管、蒸馏水(或乙醇溶液)、计时器、化妆棉(或纱布垫)、冷喷机(或其他冷敷方式)、手术帽或毛巾、刷子、手套。

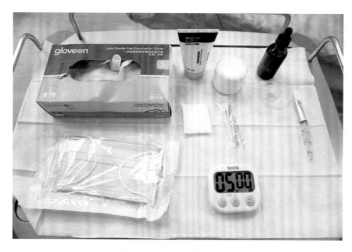

图 38-0-2　化学剥脱图
水杨酸剥脱前的用具准备
北京大学第一医院皮肤科美容室拍摄

七、手术步骤及注意事项

(一)果酸剥脱过程

1. 开始时先用手术帽或毛巾包裹脸的四周和头发,充分暴露全面部(图 38-0-3)。

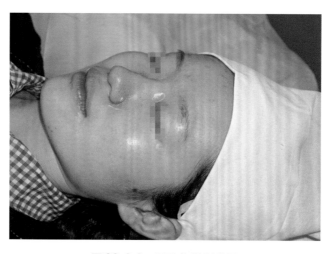

图 38-0-3　果酸化学剥脱图
手术帽或毛巾包裹脸的四周和头发,充分暴露全面部
北京大学第一医院皮肤科美容室拍摄

2. 用洁面乳或丙酮彻底清洁面部的皮脂,然后用专用的剥脱清洁液再次清洁皮肤,同时统一皮肤表面的 pH 值,保证剥脱溶液渗透的一致性。

3. 在眼角、鼻唇沟、口角和既往伤口处涂上凡士林保护,必要时可将用纱布覆盖双眼(图38-0-4)。

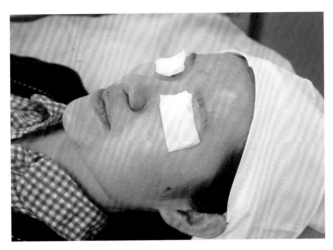

图 38-0-4　纱布覆盖双眼

4. 选择合适浓度的果酸溶液,一般在 20%～70% 浓度之间,从低浓度开始,可根据耐受程度逐渐增加剥脱浓度。

5. 操作者戴帽、口罩,清洁双手,戴手套。将配制好的剥脱液用刷子均匀涂于全面部,整个涂抹过程控制在 30 秒内,后开始计时,初次剥脱一般停留 5 分钟左右,后可根据具体情况逐渐增加时间(图38-0-5)。

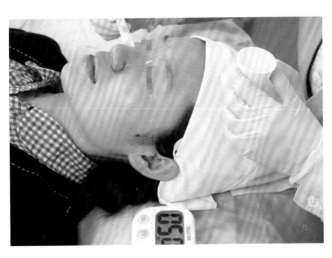

图 38-0-5　刷果酸示意图

6. 观察皮肤反应　果酸停留期间,皮肤微红、痒、痛、灼热等为正常反应。如出现弥漫潮红或患者主诉中度以上疼痛时应马上中和。

7. 采用喷剥脱中和液的方式中和皮肤表面的果酸,直至不再产生白色泡沫,用化妆棉或纱布垫擦净中和液后,清水洗净面部(图38-0-6)。

8. 剥脱结束后,立即进行冷喷或冷敷 10～20 分钟,之后全脸涂保湿霜,尽早使用广谱防晒霜(图38-0-7)。

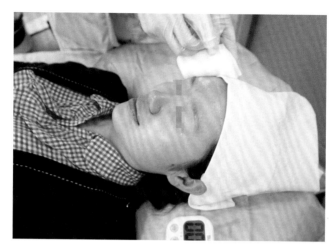

图 38-0-6　中和果酸示意图

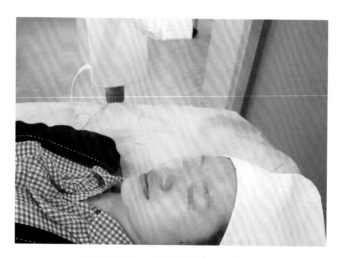

图 38-0-7　术后即刻处理示意图

（二）水杨酸剥脱过程

1. 开始时先用手术帽或毛巾包裹脸的四周和头发,充分暴露全面部。

2. 用洁面乳或丙酮彻底清洁面部的皮脂。

3. 在眼角、鼻唇沟、口角和既往伤口处涂上凡士林保护。

4. 操作者戴帽、口罩,清洁双手,戴手套。将水杨酸剥脱液用刷子均匀涂于全面部,整个涂抹过程控制在 30 秒内,后开始计时,初次剥脱一般停留 3 ~ 5 分钟左右,后可根据具体情况逐渐增加时间。

5. 根据皮损严重程度局部用滴管滴加蒸馏水或乙醇轻轻按摩,促进水杨酸释放、渗透(图 38-0-8)。

6. 观察皮肤反应　水杨酸停留期间,皮肤微红、痒、痛、灼热等为正常反应。如出现弥漫潮红或患者主诉中度以上疼痛时应马上终止。

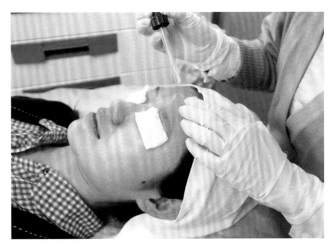

图 38-0-8　水杨酸剥脱术中处理示意图

7. 水杨酸剥脱与果酸不同,不需要用中和液进行中和,需要终止时用流动的清水洗净即可,之后还可用温和的清洁剂再次洗除残留的水杨酸。

8. 剥脱结束后,立即进行冷喷或冷敷 10～20 分钟,之后全脸涂保湿霜,尽早使用广谱防晒霜。

八、术后处理

剥脱后的 24 小时内,尽量不要使用彩妆。剥脱术后 1～2 天,局部会轻度地发红、疼痛;3～7 天后可能出现结痂或脱屑。因此术后一周之内,每天进行面部冷湿敷、外用保湿霜可缓解症状。化学剥脱后需要加强防晒,减少炎症后色素沉着的出现。需要避免日晒,尽早使用广谱防晒霜,同时配合帽子、墨镜、口罩等物理遮蔽的方式。

九、并发症及其处理

化学剥脱总体来说是非常安全的,并发症程度都较轻、发生率低,多数不需要特殊处理可以自愈。相对于浅层剥脱,中层及深层剥脱的并发症发生率更高、更严重。

浅层化学剥脱可能出现的并发症包括:

(一) 速发型(剥脱数分钟至数小时内)

瘙痒、烧灼、刺激,持续的红斑、水肿等。

(二) 迟发性(剥脱后几天至几周)

1. 皮肤屏障的破坏和组织损伤导致感染(细菌性、疱疹性、念珠菌性感染);

2. 色素异常:色素沉着和色素脱失;

3. 对剥脱制剂的不良反应:痤疮样发疹、过敏反应、中毒反应等。

上述并发症是可以通过选择合适的患者、选择合适的制剂和仔细谨慎的剥脱操作来避免和预防。

十、疗效评价

剥脱治疗即刻的疗效终点是出现面部均匀的潮红,患者自觉中度的疼痛。

一般情况下每次剥脱之间间隔 2 至 4 周,每次剥脱时根据上次的治疗反应决定是否提高浓度或延长剥脱时间,由于玫瑰痤疮患者皮肤耐受性差,可以延长至 3-4 周剥脱一次。一般 4～6 次治疗为一个疗程。在每个疗程结束时评价临床改善的情况,如果皮损有改善,但没有达到预期的效果,需要追加新的疗程,并联合其他治疗。一般黄褐斑和年轻化治疗需要 2 个甚至更多疗程。

（曹雅晶　吴艳）

第六篇

皮肤亚健康

第三十九章

皮肤的分类

经典的皮肤分型是根据皮肤表面的水-油平衡,将皮肤分为干性、中性、油性、混合性。中性皮肤角质层含水量正常(10% ~ 20%),皮脂分泌适中,皮肤光滑细腻,有弹性,pH 为 4.5 ~ 6.6,对外界不良刺激耐受性好,是标准的健康皮肤。由于各种内外环境因素的影响,包括遗传、年龄、疾病、内分泌、饮食、运动、睡眠、精神压力、气候、外界污染、紫外线、药物、化妆品等,很多人皮肤表面的水-油失衡,表现为干性皮肤、油性皮肤,当累及皮肤屏障,则表现为敏感性皮肤,皮肤呈现亚健康状态。因此,认识和理解皮肤分类对指导亚健康人群甚至皮肤病患者选择合适的外用药物治疗,选择合适的医学护肤品科学护理皮肤尤为重要。

一、干性皮肤

干性皮肤(dry skin)的特征为角质层含水量低于10%,皮脂分泌少,皮肤无光泽,干燥脱屑,易出现细小皱纹及色斑,pH>6.5,对外界不良刺激耐受性差。

干性皮肤突出的病理特点是角质层含水量低和细胞间粘合力减弱。当干燥因素影响皮肤角质层水合状态后,皮肤的物理性状会随之改变,其柔韧性、可塑性下降,严重时皮肤表面可见细小裂纹,进一步还导致角质层内与天然保湿因子(natural moisturizing factor,NMF)相关的某些酶的功能失活。这些酶的失活进而影响神经酰胺、脂肪酸的脂化,角质层脂膜结构异化,角质细胞间的黏附力降低,皮肤屏障受损,角质细胞内的 NMF 随之流失,皮肤变得粗糙、脱屑。此外,皮肤干燥还会导致储备在角质层中的前炎症因子如白介素 IL-1 等释放,引发表皮增生和炎症反应。由于屏障功能不完整,外界环境中的理化因素及各种微生物更易进入皮肤,会进一步加重炎症反应。所以干性皮肤更容易出现黄褐斑、皮炎、湿疹等皮肤疾病。

干性皮肤可以是先天性的,也可能是后天因素造成的。鱼鳞病、特应性皮炎是皮肤干燥常见的先天性原因。后天则主要与干燥的环境、理化损伤、年龄、精神等因素相关。

秋冬季节性干冷气候是导致皮肤屏障功能紊乱和皮肤干燥的一个重要因素。空调极易引起室内相对湿度过低,也会导致皮肤干燥。大量紫外线照射也可能引发皮肤干燥。这是因为紫外线照射致表皮脂质含量降低,从而导致细胞间板层脂质结构的异常,最终角质层正常结构的形成将受到影响,同时明显地延缓表皮屏障功能的恢复速度。日常磨损或剥脱会破坏角质层结构的完整,经表皮失水升高,加速外界有害物质的入侵,是引起皮肤干燥的另一重要原因。例如频繁使用清洁剂、消毒剂或肥皂等化学物品十分容易破坏皮肤表面正常的脂质,使皮肤角质层脂质损失或溶解,继而使角质细胞内水溶性的 NMF 流失,皮肤的保湿功能受到破坏。随着年龄增长,自然老化皮肤的角质层中神经酰胺合成减少,降低皮肤的保水能力,使皮肤容易丢失水分而干燥。老化的皮肤其表皮屏障功能降低,角质层受外界损伤后的自我修复速度变慢,从而加剧皮肤干燥。心理压力过大会延缓角质层神经酰胺的合成,同时 NMF 和角质形成细胞的合成也会降低,进而导致屏障功能损伤,使得皮肤水分极易散失,引发干燥症状。

当角质层水分含量低于 10%,皮脂分泌少,皮肤出现干燥、脱屑,无光泽,肤色晦暗,易出现细小皱纹,色素沉着时可判定皮肤为干性皮肤。干性皮肤强效保湿、滋润是护肤重点。清洁时应选用不含碱性皂的保湿清洁剂,25℃温水洗脸。不宜进行磨砂膏或去角质处理。可选用保湿滋润不含酒精的润肤水补充水分,并给予强保湿剂及高油脂的霜类护肤品。另外可选用保湿效果好面贴膜,敷膜时间 20~25 分钟,每周 1~3 次。防晒产品应选用具有补水功能的防晒霜。

二、油性皮肤

油性皮肤(oily)是不同于干性皮肤的另一种皮肤亚健康状态,其特征为角质层含水量正常或降低,皮脂分泌旺盛,毛孔粗大,皮肤油腻发亮,不易清洁,易患痤疮、毛囊炎,脂溢性皮炎等。

既往认为油性皮肤对环境不良刺激耐受性较好,现有研究表明油性皮肤的颊部皮肤也存在屏障受损,与干性皮肤有相似之处,但也有其自身的特点。油性皮肤的病理特点主要是角质层完整性下降,且在越接近角质层下层时表现越明显,甚至比干性皮肤的角质层完整性更差。有研究发现,角质层的完整性主要和角质细胞间脂质的斜方晶格排列模式的规整性以及角质层下部的 pH 值有关。油性皮肤者由于皮脂分泌过多影响了正常脂质的斜方晶格排列模式的规整性以及皮肤的 pH 值进而损害了皮肤屏障功能。与干性皮肤不同,一般油性皮肤者角质层含水量下降不明显,且角质层粘合力非常好,因此临床上油性皮肤少见鳞屑。

油性皮肤形成的根本原因是皮脂腺的分泌功能旺盛致皮脂生成过多。故任何引起皮脂腺分泌增多的因素都可能导致皮肤呈油性亚健康状态。常见影响皮脂腺功能的因素有年龄、性别、内分泌、情绪、季节、饮食等。

1. 雄激素水平　皮脂腺是雄激素的一个靶器官,睾酮可使皮脂腺体积增大,分泌增加。特别是 5α-还原酶过分活跃,致使双氢睾酮分泌增多,促使皮脂腺功能亢进。因而像患多囊卵巢综合征致雄激素分泌增多的女性、5α-还原酶功能活跃的雄激素依赖性脱发患者更易为油性皮肤。

2. 年龄　出生时由于受母体雄激素影响,皮脂腺的分泌功能较强,部分婴儿可因皮脂生成过多而致脂溢性皮炎。从青春期开始,无论男性还是女性皮脂腺的分泌均逐渐增加,16~20 岁达到高峰,以后保持在该水平。随着年龄增长,一般女性在 40 岁、男性在 50 岁后皮脂腺分泌逐渐减少。所以青中年为油性皮肤的好发人群。

3. 性别　性别不同,皮脂分泌也不同,通常男性皮脂分泌率高于女性,故油性皮肤在男性中更多见,不过这种性别差异会随年龄增长逐渐下降。

4. 情绪波动　主要通过影响肾上腺分泌功能,导致大量肾上腺来源的脱氢表雄酮合成和释放,继而引发皮脂腺功能亢进。

5. 季节变化　是影响皮脂腺分泌的重要因素,有研究表明夏季皮脂分泌最高,冬季最低,故部分中性皮肤人群可能在夏季呈现油性状态,而油性皮肤者夏季则表现更加明显。

6. 食物　油腻性食物、辛辣刺激性及高糖高热量食物也可以使皮脂分泌量增加。

油性皮肤护肤关键在于控油的基础上保湿。洁面产品可选用清洁能力更强的泡沫类洁面乳,并可适当使用温和去角质产品。但应注意过度清洗及频繁去角质都可能损伤皮肤屏障,故去角质频率都不易过高,一般洁面每日 1～2 次,去角质产品 2～3 周一次。保湿产品宜选用清爽的保湿啫喱或者是乳液。同时还可以选择控油保湿面膜或冷倒膜,敷膜时间10～15 分钟,每周 1～2 次。防晒产品应选择无油配方的乳液类防晒霜。

三、混合性皮肤

面部皮肤常分为 T 区(前额、鼻部皮肤)和面颊区两个区域。混合性皮肤(combination skin)一般是指面部 T 区为油性皮肤,而两颊为干性或中性皮肤。其同时具有两种皮肤类型,不同区域分别呈现相应皮肤类型的特性,故相比单一的干性和油性皮肤,混合性皮肤的情况更复杂。因而混合性皮肤在护理时需根据分区、分型,选择相应的护肤品。

混合性皮肤 T 区为油性皮肤,护肤以控油保湿为主(详见第二节油性皮肤)。面颊区若为中性皮肤,可选择的化妆品范围较大。中性皮肤随着季节变化会有略微的变化。一般冬季偏干,夏季稍油。冬季易选用较温和的洁面乳,清洁后给予柔肤水补水,并选择油脂成分较多,滋润度更好的保湿霜保湿。夏季则可选择具有控油功效,性质较温和的洁面产品,清洁后选用爽肤水收敛毛孔,再外涂水分更多,质地轻薄的保湿乳。面颊若为干性皮肤,护肤则以强效保湿为主。

四、敏感性皮肤

敏感性皮肤(sensitiveskin,SS)特指皮肤在生理或病理条件下发生的一种高反应状态,主要发生于面部,表现为受到物理、化学、精神等因素刺激时皮肤易出现灼热、刺痛、瘙痒及紧绷感等主观症状,伴或不伴红斑、鳞屑、毛细血管扩张等客观体征。

敏感性皮肤原因复杂,可能与遗传、年龄、性别、激素水平和精神因素等个体因素;某些物理因素,如:季节交替、温度变化、日晒等;化学因素:如护肤品、清洁用品、消毒产品、空气污染物等;医源因素:如外用刺激性药物,局部长期大量外用糖皮质激素,某些激光治疗术后等有相关性。也可继发于某些皮肤病,如特应性皮炎、玫瑰痤疮、痤疮、接触性皮炎、湿疹等。

目前研究认为敏感性皮肤的发生是一种累及皮肤屏障-神经血管-免疫炎症的复杂过程。在内在和外在因素的相互作用下,皮肤屏障功能受损,引起感觉神经传入信号增加,导致皮肤对外界刺激的反应性增强,引发皮肤免疫炎症反应。

乳酸刺痛试验是最广泛用于评估敏感性皮肤的半主观方法,乳酸刺痛实验总分≥3 分者为乳酸刺痛反应阳性者。此外经表皮失水率、角质层含水量、pH 值、皮脂、皮肤红斑指数及局部血流速度和血流分布直方图也可用于评估敏感性皮肤。

敏感性皮肤由于对外界多种因素特别是含有香料、色素的化妆品极易产生过敏反应,更需要特别保养,最好选择医学护肤品,其皮肤角质层较薄,常常不能保持住足够的水分,会比一般人更易感觉缺水、干燥,要遵循温和清洁、强化舒敏、保湿、严格防晒的原则。宜选用经过试验和临床验证的安全性好的医学护肤品。洁面可选用温和的、弱酸性、不含皂基洁肤产品清洁,或直接用清水洁面,水温不可过热过冷,一般在 30℃ 左右,忌用磨砂膏、去死皮膏等去角质产品,然后选用含有防敏、保湿成分的化妆水增加皮肤的水分,皮肤不太敏感时,可每周用 1～2 次保湿面膜。若皮肤处于过度敏感期,出现红斑、丘疹、水肿和瘙痒等症状时,可每天 1～2 次将几层纱布或毛巾放在冷矿泉水或生理盐水里浸湿后进行湿敷,每次 20～30

分钟,直至上述症状消失。护肤应选用具有抗敏保湿功效的医学护肤品。选用防晒剂 SPF>30,PA++,一般每 2~4 小时使用一次。由于敏感性皮肤对某些化妆品不易耐受,因此应尽量选用物理防晒霜以避免对敏感性皮肤的刺激。

五、中性皮肤

是最理想的皮肤,可选择使用化妆品的范围比较大,以保湿为基础,可适当去油收敛或美白。中性皮肤护理时应注意随气候变化选用不同的化妆品。

1. 清洁　应根据气候的变化选择洁肤品,如夏季皮肤偏油时可选择泡沫型、弱碱性的洁面乳或香皂,其余季节可选择对皮肤有保湿、滋润作用的清洁剂。深部清洁可选用磨砂膏或去角质膏,3~4 周一次即可。

2. 保湿　春夏季可用水包油型的乳、露类较清爽的润肤品,秋冬季则可用油包水型保湿和滋润度较好的霜类润肤品。化妆前使用温和的油性保湿剂以保持皮肤的湿润。

3. 防晒　避免阳光引起的皮肤干燥、衰老。室内工作者可使用 SPF=15,PA+~++的防晒霜,每 4 小时使用一次;室外工作者应选择 SPF>15,PA++~+++的防晒霜,每 2~3 小时使用一次。

4. 面膜　气候干燥时要注意保湿,若气候炎热可适当使用去油收敛的面膜,也可在美容院偶尔使用一下石膏冷膜,但以上两类膜均不能频繁使用,以免诱发皮肤干燥。可根据皮肤需要适当选择美白面膜。敷膜时间一般为每次 15~20 分钟,每周 1 次。

(范林明　李利　何黎)

第四十章

皮肤亚健康

第一节 毛孔粗大与肤色暗沉

案 例

女,36 岁。面部皮肤油腻,毛孔粗大,肤色暗沉 1 年。诊断:①油性皮肤;②毛孔粗大,肤色暗沉(图 40-1-1)。

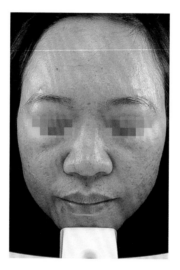

图 40-1-1 皮肤油腻、毛孔粗大与肤色暗沉示意图

一、概述

毛孔粗大与肤色暗沉是亚健康皮肤状态。主要由于皮脂过度分泌导致,而毛孔粗大通常是由于体内激素分泌紊乱、压力过大、环境污染等原因导致毛囊导管口过度角化造成的。此外,随着年龄的增长,皮肤逐渐失去弹性,毛囊周围缺乏支持结构,也很容易导致毛孔粗大与肤色暗沉,临床上将其称之为衰老性毛孔粗大。毛孔粗大与肤色暗沉发生主要与遗传,皮肤干燥、缺水,弹力纤维、胶原纤维断裂,毛囊角化、皮肤油脂代谢紊乱等相关。临床表现为毛孔扩大,皮肤质地粗糙,肤色不均匀。根据临床表现将其分为油性毛孔、干性与衰老性毛孔粗大三种类型。

二、治疗

治疗原则为:提倡分型对症治疗,医美治疗为主,医学护肤品为辅。

（一）健康教育

保持良好的睡眠及心态,多进食蔬菜和水果,科学使用医学护肤品,坚持 3 个月左右的疗程,定期复诊。

（二）医美治疗

1. 干性毛孔粗大与肤色暗沉

（1）超声或射频导入补水:促进水分吸收,改善皮肤干燥。超声导入 2 次/周,6 次 1 疗程;射频导入 1 次/周,6 次 1 疗程。

（2）美塑疗法(meso therapy):也叫中胚层疗法,是指将透明质酸等物质注射到真皮层的治疗方法。1 次/月,3～4 次 1 疗程。

（3）强脉冲光(IPL):1 次/月,2～3 次为 1 疗程。

（4）医学护肤品:使用具有舒缓、保湿、防晒功能的医学护肤品。

2. 油性毛孔粗大与肤色暗沉

（1）果酸治疗:果酸是目前改善油性毛孔粗大与肤色暗沉的公认的安全有效的方法,一般 2～4 周进行 1 次,4 次为 1 个疗程。

（2）点阵激光:一般 1～2 个月进行 1 次治疗,一般 3 次治疗为 1 个疗程。

（3）医学护肤品:应使用舒缓控油的医学护肤品,包括洁面泡沫、爽肤水、控油凝露、防晒霜等。

3. 衰老性毛孔粗大与肤色暗沉

（1）射频治疗:治疗方法同干性毛孔粗大与肤色暗沉。

（2）电波治疗。

（3）超声刀治疗。

（4）黄金射频微针。

（5）医学护肤品:选择有修复皮肤屏障作用的医学护肤品。

（三）药物治疗

针对毛孔粗大尚无有效的药物治疗,针对皮肤油腻可口服丹参酮500mg/次,3 次/天,维生素 B_6 20mg/次,3 次/天。

（四）疾病缓解后皮肤健康管理

可持续性的定期做果酸治疗,每 2 个月 1 次,注意清淡饮食,避免熬夜,根据不同的季节及皮肤状况选择合适的医学护肤品加强皮肤日常护理。

对上述患者进行健康教育,给予 35% 果酸治疗,每半个月 1 次,治疗 4 次。点阵激光每 2 个月治疗 1 次,治疗 2 次。

（杨成　何黎）

第二节 皮肤干燥与肤色暗沉

案　例

女,35岁。面部皮肤干燥、脱屑3年,肤色暗沉2年余。既往经常熬夜、化妆、饮酒,经常更换护肤品。诊断:干性皮肤,肤色暗沉(图40-2-1)。

一、概述

肤色暗沉,是一种皮肤亚健康状态,主要由表皮过度的角质细胞堆积或真皮中水分流失,胶原老化造成。发生的病因主要分主客观两个因素:主观方面与某些系统疾病以及亚健康体质相关;客观方面如:①皮肤干燥、缺水,表面不光滑;②过度的日光曝晒;③不规范治疗及护肤等。

二、治疗

治疗原则为:健康的生活方式,合理的护肤习惯,正确的医美治疗可以有效改善肤色暗沉。

（一）健康教育

同毛孔粗大与肤色暗沉。

（二）医美治疗

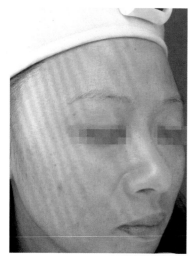

图40-2-1　皮肤干燥,肤色暗沉示意图

1. 超声或射频导入补水　促进对水分的吸收,改善皮肤干燥的状态,同时可以将一些保湿、美白精华导入。

2. 美塑疗法(meso therapy)　使用美塑仪器直接将透明质酸等营养肌肤的物质注射到真皮层,能有效缓解干燥。

3. 强脉冲光(IPL)　一般1次/月,2~3次为1个疗程。

4. 调Q治疗　2次/周,5次为一疗程。

5. 果酸治疗　一般2~4周1次,4次为1个疗程。治疗后注意补水、保湿及防晒。

6. 医学护肤品　使用具有舒缓、保湿、防晒功能的医学护肤品。

对上述患者进行健康教育,射频导入补水、保湿、美白精华导入3次,水光针注射2次后肤色明显改善。

（庞勤　何黎）

第四十一章

敏感性皮肤

案　　例

女,25 岁。面部红斑伴灼热、瘙痒及紧绷感 3 年,加重 1 月(图 41-0-1)。诊断:敏感性皮肤(原发型)。

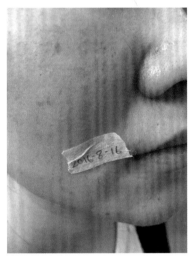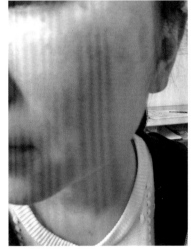

图 41-0-1　敏感性皮肤示意图

一、概述

敏感性皮肤(sensitive skin,SS)特指皮肤在生理或病理条件下发生的一种高反应状态,主要发生于面部,表现为受到物理、化学、精神等因素刺激时皮肤易出现灼热、刺痛、瘙痒及紧绷感等主观症状,伴或不伴红斑、鳞屑、毛细血管扩张等客观体征。

发生主要与个体因素、外在因素及其他皮肤病等相关。总体上说敏感性皮肤是在一定遗传背景基础上,由多种内、外因素诱发的累及皮肤屏障-神经血管-免疫炎症的复杂过程。

敏感性皮肤是在精神因素、温度变化、刺激性药物等外界因素刺激下皮肤出现的一种皮肤状态,并非疾病。灼热、刺痛、瘙痒及紧绷感等主观症状是其基本临床特征,可伴发潮红、红斑、毛细血管扩张和鳞屑等客观体征,多以阵发性潮红、红斑初发,以上症状可同时出现也可只出现其中几项或一项。

敏感性皮肤主要依靠主观感觉进行诊断,客观症状如潮红、红斑、毛细血管扩张和鳞屑、主观评估、乳酸刺激试验、VISIA、无创性皮肤生理指标测试仪、彩色多普勒血流仪等（详见第二十三章）评估方法可作为辅助诊断的参考，其中乳酸刺激试验≥3分为主要辅助诊断指标。

二、治疗

治疗原则是强化健康教育、恢复皮肤屏障、控制炎症反应、降低血管神经高反应性等，以提高皮肤的耐受性。

（一）健康教育

尽可能避免各种刺激因素，如日晒、进食辛辣食物、酒类、情绪波动、密闭的热环境、热喷等。避免滥用护肤品。定期治疗与随访，在医生指导下配合治疗，保持耐心，树立信心，使皮肤能维持在一个良好的状态。

（二）合理护肤

修复受损的皮肤屏障是治疗敏感性皮肤的重要措施。合理护肤要遵循温和清洁、强化舒缓保湿、严格防晒的原则。宜选用经过试验和临床验证、安全性好、具有功效性的医学护肤品。洁面可用温和的弱酸性产品，禁用祛角质产品，宜用温水洁面，每日洁面次数不超过2次。根据季节变化选用不同剂型的保湿剂。防晒剂中可添加二氧化钛等，急性发作期应避免使用，缓解后应每日规律使用防晒剂。

（三）物理治疗

急性发作期可配合电离子或超声导入，同时可辅以冷喷、冷膜、冷超或黄光治疗。皮肤状态稳定时配合强脉冲光及射频治疗。

（四）药物治疗

症状严重者可酌情配合药物治疗，对于灼热、刺痛、瘙痒及紧绷感显著者可选择抗炎、抗敏类药物治疗，对于伴有焦虑、抑郁状态者可酌情使用抗焦虑和抑郁类药物。

上述患者采用健康教育、合理护肤、黄光冷超，一周2次（共4次），射频联合光子2次。口服羟氯喹，1片/次，一天两次；氯雷他定片，1片/天治疗。

（朱丽萍 何黎）

第四十二章

黑 眼 圈

案 例

女,28岁。眼周肤色灰暗,眶下皮肤表面略凸起3年余(图42-0-1)。诊断:混合型黑眼圈(色素型黑眼圈+结构型黑眼圈)。

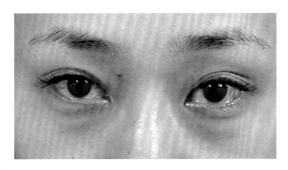

图42-0-1 黑眼圈示意图

一、概述

黑眼圈(dark eye circle)由多种病因引起,通常位于双侧眶周,呈环形,外观颜色较正常皮肤相对深,以下睑黑眼圈(infraorbital dark circle)最为常见。

确切的发病机制尚不完全,目前研究结果大致如下:①色素型黑眼圈:可能与遗传因素、紫外线照射、药物的摄入、妊娠、哺乳等相关。炎症后或外伤后色素沉着也可引起色素型黑眼圈的形成;②血管型黑眼圈:常因鼻炎、睡眠不足、眼睛疲劳、内分泌失调、贫血等导致眼周血液循环瘀滞,透过皮肤形成外观灰暗的阴影;③结构型黑眼圈:发病原因分为先天性和后天性。先天性原因主要是泪槽形成的阴影。后天性原因主要由下睑皮肤松弛、眶隔脂肪膨出、下睑水肿等形成的阴影。

根据临床表现和病因的不同,可分为色素型、血管型、结构型和混合型四型。①色素型:较为普遍,临床表现为眶周尤其是眶下皮肤呈灰色、棕色外观,部分患者会因疲劳、睡眠不佳而加重(图42-0-2)。②血管型:临床表现为呈蓝色、粉色或紫色外观,部分伴有略突起的蓝色静脉,尤以下睑内侧最为显著,部分女性患者在月经期加重,可伴有眶周皮肤的水肿(图42-0-3)。③结构型:因皮肤松弛褶皱、眶隔脂肪膨出形成眶下皮肤表面凸起或凹凸不平,这些凹凸的轮廓在非正面光照时产生阴影,呈现黑眼圈样外观(图42-0-4)。④混合型:是合并存在上述2~3种黑眼圈的类型(图42-0-5)。

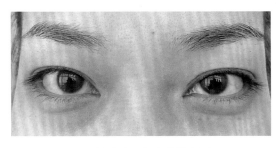 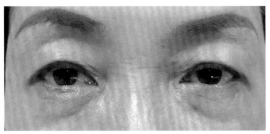

图 42-0-2　色素型黑眼圈　　　　　　　　　　图 42-0-3　血管型黑眼圈

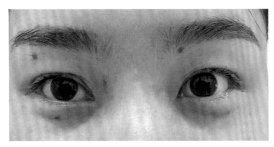 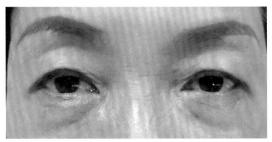

图 42-0-4　结构型黑眼圈　　　　　　　　　　图 42-0-5　混合型黑眼圈

各型黑眼圈的鉴别：当人为牵拉下睑皮肤时，皮肤被牵拉变薄后，色素型黑眼圈因下睑皮肤牵拉得到延展，黑眼圈会略变淡；血管型黑眼圈当下睑皮肤受牵拉变薄后，深在的血管会更加明显，不伴有眼圈颜色的变淡；结构型黑眼圈，当绷紧皮肤时，松弛的皮肤或膨出组织得到改善，黑眼圈也随之消失或改善。

二、治疗

治疗原则为：根据不同病因，选择不同的治疗方法，兼顾安全及美观。

（一）外用药物

常用于色素型和血管型黑眼圈的治疗。常用外用药物有氢醌、维 A 酸制剂及维生素制剂等。

1. 氢醌（2% ~4%）　一般要使用 5 ~7 周后才显效。可用于治疗色素型黑眼圈。

2. 维 A 酸制剂（0.01%）　一般要使用 24 周后才显效，对色素型黑眼圈有效。

3. 维生素 K_1　维生素 K_1 可降低脂质过氧化，有减少眼周细纹的作用。对血管型黑眼圈有帮助。

（二）医美治疗

1. 化学剥脱　主要对色素型黑眼圈有治疗作用。常用的有三氯醋酸、α-羟基酸（包括乙二醇、乳酸、果酸等）。目前果酸较常用。化学剥脱禁忌用于血管型黑眼圈为主的患者，有加重黑眼圈的风险。

2. 激光治疗　包括不同波长的调 Q 激光、长脉宽 1064nm 激光、点阵激光和强脉冲光等。

（1）调 Q 激光：包括 Q-开关红宝石激光（694nm），Q-开关翠绿宝石激光（755nm），以及 Q-开关 ND：YAG 激光（1064nm）等，用于治疗色素型黑眼圈。

（2）长脉宽 1064nm 激光：针对睑周血管扩张、增生导致的血管型黑眼圈。但下睑皮肤较薄，只有 0.4～0.5mm，激光治疗时，须特别注意眼睛的安全防护，一旦治疗部位接近眼球，就应使用较大的巩膜金属护眼罩。

（3）点阵激光：剥脱性点阵 CO_2 激光及 2940nmEr 激光对色素型及睑周皮肤松弛、细纹导致的黑眼圈有良好的疗效。非剥脱性点阵激光如 1565nm 激光对表皮的热损伤较小，术后无明显结痂反应，不易留下色沉、色减等不良反应。

（4）强脉冲光：可以促进黑素的代谢和转运，而且可以封闭细小增生的毛细血管网、刺激胶原蛋白增生，收紧眼睑下皮肤，对色素型和血管型黑眼圈均有疗效。

（5）射频：可改善眼周皮肤老化、松弛，减轻眼周水肿。眼周皮肤及软组织较薄，治疗时需要选择射频的穿透深度，同时注意对眼球的保护。

3. 微针疗法　治疗时可用微针在眼周真表皮交界处注入含有透明质酸、多种维生素、氨基酸、辅酶、核酸等复合营养成分的法国菲洛嘉青春精华液加强型。也可配合导入抗氧化、美白淡斑精华液，对色素型黑眼圈及皮肤松弛老化所致的结构型黑眼圈均有治疗作用。

4. 局部注射填充　常用自体脂肪、玻尿酸和胶原蛋白作为填充剂。对于血管型黑眼圈，可用填充剂填充在眶部区域的真皮之下，轮匝肌之上以治疗黑眼圈，填充剂可选用自体脂肪和胶原蛋白，但操作不当易出现明显的脂肪肿块。对于泪槽凹陷阴影形成的结构型黑眼圈，局部注射填充时建议贴着眶缘骨膜打，应注意使填充物均匀分布，操作轻柔，避免暴力损伤血管，或将填充物注入血管引起栓塞，注射时不可矫枉过正，同时应注意补充整个中面部的容积缺失，获得协调的外观。

（三）手术治疗

主要用于治疗结构型黑眼圈，治疗泪槽相关性黑眼圈可通过松解泪槽韧带，并将眶隔脂肪重置来改善这一外观的凹陷；对于因眶隔脂肪假性疝导致的黑眼圈，使用经结膜眼睑成形术，去除疝处的眶隔脂肪；若合并下睑皮肤松弛下垂，需要行经皮肤下睑整形术，同时松解面中部的韧带，再进行眼轮匝肌悬吊固定，去除多余的松弛皮肤。

应根据不同的病因，选择合适的治疗方案。对于混合型黑眼圈，需联合多种方法综合治疗。同时规律饮食、改善睡眠、正确按摩眼周、促进局部血液循环等对黑眼圈均有不同程度的改善作用。

对上述患者进行健康教育，嘱外用含有熊果苷美白成分的眼霜，严格做好眼周防晒。采用微针将小分子量玻尿酸注入到真皮层，给予相控射频 iFine 眼周手具治疗。

（王　芳）

第七篇

皮肤年轻化

第四十三章

皮肤老化的对策

第一节 概 述

衰老是生物界最基本的自然规律之一。它是一个渐进的过程,导致机体所有器官的功能减退和储备能力的下降。皮肤老化作为整体衰老的一个部分具有特殊意义。

皮肤老化包括内源性老化和外源性老化。自然老化是内源性的程序性过程,由时间的流逝形成,与年龄增长有关。

外源性老化主要由于皮肤暴露于紫外线(UV)下而造成的慢性损伤,除此以外,寒冷、酷热和过度干燥的空气,污染,吸烟,化妆品使用不当以及高糖饮食均可导致外源性老化的发生,而 UV 损伤是最重要的外在原因。因此,外源性老化常称光老化。UV 可以直接作用于DNA,使其吸收能量,发生突变;UVB 与 UVA 产生的活性氧簇(ROS)可以间接损伤细胞核及线粒体 DNA,导致细胞功能异常或凋亡。ROS 可氧化损伤蛋白质及脂质,引起相应功能及结构的异常。UV 照射可影响皮肤色素代谢:即刻反应为黑素的反应性合成增加及其重新分布;迟发反应为黑素细胞数目增加及活力升高。UV 可使血管内皮细胞生长因子的表达上调,从而引起毛细血管的增生及扩张。同时,UV 具有自身免疫抑制作用,导致免疫细胞数量、活力及相关细胞因子表达的改变,但与光老化表现相关性最大的是 UV 引起的真皮细胞外基质成分的比例、质量及功能的改变。

一、内源性老化

随着年龄的增长,皮肤角质层中自然保湿因子含量减少,致使皮肤水合能力下降,仅为正常皮肤的 75%。同时皮肤的汗腺和皮脂腺数目减少,功能下降,导致皮肤表面的水脂乳化物(HE)含量减少。另外自然老化的皮肤多有皱纹,使皮肤表面积增加,水分流失增多;因此,自然老化皮肤经常处于干燥状态。由于表皮细胞增殖能力减弱,表皮更新减慢,使表皮变薄。在真皮层成纤维细胞逐渐失去活性,使胶原的合成减少,随着老化,Ⅲ型胶原与Ⅰ型胶原的比例发生明显的改变,70 岁以后,弹性蛋白合成明显减少,加之弹性纤维分解退化,使弹性纤维数量减少。因此自然老化的皮肤可出现细浅的皱纹,通过伸展容易消失。由于毛母质黑素细胞总数随年老而进行性减少,剩余黑素细胞的黑素原活性也降低,导致毛发灰白。

所以自然老化中出现的临床变化有细小皱纹、皮肤松弛、干燥和粗糙,毛发数目减少,形成秃发,并且毛发变细,色泽灰白。

二、外源性老化

真皮细胞外基质的主要成分是胶原纤维网、弹性纤维网和蛋白多糖。胶原纤维是主要的细胞外成分,其中最重要的是 I 型胶原蛋白。新合成的 I 型前胶原蛋白被分泌到真皮细胞外间隙,经过相关酶的代谢,形成三螺旋空间复合体,又与其他的细胞外基质蛋白结合(例如:小分子蛋白多糖),形成结构规则的胶原纤维束,为皮肤提供韧性和抗拉性。弹性纤维网给皮肤提供弹性,而蛋白多糖发挥保湿及生物信号转导的作用。在光损伤的皮肤中,这三种成分均发生了特定的改变。

在光老化的皮肤中,大量的弹性蛋白样物质在真皮上层及中层堆积,并形成典型光损伤皮肤中的大量无定形物质。光损伤皮肤的胶原蛋白合成减少,胶原纤维网也出现了退化和崩解,未被吸收的胶原纤维片段也部分堆积下来。氧化与抗氧化平衡被打破,发生氧化应激。严重的氧化应激可直接造成细胞凋亡或死亡,而非致死性的氧化应激引起可调节高度程序化的细胞反应。ROS 刺激的细胞反应类似于配体激活细胞表面生长因子受体及细胞因子受体的活化反应。

在这些受体中,表皮生长因子受体(EGFR)的激活在众多信号通路中起关键作用,且研究最为深入。在光老化的相关分子机制中,AP-1 和 NF-kB 转录因子起了关键作用。

1. AP-1 可以有效上调多种金属基质蛋白酶家族成员(matrix metalloproteinase,MMPs)的转录。MMPs 是一大类具有其特定结构的锌依赖性内源性蛋白酶家族,它们均可以降解细胞外基质蛋白。大多数 MMPs 的转录可以通过 AP-1 来上调,包括:MMP-1、MMP-3 以及 MMP-9 基因转录的增加,引起相关酶的蛋白合成增加,使得组织内这三种酶的活力升高,从而导致结缔组织的损伤。在 MMP-1、MMP-3、IMP-9 的共同作用下,可以将皮肤内成熟的胶原纤维完全降解。除此以外,AP-1 可以抑制 I 型胶原蛋白原的转录与表达,从而下调 I 型胶原蛋白的合成。

2. NF-kB 介导前炎症因子如 IL-1、IL-6、血管内皮生长因子、TNF-β 和 MMPs 的表达,从而导致了部分降解的胶原片段在真皮积聚,使皮肤的完整性遭到破坏,并且大的胶原降解产物也在一定程度上抑制了新胶原的合成。

这些分子机制直接导致真皮胶原和弹性纤维发生交联、变性、团状堆积,导致皮肤出现粗而深的皱纹。

3. 紫外线造成线粒体 DNA 初始损伤使其更易受到后续产生的 ROS 氧化损伤,造成细胞功能持续下降,促进细胞进入衰老状态。紫外线可促进黑素细胞刺激激素(MSH)和内皮素分泌,导致酪氨酸酶活性增加,使皮肤出现色素沉着。有证据表明,受紫外线损伤的皮肤真皮蛋白质中,蛋白质的功能活性和降解异常。如水通道蛋白 3(AQP3)表达下调,加剧皮肤干燥脱水。

4. 外界环境因素干燥、酷热、寒冷的空气,化妆品使用不当使皮肤失水增多。烟草烟雾中的尼古丁、苯酚、二氧化碳、一氧化碳、氰化氢等可激活 ROS,上调与外源性代谢、氧化应激和应激反应有关的 14 个不同基因的表达。有研究证实饮食中的糖与光老化存在一定关系,其根源在于非酶糖化反应(non enzymatic glycosylation,NGE)。大量研究表明,NGE 主要通过氧化应激机制参与了紫外线导致的皮肤老化。高糖饮食造成的体内糖过剩可以加重氧化应激反应。

所以光老化的皮肤表现和自然老化的皮肤表现不同,主要为皱纹粗,呈橘皮、皮革样外观,不规则的色素斑比如老年斑、晒斑,皮肤毛细血管扩张、角化过度。

三、皮肤老化和光老化的基因背景

基因背景在皮肤老化的总体发生率和个体生活中起到一定作用,因为即使同样的环境对不同基因背景个体产生的作用不尽相同。人种的不同可能决定形成不同形式的皱纹。东亚人面部具体部位的皱纹数量和松弛程度与其他种族之间有差别。有研究表明,综合面部各局部皱纹情况,结果发现,各年龄组皱纹平均数量从少到多依次为东亚人<拉丁美洲人<非洲裔美国人<高加索人。除与光皮肤类型有关外,东亚人皮肤具有较低的经皮失水量(TEWL值)、较高角质层含水量和角质层脂质含量,这些或多或少可以帮助解释东亚人皮肤老化时皱纹和松弛较轻的现象。

即使是同一人种,但因地域间紫外线强度不同、各国人群生活习惯不同(如吸烟习惯)以及面部肌肉运动习惯(如语言、食物、表情)不同,皮肤老化也存在相应的差异。

更有意思的是,同一种族在同样的危险因素下,有些人皱纹严重,有些人轻,这就说明可能和皱纹相关基因或者某些基因中存在单核苷酸的多态性,比如胶原纤维、弹力纤维或者MMPs基因。光老化的基因深入研究可了解种族和个体差异对皮肤皱纹的易感性不同。

四、皮肤自然老化与光老化的区别

日光对皮肤引起的光老化和皮肤本身的自然老化因分子机制的差异,我们可以通过表格来区别(表43-1-1)。

表43-1-1 自然老化与光老化的鉴别表

区别点	皮肤光老化	皮肤自然老化
发生年龄	儿童期开始,逐渐发展	成年后开始,逐渐发展
发生原因	紫外线照射	固有性,机体老化的一部分
影响因素	职业因素,无防晒措施	机体健康水平,营养状况
皮肤表现	皮肤皱纹粗,呈橘皮或皮革样外观,不规则色斑如老年斑,皮肤毛细血管扩张、角化过度	皮肤皱纹细密,松弛下垂,可有点状色素减退,无毛细血管扩张、角化过度
组织学特征	表皮不规则增厚或萎缩,血管网排列紊乱弯曲扩张,Ⅰ型胶原减少,网状纤维增多,弹力纤维变性、团状堆积,皮脂腺不规则增生	表皮均一性萎缩变薄,血管网减少,胶原含量减少,真皮萎缩,弹力纤维降解、含量减少,所有皮肤附属器均减少,萎缩
并发肿瘤	可出现多种良、恶性肿瘤	无
药物治疗	维A酸类、抗氧化类、保湿剂有效	无效
预防措施	防晒化妆品和遮阳用具有效	无效

总之,随着皮肤老化的分子机制的深入研究,新的研究成果有助于筛选出具有针对性的防治皮肤老化的方法。

(戴杏 梁虹)

第二节　治　疗　方　法

皮肤自然老化的研究已经达到细胞和分子水平,已有研究表明基因对皮肤衰老起着调控作用。而皮肤光老化可以通过合理的光防护措施,阻断紫外线对皮肤的作用,达到预防皮肤光老化损伤的目的。

一、光防护

（一）衣物

纤维织物对紫外线防护系数(ultraviolet protect factor,UPF)与防晒霜的防晒系数(SPF)相似。纤维结构紧密的衣物比疏松的衣物阻隔紫外线的效果更好。厚的、深色的纤维织物的 UPF 值高于薄的、浅色的纤维织物。

（二）帽子

帽子可为头颈部提供光防护,防护强度取决于帽檐的宽度、原料以及编织方法。

（三）化妆品

带有防晒成分的化妆品在使用后 4 小时,其光防护作用下降。局部出汗、皮脂分泌等可使 SPF 值迅速下降,因此,从事户外活动且依赖面部防晒化妆品的人群至少应每两小时涂抹一次。

（四）太阳镜

镜片的材质、大小和形状以及镜片表面对 UV 的反射式强度决定了防晒功效。

（五）防晒霜

规律地使用防晒霜可显著减轻光老化的程度。防晒霜的光防护效果在 2 小时左右开始衰减,因此,要想获得较好的防护效果,应每隔 2～3 小时重新涂抹一次。

（六）其他

除了日常的光防护措施和健康的洗护方式、规律的饮食睡眠以及良好的心态以外,皮肤老化的治疗方法日新月异,常用的皮肤老化的方法包括抗老化注射、微针疗法、富含血小板血浆(platelet rich plasma,PRP)技术以及化学剥脱、光电技术、医学护肤品、药物治疗等。

二、抗老化注射

注射美容在国内是继激光美容后兴起的又一个微创医学美容的重要领域。对于患者而言,注射美容痛苦小、安全有效、起效快、停工期短或无。软组织填充剂和肉毒素是注射美容的两大主力军,在皮肤老化的治疗中发展迅猛。

（一）软组织填充

软组织填充剂是指通过注射方式植入皮肤及皮下组织内的各种材料,由于良好的组织相容性,它可以安全地与人体自身组织共存,通过植入部位体积的扩张达到修正及美化人体面部轮廓及消除皱纹的作用。透明质酸是目前最理想的非永久性皮肤填充剂,它本身是正常皮肤组织成分,几乎无抗原性,它具有一定的吸水性,质地柔软,深浅部均可注射,可降解。

1. 透明质酸　又名玻尿酸,注入后会与人体原有的玻尿酸融合,皮肤膨胀,皱纹变平隆起,故可用于静态皱纹,适合于较深的褶皱和局部容积缺失的面部老化治疗(图43-2-1)。

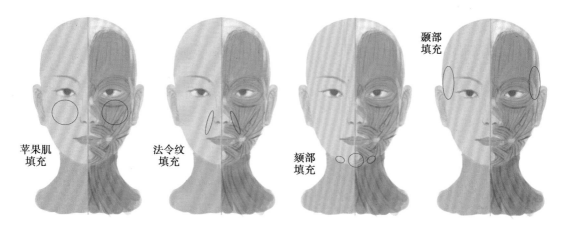

图 43-2-1　玻尿酸注射填充位点图

2. 胶原蛋白　作为皮肤组织的主要组分,当被填注入矫形部位后,能诱导上皮细胞等的增殖分化和移植,促使细胞进一步合成新生胶原,产生与宿主相同的新生组织,与周围正常皮肤共同作用,从而起到矫形作用,恢复正常外观。

3. 自体脂肪　注射移植不仅仅起到填充的作用,还有使真皮增厚,真皮内胶原含量增加等皮肤质地改善的效应。

(二) 注射除皱

肉毒毒素是肉毒杆菌产生的外毒素,它能选择性作用于外周胆碱能神经,抑制突触前膜释放神经递质乙酰胆碱,并阻断神经递质的传递,引起肌肉松弛性麻痹,肌张力下降。适用于面部动态性皱纹如额纹、鱼尾纹、眉间纹、鼻背纹、口周纹、下颌缘提升等治疗。祛皱效果根据注射部位、剂量不同通常可持续 4～5 个月(图43-2-2 和图43-2-3)。

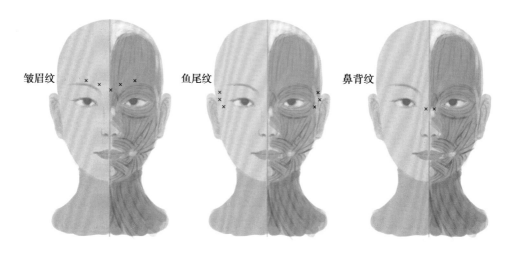

图 43-2-2　肉毒素注射除皱位点图

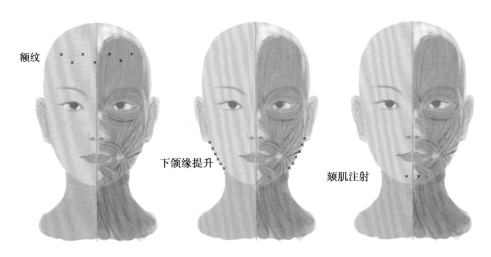

额纹

下颌缘提升

颏肌注射

图 43-2-3 肉毒素注射除皱位点图

肉毒毒素微滴注射技术,是将肉毒素稀释后小间距小剂量进行全脸多点注射,每个注射位点的肉毒素用量更加精确(图 43-2-4)。肉毒素同时阻断乙酰胆碱分子到达皮脂腺受体的过程,皮脂分泌减少。同时,皮肤的立毛肌被神经阻滞,由此产生缩小毛孔的治疗作用。所以有皮肤光滑紧致,缩小毛孔的嫩肤效果。

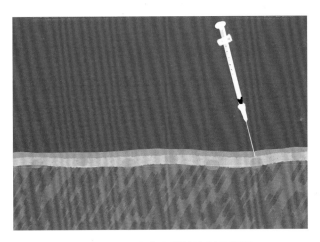

图 43-2-4 肉毒素微滴注射示意图

三、微针疗法

微针疗法指利用微细状器械对皮肤软组织机械的微细打孔或穿刺,同时伴有药物、活性成分、射频能量的同步导入。微针疗法可以增强皮肤通透性,使皮肤及时、有效透皮吸收能力显著提高。

1. 微针疗法的原理

(1)机械透皮吸收:密集的微细针状器械(微针)形成的深至表皮、真皮或至皮下微损伤通道,有利于有效药物或活性成分直接导入。

(2)局灶点阵损伤效应:由足够细小的微细针状器械(微针),形成足够穿刺损伤深度的局灶性、点阵式皮肤软组织损伤，并引起相应组织损伤效应。

（3）胶原新生重塑效应：由于局灶损伤深及真皮或皮下，胶原组织及细胞会启动创伤修复机制以及再生重建机制，胶原新生，以及重构重塑胶原结构与形态，恢复皮肤质地、弹性及形态。

（4）有效活性产品作用：例如各种修复因子类药剂、各类功效性产品（左旋 C、透明质酸等）。

2. 微针疗法的种类和适应范围

（1）滚针：是利用微针滚轮上许多微小的针头，刺激皮肤，通过刺激胶原蛋白的再生、导入活性成分达到改善皱纹、减淡色斑、收紧面部皮肤组织的目的。

（2）水光针：是利用负压使用相同的剂量，对每个点进行平均覆盖，是从传统的点状充填到面状充填的新突破。根据顾客不同的肌肤状况和需求，搭配玻尿酸、胶原蛋白、肉毒素、PRP 等多元化产品量身订做不同疗程。有祛皱紧肤，改善肌肤暗沉粗糙，增加皮肤弹性水嫩的作用。

（3）相控微针：是射频能量与传统微针的结合，通过机械刺激以及射频能量的注入促进皮肤深层的胶原重塑和新生，促进皮肤年轻化。

微针疗法的禁忌证，包括：

1）皮肤肿瘤。

2）细菌或病毒感染如脓疱疮、寻常疣、单纯疱疹患者。

3）接受华法林等抗凝治疗的患者，对于口服小剂量阿司匹林的患者，需要在治疗前 3 天停止服药。

4）大剂量皮质类固醇。

5）放疗和化疗。

6）血糖控制不佳的糖尿病患者。

7）瘢痕体质。

8）对麻醉剂过敏。

但是必须强调的是，微针疗法属于医疗技术，具有极强的医学属性：

1）注意选择适应证和禁忌证。

2）强调无菌原则，术后预防感染。

3）注意治疗过程中疼痛以及镇痛措施。

4）术后检查微针的完整性，避免皮肤遗留有脱落的针头。

针疗法应由专业医务人员进行操作，根据皮肤情况选择不同的类别个性化治疗，治疗后应当规范护理，以达到最佳的治疗效果。

四、PRP 技术

PRP(platelet rich plasma)即富含血小板血浆或富含生长因子血浆。PRP 包括表皮生长因子（EGF）、血管内皮生长因子（VRGF）、血小板原性生长因子（PDGF）、转化生长因子（TGF-α、TGF-β）、类胰岛素生长因子（IGF）等，对促进细胞的增殖与分化，增加胶原合成能力、细胞外基质形成、组织的修复，使老化、受损的皮肤及皮下组织再生，达到皮肤修复和抗衰老功效。PRP 改善面部衰老适应证：

1）皱纹。

2）面部皮肤松弛、粗糙、暗淡。

3）色斑。

4）毛孔粗大、毛细血管扩张。

5）眼袋、黑眼圈。

6）丰唇、面部组织缺失。

PRP 可直接注射到真皮层及皮下组织，还可联合微针、点阵激光、射频、肉毒素、玻尿酸、自体脂肪等。PRP 一般治疗 3 次为一个疗程，每次应间隔 1 个月，以后可半年做一次维持治疗。

PRP 术后注意事项：

1）注射后 24 小时内，治疗部位应避免接触水。

2）术后 1 周内治疗部位避免按摩。

3）术后 1 个月内避免行激光类治疗。

4）术后治疗部位需注意保湿防晒。

PRP 禁用于血小板功能障碍者、血小板减少症患者、低纤维蛋白原血症、败血症、急性或慢性传染病患者、肝脏慢性疾病史患者、正在接受抗凝治疗患者、妊娠妇女。

五、其他疗法

（一）化学剥脱

目前应用广泛，皮肤老化使用的化学剥脱剂为浅表剥脱剂。

1. 果酸　是从水果、酸乳酪中提取的一系列 α 羟基羧酸。尤其是相对分子量最小的乙醇酸(glycolic acid)皮肤渗透性最强，更适合做化学剥脱的制剂。

果酸对表皮的作用：通过活化类固醇硫酸酯酶和丝氨酸蛋白酶降解桥粒，加快角质层细胞脱落，纠正毛囊上皮角化异常，使皮脂腺分泌物排泄通畅，抑制粉刺形成。同时，通过更新或重建表皮促进黑素颗粒的排出，减轻色素沉着。

果酸对真皮的作用：果酸可启动损伤重建机制，使胶原纤维、弹性纤维致密度增高，皮肤更加紧实，富有弹性。可用于改善皮肤松弛、粗糙、皱纹等。

果酸适合周期性使用，即每 2~4 周 1 次，4~6 次 1 疗程；面颈部以 20% 为起始浓度，四肢、躯干部以 20% 或 35% 为起始浓度，根据疗效和耐受程度递增。果酸仅剥脱表皮，易于临床掌握和操作，更安全可靠。

2. 水杨酸　是一种 β-羟酸，用于浅层换肤的浓度为 20%~30%。与果酸不同，它不能中和。

3. 10%~35% 三氯醋酸可用于面部和非面部的浅层化学剥脱，7~28 天后可重复操作。

4. Jessner 液是间苯二酚、水杨酸和乳酸的酒精溶液，联合应用 Jessner 液与三氯醋酸的中层和深层换肤治疗日光性角化症有效率可高达 90% 以上，单次治疗后诱导胶原形成疗效可持续 4 个月。

5. 高浓度的维 A 酸如浓度达到 1% 或 2%，可引起表皮棘层松解，角质层剥脱，对真皮有刺激成纤维细胞合成胶原蛋白的作用，故可用于换肤治疗。

（二）光电技术

1. 激光　利用选择性光热作用原理，针对不同的色基选择不同波长的仪器。

1）剥脱性激光：①CO_2 激光：波长 10 600nm，汽化的基础色基是水。它可造成真皮深层热损伤,促进胶原重新分布,消除深皱纹效果明显,但仍有明显的热损伤。②铒(Er:YAG)激光:Er:YAG 激光波长 2940nm,因波长和最佳的胶原吸收峰值及水的最大吸收峰值一致,故可被胶原选择性吸收,且水对其吸收远比 CO_2 激光高,治疗时热量散失少,能量主要被表皮吸收,穿透深度浅,主要用于治疗细浅皱纹。③汽化型点阵激光:指将激光以微束形式作用于皮肤表面,使皮肤产生真正意义上的孔径激光,周围可形成环形组织凝固带,导致肉眼所见的即刻和长期的皮肤收紧,后期真皮重塑远远超出当时的热损伤区。主要用于改善面部老化的肤质,使皮肤光滑收紧和改善面部细小皱纹。

2)非剥脱性激光:①近红外激光:包括 Q 开关 Nd:YAG(1064nm)激光和长脉宽 Nd:YAG 激光(1064nm),作用于皮肤后产生的热效应或机械效应可激活成纤维细胞,诱导和刺激胶原蛋白生成。②非汽化型点阵激光:激光光束仅仅引起一个柱状的热变性区(并非真正的孔径),可使受照射区皮肤产生一系列不伴有周围组织损伤的显微热损伤灶,在损伤修复过程中达到皮肤重建效果,而表皮角质层仍保持完整。适用于面部轻、中度皱纹的治疗,较汽化型点阵激光创伤小,愈合快。

2. 其他

(1)IPL:是由闪光灯产生和发射的一种波长为 500~1200nm 的强复合光,又称光子嫩肤。IPL 可用于治疗老化引起的色素不均和日光性黑子,对皮肤质地有很大的改善,但对皱纹的疗效并不十分满意。

(2)射频(RF):RF 是一种高频交流变化的电磁波,到一定温度真皮胶原纤维会发生即刻收缩和变性,并持续刺激真皮成纤维细胞分泌 III 型、IV 型胶原,因此适用于改善较细浅的皱纹和松弛。因 RF 不剥脱表皮,与激光、化学剥脱术相比具有术后恢复时间短、见效快、并发症少等优势。

(3)一体化电-光联合技术(combined electro-optical energy system,ELOS):又称 E 光,是双极射频与 IPL 的联合,不但能强化单一治疗效果,具有先进的表皮冷却技术,从而避免表皮的损伤。E 光不但能被水吸收,也能被血红蛋白所吸收,因此能起到很好的加热和刺激真皮的作用,适用于皮肤粗糙松弛的治疗。

(4)光动力治疗(photodynamic therapy,PDT):是光与药物发生的一种光化学反应,利用光能激活靶细胞中内源性或外源性的光敏物,通过形成单态氧和过氧化羟基自由基,诱导细胞损伤或死亡。适用于较细浅皱纹的治疗。

(5)黄光:发光半导体能发射波长为 590nm 低能量密度的黄光,它可以在皮肤内通过非热亚细胞信号途径调节细胞活性。研究已证实,黄光能激活皮肤成纤维细胞的代谢活性,使真皮乳头层胶原合成增加,因此有明显的嫩肤作用。

(6)等离子技术:是指用射频能量将氮气转化为等离子状态,等离子气体的能量能直接急速加热皮肤,促进表皮和角质层的新生和胶原形成。适用于皮肤质地、色素和松弛的改善。治疗过程无痛且快速。

(7)医学护肤品:是具有功效性、安全性的护肤品。用于皮肤老化的包括保湿剂、美白剂和防晒剂等。

(三)药物

外用维 A 酸浓度一般为 0.05%、0.1%,长期应用时对局部的皱纹色斑以及皮肤的粗糙程度均有显著的改善。0.05% 全反式维 A 酸是目前唯一被美国批准的可用于光老化治疗的产品。

　　皮肤老化的治疗方法都有其优势和局限性,我们专业医生应根据患者皮肤特点,皮肤类型,生活习惯和职业等方面,对不同治疗方法进行优化组合,达到更有效、更安全的治疗需求。

(梁虹　戴杏)

第四十四章

各年龄段面部皮肤美容问题和物理治疗

从出生到老年,我们的皮肤和轮廓有着巨大的变化,由于皮肤的厚薄、角质层的功能、皮脂腺及汗腺的分泌情况以及组织容量都随着年龄的变化而不同,皮肤和轮廓表现出不同的生理特性。因此,对于不同年龄段的皮肤和轮廓需要根据其不同生理特点、伴随问题,采取不同的治疗方式,以达到皮肤健美、面部美容和预防疾病发生的作用。

一、婴幼儿时期

初生婴儿的皮肤需要 3 年的时间才能基本发育成熟,所以,功能和结构都与成人的皮肤有很大的差别。婴儿表皮是由单层细胞构成,而成人是多层细胞,其皮肤的厚度仅有成人皮肤十分之一,因此,其皮肤屏障功能低下,对外界刺激、紫外线抵御能力差,易造成经皮水分流失增多,更容易受到紫外线的伤害。新生儿皮脂腺发达,额部皮脂分泌比成人还多,胸部的皮脂分泌与成人相等,所以易发生婴儿脂溢性皮炎、新生儿痤疮。幼儿及学龄前儿童表皮脂质仅成人 1/3,秋冬季最好选用油包水的霜剂补水保湿。婴幼儿皮肤护理要选择专门针对其皮肤特点设计的护肤品,不含香料、酒精、无刺激,能保护皮肤水分平衡,不宜经常更换宝宝的护肤品,以免皮肤过敏,产生不适症状。并且要注意保湿、防晒应从婴幼儿开始。

二、青春期

进入青春期后,皮脂腺分泌旺盛,角质形成细胞增生活跃,真皮胶原纤维也开始增多,并由细弱变为致密,因此,这个时期的皮肤状况最好,皮肤显得坚固、柔韧、柔滑和红润。但是,由于青春期性激素分泌增加,皮脂腺分泌旺盛,开始出现痤疮、粉刺、毛囊炎等皮肤病。因此,这个年龄段的皮肤护理主要是加强皮肤清洁、控油及保湿和防晒。除了药物治疗以外,可以运用果酸、光子、红蓝光、光动力等医疗美容技术解决皮肤痤疮、粉刺、毛囊炎等疾病。

治疗同时可以联合口服药物如米诺环素、丹参酮等,也可适当选用外用药物如过氧苯甲酰凝胶、夫西地酸软膏,最后强调的是选用控油保湿的医学护肤品,达到最佳疗效。

三、成年期

皮脂腺的油脂分泌不如青春期旺盛,皮肤愈来愈干燥,而且不易受到感染。皮肤会逐渐失去弹性,并开始出现细纹和皱纹。除此以外,皮肤常常出现各种色斑,如晒斑、雀斑、颧部褐青色痣、黄褐斑等问题逐步显现。其次,皮肤可以出现毛细血管扩张、毛孔粗大、痤疮瘢痕、敏感等皮肤问题。随着年龄的增长,组织容量逐渐流失下垂。这个年龄段皮肤护理的要点除了保湿及防晒外,还可用一些富含营养成分的护肤品及抗老化产品。每周做一次到两次保湿面膜,以达到深层补水的作用,养成外涂防晒剂的习惯。成年期年龄范围一般从20~55岁之间,时间跨度大,所以皮肤和轮廓问题在各个年龄段有所不同,因此根据不同年龄范围,现将不同的皮肤问题以及解决方案归纳如下。

（一）20～30岁之间

总体来说,这个年龄段轮廓一般紧致、饱满和匀称,可能存在短下巴、低鼻梁、咬肌膨隆等轮廓问题,可以通过填充注射和肉毒素注射解决。而此时皮肤可能存在敏感、痤疮、痤疮瘢痕、痘印以及多毛等问题。针对不同的皮肤问题,除了常规的药物治疗,还可采用不同的医疗美容技术,表44-0-1所示。

表44-0-1　20～30岁年龄段皮肤问题物理治疗方案

问题	物理治疗方案
痤疮/痘印/瘢痕/毛孔粗大（油脂分泌旺盛）	果酸、LED光、强脉冲光、光动力、点阵激光、射频点阵、微针、局部封闭、医学护肤品
色素斑（雀斑、太田痣多见）	Q开关532nm、694nm、755nm、1064nm,强脉冲光、皮秒激光、果酸、微针、医学护肤品
敏感	低能量OPT光子、LED光、电离渗透、医学护肤品
多毛	810nm半导体激光、755nm紫翠绿宝石激光、光子
皱纹	微针、肉毒素、射频、点阵激光、强脉冲光、近红外光、离子束技术、超声波、医学护肤品
轮廓	肉毒素瘦脸、调整眉形等;玻尿酸注射填充隆鼻、丰唇、丰下颌等

20~30岁年龄段中痤疮的发病率较高,影响美观,痤疮临床上分为轻中重三度,不同临床表现采取不同的物理治疗方法。

1. 轻度　以粉刺为主,有少量的丘疹和脓疱,总病灶数少于30个。此时应选择果酸治疗,初始从20%浓度开始,最好不超过35%~50%。每次果酸治疗后给予红蓝光照射,对炎症性皮损疗效更好。如果局部丘疹脓疱红肿明显,做完果酸冷敷后立即给予光子420nm治疗,同时予以红蓝光照射促进炎症消退。间隔2周后,可采取强脉冲光消除痘印。光子420nm:蓝光光动力原理杀菌,着重用于各期炎症;光子DPL500:光热选择性原理,针对去除轻、中度炎症痤疮及红色痘印有较好的疗效;其他光子(如APT570):有效改善轻、中度炎症痤疮及灰褐色痘印。

方案一:主要用于治疗伴有少量炎性丘疹和脓疱的皮损。选用果酸(光子420nm/红蓝光)$\xrightarrow{2周}$DPL500/APT570(红蓝光)$\xrightarrow{1周}$果酸(光子420nm/红蓝光)交替进行,各5次为一疗程。

方案二:主要用于治疗粉刺伴有毛孔粗大,皮肤油腻的皮损。无针水光滚针$\xrightarrow{2~3周}$无针水光$\xrightarrow{1周}$滚针交替进行,一般疗程为5次。

2. 中度　有粉刺,同时伴有丘疹和脓疱,偶见大的炎性皮损,结节少于3个,总病灶数31~100个。此时,治疗重点应放在迅速控制炎症,减轻瘢痕和色沉的风险。

方案一:光子(420nm)/红蓝光$\xrightarrow{7天}$果酸(针清/红蓝光)$\xrightarrow{控制炎症}$DPL500/APT570(红蓝光)交替进行,治疗过程中,如果炎症明显则采取方案二,光动力联合果酸治疗,待炎性皮损明显减少时再采取果酸和光子交替进行。

方案二：光动力 $\xrightarrow{7\sim10\text{天}}$ 果酸 $\xrightarrow{7\sim10\text{天}}$ 光动力交替，一般各 4～5 次为一疗程。中度痤疮的光动力治疗时外敷光敏剂的浓度（2.5%～5%）、敷药时间（1～2 小时）和照光剂量和时间可以相应减小，这样疗效确切也不易引起副作用，患者易于接受。大部分患者经过联合治疗，皮脂分泌明显减少，炎性丘疹和脓疱以及结节均会得到有效改善。患者有不同程度的色素沉着，皮肤干燥，应提前告知，并且给予医学护肤品保湿防晒，促进色沉减淡。待皮肤恢复正常，可以予以 DPL500/APT570 针对红色痘印或色素沉着，每月一次，疗程约需 5 次。

3. 重度　Ⅳ级，结节或囊肿型痤疮，总病灶数超过 100 个，结节或囊肿多于 3 个。治疗重点应着力于控制炎症，减少瘢痕。此时，物理治疗主要以光动力为主。

方案一：光动力 $\xrightarrow{7\sim10\text{天}}$ 果酸 $\xrightarrow{7\sim10\text{天}}$ 光动力，一般 4～5 次为一疗程，根据患者情况选择治疗次数。与中度痤疮的光动力治疗不同，光敏剂的浓度一般为 5%～10%，敷药时间 2～3 小时，照光剂量和照光时间也相应增加，为了减轻光动力治疗过程中的色素沉着和肿痛的不良反应，光动力治疗开始时口服泼尼松 4～5 天，每天 30mg。并且光动力和果酸交替进行，果酸不仅可以增加皮肤的通透性，也可以减少光动力后的色素沉着。待患者炎性皮损明显基本消退后，应采取果酸（光子 420nm/红蓝光）$\xrightarrow{2\text{周}}$ DPL500/APT570（红蓝光）$\xrightarrow{2\text{周}}$ 果酸（光子 420nm/红蓝光）交替治疗痘印，次数依据患者情况而定。

方案二：光动力 $\xrightarrow{7\sim10\text{天}}$ 果酸 $\xrightarrow{7\sim10\text{天}}$ 光动力，皮损消退，仅可见瘢痕以及色素沉着时，点阵激光/点阵射频 $\xrightarrow{1\sim3\text{个月}}$ 光子 $\xrightarrow{1\text{个月}}$ 点阵激光/点阵射频，次数根据个人情况而定，最终达到治疗瘢痕及痘印的效果。

除了痤疮以外，不容忽视的是，雀斑的求诊者在这个年龄段分布也比较多。如果患者肤色较白，雀斑色泽较深，与正常肤色色差大，或者雀斑分布范围较广时，建议采取方案一治疗。

方案一：光子联合调 Q 激光，术后使用医学护肤品保湿防晒。具体过程为光子治疗，治疗间隔 1 个月，约 2～3 次后，雀斑数量明显减少，色泽减淡，甚至消退。如果患者眼周皮肤还有色斑的情况下，尤其适用调 Q532nm、694nm、755nm、皮秒激光，一般每次治疗间隔 3～6 个月，治疗次数 1～2 次左右基本可以达到满意的疗效。

但当患者肤色较暗，雀斑与正常皮肤色差较小时，直接使用调 Q 激光的方案二更加合适。

方案二：选用调 Q532nm、755nm、694nm 或皮秒激光，需要注意的是选用适当的治疗参数，间隔周期 3～6 个月，治疗后 1 个月通过纳晶、微针方式导入美白产品增加疗效，减少术后色素沉着或色素减退的风险。次数根据个人情况而定。

颧部褐青色痣和太田痣，色素主要分布于真皮层，宜选用调 Q1064nm、755nm 或者皮秒激光交替进行，治疗间隔约 3～6 个月，一般疗程 3～5 次，治疗间歇期也可以加用纳晶、电离子导入等方式，导入左旋维 C 等，加速色素的代谢。

（二）30～40 岁之间

身体新陈代谢减慢，表皮中角质形成细胞更替时间延长，天然保湿因子、神经酰胺等含量下降；真皮中胶原纤维再生不明显，透明质酸含量下降，因此，皮肤含水量降低，皮肤变得干燥，在面部某些特定部位，如眼角、前额等处开始出现皱纹。这个年龄段组织流失，以动力性皱纹,比如鱼尾纹、抬头纹、皱眉纹等为主,轮廓开始变得不清晰。这时常常采用射频提拉,肉毒素注射除皱、下面部提升,联合玻尿酸填充注射法令纹、太阳穴、苹果肌等部位,恢复组织轮廓紧致。而且,该年龄段皮肤色素斑问题较突出,常常出现黄褐斑,并且颧部褐青色痣和雀斑、晒斑可以加重。皮肤干燥,皮肤外油内干,毛孔粗大,毛细血管扩张等问题常见。针对该年龄段皮肤,我们需要应用的医疗美容技术与20~30岁年龄段略有不同(表44-0-2)。

表44-0-2 30~40岁年龄段皮肤问题物理治疗方案

问题	物理治疗方案
皮肤干燥粗糙	微针、电离渗透、PRP、水光注射、医学护肤品
毛孔粗大(衰老所致)	强脉冲光、点阵激光、铒激光、微针、肉毒素微滴注射、果酸、超声波、医学护肤品
色素斑(黄褐斑、颧部褐青色痣为主)	Q开关532nm、694nm、755nm、1064nm、强脉冲光、皮秒激光、果酸、微针、医学护肤品
毛细血管扩张	强脉冲光、脉冲染料激光、长脉冲1064nm、倍频Nd:YAG 532nm、医学护肤品
皱纹	微针、肉毒素注射活动性皱纹、PRP治疗技术、射频、点阵激光、强脉冲光、近红外光、离子束、医学护肤品
轮廓	肉毒素注射、填充剂注射(颞部、苹果肌、鼻唇沟、木偶纹等组织凹陷部位以及注射鼻、唇、下颌等部位塑形)、埋线提拉

　　30~40岁年龄段毛孔粗大和30岁以前的毛孔粗大原因不同,此时常由衰老所致,我们除了采取上表所列的常见光电治疗以外,将肉毒素稀释后小间距小剂量进行全脸多点注射,皮肤的立毛肌被神经阻滞,表层皮肤变松由此产生皮肤光滑紧致,缩小毛孔的治疗作用。很多人会误认为肉毒素注射是更年长人的事情,其实不然。肉毒素注射能推迟皱纹的发生,起到预防皱纹的作用,能消除可能产生的细小皱纹。

　　另外黄褐斑的患者在30岁以上人群比较常见。黄褐斑患者常有不同程度的皮肤屏障功能受损,所以黄褐斑的物理治疗,首要任务时修复皮肤屏障。修复皮肤屏障可以日常使用带有修复屏障功能的医学护肤品,也可联合使用电离子导入、红黄光照射,一般间隔3~7天左右,1个月后再进行黄褐斑的其他治疗。

　　方案一:电离子/红黄光/医学护肤品 $\xrightarrow{1个月}$ 红宝石点阵 $\xrightarrow{1~2周}$ 果酸 $\xrightarrow{1~2周}$ 红宝石点阵,红宝石点阵可以与果酸交替进行,也可单独治疗。直接使用红宝石点阵治疗时,初期可以2周一次,约3次以后可以4周一次。激光治疗参数宜选用低能量,主要为了激发吞噬细胞吞噬黑素颗粒的功能,达到减淡黄褐斑的目的。不论是联合果酸还是单独红宝石点阵,都可以穿插电离子导入和红黄光修复皮肤屏障功能的治疗。该方案较适用于表皮型黄褐斑。

　　方案二:电离子/红黄光/医学护肤品 $\xrightarrow{1个月}$ C6(大光斑低能量)/OPT光子技术,一般间隔1个月治疗一次,治疗期间可以联合电离子导入氨甲环酸、维生素C等美白产品。该方案适用于真皮型黄褐斑,这些激光技术联合药物、医学护肤品,使用得当均能让黄褐斑改善。

敏感皮肤在该年龄段的人群中发病率也越来越高。敏感皮肤首先要明确是原发性皮肤敏感,还是继发于某些皮肤病比如:玫瑰痤疮、激素依赖性皮炎、接触性皮炎等。如果是后者引起的话,应积极治疗原发病。敏感皮肤的物理治疗一般采用的是电离子导入修复皮肤屏障功能,冷喷/冷膜、红黄光、光电技术(注氧射频、光子射频)等联合治疗。

急性炎症期,采取方案一:电离子导入/红黄光/冷喷,一周两次,治疗同时使用修复功能的医学护肤品。

稳定期,采取方案二:IPL/PDL/DPL500 间隔一个月治疗一次,改善皮肤毛细血管扩张,治疗间期可以加上电离子导入和红黄光、冷喷,减轻皮肤灼热反应。或者使用注氧射频、光子射频修复表皮的同时促进真皮胶原增生重塑,达到增加皮肤厚度的效果。

(三) 40～50 岁之间

步入 40 岁以后,皮肤失去光泽和弹性,松弛,无表情时也可见到皱纹。皮肤明显色素不均,毛细血管扩张,皮肤角化。针对凹陷和松弛的下垂组织,可以采取玻尿酸填充注射泪沟、静态纹、太阳穴、鼻唇沟等。肉毒素注射皱眉纹、额纹、鱼尾纹、鼻背纹等,全面部提拉。此外,铒激光点阵、二氧化碳激光点阵、等离子都可对静态皱纹有一定的改善作用。采用超脉冲二氧化碳激光、铒激光剥脱治疗脂溢性角化、汗管瘤、睑黄疣等赘生物;水光注射、微针、无针水光等方式导入抗衰产品,各类激光、强脉冲光、射频全方面解决皮肤色素不均、松弛、黑眼圈、毛细血管扩张(表 44-0-3)。

表 44-0-3　40～50 岁年龄段皮肤问题物理治疗方案

问题	物理治疗方案
皮肤松弛	微针、PRP、射频、点阵激光、肉毒素注射联合填充剂注射、埋线提拉、医学护肤品
毛孔粗大 (衰老所致)	强脉冲光、点阵激光、铒激光、微针、肉毒素微滴注射、果酸、超声刀、医学护肤品
色素斑 (晒斑、黄褐斑、老年斑为主)	Q 开关 532nm、694nm、755nm、1064nm、红宝石点阵、强脉冲光、皮秒激光、果酸、微针、医学护肤品
毛细血管扩张	强脉冲光、脉冲染料激光、长脉冲 1064nm、倍频 Nd:YAG 532nm、医学护肤品
皱纹	肉毒素注射活动性皱纹、玻尿酸填充静态性皱纹、微针、PRP、射频、点阵激光、强脉冲光、近红外光、离子束、超声刀
轮廓	肉毒素注射提眉等、填充剂注射颞部、苹果肌、鼻唇沟、木偶纹等组织凹陷处、埋线提拉
老年疣、病毒疣、汗管瘤、皮赘等	超脉冲二氧化碳激光、铒激光、高频电针、Q 开关红宝石激光、强脉冲光

该年龄段人群对面部年轻化的治疗需求是非常迫切的。为了全面改善面部衰老,肉毒素、玻尿酸注射联合光电技术往往可以达到相得益彰的效果(图 44-0-1)。

方案一:玻尿酸填充联合光电治疗。

(1) 光电治疗约 2 周后即可联合玻尿酸注射填充,建议不同时段进行,尤其是某些光电治疗项目如光子,射频,红外光热源类治疗后不可即时玻尿酸注射填充,因该类治疗完后皮

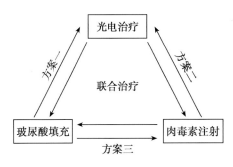

图 44-0-1 肉毒素、玻尿酸注射联合光电技术方案图

肤血液循环较快,血管扩张,注射后容易产生渗血红肿淤青等不良反应。

(2)玻尿酸注射后建议至少间隔 2 月再进行射频、红外光、热玛吉等热源刺激胶原增生光电类项目,防止玻尿酸受光电治疗的影响而导致玻尿酸代谢加快;如进行其他类无创或有创光电项目,间隔 2 周即可。

方案二:肉毒素注射联合光电治疗。

(1)非同天治疗:肉毒素注射后 2 周即可行光电治疗;光电治疗后 2 周再行肉毒素注射。

(2)同天治疗:激光治疗如光子,非剥脱点阵激光,激光祛斑等需冷敷舒缓类项目需先冷敷后再肉毒素注射,这样既可即刻缓解热灼感,又可减少注射后的淤青红肿不良反应。射频,热玛吉,红外光紧肤等(不能冷敷)类术后当天不建议再行肉毒素注射,因为此时血管扩张,容易加速肉毒素的弥散。

方案三:肉毒素注射联合玻尿酸填充。肉毒素与玻尿酸联合使用,但最好有间隔期。

1. 同一部位非同时治疗如对于皱纹,两眉间的眉间纹、很深的抬头纹、鱼尾纹最常见,这些部位常常会同时有动态皱纹和静态皱纹,因此,并用肉毒素和玻尿酸对去除这些皱纹的效果会更好。先注射肉毒素舒展动力性皱纹,之后间隔 2 周左右再注射玻尿酸,去除静态皱纹。如果是下颏填充注射,肉毒素可以松解颏肌,减少颏部皱褶,玻尿酸注射可以丰下颏,注射肉毒素 2 周后注射填充玻尿酸可减少玻尿酸用量并可延长玻尿酸持效时间。

2. 如果患者因为自身原因要求同一部位同天治疗,建议以玻尿酸先治疗,适度按摩塑形,后再来打肉毒素。

(四) 更年期

女性更年期是指妇女从卵巢滤泡功能开始衰退至完全丧失为止的一个转变时期,通常为 42 ~ 55 岁。从更年期开始,血中雌二醇含量迅速下降,导致一系列症状突然出现,如潮热、自主神经功能紊乱、皮肤干燥等。男性随年龄的增长睾丸功能衰退的过程被称作“男性更年期”。男性更年期症状的出现不同于女性,是缓慢而渐进的。皮肤开始变薄、萎缩、干燥、伤口愈合缓慢但不易形成瘢痕。胶原蛋白、弹力蛋白及透明质酸的合成下降、皮肤充盈度及弹性下降、皱纹开始形成并逐渐增多。在更年期后的头五年,胶原蛋白的含量下降 30%。透皮水丢失增加,提示皮肤屏障功能下降。皮肤护理应使用保湿护肤品,能加强皮肤含水量,延缓皮肤衰老,改善皮肤屏障功能。使用功能性化妆品,如含有抗氧化剂的精华素等。坚持使用防晒霜,避免皮肤出现过早的老化。外用维 A 酸、维生素 C、果酸等护肤品能够促进皮肤的新陈代谢,刺激真皮成纤维细胞的活性,从而能有效的预防且治疗皮肤的光老化。更年期人群同 40 ~ 50 岁之间人群一样,可以将注射联合光电治疗达到面部年轻化的目的。

这一时期,皮肤的美容治疗着重在于面部提升紧致以及皮肤补水方面。肉毒素注射可以一年 2 ~ 3 次,减轻动态皱纹,延缓静态皱纹的加重。玻尿酸填充注射可以一年 1 ~ 2 次,填充凹陷的组织,除此以外,还可以联合使用光电以及微针技术延缓衰老。

点阵激光、点阵射频以及近红外光都能有效改善松弛的皮肤,一般点阵激光或射频治疗间隔 1 ~ 3 个月,近红外光治疗周期 2 周,大约 5 次为一个疗程。治疗间歇期采用滚针、水光针等导入玻尿酸等产品,补充皮肤的水分,增加皮肤的弹性,一般1个月一次,一年治疗4~6次左右,皮肤的松弛和面部轮廓得到有效提升。

（五）老年期

这一时期表皮萎缩,皮脂腺、汗腺分泌减少,表皮和真皮的镶嵌减弱,营养供应和能量交换减少,皮肤变软、变薄。光泽减退,干燥起皱,甚至出现脱屑现象,因此易患干燥性湿疹、皮肤瘙痒症等皮肤病;角质形成细胞分裂和表皮更新速度减慢,皮肤自我修复能力降低,对外界特别是紫外线的抵御能力下降,易出现色斑;老年人真皮变薄、弹力纤维变粗,出现胶原降解样物质,皮肤伸展性、弹性和回缩性下降,胶原纤维含量减少,细胞间基质的黏多糖合成减少,加之皮下组织脂肪的减少,使皮肤弹性下降,出现明显松弛和遍布皱纹等皮肤老化的症状。针对皮肤干燥和瘙痒,应加强皮肤的补水,使用强效的保湿霜、精华素。如定期进行果酸、水杨酸治疗或者外用维A酸类产品,能有效增强表皮及真皮的新陈代谢,促进角质层的正常脱落,避免其堆积,刺激真皮胶原蛋白的合成。使用抗氧化剂或者其他营养霜,为皮肤补充脂质,增强细胞抗击氧自由基的能力。一些换肤治疗,如强脉冲光、激光、光动力治疗,能有效地去除色斑,改善皮肤颜色和质地,促进真皮胶原蛋白的合成和重排,从而改善皱纹。定期进行皮肤按摩,促进皮肤的血液循环,改善皮肤的营养供应。根据日常活动和季节的变换选择不同防晒指数的防晒霜,有效预防皮肤光老化、皮肤癌和癌前病变的发生。

（梁虹　戴杏）

第八篇

损容性皮肤病

第四十五章

皮脂溢出性疾病

第一节 痤 疮

案 例

女,28 岁。颜面粉刺,丘疹 4 年(图 45-1-1)。妇科 B 超检查示:卵巢多囊样改变。诊断:①痤疮(Ⅱ型);②油性皮肤;③肤色暗沉,毛孔粗大。

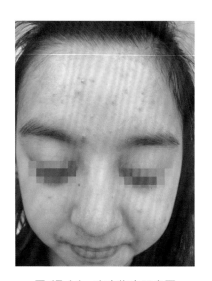

图 45-1-1 痤疮临床示意图

一、概述

痤疮(acne)是发生于毛囊皮脂腺的一种慢性炎症性疾病。好发于颜面、前胸、后背等皮脂溢出部位,其损害特征为粉刺、丘疹、脓疱、囊肿和结节,严重的可形成瘢痕。其发病机制与雄激素过度分泌、毛囊皮脂腺口角化过度、痤疮丙酸杆菌定植等相关,重型痤疮发病与遗传相关。发病与遗传、饮食、胃肠功能、环境因素、护肤品及精神等因素相关。临床中,痤疮的分级是痤疮治疗及疗效评价的重要依据。为临床使用简单方便,本书主要依据皮损性质将痤疮分为 3度和 4 级:轻度(Ⅰ级)见图 45-1-2:仅有粉刺;中度(Ⅱ级)见图 45-1-3:炎性丘疹;中度(Ⅲ级)见图 45-1-4:脓疱;重度(Ⅳ级)见图 45-1-5:结节、囊肿。临床上主要与玫瑰痤疮相鉴别,痤疮以粉刺为原发皮损,但玫瑰痤疮表现为红斑基础上的丘疹、脓疱、结节、囊肿等皮损。

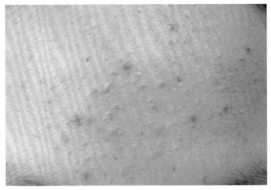

图 45-1-2　Ⅰ级痤疮

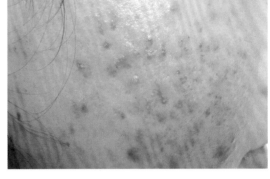

图 45-1-3　Ⅱ级痤疮

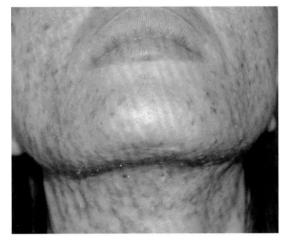

图 45-1-4　Ⅲ级痤疮

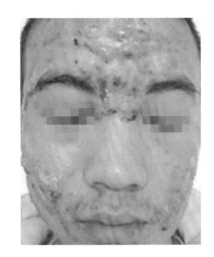

图 45-1-5　Ⅳ级痤疮

二、治疗

治疗原则为:抑制皮脂腺分泌功能、促使毛囊内的角化正常化、控制局部炎性反应、减少毛囊内细菌数量。

(一) 健康教育

保持心情愉快,多食蔬菜水果,少食辛辣、甜腻、高脂肪等刺激性食物,避免熬夜,同时科学合理应用护肤品,坚持 3 个月至半年,定期复诊。提倡建立案例资料库,对患者进行长期动态皮肤健康管理。

(二) 药物治疗

1. 内服药物

(1) 抗雄激素:如炔雌醇环丙黄体酮,1 粒/d,在月经周期的第一天开始服用,连服 21 天,用于伴多囊卵巢综合征痤疮患者或月经来潮前一周痤疮明显加重者,子宫内过薄者不宜服用。不良反应有恶心、呕吐、头昏,子宫内膜过度增生而造成子宫出血,月经紊乱,男性女性化等。螺内酯,口服 20mg/次,3 次/日;其他,如西咪替丁,0.2g/次,每日 3 次。

（2）维 A 酸类:能作用于痤疮发病的 4 个关键病理生理环节,是目前最有效的抗痤疮药物。主要用于结节囊肿型、暴发性痤疮及聚合性重型痤疮及频繁复发型痤疮。口服剂量:推荐从 0.25~0.5mg/(kg·d)剂量开始,可增加患者依从性。累积剂量的大小与痤疮复发显著相关,推荐累积剂量以 60mg/kg 为目标,痤疮基本消退并无新发疹出现后可将药物剂量逐渐减少至停药,通常应≥16 周。主要不良反应是皮肤黏膜干燥,特别是口唇干燥。较少见可引起肌肉骨骼疼痛、血脂升高、肝酶异常及眼睛受累等,肥胖、血脂异常和肝病患者应慎用。长期大剂量应用有可能引起骨骺过早闭合、骨质增生、骨质疏松等,故<12 岁儿童尽量不用。异维 A 酸具有明确的致畸作用,女性患者应在治疗前 1 个月,治疗期间及治疗后 3 个月内严格避孕,如果在治疗过程中意外妊娠,则必须采取流产处理。此外,异维 A 酸导致抑郁或自杀与药物使用关联性尚不明确,因痤疮本身也会导致患者产生自卑、抑郁,建议已经存在抑郁症状或有抑郁症的患者不宜使用。同时,异维 A 酸需避免与四环素类药物合用。

（3）皮脂溢出抑制剂:如硫酸锌片 0.2g/d,维生素 B_6,20mg/次,3 次/天。

（4）抗生素:首选四环素类,用于治疗以脓疱、囊肿为主的痤疮。首选米诺环素,0.1g,1 次/日。轻症者可口服四环素,0.25g,每日 4 次,两周递减 1 次,减 0.25g,逐渐减至维持量 0.25g/d。对四环素过敏者,可选择红霉素、克林霉素等。

（5）其他:糖皮质激素适用于严重的结节、囊肿性痤疮和聚合性痤疮,短期应用泼尼松 20~30mg/d,15~20 天;氨苯砜能抑制棒状杆菌,加强抗炎作用,适用于严重的结节和囊肿型患者,50mg/次,每日 2 次,连用 1~2 月。

2. 外用药物　①皮肤油腻者可选用复方硫黄洗剂,但因其可能破坏皮肤屏障,不能长期使用。②外用维 A 酸类药物,可用于轻度痤疮。常用药物如 0.1% 阿达帕林凝胶,0.025%~0.1% 全反式维 A 酸霜或凝胶。建议低浓度或小范围使用,每晚 1 次,避光使用。外用维 A 酸类药物皮肤常会出现局部红斑、脱屑,出现紧绷和烧灼感。③消炎、杀菌:抗生素制剂如 0.5% 氯霉素醑外搽,每日 2~3 次,或 1% 氯霉素霜外涂,5% 过氧化苯甲酰除了杀菌,还有抑制皮脂分泌、溶解和剥脱角质的作用。

（三）医美治疗

1. 皮肤护理　油性皮肤可全面部使用具有祛痘、控油、保湿功效的医学护肤品。对于混合性皮肤则需在面颊敏感部位使用具有舒敏功效的医学护肤品,T 区注意控油、保湿。有闭合性粉刺者,在清洁皮肤后,挤压成熟的粉刺,伴脓疱者,用超声波导入消炎杀菌剂,倒冷膜或药膜。

2. 局部封闭　结节、囊肿经久不愈者,可用泼尼松龙针做局部封闭,每周一次,连续用 2~4 次。

3. 红蓝光　轻、中度伴炎症性皮损者均可使用 LED 蓝光或红光治疗。2~3 次每周,4 周为 1 疗程。

4. 光动力疗法（PDT）　适用于Ⅲ级和Ⅳ级痤疮,特别是伴有脂肪肝、肝功能损害或高脂血症的痤疮患者。术后需避光 48 小时,以免产生光毒反应。操作详见第三十三章第二节。

5. 强脉冲光及激光　强脉冲光用于治疗痤疮早期炎症性丘疹及痤疮后期炎症性红斑。剥脱性点阵激光用于治疗较深的痤疮凹陷性瘢痕,非剥脱性点阵激光用于较浅、较小的凹陷性瘢痕,1 次/月,3~5 次为一疗程,早期治疗效果较好。

6. 化学剥脱　应用浓度 20%、35%、50%、70% 的果酸治疗痤疮,视患者耐受程度递增果酸浓度或停留时间。每 2~4 周治疗 1 次,4~6 次为 1 个疗程,增加治疗次数可提高疗效。果酸治疗后局部可出现淡红斑、白霜、肿胀、刺痛、烧灼感等,均可在 3~5d 内恢复,如出现炎症后色素沉着则需 3~6 个月恢复。治疗间期注意防晒。

上述患者采用健康教育,口服丹参酮胶囊,维生素 B_6,米诺环素,炔雌醇环丙黄体酮片。配合全面部粉刺挤压,35% 果酸,鼻翼点阵激光治疗。清痘、保湿、修复皮肤屏障类医学护肤品进行治疗。

(朱丽萍　何黎)

第二节　脂溢性皮炎

案　例

女,35 岁。面部黄红斑片伴鳞屑 3 月(图 45-2-1)。诊断:面部脂溢性皮炎。

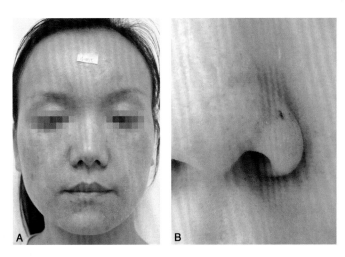

图 45-2-1　面部脂溢性皮炎示意图

一、概述

脂溢性皮炎是一种常见皮肤病,人群发病率约为 3%,病因尚不十分明确,发病机制复杂。目前认为可能与皮脂溢出、糠秕孢子菌感染、皮肤免疫功能紊乱及皮肤屏障功能受损有关。该病好发于皮脂丰富的部位,如鼻唇沟、眉弓、口周、下颌、耳后等。皮损特点为面部黄红色斑片,上覆糠秕状鳞屑,甚至有油腻性痂皮。少数患者伴有轻度的渗出,或者厚痂(此时又称脂溢性湿疹)。常有不同程度的干燥感,多表现为轻度瘙痒或者不痒,极少表现为明显瘙痒。除面部外,还可发生于头皮,后者可表现为头皮毛囊周围红色小丘疹以及油腻性糠秕状鳞屑。需要注意与特应性皮炎和头癣相鉴别。

二、治疗

(一)健康教育

轻度面部脂溢性皮炎患者单用保湿、修复皮肤屏障的保湿类医学护肤品即可得到明显改善,但需长期使用以减少复发。

（二）药物治疗

1. 外用糖皮质激素或钙调磷酸酶抑制剂　对于顽固性面部脂溢性皮炎患者,在保湿护肤的基础上,可考虑短期(通常一周左右)外用莫米松、地奈德或丁酸氢化可的松等相对温和的糖皮质激素,选用他克莫司或吡美莫司等钙调磷酸酶抑制剂。但这类药物不宜长期使用,以免产生对此类药物的依赖性,医用保湿护肤品则需长期使用。

2. 外用抗真菌药物　如酮康唑洗剂,二硫化硒洗剂等,对少数患者有效,特别是伴有头皮脂溢性皮炎的患者。

（三）医美治疗

利用射频波使双极水分子高速振动旋转,活化细胞,同时把水分和保湿成分及氧分乳化,迅速在皮肤表面形成皮脂膜,从而起到快速修复皮肤屏障的作用。同时射频还具有抗炎的作用。因此,射频补水对于脂溢性皮炎可以起到快速治疗的作用。

上述案例采用修复皮肤屏障的医用保湿护肤品、外用莫米松乳膏、射频补水修复治疗。

（谢红付）

第三节　玫瑰痤疮

案　例

女,38 岁。面部阵发性潮红 5 年,丘疹、脓疱、眼部异物感 7 个月(图 45-3-1)。诊断:玫瑰痤疮。

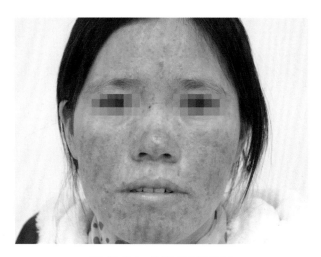

图 45-3-1　玫瑰痤疮示意图

一、概述

玫瑰痤疮是一种好发于面中部,主要累及面部血管及毛囊皮脂腺单位的慢性炎症性疾病,曾称之为酒渣鼻。本病可能是在一定遗传背景基础上,由多因素诱导的以天然免疫和血管舒缩功能异常为主的慢性炎症性疾病。发生机制主要有:天然免疫功能异常、神经免疫相互作用、神经脉管调节功能异常、多种微生物感染、皮肤屏障功能障碍、遗传因素。临床主要表现为面部皮肤阵发性潮红、红斑、丘疹、脓疱、毛细血管扩张等,少部分出现赘生物(常见于鼻部),主要累及 20～50 岁的成年人,但儿童和老年人均可发病。可以将玫瑰痤疮分为四型,但两种以上型别可相互重叠。

(一) 红斑毛细血管扩张型

首发于面颊部患者,最初一般表现为双面颊部阵发性潮红,且情绪激动、环境温度变化或日晒等均可明显加重潮红。在潮红反复发作数月后,可能逐步出现持续性红斑或毛细血管扩张,部分患者可出现红斑区肿胀。面颊部常常伴有不同程度的皮肤敏感症状如干燥、灼热或刺痛,少数可伴有瘙痒,极少数患者还可能伴有焦躁、忧郁、失眠等神经、精神症状。

首发于鼻部或口周患者,最初一般无明显阵发性潮红,而直接表现为持续性红斑,并逐步出现毛细血管扩张,随着病情的发展,面颊部也可受累,但面部潮红及皮肤敏感症状相对于首发于面颊部的患者较轻(图 45-3-2)。

(二) 丘疹脓疱型

在红斑毛细血管扩张型玫瑰痤疮的患者中,部分患者可逐步出现丘疹、脓疱,多见于面颊部;部分患者可同时出现红斑、丘疹、脓疱,多见于口周或鼻部(图 45-3-3)。

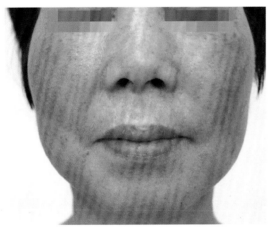

图 45-3-2　红斑毛细血管扩张型玫瑰痤疮

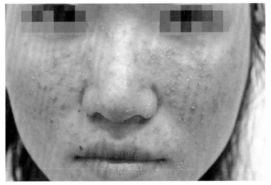

图 45-3-3　丘疹脓疱型玫瑰痤疮

(三) 肥厚增生型

此型多见于鼻部或口周,极少数见于面颊部、前额、耳部。在红斑或毛细血管扩张的基础上,随着皮脂腺的肥大并可能逐步出现纤维化,而表现为肥大增生改变的皮损(鼻部的肥大改变皮损亦称为"鼻瘤")(图 45-3-4)。

(四) 眼型

往往为以上三型的伴随症状。此型的病变多累及眼睑的睫毛毛囊及眼睑的相关腺体病变,表现为眼睛异物感,光敏、视物模糊,灼热、刺痛、干燥或瘙痒的自觉症状(图 45-3-5)。

二、治疗

(一) 健康教育

防晒、防过热因素。放松心情,避免紧张、焦虑或情绪激动等不良情绪,治疗失眠。清淡

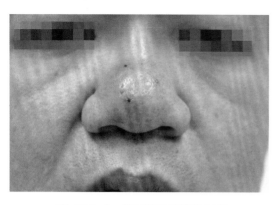
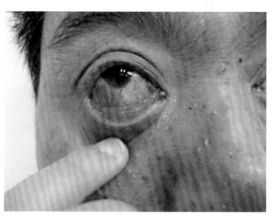

图 45-3-4　肥厚增生型玫瑰痤疮　　　　图 45-3-5　眼型玫瑰痤疮

饮食,忌烟酒及咖啡或过冷过热饮食,避免辛辣、油腻。护肤:患者需长期使用保湿类医学护肤品以保护皮肤的屏障功能。中重度患者建议护肤简单化,如面部干燥者,仅外用保湿护肤品。对于月经期加重的患者必要时排除内分泌及生殖系统疾病。

（二）局部治疗

1. 修复皮肤屏障一般护理　无论哪种类型玫瑰痤疮,患者均应使用保湿润肤制剂,防晒(如戴宽檐帽子、用 SPF≥30 PA++～+++防晒霜);避免理化刺激(如含碱性、酒精的洗护用品;冷热;风吹;大量出汗)减少紧张等情绪波动。

2. 局部冷敷或冷喷　适用于红肿灼热难受的红斑毛细血管扩张型患者。使用普通冷水,打湿厚毛巾或棉垫湿敷;也可使用冷喷仪。每次 15～20 分钟。

3. 外用药物治疗

（1）甲硝唑(metronidazole):用浓度为 0.75% 乳剂,每日 1～2 次,一般需要使用数周才能起效。5%～10% 硫黄洗剂对玫瑰痤疮炎性皮损有效,但硫黄制剂对皮肤可能有刺激性。菊酯乳膏及 1% 伊维菌素乳膏是近年来新出现的抗玫瑰痤疮药物,具有抗毛囊蠕形螨作用,研究发现其对炎性皮损有较好疗效,但对毛细血管扩张无效。

（2）壬二酸(azelaic acid):常用浓度 15%～20% 凝胶,每日 2 次,少部分患者用药初有瘙痒、灼热和刺痛感,但一般较轻微且短暂。

（3）抗生素:常用的抗生素如 1% 克林霉素(clindamycin)或 2% 红霉素(erythromycin),可用于炎性皮损的二线治疗。

（4）过氧化苯甲酰(benzoyl peroxide):仅用于鼻部或口周丘疹脓疱型患者,点涂于皮损处。

（5）外用缩血管药物:常用 0.03% 酒石酸溴莫尼定凝胶(brimonidine tartrate),每日 1次。不良反应包括红斑/潮红加重、瘙痒和皮肤刺激等。

（6）眼部外用药物:局部药物治疗包括涂用含激素的抗生素眼膏(如妥布霉素地塞米松眼膏);蠕形螨感染性睑缘炎同时需抗螨治疗,包括局部涂用茶树油、甲硝唑等治疗;并发干眼时,需给予优质人工泪液及抗感染治疗。

（三）系统用药

1. 抗生素　丘疹脓疱性玫瑰痤疮的一线系统治疗。常用多西环素(doxycycline)0.1g,

每晚 1 次或米诺环素(minocycline)0.1g,每晚 1 次,疗程 8 周左右。对于 16 岁以下及四环素类抗生素不耐受或者禁用的患者,可选用大环内酯类抗生素如克拉霉素 0.5g,每日 1 次;或阿奇霉素 0.25g,每日 1 次。甲硝唑(metronidazole)或者替硝唑具有抗毛囊蠕形螨作用,可作为玫瑰痤疮的一线用药。常用 200mg,每日 2~3 次;或替硝唑(tinidazole)0.5g,每日 2 次,疗程 4 周左右。可有胃肠道反应,偶见头痛、失眠、皮疹、白细胞减少等。

2. 羟氯喹(hydroxychloroquine)　对于阵发性潮红或红斑的改善优于丘疹和脓疱。疗程一般 8~12 周,0.2g,每日 2 次,可视病情酌情延长疗程。如果连续使用超过 3~6 个月,建议行眼底检查,以排除视网膜病变。

3. 异维 A 酸(isotretinoin)　作为鼻肥厚增生型患者首选系统治疗以及丘疹脓疱型患者在系统治疗的二线用药,常用 10~20mg/d,疗程一般 12~16 周左右。可伴皮肤干燥、皮肤屏障受损、致畸、肝功能和血脂升高等副作用。同时,异维 A 酸需警惕与四环素类药物合用。

4. β 肾上腺素受体抑制剂　主要用于难治性阵发性潮红和持久性红斑明显的患者,能有效抑制交感神经兴奋性。如美托洛尔,常用剂量 3.125~6.25mg,每天 2~3 次。尽管患者耐受性良好,但需要警惕低血压和心动过缓。

5. 抗焦虑类药物　适用于长期精神紧张、焦虑过度的患者。氟哌噻吨美利曲辛片(黛力新)每次 1 片,每日早晨、中午各 1 次;或阿普唑仑,0.4mg,每晚 1 次;或地西泮片,5mg,每晚 1 次。一般疗程为 2 周左右。

（四）光电治疗

1. 强脉冲光　(IPL,520~1200nm)可以改善红斑和毛细血管扩张等症状、抑制皮脂分泌、刺激胶原再生。对急性肿胀期皮损应慎用。

2. 染料激光　(PDL,585nm/595nm)可以改善红斑和毛细血管扩张以及瘙痒、刺痛等不适。1 次/月,3 次 1 疗程。主要不良反应:紫癜和继发的色素沉着。应对策略:良好的同步冷却系统,延长脉宽,选择合适的治疗能量。

3. Nd:YAG 激光(KTP,532nm/1064nm)　可以改善症状,对皮损局部较粗的静脉扩张或较深的血管优势明显,可减轻 1~3mm,甚至更粗的血管。不良反应:紫癜和炎症后色素沉着,能量过高有形成瘢痕的风险。应对策略:严格掌握适应证,治疗时采用冷凝胶,治疗后及时充分冷敷,延长脉宽,以血管变灰色为治疗终点选择合适的能量。

4. CO_2 激光或 Er 激光　通过烧灼剥脱作用,去除皮赘等增生组织,软化瘢痕组织,适合早中期增生型的患者。主要不良反应:破溃结痂,误工期长,炎症后色素沉着,皮肤纹理改变。应对策略:采用点阵模式,缩小治疗区域分次治疗。

5. LED 光(蓝光、黄光、红光)　蓝光对丘疹脓疱有显著的改善作用;黄光可改善红斑和毛细血管扩张,但临床效果弱于 IPL、PDL 和 KTP;红光更多结合光敏剂进行光动力学治疗。

6. 射频　射频具有修复补水、迅速稳定神经功能及抗炎的作用。一般每周做一次,可连续做 5~10 次。

（五）手术

对于不伴丘疹、脓疱皮损,而以毛细血管扩张或赘生物损害为主的玫瑰痤疮,药物治疗很难奏效,需酌情选用手术疗法进行治疗(详见第五十四章)。

（六）中医中药（详见第二十一章）

（七）不同类型玫瑰痤疮治疗方案的选择（表 45-3-1）

尽管临床上可能两种以上类型的玫瑰痤疮重叠,如毛细血管扩张基础上发生丘疹脓疱,肥厚增生型也可能伴有轻度的红斑毛细血管扩张或丘疹脓疱。在临床处理原则上可以某一型别为主,根据皮损转归情况采用序贯疗法。

表 45-3-1 不同类型玫瑰痤疮的治疗策略

	局部治疗		系统治疗	
	首选	备选	首选	备选
面部阵发性红斑或潮红	局部冷喷、冷敷	溴莫尼定	–	–
面部持续性红斑的治疗[a]	壬二酸或酒石酸溴莫尼至少8周	–	外用无效或严重者,羟氯喹可联合多西环素 40 ~ 100mg/d,3 个月	大环内酯类抗生素、美托洛尔
毛细血管扩张[b]	脉冲染料激光、强脉冲光、Nd:YAG 激光、双波长激光	–	–	–
丘疹脓疱	甲硝唑、壬二酸至少8周	硫磺洗剂、过氧化苯甲酰、红霉素、克林霉素、伊维菌素、他克莫司或吡美莫司	多西环素 3 个月,如疗效差,加至 200mg/d	顽固难治者异维A酸 0.3mg/(kg·d)甲硝唑或替硝唑
肥厚增生型	结节状肥大者 CO_2 激光、Er 激光或外科切削术及切除术	–	异维 A 酸 0.3mg/(kg·d),好转后低剂量维持,12 ~ 16 周	–
眼型	轻者甲硝唑、红霉素或他克莫司及人工泪液涂/点眼	–	重者联合多西环素,40 ~ 100mg/d	甲硝唑、阿奇霉素

a. 稳定期皮损可以考虑应用;伴丘疹脓疱者应先治疗丘疹脓疱,待炎症明显减轻或消退后,再进行光/激光治疗。
b. 轻者外用药治疗,皮损广泛、炎症严重者外用联合口服治疗;好转后停用口服药,以外用药维持治疗。
c. 外用抗生素疗程不宜过长。
对上述案例进行健康教育,嘱患者使用加强面部保湿,修复皮肤屏障功能的医用护肤品,口服多西环素,羟氯喹治疗。

（谢红付）

第四节 脱　发

案　例

男,28 岁。头顶部毛发稀疏、脱发增多 3 年(图 45-4-1,45-4-2)。诊断:雄激素性脱发。

一、概述

临床最常见的 2 种脱发疾病:雄激素性脱发(androgenic alopecia,AGA)及斑秃(alopecia areata)。毛发的生长和脱落呈现周期性,分为三期:生长期(anagen)、退行期(catagen)及休

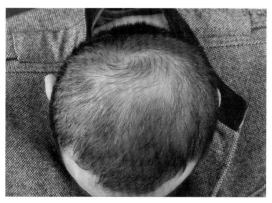

图 45-4-1　雄激素脱发临床图

患者额部发际线向后退,顶部头发较周围明显稀疏

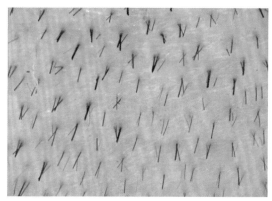

图 45-4-2　雄激素脱发皮肤镜示意图

毛干粗细不同,直径差异>20%,毳毛增多

止期(telogen)。生长期与休止期毛囊比例决定了毛发的稀疏。平均生长期缩短,休止期毛囊数增加,则临床出现脱发现象。

对于任何类型的脱发疾病,均应遵循以下治疗原则:早期、正规治疗、健康宣教、心理辅导、系统和局部治疗相结合的综合治疗原则。

对上述患者进行健康教育,给予米诺地尔外用联合非那雄胺口服治疗。

二、雄激素性脱发

(一) 概述

雄激素源性脱发(androgenetic alopecia)又称脂溢性脱发、早秃、谢顶、男性型脱发或女性型脱发等。这是一种雄激素依赖性的遗传性脱发,目前认为发病与雄激素代谢及分布异常、基因遗传及环境影响有关。男女均可受累,青春期后逐渐出现,男性更多见,表现为进行性脱发或头发稀疏。男性 AGA 早期表现为前额和双侧鬓角发际线后移或枕顶部进行性脱发,最终使头皮外露。少数男性患者表现为头顶部头发弥漫性稀疏,而前额发际线不后退,与女性 AGA 表现类似。2007 年 Lee 等提出一种新分级法——基本型和特定型分级(BASP)(图 45-4-3),男女均适用。常用的辅助检查包括拉发试验、毛发显微镜检和毛发镜检查等,必要时结合头皮病理及实验室检查。

(二) 治疗

AGA 目前无法治愈,只能促进毛发密度的恢复,防止脱发进一步发展,治疗手段主要包括:

一般治疗首先应使患者用正确的心态接受脱发的事实,建立合理的治疗期望值。

1. 系统用药

(1)5α-还原酶抑制剂:口服 1mg/d,服药 3 个月后脱发减少,6~9 个月开始生长。停药后脱发继续。如治疗 1 年后仍无明显疗效,则建议停药。不良反应:少数患者可出现性欲减退、阳痿及射精减少,停药可恢复,部分患者继续服药过程中上述症状逐渐耐受、消失。可降低血清中前列腺特异抗原(PSA),中老年患者在筛查前列腺癌时应将数值加倍。

(2)抗雄激素药物:主要用于女性 AGA 患者,尤其是伴有高雄激素血症者。可引起男性患者性欲降低、女性化等,故不宜治疗男性 AGA。

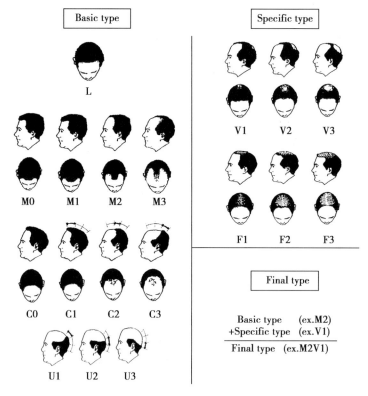

图 45-4-3 雄激素性脱发 BASP 分级

1) 螺内酯:阻断雄激素与雄激素受体的结合,减少肾上腺产生睾酮。用法:40~200mg/d,部分患者症状可得到一定改善。主要不良反应为月经紊乱、性欲降低、乳房胀痛,治疗中需注意查血钾浓度。

2) 环丙黄体酮:特别适用于合并痤疮和多毛的患者,如达英-35、复方环丙氯地黄体酮。

2. 外用药物

(1) 米诺地尔:有2%和5%两种浓度,一般男性推荐用5%浓度,女性推荐用2%浓度。用法:每次1ml,每日2次。平均起效时间为12周,有效性随着治疗时间的延长显著增加,建议持续用药半年至1年以上。值得注意的是,在用药初始的2~8周,部分患者可能出现药物诱导的休止期脱发,造成一过性的脱发增加,此情况不需要停药,应与患者提前做好解释。

(2) 联合用药:米诺地尔和非那雄胺联合用药治疗效果优于单药治疗。

3. 毛发移植 毛发移植是将对雄激素不敏感部位毛囊(一般为枕部)分离出来,然后移植到秃发部位。目前,毛囊的提取技术包括毛囊切取移植技术和毛囊抽取移植技术,后者应用更广泛。

4. 新兴疗法

(1) 前列腺素类似物和拮抗剂;

(2) 655nm 波长的 Hairmax 激光治疗;

(3) 富血小板血浆 PRP(platelet rich plasma)注射疗法。

5. 美容辅助技术

(1) 假发:可以根据秃发的区域、程度定制匹配的假发片。

（2）局部粉饰：利用静电将装饰粉末附着在毛发上,适用于轻、中度顶部脱发患者。

总之,雄激素性脱发应根据患者的情况及脱发严重程度等选用相应治疗方法进行综合治疗(图45-4-4)。

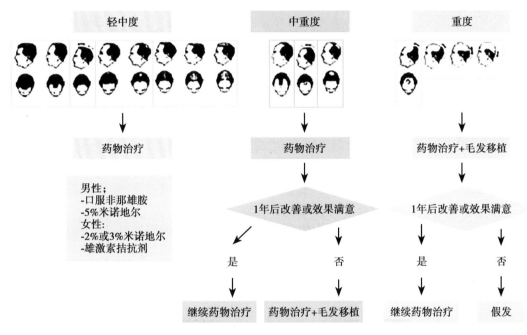

图 45-4-4　基于 BASP 分级的 AGA 治疗路径

三、斑秃

（一）概述

斑秃(alopecia areata)是一种可突发于身体任何长毛部位的自身免疫性、炎症性、非瘢痕性的毛发脱落性疾病,约占皮肤科门诊初诊案例的 2%。目前病因不清,认为是具有遗传易感性的个体在精神、环境因素影响下发生的器官特异性的自身免疫性疾病,与遗传、自身免疫、情绪应激、感染等有关。发生于任何年龄,20～40 岁多见。典型表现为突然出现的境界清楚的类圆形脱发斑,局部皮肤正常,多无自觉症状。病程长,可自愈,可反复发作。当头发全部脱落时称为全秃(alopecia totalis);累及全身毛发时称为普秃(alopecia universalis);沿发际分布扩展的称为匐行性斑秃(alopecia ophiasis)。斑秃有时表现为头发的急性弥漫性脱落,则称为急性弥漫性斑秃(acute diffuse and total alopecia)。可合并遗传性过敏性疾病、自身免疫性疾病(如甲状腺功能亢进、白癜风)等。诊断要点为斑状脱发,头皮正常,无自觉症状,见"感叹号"发,拉发试验阳性,注意与拔毛癖、白癣、梅毒、雄激素性脱发、假性斑秃鉴别。

（二）治疗

斑秃有自愈倾向,对躯体健康影响不大,但会对患者造成较重心理负担,对于发病年龄早、范围广、匐行性斑秃、伴有甲损害或遗传过敏性疾病的患者,常预后不良。因此应结合心理支持,早期积极治疗。目前治疗的措施主要包括:

1. 局部用药

（1）外用糖皮质激素:临床上常用,尤其对于儿童患者,但其有效性尚不肯定。

（2）局部封闭糖皮质激素：常用曲安奈德，每个注射点 0.05～0.1ml，间隔 1cm，总量不超过 3ml，每 2～4 周重复 1 次。对局限性斑秃及短期病程者效果较好，不推荐用于快速进展期，避免注射次数过多发生皮肤萎缩。

（3）接触免疫治疗：通过外用具有致敏性的抗原诱导局部皮损发生接触性皮炎而达到治疗目的的一种方法，平均有效率在 50%～60% 之间，广泛性脱发效果较差。常见不良反应为严重性接触性皮炎及暂时性淋巴结肿大。

（4）米诺地尔：促进生发。

2. 系统用药

（1）常规用药：胱氨酸、维生素 B 族、锌剂和复发甘草酸苷等用于早期轻度斑秃。

（2）糖皮质激素：存在争议，对初发的多发性斑秃早期阶段效果较好，用于一般治疗无效的全秃、普秃或进展期的弥漫性斑秃。多选择口服泼尼松，30～40mg/d。减量和停药后易复发，不良反应较多。

（3）环孢素：停药易复发，严重性斑秃可酌情考虑。

物理治疗如 PUVA，近红外线疗法等也有一定作用。

辅助治疗如假发、发片、化妆遮盖等。

（张杰　赖维）

第五节　皮脂溢出症

案　　例

男，22 岁。面部油腻 8 年（图 45-5-1）。诊断：皮脂溢出症。

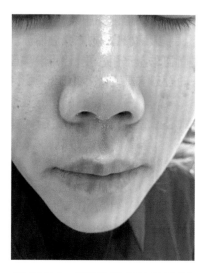

图 45-5-1　皮脂溢出症临床示意图

一、概述

皮脂溢出系皮脂腺功能紊乱所致的皮脂分泌过度症，表现为头皮、皮肤多脂发亮，头皮油腻，可伴有鳞屑。该病确切的病因和发病机制尚不完全清楚。可能是雄激素水平上升或雄激素活跃所致,也与年龄、性别有一定的关系。临床上有部分患者呈家族聚集分布,有一定的遗传倾向。其他疾病如 Down 综合征、动脉硬化、肾上腺肿瘤、癫痫、糖尿病及某些乳腺癌患者的皮脂分泌可明显增加。

临床表现为油性和干性二种,干性注意与脂溢性皮炎和头皮银屑病鉴别。

二、治疗

(一) 健康教育

限制过多的摄入动物类脂肪、糖类,不饮酒,少吃辛辣刺激性食物;对油性皮脂溢出宜着重清除皮脂,外用控油护肤品,避免在毛囊内淤积成粉刺。对头部皮脂溢出应少洗头,并少用肥皂洗头,否则促使皮脂腺更活跃。

(二) 药物治疗

2.5% 二硫化硒香波、2% 酮康唑香波具有杀灭细菌和真菌的作用,用其洗发有助于去除鳞屑和止痒。对于症状较轻者,可补充 B 族维生素,如口服维生素 B_2、B_6 等。对于油性皮脂溢出严重者,可短暂地服用雌性激素,如己烯雌酚或雄性激素拮抗药物,如螺内酯。

对上述患者进行健康教育,口服维生素 B_6 处理,下颌处配合果酸治疗。

(谢红付)

第四十六章

多 汗 症

案 例

男,22岁。双手掌多汗5年余(图46-0-1)。诊断:掌部多汗症。

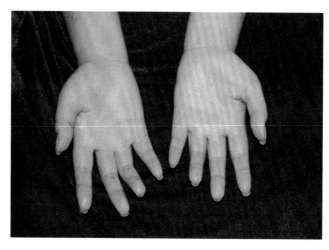

图46-0-1 掌部多汗症

一、概述

多汗症是指局部或全身皮肤出汗量异常增多的现象。真正全身性多汗症少见,即使是全身性疾病所致的多汗症也主要发生在某些部位。全身性多汗症主要是由其他疾病引起的广泛性多汗,如感染性高热等。器质性病因多见于内分泌失调和激素紊乱,如甲状腺功能亢进、垂体功能亢进、妊娠、糖尿病、神经系统疾病、发热性疾病以及一些遗传性综合征等。功能性病因大多与精神因素有关,如精神紧张、情绪激动、愤怒、恐怖及焦虑等,为交感神经失调所致。该病的发病机制尚不清,可能是由于神经的损伤或情绪波动使神经的冲动增加,导致乙酰胆碱分泌量增多刺激汗液分泌;由于支配汗腺神经的敏感性增高,使其对正常强度的神经性和非神经性刺激发生异常反应而出现多汗。

二、治疗

多汗症的治疗比较局限。生活方式的改变和外用药物作为一线管理的建议;自来水离子电泳疗法、肉毒杆菌毒素A(BTX-A)注射和系统性抗胆碱能治疗可选择为二线治疗;手术治疗主要是针对于那些对保守治疗反应较差的患者。

（一）调整生活方式

单纯的味觉性多汗应避免食用辛辣刺激实物；精神性多汗应积极自我调整心态，避免产生紧张、激动、愤怒、恐惧、焦虑等不良情绪。

（二）药物治疗

1. 外用药　常用的止汗剂包括20%～25%氯化铝溶液、0.5%醋酸铝溶液、3%～5%甲醛溶液、5%明矾溶液、5%鞣酸溶液。

2. 内服药　全身性多汗症主要是治疗相关的原发疾病，镇静药（苯巴比妥、异戊巴比妥、司可巴比妥、氯美扎酮等）及小剂量抗焦虑药（地西泮、羟嗪、多塞平等）对精神因素所致多汗症有效。较大剂量的抗胆碱能药具有抑制汗液分泌的作用，但不良反应较大，往往引起难以忍受的口干，故目前临床较少使用。

（三）物理疗法

如自来水离子电泳疗法，适用于局部外用治疗失败的患者。将白凡士林涂于治疗部位（如手掌、腋窝），作为阳极，同侧的足作为阴极，分别放进注入自来水的容器中或浸透自来水的海绵上，通5mA至10mA的直流电流，每次通电10分钟。该治疗方法对安装心脏起搏器患者禁用。

（四）肉毒杆菌毒素A（BTX-A）局部注射

通常用生理盐水将BTX-A稀释成不同浓度，分点皮内注射，点与点间隔0.5～1.0cm，每个点注射0.1ml。每个点的剂量从2U至33.3U不等，以每点注射20U的报道为多，双侧腋窝的最大剂量为400U。一般注射后5至7天止汗明显，平均可维持9至12个月。

（五）手术治疗

1. 交感神经节切除术　选择性手术切除第二至第四对胸交感神经，对手掌、腋窝、胸部及面部多汗症均有显著效果，但不适用于足跖多汗症患者。

2. 局部皮肤切除术　仅腋窝多汗者，可选择性切除腋下分泌最活跃的汗腺部分，手术成功的关键是术前准确地确定出汗最多的部位和面积。

3. 腋下吸脂术　是指通过小切口吸出腋窝的皮下脂肪和其他皮下组织，该治疗技术也可用于腋臭症，由于该项技术疗效不确切，目前临床少用。

对上述患者进行肉毒杆菌毒素A局部注射治疗。

（陈晓栋　袁瑞红）

第四十七章

化妆品皮肤不良反应

化妆品皮肤不良反应是指人们日常生活中由于使用化妆品而引起的皮肤及附属器的不良反应。从临床上看,化妆品皮肤不良反应是一组有不同表现、不同诊断和处理原则的临床综合征。根据中华人民共和国卫生部1997年发布的《化妆品皮肤病诊断标准及处理原则》(GB17149.1-17149.7,1997)7项强制性国家标准,化妆品皮肤不良反应包括:化妆品接触性皮炎、化妆品光感性皮炎、化妆品痤疮、化妆品皮肤色素异常、化妆品毛发损害、化妆品甲损害6类。以下将从化妆品皮肤不良反应的临床表现以及诊断方法等方面论述如下。

第一节　化妆品皮肤不良反应的临床表现

一、化妆品接触性皮炎

是化妆品不良反应的主要类型,占化妆品不良反应的70%~90%。包括化妆品引起的刺激性接触性皮炎和过敏性接触性皮炎,其中刺激性皮炎约占70%~80%,变态反应性皮炎约为20%。前者是产品对皮肤的一种原发性刺激反应,刺激反应的程度主要与刺激物浓度及接触皮肤时间有关,只要刺激性超出皮肤能够耐受的阈值,任何使用者都可以发病。轻者可仅有面部皮肤烧灼感而无明显异常,重者可出现皮炎表现。皮损局限在使用产品部位,边界清楚,去除刺激物后比较容易痊愈。后者则是由化妆品原料介导的迟发性变态反应,需要多次诱导才能在少数敏感性个体形成致敏状态。变态反应性皮炎的临床表现多种多样,发生在面颈部可表现为亚急性或慢性皮炎,发生在口唇部位可表现为接触性唇炎或慢性唇炎,发生在头皮可表现为急性渗出性皮炎(图47-1-1~47-1-4)。与刺激性皮炎相比,化妆品变应性皮炎皮损边界不清,容易反复发作,迁延不愈。

二、化妆品光感性皮炎

是一种由化妆品原料介导的皮肤光毒性反应或光变态反应。我国的监测统计资料及文献报道其发病率占化妆品不良反应的0.3%~1.15%。诊断化妆品光感性皮炎需要做产品的光斑贴试验。根据发病机制不同,化妆品光感性皮炎可分为光毒性反应和光变态反应。两者发病前均有日晒的经历,皮损发生在曝光部位,并且和可疑化妆品使用部位一致。光毒性反应的临床表现类似刺激性皮炎,急性发作时皮损呈鲜红色,红肿较重;光变态反应则类似化妆品变应性皮炎,皮损发生不限于或可超出曝光部位,愈后色素沉着更为明显。化妆品中的光感物质可见于防腐剂、色素、香料等组分,防晒化妆品中的紫外线吸收剂如羟苯甲酮、

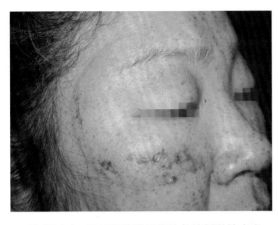

图 47-1-1　眼部面贴膜引起的急性刺激性皮炎

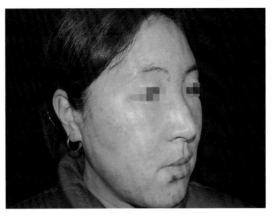

图 47-1-2　化妆品膏霜贴引起的面部变应性皮炎

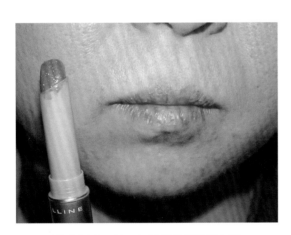

图 47-1-3　某口红引起的接触性唇炎

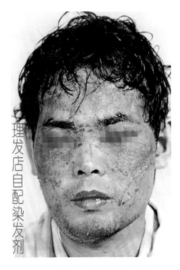

图 47-1-4　某染发剂引起的接触性皮炎

对氨苯甲酸（PABA）等也能引起光感性皮炎。

三、化妆品皮肤色素异常

　　指由于使用化妆品引起的面部色素沉着或色素脱失,是化妆品不良反应的常见病变之一(图 47-1-5、47-1-6)。直接由化妆品引起的皮肤色素异常案例不多,多数案例发生在化妆品接触性皮炎或化妆品光感性皮炎之后,或两者同时发生。文献报道其发病率可达化妆品不良反应的 30% 左右。化妆品皮肤色素异常中以色素沉着较为常见,多发生于面颈部,可单独发生,也可以和皮肤炎症同时存在或继发于化妆品接触性皮炎、光感性皮炎之后,又称为色素性化妆品皮炎。

　　祛斑美白类化妆品含有抑制酪胺酸酶活性、影响色素合成的活性成分,如熊果苷、曲酸、维生素 C 衍生物、甘草提取物等,甚至早期的化妆品中还使用氢醌,这些成分在少数情况下可能引起过度色素减退甚至色素脱失。

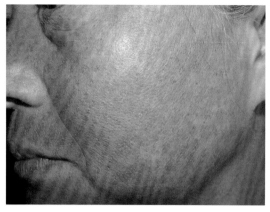

图 47-1-5　色素性化妆品皮炎

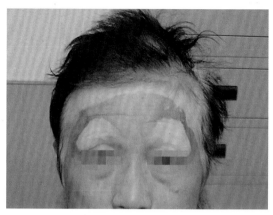

图 47-1-6　某育发类化妆品引起的白癜风样色素脱失

四、化妆品痤疮

国内报道其发病率约占化妆品皮肤病的 1.7%。由于原发痤疮的存在使化妆品痤疮的确存在一定困难。化妆品痤疮可因化妆品对毛囊口的机械性堵塞引起,如不恰当使用粉底霜、遮盖霜、磨砂膏等产品,可引起黑头粉刺或加重已存在的痤疮;化妆品中含有的矿物油组分也可以直接刺激毛囊,造成毛囊皮脂腺炎症。进行化妆品产品或其原料的致痤疮性试验具有一定价值,Mills 和 Kligman1982 年建立了评价黑头粉刺的人体模型,进行产品上市前的临床试验,来自欧美国家的化妆品产品在标签上标志"本产品不引起粉刺",常常以上述试验作为支持性依据。

五、化妆品毛发损害

包括使用染发剂、洗发护发剂、发乳、发胶、眉笔、睫毛油等化妆品后引起的毛发脱色、变脆、脱落等损害均属于化妆品毛发损害。随着美发系列产品的出现及新项目的开展,由化妆品引起的毛发损害案例逐渐增多,可表现为发质的改变和断裂、分叉与脱色、质地变脆、失去光泽等,但是否可引发头发脱落尚有争议。

化妆品毛发损伤的机制多为物理及化学性损伤。诊断化妆品毛发损伤主要根据病史、临床表现及毛干、毛囊的显微镜检查,必要时可进行扫描电子显微镜检查。患者停用可疑化妆品后对治疗的反应和恢复情况也有助于诊断。对单独表现为脱发的患者,皮肤斑贴试验无诊断价值。发生损伤后应对可疑化妆品进行质量鉴定,核实是否为伪劣产品,限量物质是否超标,是否污染和变质等;对患者的头发也应该及时检查,利用显微镜对发干、发根进行物理性状的观察,必要时取患者头皮组织进行病理和免疫病理检查,以便和斑秃鉴别。

六、化妆品甲损害

指应用甲化妆品所致的甲本身及甲周围组织损伤。甲化妆品成分中常含有机溶剂、合成树脂、有机染料等,也含有某些限用物质,如丙酮、氢氧化钾、硝化纤维、氢醌、甲醛等,这些成分有较强的皮肤刺激性和致敏性。

化妆品甲损伤包括甲板损伤和甲周围软组织损伤两部分。甲板损伤表现为质地脆裂、失去光泽、甲板变形、软化剥离等。这些病变可由指甲化妆品直接引起,也可是甲周皮肤损伤的继发改变甲周围软组织损伤可表现为多种类型,如原发性刺激性皮炎可由甲板清洁剂、表皮去除剂中的某些组分引起;变态性接触性皮炎可由指甲油中的树脂类、指甲硬化剂中的甲醛等成分诱发;光感性皮炎可由指甲油中的多种感光物质引起等。

近年来还有化妆品引起接触性荨麻疹以及化妆品不耐受的案例报道,这将作为一种新的病变类型补充在新修订的化妆品皮肤病诊断标准之中。

第二节 斑贴试验在诊断化妆品皮肤不良反应中的临床价值

斑贴试验作为一种简便的临床诊断技术已有一百多年的应用历史,目前这种技术已公认为准确和可靠的。在不同类型的化妆品不良反应诊断过程中,用化妆品产品做斑贴试验的结果具有不同的临床解读含义。对化妆品接触性皮炎斑贴试验反应阳性具有确诊价值;对化妆品光感性皮炎需要做特殊的光斑贴试验;在化妆品皮肤色素异常尤其是炎症后色素沉着中,斑贴试验的结果对做出最终的临床诊断具有参考作用。一般而言,发生化妆品痤疮、化妆品毛发损伤以及化妆品甲损害时,斑贴试验的结果对诊断帮助不大。但如果发生甲周皮肤损害,或甲用化妆品通过手的活动被扩散到其他部位的皮肤黏膜并引起炎症时,斑贴试验的结果则对临床诊断具有重要价值。

在诊断化妆品不良反应中有多种因素直接影响斑贴试验结果,如不同的斑贴试验方法、斑贴试验抗原以及其他因素等,现分析如下。

一、封闭性斑贴试验

是最为常用的斑贴试验。根据国际接触性皮炎研究组的建议,对可疑过敏原或产品进行48小时的封闭性斑贴试验是调查化妆品过敏的基础方法。而在化妆品安全性评价法规体系中,一般采用24小时封闭性斑贴试验甚至更短时间的4小时斑贴试验对新上市产品或化妆品成分进行安全性评价。法规专家认为这样的斑贴试验主要检测新产品或新成分的刺激性。

直接用可疑致病的化妆品产品进行人体斑贴试验在临床上是完全可行的。对用后不冲洗的产品可用原物进行封闭性斑贴试验,对用后需要冲洗的产品可选用不同的基质进行稀释后做斑贴试验或重复性开放性应用试验(ROAT),其他含挥发溶剂的产品(头发定型剂、睫毛油、芳香类化妆品等)如果可以干燥则进行封闭斑贴试验。

表 47-2-1 化妆品终产品斑贴试验浓度及稀释剂

种类	浓度%	稀释剂
护肤类膏霜剂	50 或 100	白凡士林(油包水型化妆品)或蒸馏水(水包油型化妆品)
护发类膏发乳	50 或 100	白凡士林(油包水型化妆品)或蒸馏水(水包油型化妆品)
护发类发油	50 或 100	植物油
烫发剂	5 或 10	蒸馏水
染发剂	2 或 5	蒸馏水
摩丝	50 或 100	蒸馏水
香皂	2 或 5	蒸馏水
香波	2 或 5	蒸馏水
甲油	5 或 10	丙酮
香水	5 或 10	70%乙醇
唇膏	50 或 100	白凡士林

其他:根据具体使用情况选用原物或适当稀释。

在产品斑试阳性情况下,可能其中许多案例属于刺激性反应。一般认为刺激性反应多表现为单纯皮肤红斑、鳞屑,去除斑试物后红斑反应很快消失,而过敏性反应则表现为浸润性红斑、丘疹等,阳性反应常常在斑贴试验后72小时或更长时间内延迟出现。事实上,单从一次斑贴试验的阳性结果很难准确区分是刺激性反应或过敏性反应,尤其在微弱阳性反应的情况下。通过系列稀释斑试物浓度、研究剂量-反应的关系、进行重复性开放性应用试验并结合临床病史有助于区分是刺激性反应还是过敏性反应。不过这并不影响对化妆品不良反应事件的诊断,因为斑贴试验结果阳性即可明确产品与临床接触性皮炎的因果关系。在诊断化妆品过敏时,由于过敏性个体对斑贴试验的反应时间与个体敏感程度和过敏原暴露剂量有关,在反应阴性情况下,需要持续观察至斑贴试验的72小时或96小时,特殊情况下甚至第7天才出现阳性结果。

用化妆品原料制备的标准抗原对化妆品过敏者进行斑贴试验,可发现引起过敏的具体化妆品成分,这对诊断化妆品不良反应事件很有帮助。国内外有许多针对接触性皮炎设计的标准抗原系列,因不同程度地含有化妆品原料而被用来诊断化妆品过敏,如瑞典生产的瑞敏牌变应原系列(chemotechnique diagnostics,Malmo,Sweden)、经美国FDA批准的T. R. U. E系列抗原(allerderm,phonix AZ,USA),国内李邻峰等采用改良的欧洲标准抗原做斑贴试验,用于诊断化妆品过敏性接触性皮炎。但商品化的标准抗原系列在设计组成成分时主要针对临床接触性皮炎,虽然含有一些常见的化妆品过敏原料但不全面,因此用来诊断化妆品不良反应事件阳性率低且容易漏诊。

寻找化妆品中的过敏原料应该采用产品所含的全部单独成分在恰当浓度下进行斑贴试验。目前国际上通常要求在化妆品标签上标注产品所含的全部成分,即全成分标志。2008年中国政府刚开始要求上市化妆品进行全成分标志。但化妆品市场上标签标注的成分也可能不完整或不准确。这不仅涉及不同国家的管理差异,还因为化妆品企业的产品配方机密生产者不愿提供真实信息。为解决这一问题,中国的化妆品不良反应临床诊断机构已与部分化妆品企业开展合作,由企业提供化妆品中包括的所有单一成分,然后对不同患者采用特定的过敏原试剂进行斑贴试验。

二、重复性开放性应用试验(repeat opening application test,ROAT)

这种方法适用于在封闭性条件下有明显刺激性的化妆品如洗发香波、皮肤清洁剂等,对粉底等彩妆类化妆品选择开放性试验也较为合理。当封闭性斑贴试验的反应或意义有疑问时,可以采用开放性试验进一步核实。然而,对于"用后洗掉"的化妆品,开放性试验的结果必须慎重解释,因为可能出现假阳性反应。

ROAT由Hannuksela和Salo1986年建立,既可用于测试产品,也可用于测试原料如斑试抗原。一般选上臂外侧、肘窝或背部(肩胛区),将测试物0.1ml涂布在5cm×5cm范围或0.5ml涂布在10cm×10cm范围内,每天两次共7天。如有阳性反应通常在试验的2~4天出现湿疹样皮炎,出现反应时可终止试验。关于ROAT具体的试验方法见已经发布的化妆品卫生规范中。

对疑有刺激性的产品还可以进行半开放试验。这种方法由Goossens1995年首次描述:用棉签加少量产品(与约15µl)在大约2cm×2cm区域上,等待样品完全挥发,然后再用丙烯酸酯胶带封闭2天,然后观察结果。

三、光斑贴试验

是判断化妆品产品或化妆品原料是否具有光毒性或光过敏性的一种方法。随着天然植物提取物和紫外线吸收剂使用的增加,化妆品光斑贴试验可能会变得更加重要,如果暴露部位使用产品后出现皮炎,在常规斑贴试验持续阴性的情况下需要进行光贴测验。有关试验方法见国家标准关于化妆品光感性皮炎的诊断部分。

四、影响斑贴试验的多种因素

化妆品皮炎的临床急性期不宜做斑贴试验,否则可能激发皮肤炎症;试验前患者如服用了抗炎或抗过敏药物也不宜做斑贴试验,以免出现假阴性结果;夏季酷暑或高温环境下工作者也不宜做斑贴试验,因为出汗可稀释斑试内容甚致使斑试器脱落。

JE Wahlberg 和 M Lindberg 总结了 12 条斑贴试验假阳性的常见原因:斑试抗原浓度过高、斑试物不纯或制备过程中发生污染、基质有刺激性(尤其是溶剂,有时是矿物油)、斑试物用量过大、斑试物在基质中分散不均,通常见于晶体类物质、邻近部位斑试反应的影响、斑试部位有皮炎或近期发生过炎症、远隔部位的皮肤炎症影响、胶带的压力影响,固体斑试物、设备、衣物等造成的机械刺激、粘贴胶带的反应、斑试器本身造成的反应、人工假象。

以下原因也可引起斑贴试验假阴性:变应原渗透不足,如:斑试物浓度过低、斑试物滞留在基质中或阻隔在滤纸外没有释放出来、斑试物用量不足;斑试浓度低于宣称浓度、封闭不足、斑试物接触时间太短-斑试物脱落或滑动、未在推荐部位如上背部进行斑试;未能读取晚期反应结果,如新霉素和皮质激素类的反应通常延期出现;试验部位接受了激素处理、或紫外线或射线照射;系统使用激素或免疫抑制剂;变应原处于非活性状态,氧化不充分(松香油、树脂复合物,D-柠檬精油)或变性;复合物过敏。

"复合物过敏"现象指患者用终产品通常如化妆品膏霜或外用药物制剂斑试可获得阳性反应,但当使用该产品的所有原料分别单独做斑贴试验时试验结果却阴性。这种现象有时可用产品的刺激性来解释,但在部分案例已经证实是由于原料结合成阳性反应产物而引起的。另外一种可能是进行单独斑试的原料采用的是产品中使用的浓度,而这种浓度对激发变态反应而言太低。

（刘　玮）

第四十八章

色素性皮肤病

第一节 黄 褐 斑

案 例

女,42岁。面部黄褐色斑片10年(图48-1-1)。诊断:①黄褐斑(M>V型);②干性皮肤。

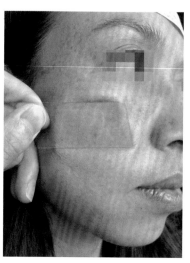

图 48-1-1　黄褐斑临床示意图
玻片压诊后少部分褪色

一、概述

黄褐斑(chloasma,melasma)是一种常见的面部获得性色素增加性皮肤病。本病发展缓慢,可持续多年。各种族、肤色、男女两性均可发病,多见于中年女性。

黄褐斑病因与影响因素尚不完全清楚,目前认为与遗传、紫外线照射时间、雌激素水平、护肤品使用不当、精神因素、药物、系统性疾病、氧化应激等相关。黄褐斑发病机制大致可以概括为黑素、血管因素、皮肤屏障功能受损、炎症因素四个方面。

临床上表现为发生于面颊,前额,上唇,鼻部及下颌,对称分布,黄褐色单发或多发斑片,斑片内无正常皮肤。根据发病机制可将黄褐斑分为四型:即色素(M,melanin)型,血管(V,vascular)型,色素优势(M>V)型,血管优势(V>M)型四种临床分型。根据病理分型:根据黄褐斑的组织病理将黄褐斑分为表皮型和真-表皮型(混合型)。

常用的辅助检测手段有玻片压诊、wood 灯、无创性皮肤生理系统分析、皮肤镜、皮肤CT、VISIA 检测系统等。临床上利用玻片压诊及 wood 灯进行临床分型:(M,melanin)型,玻片压诊后色素完全不褪色,wood 灯下颜色完全增强;血管(V,vascular)型玻片压诊完全褪色,wood 灯下色素几乎没有减弱;色素优势(M>V)型玻片压诊后 1/3 皮损褪色,wood灯下色素大部分增强;血管优势(V>M)玻片压诊后 2/3 皮损褪色,wood 灯下色素增强不多(图 48-1-2)。

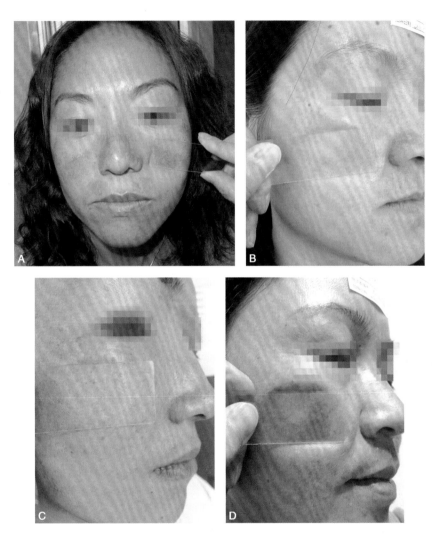

图 48-1-2 黄褐斑玻片压诊

A.色素型黄褐斑玻片压诊;B.血管型黄褐斑玻片压诊;C.色素优势型黄褐斑玻片
压诊;D.血管优势型黄褐斑玻片压诊

二、治疗

治疗原则为:健康教育,在抗炎、修复皮肤屏障、防晒的基础上祛色素治疗。

（一）健康教育

患者年龄越大或病程越长，治疗难度越大，建议及早治疗。避免服用引起激素水平变化的药物；避免服用光敏性药物；劳逸结合，保证睡眠充足；调整心境，缓解紧张焦虑；规律而适宜的饮食。

（二）药物治疗

1. 抗炎　甘草酸苷具有抗炎、抑制黑素合成和转运功效。以复方甘草酸苷注射液（美能）为例，推荐 80mg/次，每周 2 次，静脉滴注，4～12 周起效。不良反应少见：偶见低钾血症、血压上升、水肿、尿量减少、体重增加等假性醛固酮增多症状等。

2. 去除黑素及促进黑素代谢

（1）系统用药

1）氨甲环酸：是酪氨酸竞争物，可抑制黑素合成，还可抑制毛细血管生成，减轻红斑。口服是最方便有效的用药方式，小剂量即可有效，用法为 250～500mg/次，每天 2～3 次，用药 1～2 个月起效，治疗时间越长，疗效越好，建议连续使用 6 个月以上。

2）维生素 C 和维生素 E：维生素 C 能阻止多巴氧化，抑制黑素合成，维生素 E 具有较强的抗脂质过氧化作用，两者联合应用疗效更强。推荐口服为主，维生素 C，每次 0.2g，每日三次，维生素 E 每次 0.1g，每日一次。

3）谷胱甘肽：谷胱甘肽含活性疏基，能抑制黑素的生成。谷胱甘肽常与维生素 C 联用。维生素 C 和谷胱甘肽两者可口服或静脉注射。

（2）外用药物

1）氢醌及其糖苷衍生物：常用浓度为 4% 的氢醌霜，每晚使用 1 次，治疗后 4～6 周可有明显效果，6～10 周效果最佳，好转率可以达到 37%～72%。将氢醌、维 A 酸及糖皮质激素局部联合（又被称作"Kligman 三联配方"）使用可提高疗效。熊果苷和脱氧熊果苷是一种氢醌的葡萄糖苷衍生物，作用机制与氢醌类似，局部使用刺激性比氢醌小。

2）壬二酸：壬二酸是一种天然 9 碳直链二羧酸，对黑素细胞有抗增殖和细胞毒性作用。临床上常用浓度为 15%～20% 的霜剂。每日两次，疗程约 6 个月。

3）其他：外用左旋维 C、熊果苷、谷胱甘肽、siRNA 霜、木质素过氧化物酶、氨甲环酸等均能抑制表皮黑素合成，均可作为外用制剂。

（三）医美治疗

1. 果酸化学剥脱　果酸是治疗黄褐斑一个有效的辅助方法，其浓度常用 20%～30%。治疗频率为 2 周 1 次，4～6 次为一疗程。不良反应包括：术中治疗区域的暂时性红斑、肿胀、刺痛、灼热等不适感；术后 1～2 天，局部轻度发红、疼痛；术后 3～7 天可能出现结痂或脱屑。此方法具有一定的皮肤刺激性，可导致炎症后色素沉着，尤其是深肤色的患者应慎重。

2. 激光/光子治疗　在恢复皮肤屏障、抗感染治疗 1～3 个月后再行激光治疗。

（1）调 Q 和 Nd:YAG 激光：对于单纯 M 型黄褐斑可选用 1064nm 调 Q 激光，4～6mm 光斑，能量控制在 2J/cm² 以内，1 次/周，治疗次数不超过 15 次。对于 V 型、V＞M 型及 M＞V 型黄褐斑可选用 532nm Nd:YAG（KTP）激光，4 周一次，3～5 次为一疗程。

（2）强脉冲光（IPL）：对于伴有血管因素的黄褐斑有一定疗效，一般每 3～4 周治疗 1 次，治疗不超过 5 次。

3. 医学护肤品　使用具有抗敏、保湿、具有修复皮肤屏障功能的护肤品。防晒应贯穿黄褐斑治疗的始终。需每日使用 SPF≥30，PA+++ 的广谱（UAB+UBA）防晒剂，每 3～4 小时涂搽一次,2mg/次·cm²。

（四）中医中药治疗（详见第二十一章）

总之,治疗黄褐斑的基本策略为:避免诱因,强调防晒,注重保湿和修复皮肤屏障,合理选择外用药;恰当的联合系统用药,激光和中医药治疗。疾病缓解后还应该进行严密、科学的皮肤健康管理,定期找医生随访等。

上述患者采用健康教育,医学护肤品恢复皮肤屏障、按时使用防晒剂,在使用复方甘草酸苷针抗抗感染治疗的基础上,给予口服氨甲环酸片及长脉宽532nm KTP激光治疗后,色斑明显好转。

（朱丽萍　何黎）

第二节　炎症后色素沉着

案　例

女,26 岁。面部斑片半年(图 48-2-1)。既往患痤疮 7 年半。诊断:炎症后色素沉着。

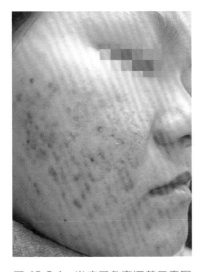

图 48-2-1　炎症后色素沉着示意图

一、概述

炎症后色素沉着(postinflammatory melanosis)又称炎症后黑变病,是皮肤急性或慢性炎症后出现的皮肤色素沉着。本病可发生于任何年龄,多见于暴露部位或与原有皮肤病好发部位一致,界限明显。皮损特点表现为于炎症性皮肤病后出现色素沉着斑,浅褐色至深褐色,散在或片状分布,表面光滑。

炎症后色素沉着的原因通常是明确的:①接触沥青、煤焦油、含光敏物的护肤品等,经日光照射引起光敏性皮炎,进而产生色素沉着;②各种物理化学因素,如激光术后、化学剥脱术后、药物刺激等亦可引起多种急慢性炎症;③某些皮肤病如痤疮、慢性光化性皮炎等,治愈后可产生不同程度的色素沉着;④皮肤外科手术后:皮肤磨削术、皮肤肿瘤切除术后。

二、治疗

（一）健康教育

如果是过敏性炎症后色素沉着,要找到引起过敏的原因,避免再次接触到过敏物质。应避免日晒及服用避孕药、光敏性药物(如安定、磺胺类、四环素类、灰黄霉素、利尿剂如双氢克尿噻等)、抗组胺药(苯海拉明、氯苯那敏)、植物(如灰菜、苋菜、萝卜叶)、中草药(如防风、沙参、小茴香、补骨脂)等。停用含铅、汞等重金属的护肤品。生活要有规律,保持乐观情绪及足够的睡眠。减少搔抓和不良刺激以减轻炎症后色素沉着。

（二）药物治疗

1. 系统用药

（1）静滴：谷胱甘肽 1.2g 和维生素 C 2g 混合后静脉滴注，每周 2 次，10 次为 1 疗程，间隔 15 天再重复一次效果良好。可予甘草酸苷抗感染治疗。

（2）口服维生素 C、E：口服合用，有抑制酪氨酸酶的作用，并使深色氧化型色素还原成浅色还原型色素，阻止黑素代谢的氧化过程，从而抑制黑素形成。

（3）中药治疗：中医多认为面部色素斑是因肝气郁结，肝肾阴亏或气血不调，故以滋阴补肾、调和气血、活血化瘀为治疗原则。常用疏肝活血汤，桃红四物汤等加减，中成药有六味地黄丸、逍遥丸等。

2. 局部用药

可外用：①酪氨酸酶活性抑制剂，如 20% 壬二酸霜、2% ～4% 氢醌霜、3% ～5% 熊果苷霜、2% 的曲酸酯霜；②抑制多巴色素互变酶：如甘草提取物等；③影响黑素代谢剂（黑素运输阻断剂），如维 A 酸、亚油酸等；④化学剥脱剂，如果酸、亚油酸、亚麻酸；⑤还原剂 2% 维生素 C 脂肪酸酯。

（三）医美治疗

1. 激光治疗　采用强脉冲光子嫩肤仪治疗本病，通常有一定疗效。

2. 医学护肤品　抗炎、防晒、保湿是治疗及预防炎症后色沉的重要环节，应尽早使用具有上述功能的医学护肤品。

对上述患者进行健康教育、合理护肤、1064nm 调 Q 开关激光、谷胱甘肽针和维生素 C 针混合后静脉滴注，果酸治疗，氢醌霜外用。

（朱丽萍　何黎）

第三节　颧部褐青色痣

案　例

女，25 岁。面部斑疹 15 年（图 48-3-1）。诊断：褐部褐青色痣。

一、概述

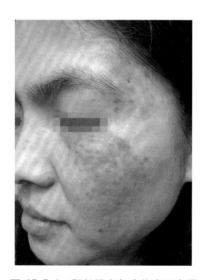

图 48-3-1　颧部褐青色痣临床示意图

颧部褐青色痣（nevus fuscoceruleus zygomaticus, NFZ）是一种波及真皮的色素增加性皮肤病。病因尚不清楚，有研究认为与遗传、雌激素、日晒、不良护肤品的刺激等有关。基因易感和环境危险因素在颧部褐青色痣的发病机制中发挥同样重要的作用。国内何黎等研究表明颧部褐青色痣患者中真皮黑素细胞有雄激素受体表达增加，是一种位于真皮浅层的独立色素痣。临床表现为双侧颧部对称分布米粒大小的浅褐青色斑疹、斑疹间不相融合，区间可见正常皮肤。临床上主要与黄褐斑及太田痣相鉴别，褐青色痣多发于青年人，斑疹间不相融合，黄褐斑多发于中年女性，皮损表现为融合成片状、对称分布的黄褐色斑片，太田痣多于出生后即发病，表现为单侧、融合成片状的深青色斑片，此为三者鉴别要点。

二、治疗

（一）物理治疗

主要采用 Q 开关翠绿宝石激光（波长 755nm）、红宝石激光（波长 694nm）、Q 开关 Nd：YAG 激光（波长 1064nm）等治疗，均有着良好的疗效。

（二）激光术后皮肤护理（同第四十八章第一节）

对上述患者进行健康教育，给予 Q 开关 Nd：YAG 激光治疗后，嘱其合理护肤。

（朱丽萍 何黎）

第四节 太 田 痣

案 例

女，32 岁。左侧面部青褐色斑片 12 年（图 48-4-1）。诊断：太田痣。

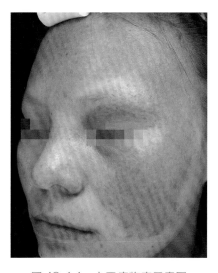

图 48-4-1 太田痣临床示意图

一、概述

太田痣（nevus of Ota）是一种波及巩膜、结膜及同侧面部三叉神经眼支、上颌支分布区域的面部皮肤蓝褐色斑状的色素性疾病，故又称为眼上颚褐青色斑痣（nevus fusco-caeruleus ophthalmomarillaris）。发病主要与遗传因素、雌激素调节紊乱和神经精神因素相关。本病出生后即可发病，皮损特点为好发于一侧眼睑、颧部及颞部的深青色、褐青色、深蓝色、至蓝黑色的斑片或斑点，斑片中央色深，边缘渐变淡，斑片融合成片，区间无正常皮肤。

二、治疗

激光是目前治疗太田痣较好的方法。太田痣的疗效存在个体差异，不同的因素对疗效有不同程度的影响。对于不同患者，不同的治疗阶段，或同一患者有皮损的不同部位，所需能量密度不同。对颜色较淡或皮损较浅的褐色、棕色并且色素颗粒散在的太田痣,可选用 Q 开关翠绿宝石激光(波长 755mm)、Q 开关红宝石激光(波长 694mm),大光斑、小能量密度治疗;对颜色较深、色素颗粒密集的太田痣,选用波长 1064mm 掺钕钇铝石榴石激光(Nd:YAG),小光斑、高能量密度治疗。

对上述患者进行健康教育,给予 1064mm 的 Nd:YAG 激光治疗后,嘱其合理护肤。

(朱丽萍 何黎)

第五节 雀 斑

案 例

女,37 岁。面部褐色点状斑疹 15 年(图 48-5-1)。诊断:雀斑。

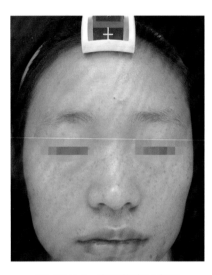

图 48-5-1 雀斑临床示意图

一、概述

雀斑(lentigo)是最常见的色素增加性皮肤病之一。其发病主要与遗传和日晒相关。临床上表现为全面部多发、散在淡褐色,粟粒大小,点状色素沉着斑。

二、治疗

(一) 健康教育

雀斑属于损容性皮肤病,且易发生于面部暴露部位,对患者应进行心理疏导。嘱患者避免日晒,可采用物理防晒和化学防晒,对于已经出现的皮损,因该疾病与日晒有关,在治疗的同时,应重视指导患者进行物理或化学防晒,避免使用光敏药物或食物。

(二) 医美治疗

针对单纯的雀斑患者,目前可使用激光治疗,包括强脉冲光 IPL、Q 开关 755nm 激光、Q 开关 694nm 激光、Q 开关脉冲染料 510nm 激光、调 Q Nd:YAG 532nm 激光等,治疗时应根据患者皮损颜色、对比度、皮肤类型、有无合并其他皮肤病等综合考虑选择治疗方案。

(三) 疾病缓解后的皮肤健康管理

指导患者合理使用医学护肤品并注意皮肤保湿及正确使用防晒剂,防晒剂需每 3~4 小时外涂 1 次,并做好物理防晒,定期找医生随访。

(杨智 何黎)

第六节 色 素 痣

案 例

女,46 岁。左足底丘疹 10 年(图 48-6-1)。诊断:色素痣。

一、概述

色素痣（nevus），又称痣细胞痣，由神经前体细胞分化而来的痣细胞组成，可分布于黏膜表面。以发生时间来分，可分为先天性色素痣和后天获得性色素痣。

先天性色素痣的发病原因可能与黑色素细胞的前身（成黑色素细胞）的新生突变有关；而获得性色素痣的病因有时与日晒、皮肤损伤、系统性免疫抑制、激素水平升高等因素相关。

根据痣细胞在皮肤内的位置不同，将获得性色素痣分为以下三类：

（一）交界痣

多见于手掌、足底、口唇及外生殖器部位。表面平坦或稍隆起，有癌变可能，可转变为黑色素瘤（图48-6-2A）。组织病理示：痣细胞巢位于表皮下部或向下突入真皮，但仍可与表皮接触呈滴落状，细胞内含大量色素（图48-6-2B）。

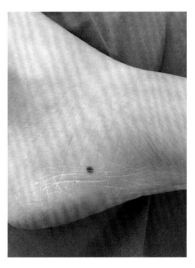

图48-6-1　足底色素痣临床示意图

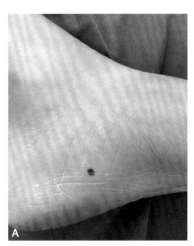
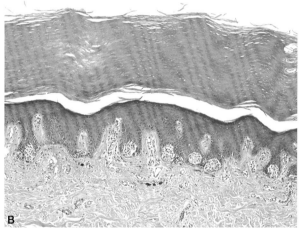

图48-6-2　交界痣临床和病理图

A.交界痣临床示意图　表现为圆形褐色不高出皮面的斑疹；B.交界痣病理图　痣细胞巢位于表皮下部与真皮的交界处

（二）皮内痣

成人常见，损害呈半球状隆起的丘疹或结节，直径可达数毫米至数厘米，表面光滑或呈乳头状，或有蒂，可含有毛发，多见于头颈，一般不发生掌趾和外生殖器（图48-6-3A）。组织病理示：痣细胞巢位于真皮层内（图48-6-3B）。

（三）复合痣

一般为稍高于皮面的斑丘疹，棕色或黑色，表面光滑或乳头状，因有交界痣的成分，故也能癌变（图48-6-4A）。组织病理示：痣细胞巢见于表皮和真皮内（图48-6-4B）。

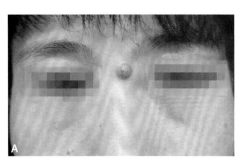
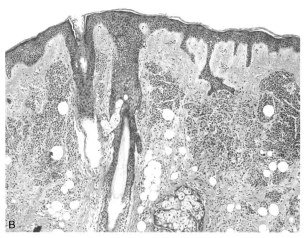

图48-6-3　皮内痣

A.皮内痣患者临床示意图　皮损为眉尖的圆形浅褐色丘疹;B.皮内痣病理图　可见痣细胞巢位于真皮内

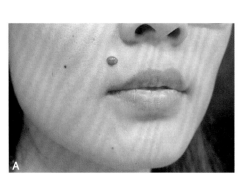
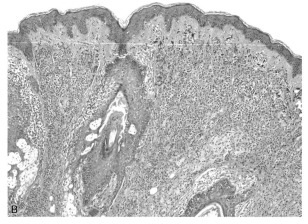

图48-6-4　复合痣

A.复合痣患者临床示意图　表现为圆形褐色突出于皮面的丘疹;B.复合痣病理图　表真皮交界有比较活跃的痣细胞,真皮内大量痣细胞巢

二、治疗

一般的表现典型且直径不大(<3mm)的色素痣可使用激光去除,如果首次激光治疗复发者建议手术切除并作病理学检测。需要进一步明确诊断或体积大者一般直接手术切除,并行病理检查。

对上述患者进行手术切除治疗并进行组织病理学检查,结果为获得性色素痣(交界痣)。

（吴文育）

第七节 纹 刺

案 例

女,25岁。左手背皮损1年(图48-7-1)。诊断:①纹刺(业余纹刺);②Ⅲ型肤色。

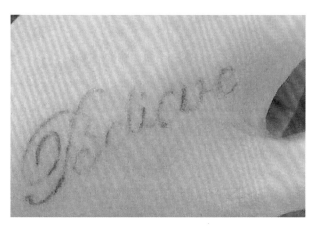

图 48-7-1 纹刺示意图

一、概述

纹刺(tattoo)是用尖锐器物刺破皮肤底层并绘画花纹或图案,再其上涂以颜料,使之成为永久性的装饰图案。但是,无论纹刺的出发点是怎样的,最终50%左右的人会觉得后悔,大部分人及其家属希望能除掉纹刺,尤其是在对纹刺接受程度不高的中国社会。目前关于真皮内纹刺颗粒自然演变病程所知有限,一般早期纹刺颗粒在皮肤浅层,可能通过运动的吞噬细胞的移动向真皮深层,可以观察到纹刺颜色随时间逐渐淡化、模糊。

二、治疗

治疗原则:减少纹刺颗粒,尽量淡化颜色,选择合理时机和技术治疗,避免造成新的副作用。Q开关激光(694nm红宝石激光、755nm紫翠玉宝石激光、1064nm Nd:YAG激光等)是治疗纹刺最有效且安全的方法。

(一) 健康教育

需要告知患者,纹刺治疗结果可能不一定满意,尤其是蓝色和黑色以外颜色的纹刺,甚至红色纹刺治疗还可能导致变黑色的结果。激光治疗往往需要一定次数和时间,需要合理指导和观察治疗反应及过程。

(二) 激光治疗

1. Q开关激光治疗

(1) Q开关红宝石激光:原则上治疗以低能密度即可,治疗终点是即刻出现灰白斑或白霜反应,避免表皮明显破损、渗血、飞溅即可。术后容易出现明显色素减退,随着时间会逐渐好转。纹刺的颜色、深浅、时间、伴有瘢痕与否等因素导致治疗次数差异较大,一般需要多次治疗,伴有瘢痕患者需要更多次(10次以上都可能),每次间隔时间3个月,治疗以颜色恢复正常肤色或纹刺颜色无法进一步淡化为最终结果。

(2) Q开关紫翠玉宝石激光:Ⅲ、Ⅳ型肤色都可以接受治疗,治疗原则和Q开关红宝石激光类似,纹刺颗粒吸收性比后弱,相对而言安全性更高,出现色素减退概率稍低。

(3) Q开关Nd:YAG:Ⅲ、Ⅳ和Ⅴ型肤色都可以接受治疗。纹刺颗粒吸收率低于Q开关红宝石激光和紫翠玉宝石激光很多,但在临床上效果也是肯定的,可能和靶目标密度较大有关。该激光倍频后还有532nm波长,对于红色纹刺效果相对更佳。但是该技术的选择性没有其他Q开关激光好,较大能量密度治疗时,容易导致其他靶目标如血红蛋白、水吸收较高,导致血管等不必要损伤,出现相关副作用。治疗原则同Q开关红宝石激光,不建议使用较高能量密度,治疗即刻紫癜反应不宜明显。Q开关Nd:YAG激光黑素颗粒、血红蛋白、水等靶目标吸收率比较接近,治疗选择性有限,容易出现紫癜等副作用,甚至瘢痕形成(图48-7-2)。

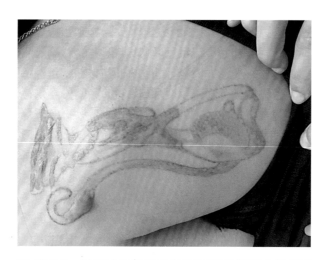

图48-7-2　Q开关Nd:YAG激光治疗后出现增生性瘢痕

2. 超脉冲CO₂激光　有报道提到浅色纹刺治疗后效果良好,不过可能出现明显瘢痕,该激光技术选择性低于Q开关激光,需要医生经验。对于Q开关激光效果不佳患者这是一种选择。

(三) 外科手术切除

外科手术处理后会遗留瘢痕,故对于小面积的纹刺有临床意义。

(四) 医美治疗

不想接受激光治疗或者疗效不佳的纹刺,还可以考虑遮瑕产品。

(五) 疾病缓解后的皮肤健康管理

每次激光术后需要避免感染日晒等,否则容易造成新的美观问题。

针对上述患者情况采用健康教育,Q开关激光治疗,遮瑕产品掩盖纹刺进行治疗,疾病缓解后对皮肤进行长时间健康管理。

（钱　辉）

第八节 白 癜 风

案 例

男,12 岁。腹部色素减退斑 3 个月。灰白色色素减退斑,边界模糊,边缘可见 5~6 片小片白斑,未见皮肤萎缩(图 48-8-1),诊断:进展期白癜风。

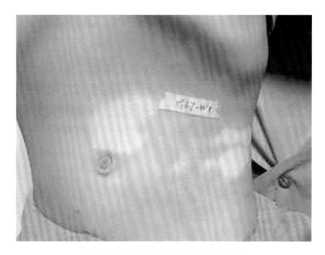

图 48-8-1 白癜风临床示意图
患者腹部大小不一白斑,最大白斑约 6cm×5cm

一、概述

白癜风(vitiligo)是一种较常见的获得性色素脱失性皮肤黏膜疾病,任何年龄均可发病,以青壮年多见,约一半患者在 20 岁以前发病,我国人群患病率为 0.1%~2%。白癜风的发病多认为与遗传、神经化学、自身免疫及氧化应激有关,但确切发病机制尚不完全清楚。临床表现为:

(一)皮损特点

好发于暴露与摩擦部位。初发时为一片或几片色素减退斑,边界不清,逐渐扩大。病情稳定时表现为乳白色斑,周围绕以颜色正常或加深的边界。

(二)分型

1. 节段型 沿某一皮神经节段分布(完全或部分匹配皮肤节段),多为单侧的不对称的白癜风,少数可双侧多节段分布;

2. 非节段型 包括散发型、泛发型、面肢端型和黏膜型。散发型指白斑≥2 片,面积为 1~3 级;泛发型为白斑面积 4 级(>50%);面肢端型指白斑主要局限于头面、手足,尤其好发于指趾远端及面部腔口周围,可发展为散发型、泛发型;黏膜型指白斑分布于 2 个及以上黏膜部位,可发展为散发型、泛发型;

3. 混合型 节段型和非节段型并存;

4. 未定类型 指非节段型分布的单片皮损,面积为 1 级。

（三）分期

可分为进展期和稳定期。主要依据白癜风疾病活动度评分（vitiligo disease activity score，VIDA）积分、同形反应、wood 灯检查和临床表现，有条件可参考激光共聚焦扫描显微镜（简称皮肤 CT）和皮肤镜进行分期（可参考第十八章）。白癜风疾病活动度评分（VIDA）积分，近 6 周内出现新皮损或原皮损扩大（+4 分），近 3 个月出新皮损或原皮损扩大（+3 分），近 6 个月出现新皮损或原皮损扩大（+2 分）；近 1 年出现新皮损或原皮损扩大（+1 分）；至少稳定 1 年（0 分）；至少稳定 1 年且有自发色素再生（-1 分）。总分>1 分即为进展期，≥4 分为快速进展期，≤-1 分为稳定期；皮肤损伤 1 年内局部出现白斑表明出现同形反应，为进展期。临床特征：皮损灰白色，边界不清伴有瘙痒，或有红斑为进展期，皮损瓷白色，边界清晰为稳定期。其余特点见辅助检查（皮肤 CT、皮肤镜）。

诊断需与无色素痣、单纯糠疹、花斑糠疹、炎症后色素减退症、进行性斑状色素减少症、老年性白斑、斑驳病、贫血痣、Marshall-White 综合征等鉴别。

二、治疗

治疗原则为：进展期控制疾病发展，稳定期促进白斑复色。

（一）健康教育

注意休息，避免情绪紧张、日光曝晒、外伤等。避免熬夜，保持心情愉快，缓解压力。可适当多吃黑豆、黑芝麻、黑木耳等食物。

（二）药物治疗

1. 进展期　对于白斑面积<2% ~3% 体表面积患者可外用糖皮质激素、钙调磷酸酶抑制剂、维生素 D_3 衍生物等。成人推荐外用强效激素，如果连续外用激素治疗 3 ~4 个月无复色，则表明激素疗效差，需更换其他治疗方法。钙调磷酸酶抑制剂包括他克莫司软膏及吡美莫司乳膏。特殊部位如眶周可首选应用钙调磷酸酶抑制剂，黏膜部位和生殖器部位也可使用。维生素 D_3 衍生物可与光疗联合治疗白癜风。局部光疗可选窄谱中波紫外线（NB-UVB）、308nm 准分子激光。对于快速进展期（VIDA 评分≥3）可予系统使用激素，口服或肌注。成人进展期可给予泼尼松片 0.3mg/（kg·d），连服 1 ~3 个月，无效终止，见效后每 2 ~4 天后递减 5mg，至隔日 5mg，维持 3 ~6 个月。或复方倍他米松针 1ml，肌内注射，每 20 ~30 天 1 次。对于白斑面积<2% ~3% 体表面积患者可外用糖皮质激素、钙调磷酸酶抑制剂、维生素 D_3 衍生物等。局部光疗可选窄谱中波紫外线（NB-UVB）、308nm 准分子激光及准分子光。

2. 稳定期　首选光疗治疗，小面积白斑可局部光疗或光疗联合外用钙调磷酸酶抑制剂、维生素 D_3 衍生物、光敏剂或糖皮质激素，大面积白斑需全身光疗（注意避免眼部与外生殖器的照射）。病情稳定 6 个月以上的节段型、未定类型及暴露部位的泛发型、散发型白癜风可采用自体表皮移植或黑素细胞移植，自体非培养表皮细胞悬液移植，自体培养黑素细胞移植等外科治疗方法（详见第五十九章）。

（三）中医中药

进展期表现为风湿郁热证、肝郁气滞证，稳定期表现为肝肾不足证、淤血阻络证。治疗进展期以驱邪为主，疏风清热利湿，疏肝解郁。稳定期以滋补肝肾、活血化瘀为主。

总之，进展期白癜风应控制病情发展，可口服或外用糖皮质激素，稳定期应促进白斑复色，可采用光疗、中医中药治疗，暴露部位可考虑移植治疗。

（四）脱色治疗

主要适用于白斑累及面积大于95%的患者。脱色治疗包括脱色剂和激光治疗。

（五）遮盖疗法

用于暴露部位皮损,用含染料的化妆品涂抹白斑,使颜色接近周围正常皮肤色泽(详见第二十五章)。

上述案例在健康教育基础上口服泼尼松片,外用卤米松乳膏及钙调磷酸酶抑制剂他克莫司软膏,病情稳定后,联合311窄波BUV治疗,3天一次治疗2个疗程。

（许爱娥）

第四十九章

激素依赖性皮炎

案 例

女,46岁。面部红斑、丘疹、潮红、毛细血管扩张伴瘙痒、灼热2年(图49-0-1)。既往曾外用当地美容院美白产品2年,停用后出现上述症状,糖皮质激素外用及口服有效。诊断:激素依赖性皮炎(面部皮炎型)。

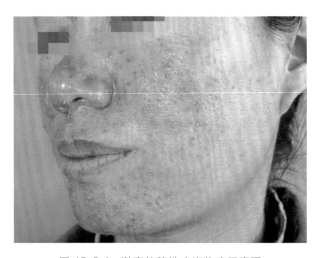

图49-0-1 激素依赖性皮炎临床示意图

一、概述

激素依赖性皮炎(hormone dependent dermatitis,HDD)是指面部长期外用糖皮质激素治疗皮肤病或使用含糖皮质激素护肤品,但停药后又出现炎性皮损,需反复使用糖皮质激素以控制症状并逐渐加重的一种皮炎,也属于长期外用糖皮质激素后发生的一种副作用。本病具有多形态皮损、反复发作等特点,严重影响患者的容貌及身心健康。病因主要与长期外用糖皮质激素治疗皮肤病或使用含糖皮质激素护肤品相关。目前认为激素依赖性皮炎发病机制主要与皮肤屏障功能受损,炎症反应,血管、神经高反应性及微生物感染相关。

临床上根据其皮损特点可分为面部皮炎型、玫瑰痤疮型、色素沉着型、毳毛增生型四型(图49-0-1~49-0-5)。

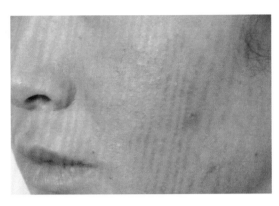

图 49-0-2　HDD 面部皮炎型

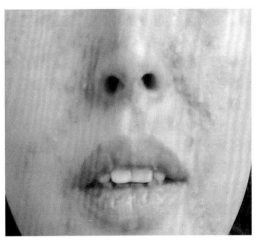

图 49-0-3　HDD 痤疮样型

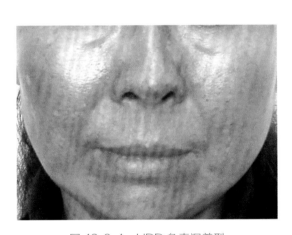

图 49-0-4　HDD 色素沉着型

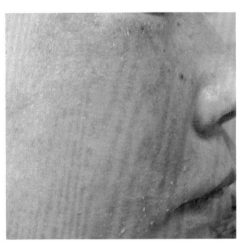

图 49-0-5　HDD 毳毛增生型

二、治疗

治疗原则应为:健康教育,修复皮肤屏障,激素替代疗法或者激素递减疗法,抗炎、抗感染,降低神经、血管高反应性,积极治疗原发病,强调综合治疗。

（一）健康教育

应对患者作健康教育,认识发病原因,治疗周期长,取得患者合作,积极配合治疗。注意避免日晒、热刺激,进食刺激性食物等、避免焦虑、抑郁等,疗程不少于 6 个月。

（二）修复皮肤屏障

修复受损的皮肤屏障是治疗激素依赖性皮炎的重要措施,宜使用不含色素、香料及致敏防腐剂的具有保湿、舒敏、抗炎作用的医学护肤品,以修复皮肤的屏障功能。

（三）激素替代疗法

1. 口服激素替代疗法　对病程长、停药后反应剧烈者,应将外用激素骤停,口服小剂量激素,以维持糖皮质激素水平,以避免快速停用糖皮质激素引起的反跳,但用药不宜超过15天,如甲泼尼龙片8mg/次,3次/天,5天后减量为8mg/次,2次/天,5天后减量为8mg/次,1次/天,共15天停药。对病程及用药时间较短,停药后反跳较轻者,可停止使用激素制剂。

2. 钙调神经酶抑制剂 如0.03%或0.1%他克莫司软膏,症状缓解后停药。

3. 非甾体类的软膏 ①丁苯羟酸乳膏;②乙氧苯柳胺乳膏;③氟芬那酸丁酯软膏;每日1~2次。

(四)抗炎、抗感染

1. 抗炎

(1)口服药物:可口服非特异性抗炎药物,如:阿司匹林、羟氯喹等。玫瑰痤疮型可口服多西环素100mg/d,6周为1疗程。

(2)IPL及红光:使用较低能量、较长波长的强脉冲光(590~1200nm)及红光(635nm),对激素依赖性皮炎进行非剥脱性、非介入性治疗可达到修复皮肤,减轻炎症。

2. 抗感染 合并痤疮丙酸杆菌、马拉色菌、梭杆菌属、革兰阴性杆菌、葡萄球菌、链球菌感染者依据抗生素及抗真菌药物使用原则选用相应敏感药物进行治疗。

(五)降低神经、血管高反应性

对于伴有焦虑、抑郁状态者可酌情使用抗焦虑和抑郁类药物,如黛力新1片/天,病情缓解后即可停药。

(六)治疗原发病

待激素依赖性皮炎症状消除后,应规范治疗原发皮肤病。

三、预防

激素依赖性皮炎预防比治疗更有效而且更为重要,故应积极预防。应加强对公众的健康教育,嘱患者使用药物前应认真阅读使用说明,并教育患者应尽量使用品牌护肤品,以保证其有效性、安全性。同时,还要加强对医务人员的继续教育,强调糖皮质激素使用的适应证,不同强度激素外用制剂的正确、合理使用。面部及婴幼儿皮损最好避免选用中、强效糖皮质激素及含氟的糖皮质激素。如需使用,应尽量选用弱效、不含氟的糖皮质激素,使用时间不要超过1个月。痤疮、酒渣鼻、浅表真菌病等皮肤病应尽量不选择外用糖皮质激素,嘱咐患者不要使用含糖皮质激素的护肤品。

对上述患者进行健康教育,嘱其外用具有保湿、修复皮肤屏障功能的医学护肤品,适时防晒,IPL,口服甲泼尼龙片,米诺环素,羟氯喹,氟哌噻吨美利曲辛片(黛力新),外用吡美莫司乳膏软膏治疗。

(朱丽萍 何黎)

第五十章

瘢 痕

案 例

男,25 岁。双面颊部瘢痕 1 年。皮损大小不一,部分融合成片状,质地中等,边界清楚,压痛阴性。诊断:①瘢痕;②痤疮(Ⅱ型);③油性皮肤(图 50-0-1)。

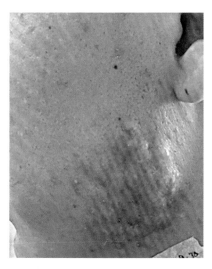

图 50-0-1 瘢痕临床示意图
患者双颊部大小不一的皮肤结节

一、概述

瘢痕组织(keloid tissue)是人体创伤修复过程中的一种必然产物,其类型与创伤深度和个体体质密切相关。其本质是一种不具备正常皮肤组织结构及生理功能、异常的、不健全的组织,其不仅破坏了体表美,还可妨碍相关组织或器官的生理功能,甚至导致畸形。其形成受遗传、种族、年龄、部位、张力、内分泌紊乱、外伤和皮肤病等多种因素的影响。具体发病机制尚不清楚,可能与胶原的合成和降解代谢间的平衡状态被打破相关。组织病理表现为纤维组织增生,呈粗大束状或成片的胶原沉积,插入周围组织中,显著的玻璃样变性,炎症反应不明显(图 50-0-2)。

临床上可将瘢痕分为正常瘢痕和病理性瘢痕,本文主要介绍病理性瘢痕。

按组织学可将病理性瘢痕分为以下四类:

1. 表浅性瘢痕 发生于表皮或真皮浅层,局部平坦,一般不伴功能障碍。

2. 增生性瘢痕 发生于真皮深层,突出于皮肤表面但局限于原有损伤范围的瘢痕。瘢痕形成后第 1~6 个月,表现为瘢痕组织增生明显,颜色鲜红或紫红,厚度与硬度均出现增加,中度痒痛;减退期位于 3~12 个月,表现为瘢痕增生速度放缓,硬度与厚度均出现下降,瘢痕组织颜色加深,痒痛症状减轻;12 或 24 个月后成熟期,瘢痕呈暗褐色或近皮色,硬度、厚度下降,痒痛感基本消失。

3. 瘢痕疙瘩 一般表现为高出周围正常皮肤的、超出原损伤部位的持续性生长的肿块,扪之较硬,局部痒或痛(图 50-0-3 所示)。

4. 萎缩性瘢痕 发生于皮肤全层与皮下的瘢痕,具有很大的收缩性,可对邻近的组织器官造成牵拉,引起不同程度的功能障碍(图 50-0-4)。

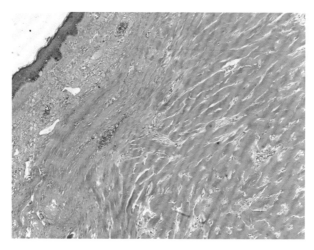

图 50-0-2　瘢痕疙瘩病理图

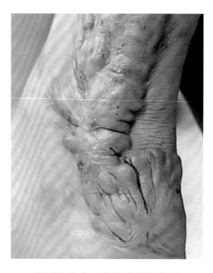

图 50-0-3　瘢痕疙瘩临床图

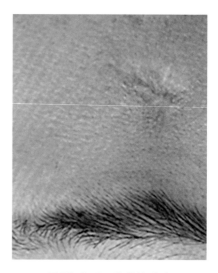

图 50-0-4　萎缩性瘢痕

瘢痕疙瘩与增生性瘢痕这两种病理性瘢痕常常易于混淆,现将两者临床表现方面的差别总结如下(表 50-0-1)。

表 50-0-1　增生性瘢痕和瘢痕疙瘩鉴别表

	增生性瘢痕	瘢痕疙瘩
发病年龄	各种年龄均可发病	3 岁以上发病
好发部位	不定	好发于胸骨前、上背部、耳垂及肩峰等
症状与体征	灼痛和奇痒,病变限于创口范围内,早期鲜红色,质硬,常呈过度角化、溃疡及挛缩	痒、痛较轻,病变超出原创口范围,边缘呈"蟹足肿"样突起,质坚硬,极少有过度角化、溃疡及挛缩

续表

	增生性瘢痕	瘢痕疙瘩
病程及转归	病程短,数月至 1~2 年后症状可消失,并逐渐变为暗褐色,平坦而柔软,趋于稳定	病程长,多在数年乃至几十年,多持续增大,很少自行萎缩
病理检查	胶原纤维方向与瘢痕长轴平行,且较整齐,向周围正常皮肤中逐渐消失	含较多成纤维细胞,并可见分裂象,后期呈嗜酸性透明样胶原纤维,较密,纤维方向不规则,呈漩涡状,与周围皮肤分界清楚
压力疗法	持续加压数月,多数促使萎缩	多无效
手术切除	不易复发	易复发

二、治疗

治疗原则为:预防为主,防止复发,去除畸形,改善功能。

瘢痕的种类繁多,针对各种类型瘢痕的特点在治疗方法的选择上应有所不同,主要包括非手术疗法、手术疗法和综合疗法。

1. 非手术疗法

(1) 注射治疗:瘢痕内药物注射适用于新生及较小的增生性瘢痕和瘢痕疙瘩,主要包括糖皮质激素、氟尿嘧啶(5-fluorouracil,5-FU)、A 型肉毒毒素等。糖皮质激素皮损内注射是瘢痕疙瘩的一线疗法,疗效确切。国内外最常用的有复方倍他米松和醋酸曲安奈德。低浓度的 5-FU 联合糖皮质激素皮损内注射在治疗瘢痕疙瘩上取得了良好的疗效。有研究表明,A 型肉毒毒素能缓解瘢痕疙瘩的痒痛症状,但能否抑制瘢痕疙瘩生长尚缺乏足够的循证医学依据。注射时通常选择 1ml 皮试用注射器,但操作技术存在差异,注射质量较难控制。无针注射器注射,具有减轻注射疼痛、缩短注射周期及操作方便等诸多优点,尤其适用于散在、多发的瘢痕疙瘩(图 50-0-5)。

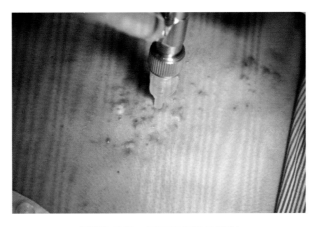

图 50-0-5　瘢痕疙瘩无针注射

(2) 光电治疗:脉冲染料激光(PDL)适用于瘢痕充血潮红比较明显及激素注射后瘢痕表面的毛细血管扩张。剥脱性超脉冲 CO_2 点阵激光作用于瘢痕时能产生矩阵状排列的微热损伤,刺激皮肤组织启动修复程序,使表皮和真皮再生重建,是痤疮凹陷性瘢痕的首选方法。等离子束(PLASMA)治疗瘢痕极少出现色素沉着等不良反应,在治疗瘢痕方面已展现出它的优势,适用于表浅性瘢痕、外伤或手术瘢痕的早期干预、伴有色素沉着的陈旧性瘢痕等(图50-0-6)。

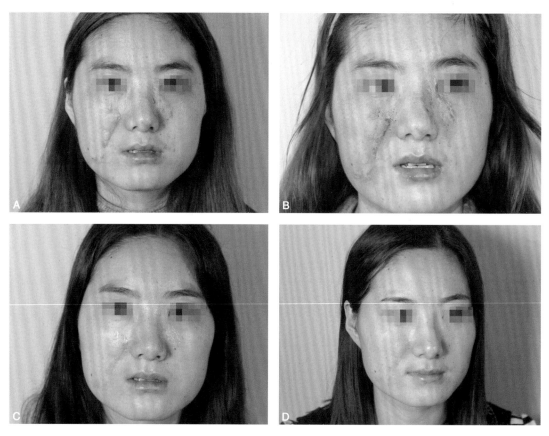

图50-0-6 等离子束(PLASMA)治疗瘢痕示意图
A. 治疗前;B. 等离子束治疗后即刻;C. 治疗后3个月;D. 治疗后6个月

(3)物理治疗:微晶磨削、冷冻治疗。

(4)浅层放疗:目前放射治疗主要选择电子束或浅层X线。时机应选择在瘢痕疙瘩皮损经注射治疗变平后,如手术治疗则选择在术后24小时内。通常选用4~6MeV的电子束照射,这一能量范围的电子束,在约1cm深度以后,剂量跌落快,X射线污染低(一般为1.0%或更小),剂量7Gy/天,连续三天,可有效降低瘢痕疙瘩的复发率。SRT-100浅表放疗系统相较国内医院普遍使用的大型直线加速器不仅设备价格相对低廉,而且体积小、便携性好,在瘢痕疙瘩浅表放疗的应用前景明朗。

(5)基础性辅助治疗:如硅酮制剂外用和压力疗法等。硅酮制剂主要通过水合作用抑制成纤维细胞增殖,降低毛细血管活性,减少胶原生成。压力疗法机制尚不完全明确。关于压力的大小认为至少需要24mmHg,以超过内在的毛细血管压力;但又必须低于30mmHg,否则会影响外周的血液循环。临床研究如能保持这种压力数月至2年,可能永久性地抑制增生性瘢痕。

(6)口服、外用药物治疗:如曲尼司特、洋葱提取物、积雪苷等。

2. 手术疗法

（1）表浅性瘢痕：面积较小者可以手术切除后行精细缝合，但是考虑到手术切除对皮肤而言仍是一次创伤，故浅表瘢痕通常以光电治疗为主。毛发部位的表浅性瘢痕可考虑毛发移植。

（2）萎缩性瘢痕：萎缩性瘢痕常常伴有皮下组织、肌肉或者骨骼的缺失，因此在手术治疗时不仅要处理皮肤表面的瘢痕，自体组织如真皮、脂肪等移植是一个较好的方法。

（3）增生性瘢痕：当增生性瘢痕给患者带来功能上的障碍和形态改变时，可考虑手术治疗，原则是充分松解、矫正畸形。常用的方法是皮瓣技术，如五瓣成形术（图50-0-7）、V-Y推进皮瓣等，范围较大者可考虑行皮肤扩张术。

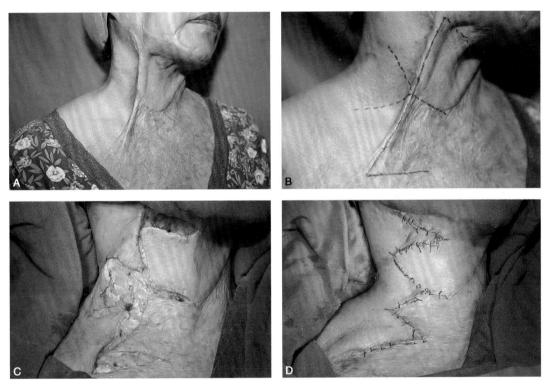

图50-0-7 五瓣成形术治疗瘢痕示意图
A.术前；B.切口设计；C.术中形成皮瓣；D.术后即刻

（4）瘢痕疙瘩：外科手术不是瘢痕疙瘩治疗的常规方法，但在某些情况下，外科手术既切除了影响美观、触觉的瘢痕疙瘩，给患者心理或生理上以安慰，又为后续的其他治疗创造了条件。为了降低瘢痕疙瘩术后复发率，手术切除必须联合其他治疗方法，比如糖皮质激素注射、浅层放疗。此外，手术时的无张力缝合也是很重要的。

瘢痕疙瘩的手术适应证：①绝对适应证：瘢痕疙瘩组织内有窦道、脓腔，造成反复感染者。②相对适应证：暴露部位，如耳垂、上胸V字区、肩三角明显影响外观者；位于阴阜部的瘢痕疙瘩；女性前胸部大面积瘢痕疙瘩造成乳房牵拉者；自觉症状明显、对其他疗法抵抗者。

瘢痕疙瘩的手术方式：尽管辅以其他联合疗法，缝合缘张力仍是决定瘢痕疙瘩治疗后是否复发的关键①如切口张力允许，直接切除缝合是最简单的方法。只适用于较小的瘢痕疙瘩。②对那些面积较大、但表面平坦者，手术切除部分瘢痕疙瘩后皮瓣回植术（核切除）是个不错的选择（图50-0-8）。反之则慎重选择。③大面积的瘢痕疙瘩，如前胸部，可选择皮肤软组织扩张术,包括瘢痕旁和瘢痕下扩张器埋植(图50-0-9,图50-0-10)。和传统的瘢痕旁扩张器埋植相比,瘢痕下扩张器埋植具有扩张器埋植数量少、对扩张皮肤面积要求低等优点,此外,在扩张的过程中,来自瘢痕下方的日益增高的压力对瘢痕疙瘩起到抑制作用("内压迫"作用),表现为在扩张过程中,瘢痕疙瘩组织会逐渐变得柔软、平坦、症状改善,待二期手术时只需要部分切除那些明显影响外观的瘢痕组织,甚至不需要切除瘢痕组织,起到所谓"不切瘢痕而治疗瘢痕"的效果。④皮损部分切除或皮损内切除对有些患者适用。⑤游离植皮造成新的创面,仅适用于一些不适合其他手术方法的瘢痕疙瘩。⑥局部任意皮瓣或轴型皮瓣,需要动用相邻或远处的正常皮肤来完成,术后复发的风险较高,一般不主张应用于瘢痕疙瘩患者。

3. 综合疗法　瘢痕的综合疗法,是指将手术疗法与非手术疗法相结合,或者非手术疗法与非手术疗法相结合,可以有效增强瘢痕的疗效,提高患者的满意度。如手术联合等离子束或者点阵激光,糖皮质激素瘢痕内注射联合 PDL 治疗,对瘢痕的外观有很好的改善;瘢痕疙瘩皮肤扩张术联合术中即时糖皮质激素注射治疗和术后浅层放疗会大大降低瘢痕疙瘩术后的复发率;超脉冲激光瘢痕组织打孔联合糖皮质激素注射也是临床上治疗瘢痕的一个有效方法,首先采用超脉冲二氧化碳点阵激光的超脉冲模式在瘢痕组织上打出间隔排列的孔(每孔间距 5mm 左右,以瘢痕组织出现苍白和轻微皱缩为治疗终点),即所谓"人工点阵"激光治疗;然后从孔隙进针予糖皮质激素瘢痕内注射,会有效缩短瘢痕组织变平变软的周期。综合治疗的理念应当贯穿整个瘢痕治疗过程中,临床医生将各种治疗手段有机结合,取长补短,才能将治疗效果最大化,取得让患者满意的效果。

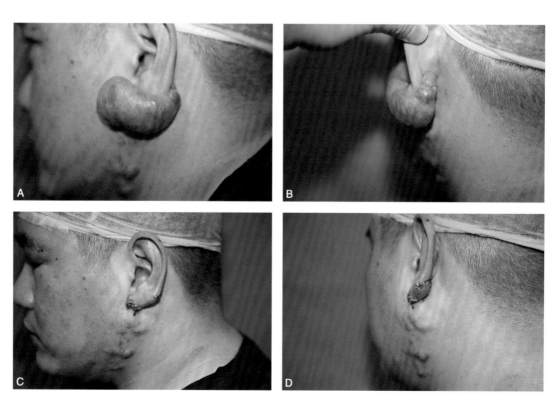

图50-0-8　核切除瘢痕疙瘩示意图
A. 术前正面;B. 术前后面;C. 术后正面;D. 术后后面

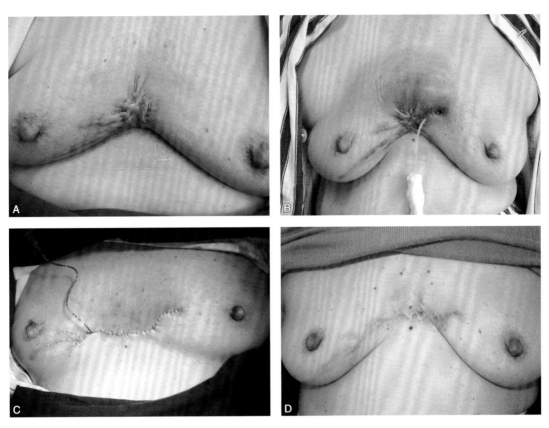

图 50-0-9　瘢痕旁扩张器埋植治疗瘢痕疙瘩示意图

A. 术前；B. 瘢痕旁扩张器埋植；C. 术后即刻；D. 术后 20 个月

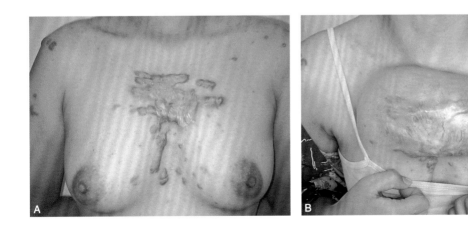

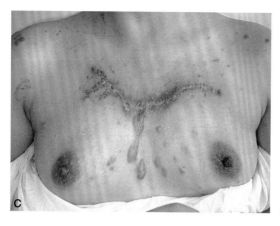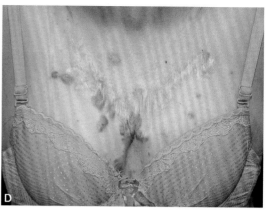

图 50-0-10　瘢痕下扩张器埋植治疗瘢痕疙瘩示意图
A. 术前；B. 瘢痕下扩张器埋植；C. 术后拆线时；D. 术后 50 个月

（陈晓栋　袁瑞红）

第五十一章

血管性皮肤病

第一节 婴儿血管瘤

案 例

女,3个月。左面部红色肿物生后出现,生长迅速(图51-1-1)。诊断:婴儿血管瘤(高风险)。

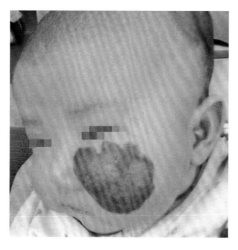

图51-1-1 婴儿血管瘤示意图

一、概述

婴儿血管瘤(infantile hemangioma,IH)是指由胚胎期间的血管组织增生形成的,以血管内皮细胞异常增生为特点,发生在皮肤和软组织的良性肿瘤。可能与血管内皮细胞表达的增殖细胞核抗原、Ⅳ型蛋白酶、血管内皮生长因子、碱性成纤维细胞生长因子等分子诱导内皮细胞的增殖及肥大细胞浸润、葡萄糖运载体异构体1(glucose transporter1,GLUT1)的高表达有关,金属蛋白酶组织抑制剂可能对疾病退性变化发挥重要作用。

最早期的皮损表现为充血性、擦伤样或毛细血管扩张性斑片。生后5.5~7.5周发展至快速增殖期,生后3个月内,瘤体大小可达到最终面积80%。此期常称为早期增殖期,后增殖变缓,6~9个月为晚期增殖期,在几年后逐渐消退。2013年I. J. Frieden建议将血管瘤分为3个风险等级(表51-1-1)。

表 51-1-1　血管瘤的风险等级及分级依据

风险特征	分级依据
高风险	
节段型血管瘤>5cm——面部	伴随结构异常(PHACE),瘢痕,眼/气道受累
节段型血管瘤>5cm——腰骶部、会阴区	伴随结构异常(LUMBAR),溃疡
非节段型大面积血管瘤——面部(厚度达真皮或皮下,或明显隆起皮肤表面)	组织变形,有形成永久瘢痕/毁形性风险
早期有白色色素减退的血管瘤	溃疡形成的标志
面中部血管瘤	高度存在毁形性损害的风险
眼周、鼻周及口周血管瘤	功能损害,毁形性损害风险
中度风险	
面部两侧、头皮、手、足血管瘤	毁形性风险,较低的功能受损风险
躯体皱褶部位血管瘤(颈、会阴、腋下)	高度形成溃疡的风险
节段型血管瘤>5～躯干、四肢	溃疡形成风险,皮肤永久的残留物
低风险	
躯干、四肢(不明显)	低度风险的毁形性损害和功能损害

二、治疗

结合病史、临床表现、影像学检查等判断是否为高风险的血管瘤,从而决定治疗方案。生后 3 个月是治疗黄金期,需尽早治疗,或遵从医嘱,定期复诊,这在生后 6 个月内尤为重要。

(一)治疗原则及方案

(1)婴儿血管瘤可自行消退,且消退后多不会出现严重后遗症,故部分患儿不需要治疗。

(2)应根据其风险级别、是否处于增殖期等因素综合评估是否需要治疗,如需治疗则应决定选择局部用药或系统用药。具体治疗原则如下:

1)局部用药:适用于浅表和局限型血管瘤,也可以用于早期增殖期无法判断是否存在深部血管瘤的患儿。

2)系统用药:适用于大的血管瘤,具有明显生长增殖特征,或伴随严重的功能损害者,也用于局部治疗无效的患儿。

(3)不同风险级别的血管瘤的治疗方案

1)高风险血管瘤:一线治疗为口服普萘洛尔治疗,若有口服普萘洛尔禁忌证,则系统使用糖皮质激素治疗。

2)中度风险血管瘤:早期可给予外用 β 受体阻滞剂、局部约束疗法或脉冲染料激光治疗。治疗过程中,若瘤体继续生长或出现溃疡等并发症,则遵循高风险的血管瘤治疗方案。

3）低风险血管瘤:可先随诊观察,6个月之内每月复诊,观察瘤体大小,必要时定期复查局部超声,了解瘤体厚度及血供情况,若瘤体生长迅速,则遵循中度风险的血管瘤治疗方案。

4）消退后期血管瘤的进一步治疗:未治疗的血管瘤消退完成后有40%的患儿残存皮肤及皮下组织退行性改变:瘢痕、萎缩、色素减退、毛细血管扩张和皮肤松弛。消退后期血管瘤整形手术最佳年龄为3~4岁。

总之,风险等级为高风险的血管瘤,可能引起溃疡、毁形性损害、功能损害或重要组织脏器结构改变等并发症;处于增殖期的血管瘤,也有可能在很短的时间内从低风险级别增至高风险级别。因此,血管瘤是否治疗一定要平衡治疗的疗效和治疗可能带来的不良反应。

（二）治疗方法

（1）局部外用药物治疗:常用β受体阻滞剂,包括普萘洛尔、噻吗洛尔等。局部外用咪喹莫特可治疗浅表血管瘤,可能的副作用有局部刺激、溃疡和结痂,建议用于有外用β受体阻滞剂禁忌证的患儿。

（2）脉冲染料激光:常用的是595nm脉冲染料激光,用于增殖期血管瘤可控制其生长;用于消退期后可减轻血管瘤的颜色或毛细血管扩张性红斑,或加速溃疡愈合。

（3）局部注射治疗:局部注射药物主要有糖皮质激素、硬化剂(无水乙醇、聚桂醇等)、博来霉素等,目前建议用于局限性、深在性、非重要组织器官周围的血管瘤。

（4）局部约束治疗:适用于四肢、额部等易约束部位的明显隆起的瘤体。

（5）其他局部治疗方法:对于传统的局部治疗方法,如冷冻疗法、核素疗法等,由于对组织损伤的非选择性及形成永久性瘢痕的高风险,在有上述治疗可能性时,应尽量避免使用。

（6）系统治疗:包括口服普萘洛尔或糖皮质激素,主要用于治疗高风险级别的婴儿血管瘤。

1）口服普萘洛尔治疗:是目前系统治疗中的首选药物。①剂量:初始剂量从半量开始,分2次口服,逐渐增至足量。目前国际通常认为最佳剂量为2mg/(kg·d),使用普萘洛尔的疗程至瘤体完全消退时方可停药。停药时应逐渐减量,减量时间应超过2周。新生儿接受治疗时一定要慎重,而对于早产儿,一般建议用药年龄为其足月后4周。②不良反应:口服普萘洛尔常见的不良反应有:心率变慢、低血压、低血糖、腹泻等。

2）口服糖皮质激素治疗:建议用于有服用普萘洛尔禁忌证的患儿。①国内治疗方案:口服泼尼松3~5mg/(kg·d)(总量不超过50mg),隔日早晨1次顿服,共服8周;第9周减量1/2;第10周,每次服药10mg;第11周,每次服药5mg;第12周停服。完成1个疗程。如需继续,可间隔4~6周重复同样疗程。国外治疗方案:口服泼尼松2mg/(kg·d),每日2次,服用3个月后减为1/(kg·d),服用至6~9个月。见效时间因人而异。②不良反应及服药期间注意事项:生长抑制、高血压、库欣综合征、免疫抑制、继发感染等,身高、体重和血压应该在治疗期间密切监测,服药期间应停止疫苗接种,直至停药后6周。

总之,皮肤血管瘤和脉管畸形的患儿,首先要根据分类正确诊断,之后根据治疗原则选择合适的方法,避免过度治疗给患儿及家长带来长期的不良影响。

第二节　血管瘤伴血小板减少综合征

案　例

男,4个月。腹股沟、阴囊、会阴斑块4月,加重3天(图51-2-1)。诊断:血管瘤伴血小板减少综合征。

一、概述

血管瘤伴血小板减少综合征(kasabach-merritt syndrome,KMS)是一种以血管肿瘤和血小板减少性凝血异常为主的综合征,与KMS综合征最为密切的肿瘤。组织病理特点类似于卡波西样血管内皮细胞瘤和丛状血管瘤。本病好发于四肢、躯干部位,表现为生长迅速的暗紫红色、质硬的斑块或肿物,肿物周边可见大量的出血点、紫癜或瘀斑。如发生于内脏或体内组织时不易发现。反复周期性出血为本病特征,常伴贫血、血小板明显减少,严重者可有颅内或脏器内出血。血小板数量减少程度与肿瘤增大成正比。巨大肿物可压迫组织器官,导致功能障碍。

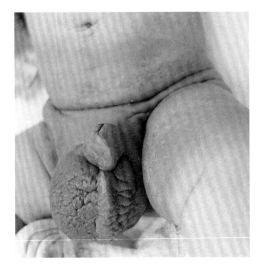

图51-2-1　血管瘤伴血小板减少综合征临床示意图

二、治疗

本病治疗困难。早期应用糖皮质激素,常用剂量为相当于泼尼3～5mg/(kg·d);重症者可应用冲击疗法。本病有出血及血小板过少时可输新鲜血浆及血小板。有凝血功能异常,可用肝素、抗凝剂及抗血小板药物。如肿瘤可切除且风险不大,可考虑手术切除。此外,长春新碱、干扰素及介入治疗也可考虑应用。

对上述患儿采取口服泼尼松12.5mg/d[2mg/(kg·d)],血小板稳定后逐渐减量,静推长春新碱0.3mg/次 Qw[0.05mg/(kg·次)]×8次联合治疗后,明显好转。

第三节　鲜红斑痣

案　例

女,5岁。右面部暗红色充血性皮疹生后即有,渐增大(图51-3-1)。诊断:鲜红斑痣(微静脉畸形)。

一、概述

鲜红斑痣(nevus flammeus,NF)是一种血管畸形,累及微静脉及毛细血管。多在出生时即出现,位于额部、上眼睑及枕后部的皮损称为鲑鱼色斑,大部分可自发消退。一般无自觉

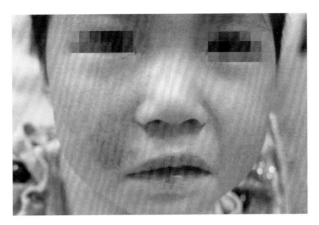

图 51-3-1　右面部鲜红斑痣临床示意图

症状,部分患者可出现与神经、眼部受累相关的症状,如单侧抽搐、青光眼、Sturge-Weber 等。典型临床表现为一个或数个淡红色至暗红色斑片,边缘不规则,压之可褪色,以头面、颈部多见,大多单发,少数为双侧。远期并发可有颜色转暗,皮损增厚,出现血管性的丘疹、结节(卵石征),可自行或因外伤出血不止,增加感染风险。

二、治疗

主要为激光治疗,包括脉冲染料激光治疗,755nm 长脉宽激光,光动力学疗法等,需多次治疗方可达到一定的效果。应尽早治疗,否则皮损随年龄增长逐渐增厚,出现斑块、结节,影响治疗效果。

对上述患儿采用脉冲染料激光治疗后好转。

第四节　静脉畸形

案　例

女孩,8 岁。左手中指淡青色斑 8 年(图 51-4-1)。生后即有,渐大。诊断:静脉畸形。

一、概述

静脉畸形(venous malformation,VM)是一种出生时常见的流速减慢的血管畸形。同婴儿血管瘤和其他增殖性血管肿瘤区别在于,病变的血管无增殖性积聚。病变在出生时即存在,生后有时不太明显。通常在儿童期开始增长。VM 可在外伤后迅速扩大,有时也可以是首发症状。临床表现为蓝至紫色的皮肤结节。周围的静脉可突出,有钙化的静脉石。大多数 VM 无症状,有时会因为皮损逐渐扩大和周围结构受压出现疼痛。大多数 VM 为孤立,但其也可以表现为其他综合征特点,如马方综合征和蓝色橡皮大疱痣综合征。可以发生在身体的任何部位,头和颈部为病变最广泛的区域。

二、治疗

治疗困难,可采用弹性衣服、手术治疗、物理治疗、经皮穿刺硬化治疗。小剂量阿司匹林治

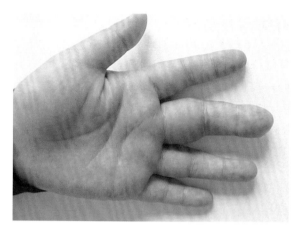

图51-4-1　左手中指、左手掌静脉畸形图

疗可能有效,患者易出现病灶内血栓的改变。近年来严重案例,可试着服用西罗莫司改善。多学科联合治疗的方法值得期待,治疗目标是改善美容效果,减轻疼痛,限制骨畸形和维护功能。

对上述患者采用弹力手套、手术治疗、物理治疗、经皮穿刺硬化治疗好转。

第五节　淋巴管畸形

案　　例

女,9岁。左肩胛部皮肤半透明状团块9年(图51-5-1)。诊断:淋巴管畸形。

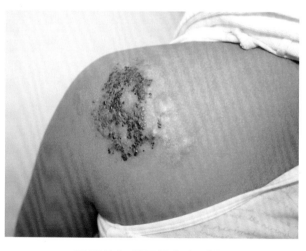

图51-5-1　淋巴管畸形示意图

一、概述

淋巴系统是一组薄壁脉管的复杂网络,负责静脉系统中组织液运输。淋巴系统异常包括淋巴水肿和淋巴管畸形。过去淋巴管畸形(lymphatic malformation,LM)常称为淋巴管瘤、

海绵状淋巴管瘤、局限性淋巴管瘤、囊状淋巴管瘤。现统一描述为淋巴管畸形,并进一步分为大囊型,微囊型和混合型。淋巴管畸形是由相互连接的淋巴管道组成,因病变脉管大小不同而表现不同。大囊型 LM 由相互关联的大淋巴管道和囊肿组成。常被称为囊状淋巴管瘤或海绵状淋巴管瘤。病变可发生于身体的任何部位,但头、颈、腋下和胸部是最常见的发病部位。大囊型 LM 表现为一个大的、半透明状团块位于外观正常的皮肤下,LM 急性出血可导致肿胀、压痛、变紫色。微囊型 LM 是淋巴管畸形一种较为常见的形式,表现为小淋巴管道的微小聚集。病变常表现为皮肤斑块或结节,与上覆皮肤的改变重叠在一起。皮肤表面变化包括红斑、皮色丘疹,也可呈半透明状丘疹,与蛙卵类似。

二、治疗

1. 对于大囊型 LM 的治疗包括外科手术切除、连续抽吸、博来霉素、OK-432(溶链菌)或多西环素硬化治疗。

2. 微囊型 LM 经常出现在婴儿期,可累及皮肤或黏膜的任何部位。口腔病变相当普遍,最常累及舌或面颊。微囊型 LM 常(但并不总是)通过手术切除治疗。

3. 对于弥漫严重、难治性淋巴管畸形,可口服西罗莫司 $1 \sim 1.5 mg/m^2$ 治疗。

上述患儿局部进行二氧化碳激光治疗,好转后择期手术切除。

(李丽　马琳)

第九篇
美容皮肤外科治疗技术

第五十二章

美容皮肤外科

第一节 概　述

一、皮肤外科的定义和范畴

皮肤外科学（dermatologic surgery）是指采用有创和微创手段进行诊治皮肤疾患或矫正体被系统缺陷,融合了皮肤病学理论和外科、成形美容技术的一门学科。

皮肤外科的操作范围包括皮肤(含口腔和生殖器黏膜)、皮肤附属器及皮下组织等体被层组织。其施治目标是体被系统疾患或缺陷的诊治和矫正,恢复皮肤正常功能,达到治疗或美容目的。

狭义上讲,皮肤外科学专指手术皮肤外科学,它有许多特有的操作,如:活检、刮除、磨削、切除、移植(毛发、皮瓣或皮片、脂肪、细胞等)、吸脂、皮肤扩张术以及 Mohs 显微描记手术等。广义上讲,皮肤外科治疗除外科手术外,还包括了各种物理、化学和生物的技术手段,如激光、冷冻、微波、电疗(电解、电灼等)、光疗、光动力治疗、放射治疗、化学剥脱(苯酚、果酸等)、特殊注射治疗(肉毒杆菌毒素、透明质酸等)。采用这些方法可以完全或部分地达到与外科手术相同的效果,甚至某些方面的治疗效果优于手术,弥补了手术治疗的不足。

二、皮肤外科与美容医学

皮肤外科学是皮肤科学与外科学相交叉的新兴学科,包括治疗性皮肤外科、美容性皮肤外科两大类。其中,美容皮肤外科是利用皮肤外科的理论、方法来维护、修复和塑造人体皮肤、体表形态美的学科,既属于皮肤外科的范畴,又是美容医学中美容外科学的重要组成部分。

美容医学是指运用手术、药物或其他有创性或侵入性的医学技术方法对人的容貌和人体形态进行修复与再塑的一门学科,包括美容外科学、美容牙科学、美容眼科学、美容皮肤科学和美容中医学等。

美容皮肤科学是一门以医学美学为指导,皮肤科学为基础,研究人体皮肤功能与结构、损容性皮肤病对人体容貌美、形体美及心理方面的影响,维护、改善、修复和塑造人体皮肤健康与美的规律的学科,它是美学、美容学、皮肤科学三者有机结合的产物。从治疗手段上可分为美容皮肤内科和美容皮肤外科。

因此,皮肤外科与美容医学、美容皮肤科学有着内在联系,学科的交叉与互补,必将取得相得益彰的效果。

（邓　军）

第二节　皮肤外科基础

针对需要外科治疗的皮肤疾病,可以基本确立皮肤外科的实施范围。

一、皮肤外科手术及适应证

皮肤外科手术大致可分为:疾病的诊断性手术、疾病的治疗性手术以及非疾病性的美容皮肤外科治疗。

(一) 疾病的诊断性手术

为疑难性皮肤病、皮肤肿瘤的病理诊断及深部真菌、病毒、分枝杆菌等特异性感染的病原体培养,提供必要的组织标本以获得可靠的诊断,来指导临床选择正确的治疗方案。

(二) 治疗性手术

1. 体表的良、恶性肿瘤　常见的良性肿瘤有色素痣、脂肪瘤、表皮囊肿、皮肤纤维瘤、脂溢性角化、皮脂腺痣、疣状表皮痣及汗管瘤等;常见的恶性肿瘤有基底细胞癌、鳞状细胞癌、Bowen 病、Paget 病及恶性黑色素瘤等。

2. 先天性畸形及遗传性疾病　副乳、副耳、甲状舌骨腺囊肿、骨膜增生厚皮症、血管瘤、神经纤维瘤病、腋臭、多毛症等。

3. 创伤及感染性疾病　烧伤、外伤所致瘢痕及所引起的秃发、挛缩、面部及躯干的外观形态的改变,皮肤及软组织缺损等的修复性治疗及功能再恢复;细菌、真菌、病毒及其他病原微生物感染所引起皮肤组织的脓肿、溃疡、赘生物及缺损等,如各种病毒疣,梅毒、麻风所引起的溃疡、组织缺损、畸形的修复。

(三) 皮肤美容的外科治疗

皮肤非疾病性的美容外科治疗主要是指以手术、药物(化学外科)及激光、冷冻等方法纠正影响形体、容貌审美学上缺陷或不足的方法,是一种锦上添花的行为。美容皮肤外科目前主要开展的手术及治疗有:腋臭、白癜风、色素痣、太田痣、鲜红斑痣、酒渣鼻、瘢痕疙瘩、眼袋以及各种原因所致的瘢痕、秃发、眉毛脱失、不良纹身等治疗,这些疾患及缺陷均可以通过各种皮肤外科的手术或物理、化学的方法进行治疗,以达到最佳的美容效果。

另外,对皮肤、皮下软组织造成的外观和形态结构上的不足,也可以通过皮肤外科的治疗获得重塑,如局部皮下脂肪堆积、单睑、鞍鼻、小乳症及皮肤老化等。

二、皮肤外科手术的基本操作技术

(一) 皮肤切口的设计

皮肤外科手术切口设计的原则为:

1. 在便于手术操作的前提下,切口的长轴尽可能与皮纹或生理性皱纹相一致,或与langer 线(图 52-2-1)平行。此时切口线与弹性纤维的长轴一致,弹力纤维对切口的拉力最小,缝合后的张力最小,愈合后瘢痕最小。身体有些部位皱纹与 langer 线是一致的,而有些部位则不一致,如面部皱纹则与 langer 线垂直。Webster 在 1935 年建议切口应按照皱褶线(图 52-2-2)进行,这一意见逐渐为人们所接受,有的部位与 langer 线不一致,切口与皱褶线平行是可取的。

2. 切口尽可能选择在隐蔽处,以达到美容效果(图 52-2-3)。

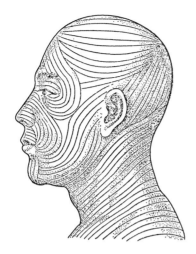

图 52-2-1　皮肤 langer 线

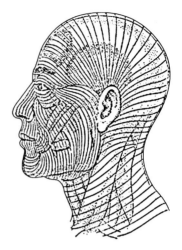

图 52-2-2　皮肤皱褶线

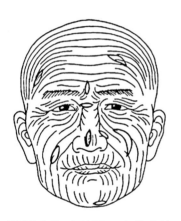

图 52-2-3　面部切口在隐蔽处或与皮肤皱纹相平

3. 切口的方向最好与神经和血管走行相一致,以免损伤血管神经。

4. 在四肢关节部位,切口不要垂直跨越关节平面,若不得不跨越关节面时,经关节正中线可采用"Z"形或"S"形或锯齿形切口,以防止因纵形直线瘢痕挛缩而影响关节的运动。

（二）皮肤切开

皮肤切开时须注意以下几点:①正确的持刀方法:皮肤外科手术相对普外科来说比较精细,多采用执笔式(图 52-2-4);②选用锐利刀剪:保证切口切开准确迅速,避免来回拉锯式的切割而形成锯齿样外观,同时也可减少对周围组织牵拉的损伤。在皮肤松弛部位切开后可采用剪刀沿术前的划线剪开皮肤;③运刀要正确:切入皮肤时,一般先垂直下刀,然后平滑切开至尾端再垂直出刀,用力要均匀,通常应使刀刃与皮面呈垂直切开或稍向病变组织外侧偏斜(图 52-2-5),可预防日后因弹力纤维牵拉收缩使切口瘢痕变宽;④在有毛发的部位头皮或眉毛切开皮肤应与毛发生长方向平行呈倾斜切开,以减少毛囊的损伤,防止术后脱发。

（三）剥离

手术中的剥离旨在切缘两侧将皮下组织进行分离,以更充分地暴露术野便于手术,同时减少切口两侧的张力,有利于无张力缝合,以减少术后瘢痕形成。剥离的基本方法有:采用手术刀或剪刀在直视下准确地剪、切等锐性分离组织,也可采用手指、刀柄、剥离子及其他剥离器械钝性剥离,有些部位还可以用锐性剥离和钝性剥离相结合的方法。

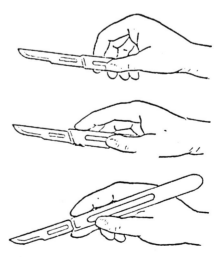

图 52-2-4　正确持刀方法

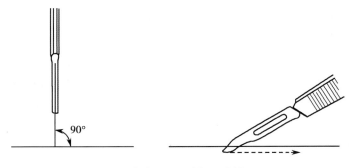

图 52-2-5　正确运刀方法

具体选择要根据手术的部位来决定。

（四）止血

术中的止血方法主要有以下几种：①局部麻醉药品中加入适量肾上腺素（1∶200 000），可使局部血管收缩，减少毛细血管的渗血；②压迫止血，对于渗血较多也可用 50～60℃温盐水纱布压迫数分钟即可止血，但纱布温度不可过高，以免烫伤；③浅表小血管出血压迫无效时，采用血管钳钳夹止血；④对于细小的活动性出血或小动脉、小静脉出血，上述方法不能奏效时，也可以用双极电凝止血；⑤对于活动性大血管出血，尽可能采用确实可靠的止血方法，一般采用结扎止血，对于较大的血管最好进行缝扎。

（五）缝合

皮肤切口的缝合应遵循组织的解剖层次逐层对位、不留无效腔的原则。缝合中尽可能的采用细针、细线，保证切口整齐，减少术后的瘢痕。皮肤切口缝合的常用方法有以下几种。

1. 间断缝合　这是最常用的缝合方法，操作时从一侧组织进针，经切口深部从对侧相应对称部位组织穿皮而出、打结，适合于各个解剖层次的缝合。

2. 皮内缝合　可分间断皮内缝合和连续皮内缝合两种方法，多用于面部美容手术，可减轻皮肤表面的张力，以减少切口瘢痕的分离。间断皮内缝合操作时先从一侧真皮下进针、真皮出针，再从对侧真皮进针下方深部组织出针，然后打结（图 52-2-6），结扎线结留置于深层避免了线结反应。连续皮内缝合是在切口一端皮肤上进针，于创口内穿出，再横向地在真皮内穿过对侧真皮层，如此蛇形跨越创缘，最后在创口另一端皮肤上穿出（图 52-2-7），缝合完成后用透气胶纸固定，缝合线用可吸收线而不需要拆线或光滑尼龙线易于抽除。

3. 褥式缝合　常用于在缝合时皮肤创缘易内卷的皮肤创口（如阴囊皮肤等），可使创口

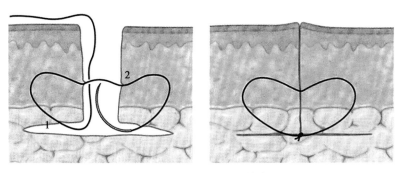

图 52-2-6　皮内间断缝合

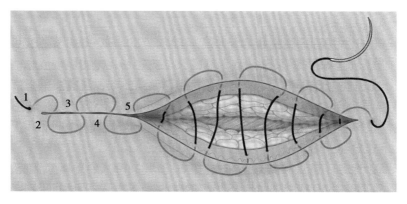

图 52-2-7　皮内连续缝合

边缘轻度外翻对合整齐,褥式缝合分为水平褥式缝合和垂直褥式缝合两种方法(图 52-2-8;图 52-2-9)。

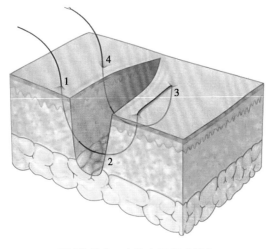

图 52-2-8　皮肤水平褥式缝合

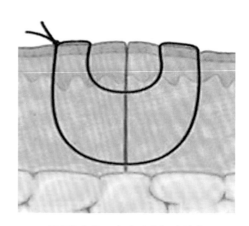

图 52-2-9　皮肤垂直褥式缝合

（方　方）

第五十三章

皮肤外科基本技术

第一节 麻 醉

一、概况

（一）概述

外科手术的首要步骤是控制疼痛,皮肤外科手术也不例外,通常也需要麻醉。局部麻醉导致感觉暂时丧失、作用快速、局限、相对无副作用,是皮肤外科术中理想麻醉法。局麻也成为皮肤外科手术基本的组成部分,它的诱导和维持都通常直接由手术医生负责,因此手术医生必须掌握。

（二）原理

1. 疼痛的产生 神经纤维传导刺激是由神经细胞膜上的钠通道钠离子内流,产生细胞膜的去极化,并且沿着神经纤维单向传播。

2. 药理学局麻药 按化学结构分为两类:酰胺类和脂类。酰胺类药物稳定,可以保存很长时间;脂类药物由于在血浆中被胆碱酯酶分解而易降解。脂类麻醉药常与对氨基苯酸的代谢物产生过敏反应。

3. 作用机制 神经膜的去极化,沿神经传导,产生缓冲传导,产生脉冲传导。局麻药物直接作用于钠通道的特异受体,抑制钠流动,部分阻滞神经脉冲传导。

（三）麻醉药物的选择

1. 麻醉剂的联合使用 联合应用局麻药可能提高每一种药的作用,最常见的是一种长效麻醉剂与一种短效麻醉剂合用。如布比卡因起效慢,但可以维持作用2到4小时,可与起效快的利多卡因合用。

2. 血管收缩剂 肾上腺素加入利多卡因中确实有很好的血管收缩效果,但药物引起的人工止血会导致术后延期出血。一般指趾部位不主张应用肾上腺素,虽然并没有证据表明加用肾上腺素会增加指趾坏死的危险。血管不正常的患者应用肾上腺素会发生皮肤坏死甚至坏疽,如糖尿病患者。

二、局部浸润麻醉

（一）原理

使用注射器将局部麻醉药物输送到手术需要的位置和层次,对相应的组织进行麻醉。

（二）适应证

大部分皮肤外科手术可使用局部浸润麻醉,尤其适用于手术层面较浅表而表面麻醉效果不好的情况。

（三）禁忌证

无明显禁忌证。

（四）术前准备

明确对所使用的局部麻醉药物无过敏史,对穿刺部位消毒。

（五）手术方法选择及技巧

局部浸润麻醉是最常用的局部麻醉方法,使用适当大小的一次性无菌注射器对需要手术区域皮下组织注入适当种类和用量的局麻药物。注射的层次越浅,起效越快。利多卡因是最常选用的局麻药物,常用1%或2%浓度。

（六）手术步骤及注意事项

注射时可先在进针处推药,使进针处形成一皮丘,再向周围需要浸润麻醉的区域进针。回抽注射器活塞,如无回血,即可边退针,边注射局麻药。需要浸润麻醉区域较大时,可多点进针,以增加浸润面积。注射后可稍微等片刻,待麻醉药扩散浸润到组织中,发生作用(图53-1-1)。

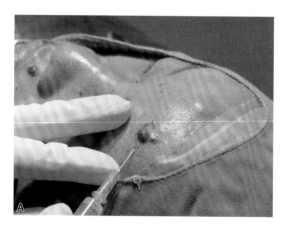 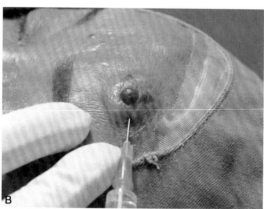

图53-1-1　局部浸润麻醉示意图
A. 进针点注射形成皮丘;B. 从皮丘向周围进针,边退针边注射

（七）术后处理

纱布按压入针点止血,可适当压力按摩,加快麻醉药物局部浸润。

（八）并发症及其处理

在组织疏松位置可出现皮下出血,一般可不处理。

（九）疗效判定

使用针头轻刺麻醉后皮肤,测试麻醉效果是否已达到需求。

三、神经阻滞麻醉

（一）原理

区域麻醉,于感觉神经的近端注射麻醉剂,阻断特异的神经,也可以有效达到麻醉效果。

（二）适应证

这种麻醉一方面可以减轻疼痛,另一方面不会导致局部变形。阻滞特定外周神经是头部、颈部、指趾和肢体上部的手术中相当有效的办法。

（三）禁忌证

无明显禁忌证。

（四）术前准备

明确对所使用的局部麻醉药物无过敏史,对穿刺部位消毒。

（五）手术方法选择及技巧

区域阻滞即用麻醉剂环绕过手术区,控制疼痛,不使局部变形,并在同一隔膜区注射麻醉药,以阻滞相应神经。应小心避免直接注射入神经,以防止神经永久损伤。

（六）手术步骤及注意事项

通过表皮或口腔,可以阻滞眶下神经和颏神经,经口腔阻滞疼痛感更小,因为麻醉药作用于黏膜表面很快产生无痛感。

通过表皮阻滞眶下神经时,针先斜行至眶下孔,然后直接进入以鼻翼远端为标志的中下方,穿过脂肪进入筋膜平面,为保证不进入血管,在注射麻药前回抽一下。有时上唇部或口腔黏膜很快产生麻木感,这表示已接近神经干。采用口腔内阻滞时,在犬齿切牙水平进针,穿过黏膜向上直接指向眶下孔,接近神经主干。

因为面部中央神经支配较复杂,阻滞眶下神经的同时,一般要加少量局麻药。局麻药中加用肾上腺素可止血,患者更易接受。上唇皱纹修复术,可选用双侧眶下神经阻滞。

颏下神经阻滞,对下唇和颏部麻醉很有用。可以从皮肤接近神经,小心用针从中线进入颏下孔,在中线稍偏侧注射麻醉药。口腔阻滞效果更满意些,从第一个尖齿,通过下唇沟以侧下方进针,注射麻醉剂(图53-1-2)。

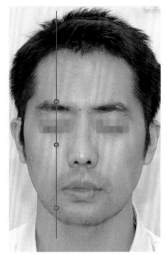

图53-1-2 面部阻滞麻醉注射点示意图

通常在这些孔周围注射1～2ml麻醉药即可。

阴茎神经阻滞,阴茎神经阻滞最常应用于包皮切除术。阴茎由两个背神经支配,于耻骨下隙接近耻骨联合的后下部分注射药物达到有效感觉阻滞,绕阴茎底部的侧边环形注射。必须注意不要注射太多药物,以免破坏阴茎的血流供应。

四、甲手术阻滞麻醉

（一）概述

手指和足趾的局部组织,指趾神经阻滞也很常用。每一个指趾有两个指趾上神经和两个指趾下神经支配,在指根部阻滞麻醉,是用针穿过指趾关节的远端的指趾背面皮肤,把针向下进针注射,然后向上,这样上下指趾神经都可被麻醉。经常单用2ml 2%的利多卡因,大剂量应用会引起循环损害。由于甲外科术后往往疼痛明显,可以使用麻醉效果更长的罗哌卡因(图53-1-3)。

在对指趾甲单位范围进行手术时还可以使用甲侧翼阻滞麻醉(wing block)的方式。具体方法为从甲侧皱襞与近端皱襞交角的中线向外延伸1cm处进针,皮下注射皮丘后,向远端与皮肤表面呈45°进针,回抽后,边退边推药,以进针点以前皮肤变白为度。这种方法使用麻醉药物少、起效快、麻醉区域精确,适用于甲单位上的手术(图53-1-4)。

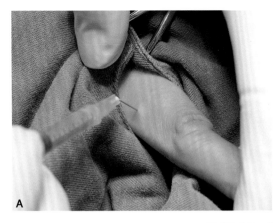
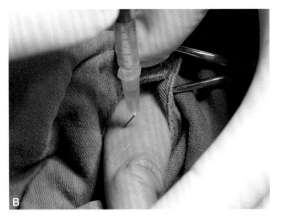

图 53-1-3　指根部阻滞麻醉
A. 在指根部进针；B. 两侧先向下，再向上注射麻醉剂

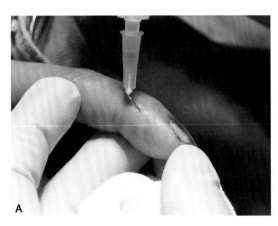
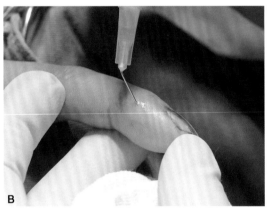

图 53-1-4　甲侧翼阻滞麻醉（wing block）示意图
A. 选择进针点；B. 斜向前进针，边退边推注麻醉剂

（二）并发症及其处理

极少部分患者出现一过性神经损伤，表现为局部感觉麻木或异常。大多部分会随时间延长逐渐恢复正常。

五、表面麻醉

（一）原理

表面麻醉是在体表层直接外用麻醉药物是局部出现麻醉效果的麻醉方法。

（二）适应证

表皮对大多数表面麻醉剂来说是一道有效屏障。多数麻醉剂不易通过表皮层，不能进入真皮。黏膜则很难阻挡麻醉剂的吸收，表面麻醉剂效果较好。

（三）禁忌证

无明显禁忌证。

（四）术前准备

清洁需要使用表面麻醉皮肤、黏膜。

（五）手术方法选择及手术技巧

对于角化皮肤,表面麻醉用利多卡因的浓度可达到30%。生殖器黏膜的小型激光手术可用利多卡因喷剂,3～5分钟后产生有效麻醉,持续作用20到30分钟。表面麻醉剂对儿科肿瘤和皮肤激光手术最有帮助,经常先外用表面麻醉剂,再注射利多卡因全程麻醉或浸润麻醉,这样使门诊儿科手术更安全更舒适,而不需要全麻。另外局部封闭,如斑秃、甲疾病、瘢痕治疗,激光治疗前均可使用本产品(图53-1-5)。

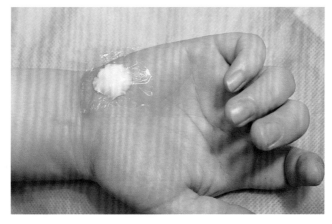

图53-1-5　使用封包表面麻醉剂,增加麻醉药透皮吸收

（六）手术步骤及注意事项

常需作用30到120分钟才能达到完全麻醉的效果,使用封包,或者利用激光、微针等技术打开表皮屏障,增加透皮吸收麻醉效果显著增加。

（七）术后处理

起效后用棉签拭去麻醉药物即可。

（八）并发症及其处理

部分患者使用表面麻醉后局部皮肤、黏膜变白、浸渍,但不影响手术。

（薛斯亮）

第二节　皮瓣转移

一、概述

（一）皮瓣历史

皮瓣是带有自身血液供应、包含皮肤组织的活的组织块,皮瓣是外科组织瓣的一种,主要用于修复创面、功能重建和改善外形。在形成和转移过程中与本体相连的部分为蒂,转移的部分称为皮瓣。

在皮瓣的选用上应遵循以"次要组织修复重要组织;先带蒂移位,后吻合血管;先分支血管,后主干血管;先简后繁,先近后远;重视供区美观和功能保存"的原则。根据"受区修复重建好、供区破坏损失少、成活可靠、操作简单易行"的原则,针对每个患者进行"个体化"的皮瓣筛选和改进。

（二）皮瓣种类

皮瓣种类繁多,依据皮瓣的结构、血供类型、术式设计和成活机制等分类。McGregor 和 Morgan（1973）根据血供分为随意型皮瓣和轴型皮瓣的分法沿用至今。随意型皮瓣包括局部皮瓣、邻位皮瓣、远位皮瓣、管形皮瓣和筋膜皮瓣。轴型皮瓣分为一般轴型皮瓣、岛状皮瓣、肌皮瓣、游离皮瓣和含血管蒂的复合组织移植。皮肤外科常见的为局部皮瓣转移和带血管蒂的轴型皮瓣移位手术。

皮瓣修复面部皮肤缺损,应根据面部美学单位分区设计,利用眼、鼻、耳、唇等周围次要组织修复眼、鼻等特殊部位的重要组织,功能恢复的同时,兼顾美容修复。

二、适应证

皮瓣在皮肤外科得到了广泛应用,主要适应于以下几个方面:

1. 皮损手术切除后不能直接缝合的皮肤软组织缺损创面修复。
2. 面积较大的皮肤良恶性肿瘤切除术后,有皮肤软组织以及深部组织的缺损(肌腱、神经、骨、关节等),需要增强局部软组织厚度的修复。
3. 皮肤慢性溃疡需要增强局部软组织厚度的切除后修复。
4. 皮肤挛缩瘢痕的修复。
5. 面部和外阴部皮肤肿瘤术后缺损创面要求较高的修复。

三、禁忌证

1. 皮肤软组织缺损周围没有可形成皮瓣的正常皮肤组织。
2. 皮瓣转移后供区形成无法修复的新的缺损或畸形。
3. 皮瓣供区血运较差。

四、术前准备

1. 清洁皮肤,感染创面加强换药,必要时做细菌培养。
2. 选择供瓣区皮肤应无感染性皮肤病。
3. 选择合适的麻醉方式和体位。

五、手术步骤

（一）设计皮瓣

根据缺损部位、形态、大小、周围皮肤条件等选择合适的皮瓣。

（二）形成皮瓣

切开皮肤,皮下剥离,形成并掀起皮瓣覆盖缺损创面,无张力下缝合。

六、术后处理

1. 术后加压包扎和制动。
2. 密切观察皮瓣血运。

七、并发症及其处理

（一）皮瓣血运障碍

观察并判断是动脉供血不足还是静脉回流不畅,采取相应处理措施。

（二） 皮瓣下血肿

发现血肿应及时处理，拆除部分缝线，清理血肿，有活动出血应及时结扎止血，下置引流。

（三） 感染

局部或全身抗感染治疗，及时换药。

（四） 皮瓣坏死

局部皮瓣坏死，及时清理坏死组织，防止感染，创面可以通过换药愈合。

案 例 展 示

（一） 局部皮瓣

局部皮瓣是利用缺损区周围皮肤及软组织的弹性、松动性或可移动性，在一定的条件下重新安排局部皮肤的位置，以达到修复组织缺损的目的。局部皮瓣的血供来自蒂部，在蒂部剥离时不能太薄以防损伤血管致皮瓣血运障碍，局部皮瓣还要考虑蒂部的要有适当的宽度。皮瓣宽度与长度通常要有适当的比例，在面部血运丰富可以达到1:2至1:5以上仍成活良好，但在血运较差的部位如小腿小段以1:1比较安全。

1. 推进皮瓣（图53-2-1～53-2-6） 又称滑行皮瓣，是利用缺损创面周围皮肤的弹性和可移动性，在缺损区的一侧或两侧设计皮瓣，经皮下剥离形成并掀起皮瓣，向缺损区滑行封闭创面。常用的为单蒂或双蒂滑行推进皮瓣、三角形推进皮瓣或V-Y成形术、皮下组织蒂推进皮瓣等。几乎适用于全身皮肤所有的缺损治疗。

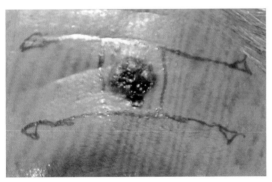

图53-2-1 额部基底细胞癌

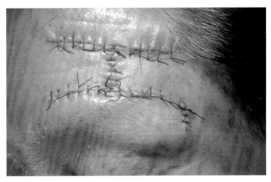

图53-2-2 双侧推进皮瓣术后

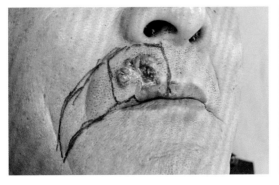

图53-2-3 上唇基底细胞癌

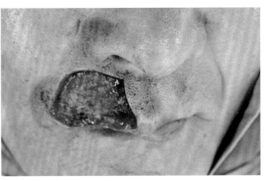

图53-2-4 皮损切除后

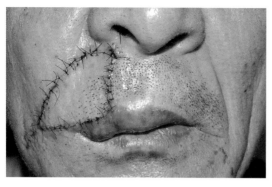

图 53-2-5　推进皮瓣修复术后

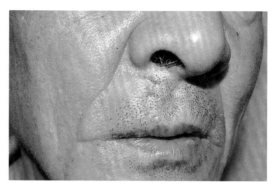

图 53-2-6　术后三个月

2. 旋转皮瓣　是在缺损区外缘形成局部皮瓣,向缺损区旋转一定角度后覆盖创面修复缺损,设计切口长度应为三角形缺损的 4 倍。旋转皮瓣适用于圆形或三角形缺损,对于缺损面积较大,周围皮肤弹性较差和移动性较小,不能使用推进皮瓣修复的缺损可选用此皮瓣(图 53-2-7 ~ 53-2-10)。

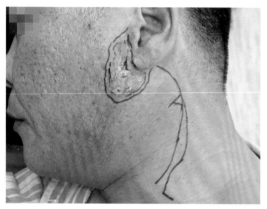

图 53-2-7　耳前基底细胞癌

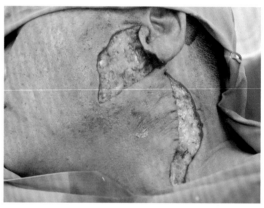

图 53-2-8　皮损切除后形成旋转皮瓣

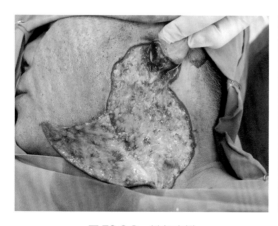

图 53-2-9　掀起皮瓣

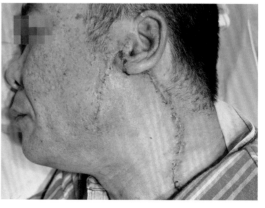

图 53-2-10　术后两周

3. 易位皮瓣　易位皮瓣从供区转移到受区,需要跨越供受区之间的正常皮肤组织,它是利用皮肤弹性和活动度良好部位的皮肤组织来修复缺损区。易位皮瓣包括菱形皮瓣及其变化形式、双叶皮瓣、鼻唇沟皮瓣、Z成形皮瓣或插入皮瓣等。易位皮瓣整形外科、美容外科应用最多、最广的一种局部皮瓣。该皮瓣适用于蹼状瘢痕挛缩畸形的松解,条状、索状瘢痕及组织错位的修复,鼻腔、外耳道的环状狭窄,小口畸形的开大,以及肛门、阴道膜状闭锁畸形的整复等。由于易位皮肤经过易位后延长了轴线的长度,即可达到松解挛缩的目的。另外,它可改变瘢痕的方向,使之与皮纹方向相吻合,还能使移位的组织、器官复位,从而达到改善功能与外形的良好效果(图53-2-11～53-2-20)。

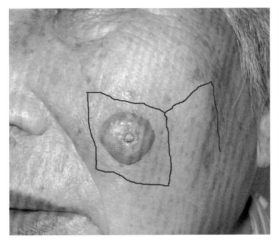

图53-2-11　面颊部鳞癌,设计菱形皮瓣

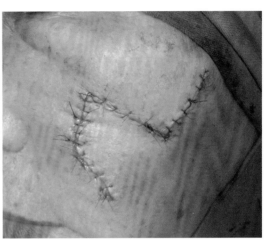

图53-2-12　皮瓣转移术后

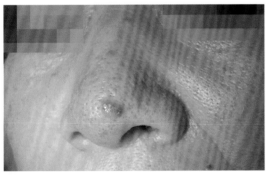

图53-2-13　鼻尖部基底细胞癌

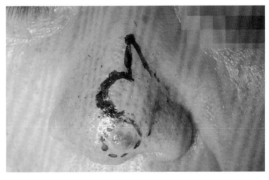

图53-2-14　设计双叶皮瓣

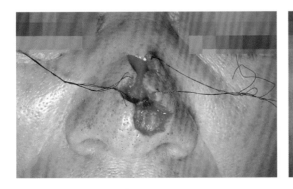

图53-2-15　掀起皮瓣

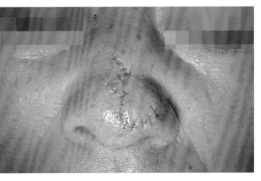

图53-2-16　皮瓣修复术后

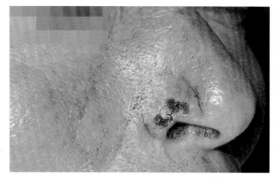

图53-2-17　鼻翼基底细胞癌，设计鼻唇沟皮瓣

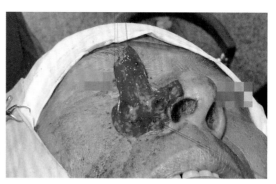

图53-2-18　掀起皮瓣

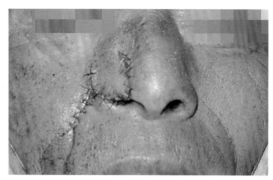

图53-2-19　皮瓣修复术后即刻

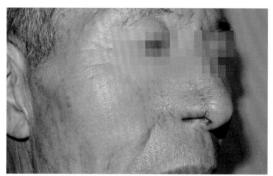

图53-2-20　术后2个月

（二）轴型皮瓣

轴型皮瓣又称动脉性皮瓣，即皮瓣内含有知名动脉及伴行的静脉系统，并以此血管作为皮瓣的轴心，与皮瓣长轴平行。由于皮瓣内含有知名动静脉，血运丰富，长宽比例不受限制，其成活长度显著优于随意型皮瓣。由于该皮瓣血运丰富，抗感染能力强，包括有污染、有感染的创面修复，只要清创彻底、引流充分，加上强有力的抗生素保护，一般均有可能一期愈合。其适应证范围，除皮瓣的适应证外，它不仅可用以覆盖较深创面、修复凹陷性缺损，而且还扩展到功能重建和器官再造方面。除了用于鼻、阴茎再造外，还可运用于舌、唇、咽喉、食管、乳房、阴囊、阴道等再造。

1. 额部正中皮瓣包含两侧的滑车上动脉和内眦动脉（图53-2-21～53-2-24）。

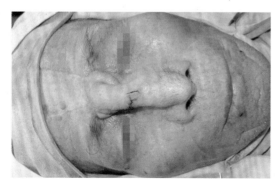

图53-2-21　鼻尖部鳞癌，设计额部正中皮瓣

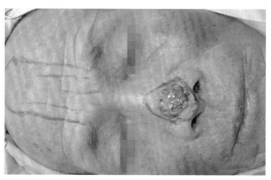

图53-2-22　形成额部正中皮瓣术中

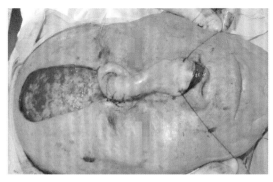

图 53-2-23　术后四周行二期断蒂术前

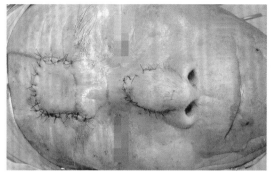

图 53-2-24　二期断蒂术后

2. 下唇 Abbe 瓣包含下唇动脉（图 53-2-25 ~ 53-2-28）。

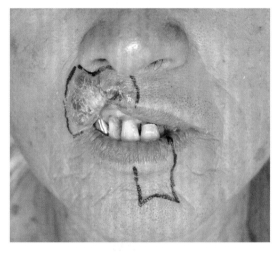

图 53-2-25　上唇基底细胞癌

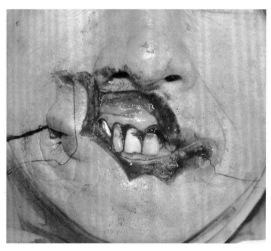

图 53-2-26　形成以下唇动脉为蒂的 Abbe 瓣

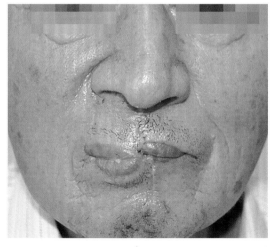

图 53-2-27　术后三周行二期断蒂术前

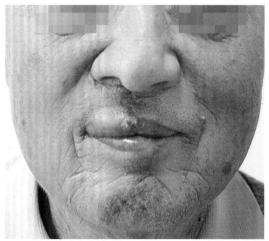

图 53-2-28　二期断蒂术后一周

（三）肌皮瓣

肌皮瓣是利用供养肌肉的易于辨认的动脉为蒂，把其供养的肌肉和其上覆盖的皮肤作为一体掀起转移至需要修复的缺损区。适用于局部组织缺损范围较大、深度较深、涉及组织器官较广的组织修复（图53-2-29～53-2-32）。

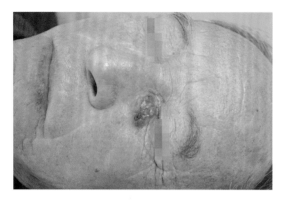

图53-2-29　左下眼睑基底细胞癌

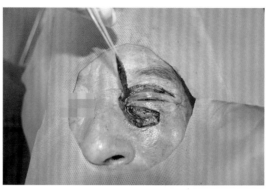

图53-2-30　掀起上睑眼轮匝肌蒂肌皮瓣

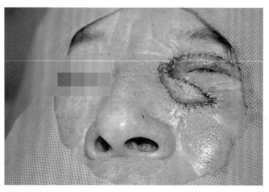

图53-2-31　皮瓣修复术后

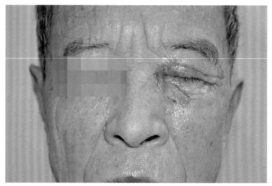

图53-2-32　术后两周

（张　斌）

第三节　瘢痕切除及"Z"成形术

一、概述

瘢痕可以由外伤，烧伤及感染性疾病引起。瘢痕种类有增生性瘢痕、凹陷性瘢痕、扁平性瘢痕及挛缩性瘢痕等。瘢痕切除的方法需要根据瘢痕的性质及部位而定，小的瘢痕可以直接切除缝合，较大的瘢痕可以采用分次切除、"Z"成形术及皮肤软组织扩张器治疗，需要根据瘢痕的具体情况而采取不同的方法。

"Z"成形又称易位皮瓣或对偶皮瓣，也叫交错皮瓣。由于皮瓣经过易位后延长了轴线的长度，即可达到松解挛缩的目的。

二、原理

"Z"成形术用于松解蹼状、条索状或环状瘢痕挛缩时,"Z"字的中轴位于瘢痕挛缩的方向上,两对偶三角皮瓣形成并交错转移后可使中轴方向上的长度增加,从而使挛缩或狭窄得到松解。理论上讲,当"Z"字的中轴长度不变时,随着臂与中轴夹角的增大,两皮瓣交错转移后中轴长度也随之增加,当夹角为30°时,中轴延长25%;45°时,中轴延长50%;60°时,中轴延长75%。用于矫正解剖结构错位时,设计皮瓣时将错位的结构包含在其中一个三角形皮瓣中,并与另一个三角形皮瓣换位缝合,使其向正常解剖位置移动,以达到纠正解剖结构错位的目的(图53-3-1A,53-3-1B)。

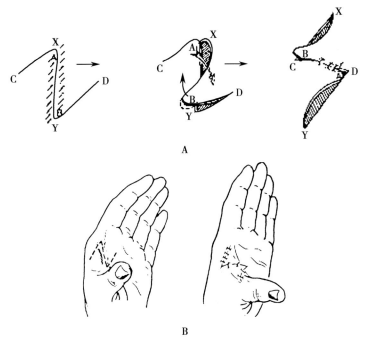

图53-3-1 "Z"成形术设计原理

三、适应证

该皮瓣可用于松解蹼状和条索状瘢痕挛缩,松解肢体和管道结构(如鼻腔、外耳道等)的环状狭窄,同时能矫正组织错位、改变瘢痕方向,从而达到改善功能和外形的良好效果(图53-3-2)。

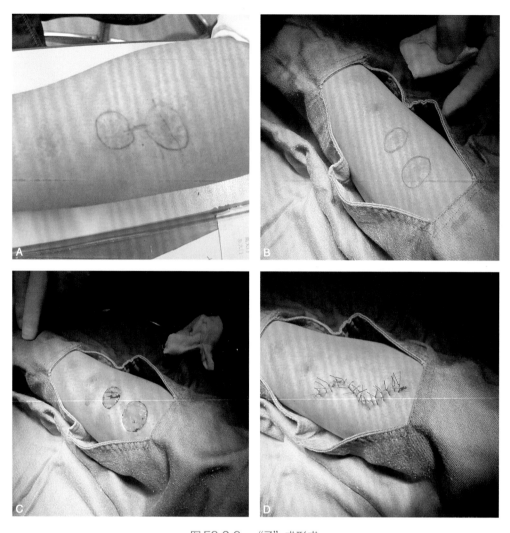

图 53-3-2　"Z"成形术

A. 左上肢烟烫伤后圆形瘢痕；B. 两者相邻；C. 术前标记瘢痕边缘；D. 切除瘢痕改形后再"Z"形缝合术后即刻

四、手术方法选择及手术技巧

（一）交错皮瓣操作的要求与步骤

首先检查条索状、蹼状瘢痕挛缩的特点，周围有无可利用的正常皮肤，松动性如何，设计皮瓣的蒂部有无瘢痕或其他影响血供的因素，明确之后再设计皮瓣的切开线。以挛缩方向为中轴线切开或切除瘢痕，直至深筋膜或正常组织的层次，然后按设计的切口线切开两个三角皮瓣，并在深筋膜浅面剥离，将皮瓣掀起后充分剥离，使两个皮瓣能松弛的转位（图 53-3-3）。

（二）"Z"成形术

术中需注意：①"Z"成形术是以牺牲瘢痕两侧组织的宽度来达到延长中轴线的目的，因此在使用皮瓣前应判断两侧宽度是否足够，皮瓣转移后是否会引起相邻重要组织器官的移位，如果没有足够的组织量或造成重要器官移位，就要考虑其他修复方法。②设计皮瓣时注

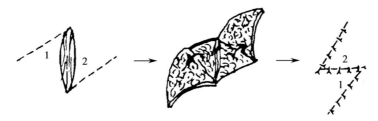

图 53-3-3　剥离皮瓣

意考虑将原来与皮纹或皮肤张力线垂直方向上的瘢痕改变到与皮纹更加吻合的方向。③注意防止皮瓣尖端缺血坏死,设计时基底要宽,尖端要呈钝圆形。④术中分离皮瓣时,注意层次一致,切勿深一刀浅一刀,以免伤及皮瓣上的血管网。⑤术中操作仔细,止血完善,术后适当加压包扎,以免皮瓣下形成血肿而影响皮瓣的血液循环。

"Z"成形除对等的两个三角形之外,还有一些变化的类型,如不对等的三角瓣、连续"Z"成形术、四瓣及五瓣成形术、"W"形皮瓣成形术等。

1. 不等三角形皮瓣或单个三角皮瓣插入　在形成两个三角皮瓣时角度可以各异,一般在 30°~90°之间,具体视瘢痕两侧组织情况而定(图 53-3-4)。有时在挛缩畸形的一侧无正常组织,另一侧为松动的正常组织时,可采用单个三角皮瓣插入法。设计时将瘢痕处作直角切开松解,形成创面,将另一侧正常皮肤处形成 30°~60°的三角皮瓣插入其中(图 53-3-5)。当修复上下睑及上下唇外翻时,因血供丰富,可从邻近部位形成一长条形皮瓣插入,以填补外翻部位的组织缺损(图 53-3-6)。

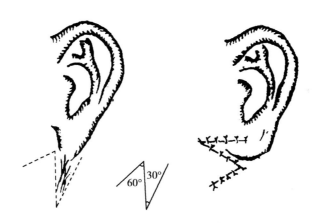

图 53-3-4　不等三角形皮瓣

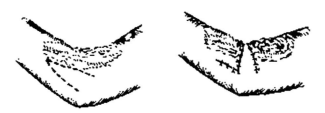

图 53-3-5　单个三角皮瓣插入

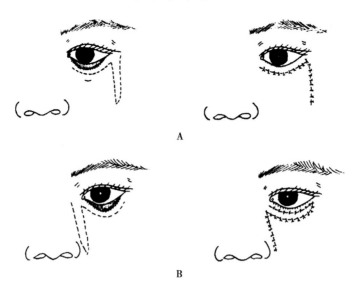

图 53-3-6 单个插入皮瓣

2. 连续"Z"成形术 当挛缩的条索状瘢痕较长,而且其两侧可利用的皮肤宽度有限时,可采用连续"Z"成形术(图 53-3-7)。由多对小的三角皮瓣代替了一对大的三角皮瓣,用多个不连续的短的瘢痕取代了原来的连续瘢痕,分散原有瘢痕部位的张力,且更加隐蔽,符合美学原则。常用于解剖结构较多的面部和较窄的四肢关节部位。需注意的是,除两端外,连续"Z"成形术的其他皮瓣均不是三角形,需转位后进一步修整为三角形,同时注意各个皮瓣三角部位的血运,以免一起坏死。

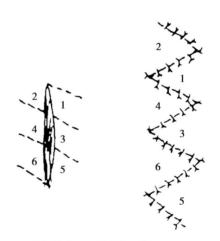

图 53-3-7 连续"Z"形成术

3. 四瓣成形法 是在挛缩部位的两侧设计两个大角度的皮瓣,如 90°再将此角沿角平分线分为两个等份,即成为 4 个三角瓣,切开及掀起皮瓣后,1 与 4 瓣互换位置,2 与 3 互换位置,以增加中轴线的长度,达到松解瘢痕的目的(图 53-3-8)。

4. 五瓣成形法 实际是"Z"成术与 Y-V 成形术的联合应用,常用于一侧是瘢痕组织,一侧为正常松动皮肤的蹼状瘢痕挛缩的松解(图 53-3-9、53-3-10)。

5. "W"形皮瓣成形术 常用于修复缝合针迹显著,呈蜈蚣脚样的线头状瘢痕,可以防止直线瘢痕形成,降低单个瘢痕的张力,但无松解及延长瘢痕的效果(图 53-3-11)。

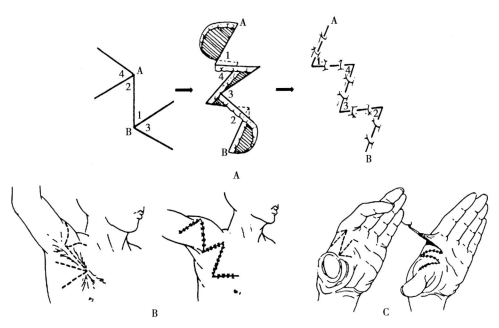

图 53-3-8　四瓣成形法

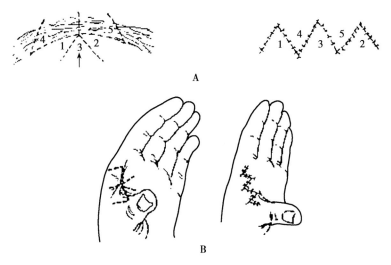

图 53-3-9　五瓣成形法

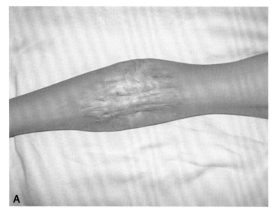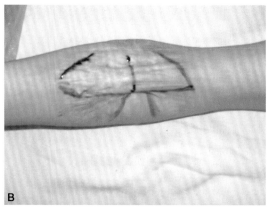

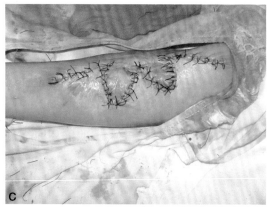

图 53-3-10 五瓣成形法临床实例

A. 肘部烧伤后瘢痕挛缩畸形;B. 五瓣成形法修复术前;C. 肘部烧伤五瓣成形法修复术后即刻

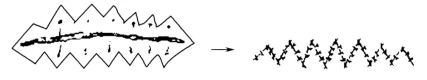

图 53-3-11 "W"形皮瓣成形术

（刘淐 吴信峰）

第四节 自体皮片移植术

一、概述

自体皮片移植术是皮肤外科的一项重要技术,常用来修复良性或者恶性皮肤肿瘤切除后以及皮肤溃疡等遗留的较大缺损或者白癜风磨削术后表皮移植修复。游离皮片移植可以在创面发生后即刻进行,也可以延迟,行二期修复。

二、原理

是将身体其他处的部分皮肤完全从供皮区切下来,移植到身体其他皮肤缺损处,重新建立血液循环,使其达到修复创面的目的。

三、适应证

(一)刃厚皮片

仅包括皮肤的表皮层及少许真皮乳头层。皮肤极薄,厚0.3毫米左右。优点是容易成活并可重复取皮。缺点是成活后挛缩严重,变形,影响局部美观和功能,不耐磨。适合大面积非功能部位的缺损和深度感染的肉芽创面以及白癜风的表皮移植;不适合眼睑及其附近、关节及其附近和掌跖部缺损的修复。

(二)中厚皮片

断层皮片,包括皮肤表层和较厚的真皮层。其厚度介于表层皮片和全厚皮片之间,相当于皮肤1/3～1/4厚度,厚度约0.3～0.6mm。优点是较容易成活,收缩性稍小,质地柔软,耐磨,外观和功能远超过刃厚皮片,供皮区可以自行愈合。缺点是仍有一定收缩性,供皮区有可能遗留增生性瘢痕。临床上使用广泛,可用于眼睑及其附近、关节及其附近和掌跖部缺损的修复。

(三)全厚皮片

视身体部位、年龄、性别而异。优点是移植成活后收缩性和色泽变化小,质地柔软,比中厚皮片更能耐受摩擦,其活动性好,美观和功能恢复好。缺点是对受皮区的创面要求高,必须新鲜无菌,血运丰富。供皮区取皮面积受限,创面不能自行愈合,必须用缝合或用中厚皮片移植等方法才能闭合,故不适于缺损区较大的创面移植手术。一般用于面部、鼻部、眼部瘢痕性睑外翻或畸形的修复,眉毛及睫毛的再造以及掌跖部缺损的修复等。

四、禁忌证

同一般外科手术一样,有无手术禁忌证,要是有基础疾病和植皮区有感染,要尽量控制再进行植皮手术。

五、术前准备

同一般外科手术术前准备一样,了解有无手术禁忌证,要是有,尽量控制在手术安全范围内。

术前谈话要点:

(1)植皮术后皮片的颜色与周围肤色不均,还可能发生挛缩等而影响美观和运动功能;

(2)植皮术后皮片有可能因感染、出血等原因导致皮片失活需要重新移植;

(3)植皮术后皮片的感觉恢复需要较长时间;

(4)取皮区可能出现瘢痕、局部颜色改变等。

六、手术方法选择及技巧

(一)徒手切取法

操作简单,不需要特殊设备,容易开展。分为手术刀、剃须刀和滚轴取皮刀等取皮方法。

1. 手术刀切取方法　先依据创面大小设计切取正常皮肤的范围(图53-4-1A),后用手术刀直接作梭形切口,尽量不带皮下脂肪;切取后,尽量用修皮剪或组织剪等工具去除皮下脂肪或者部分真皮组织(图53-4-1B),制成全厚皮片或者中厚皮片(图53-4-1C),供皮区进行缝合(图53-4-1D),加压包扎(图53-4-1E)。

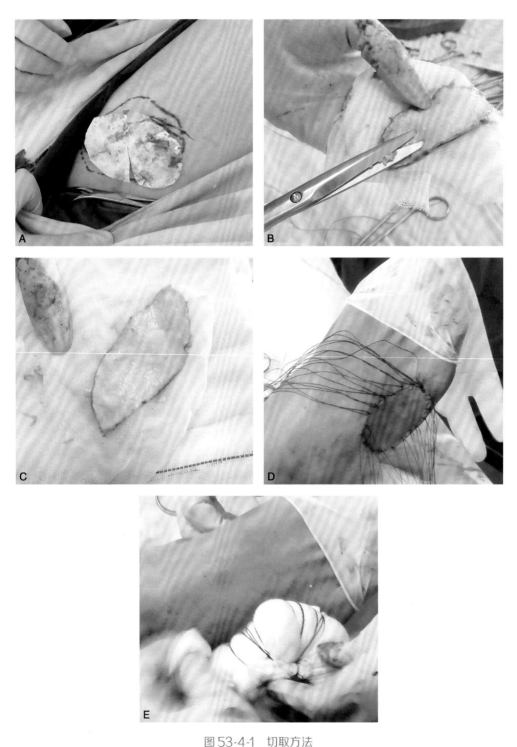

图53-4-1　切取方法

A. 依据创面大小设计切取正常皮肤的范围;B. 去除皮下脂肪或者部分真皮组织;C. 制成全厚皮片或者中厚皮片;D. 供皮区进行缝合;E. 加压包扎

2. 剃须刀削切方法　用剃须刀直接削切皮肤取皮,可以取刃厚或者中厚皮片,对于小范围稳定期白癜风表皮移植或创面不大的缺损,可以使用该方法;供皮区用凡士林和纱块包扎即可。

3. 滚轴取皮刀取皮　先安装刀片,按需要取皮的厚度来调整取皮刀上刻度,刻度越大,取皮越厚(图53-4-2A)。切取皮片时,可用液体石蜡少许涂抹于供皮区皮肤表面及刀片上,这样,易于滑动和操作;然后用工具,比如木板,压住取皮两端的供皮区,使两板之间的皮肤紧张平坦;右手持刀使刀刃与皮肤成30°角左右,在两板之间作拉据式动作向前推动切削皮片,到预定大小的位置切断皮片,用湿生理盐水纱块包裹放好备用。取皮的厚度决定于刀片与皮肤表面的角度与向下切割的压力,向下切割的角度和压力愈大,则愈厚。要取得厚薄均匀的皮片,应注意随时调节刀片的角度与向下切割的压力,尽量保持稳定的操作;即使这样,有时也难取得厚度均匀的整块大面积皮片。取皮后供皮区用凡士林(图53-4-2B)和棉垫加压包扎即可。

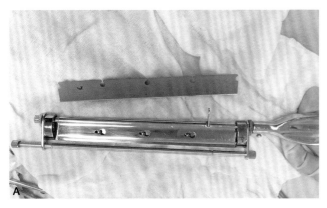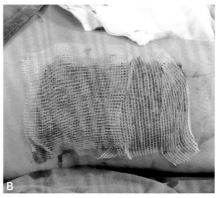

图53-4-2　取皮刀取皮
A. 滚轴取皮刀;B. 用凡士林和棉垫加压包扎

(二) 鼓式取皮机取皮

由鼓面、转动轴、厚度刻度盘、刀架等构成。取皮时,先装刀片,依据取皮的厚度调整刀片刻度,鼓面粘贴双面取皮胶纸,75%酒精清洁供皮区;握住机柄,扶持刀架,使鼓面前缘接触供皮区皮肤,轻压片刻使鼓面与供皮区粘合,将鼓面上旋,皮面抬起,将刀片落在被拉起的皮肤上,左右拉锯切下皮片,然后一边旋转鼓,一边加压,拉锯式切割,到需要的位置时切取皮片;取出皮片,用湿生理盐水纱块包裹放好备用。取皮后供皮区用凡士林和棉垫加压包扎即可。随着电动取皮技术的发展,目前较少被手术者使用。

(三) 电动取皮机取皮

以电为动力,由动力部分、转动系统、刀架、手柄、厚度刻度盘、刀片等组成(图53-4-3A,B),另一类以气为动力者称为气动取皮刀。刀距和刀片依皮片大小的需求可调。优点是取皮快,取皮的厚度均匀和整齐(图53-4-3C),可提高手术效果,广泛被手术者采用。取皮时,先依需要皮片的大小选择适合的刀距和刀片并安装,调节刻度,接通电源;在供皮区皮肤和刀片涂抹消毒液体石蜡;绷紧皮肤,手持取皮机施压于供皮区,向前推进,达到需要的皮片长度再切断皮片;取出皮片,用湿生理盐水纱块包裹或泡在生理盐水中,放好备用。取皮后供皮区用凡士林和棉垫加压包扎即可。

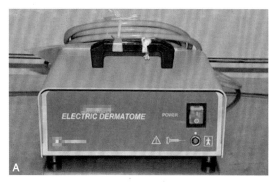
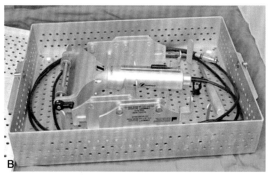

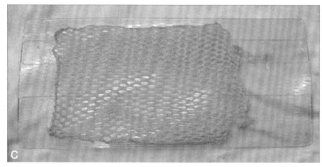

图 53-4-3　电动取皮机取皮
A,B. 电动取皮机；C. 取皮的厚度均匀和整齐

（四）取皮后供区的处理

供皮区刃厚或中厚皮片取出后，随即用 2 至 3 层凡士林油纱覆盖（见图 53-4-2B），然后用棉垫绷带加压包扎。术后供皮区适当制动，防止敷料移位。每天检查敷料情况，如敷料分泌物多，可以更换敷料，凡士林不需要更换；如敷料干燥，无感染迹象不需要更换敷料。术后 2 至 3 周一般即可愈合，愈合后可以使用一些预防瘢痕的产品，预防和减少瘢痕的形成。

七、手术步骤及注意事项

（一）植皮区准备

各种良恶性皮肤肿瘤手术切除后或者白癜风磨削后，新鲜无感染创面可即刻行自体皮肤植皮术；外伤后 24 小时内，无严重污染的创面，局部清创止血后，也可考虑行植皮手术；二期肉芽肿创面，需要鲜红、分泌物少，植皮时可以将增生的肉芽组织刮除，用湿纱布压迫止血后，再行植皮。

（二）供皮区的选择与准备

1. 供皮区应无感染，术前一日清洗干净，剃毛。取薄层皮片或中厚皮片，一般选择四肢的宽敞部分或躯干。

2. 大面积烧伤，常选头皮为供区，可反复多次取皮。

3. 要注意供区与受区皮肤颜色的对比度，尽量选择与受皮区色泽、质地相似，较隐蔽的部位作为供区，如面部缺损，常选择耳后、锁骨上和上臂内侧等。

（三）游离皮片切取和移植

选择适当的麻醉方法和常规的外科消毒铺巾，依据缺损大小和部位，选择适合供皮区和取皮方法进行取皮,将取出的游离皮片移植到缺损区,用 3-0 慕丝线等进行间断缝合时,注意从皮片向创缘方向缝合;部分缝合后,游离皮片可用 11 号尖刀片进行打孔,有利于引流、增加皮片与创面的粘合度以及增加取皮面积,周围覆盖凡士林油纱,再进行加压打包包扎;也可以在缝合时,把皮片与底层缝合固定,覆盖凡士林油纱,再打孔和加压包扎。注意受皮区,术中止血要彻底,以免出血影响皮片的成活。

八、术后处理

1. 除按一般普通外科术后处理外,还需要适当制动;术后每天检查敷料、伤口疼痛情况以及有无闻到皮片坏死的异味。如果敷料较湿,可以更换外层的棉垫。

2. 移植皮片的生长愈合过程中血供良好的受区非常重要,同时,移植的皮片具有良好的血管化条件也很重要。刃厚的皮片和薄的中厚皮片在术后第二日,中厚皮片则在术后第三日就有较好的血管形成;淋巴循环在术后第 4 或第 5 天也已经建立,神经恢复比较慢,有时恢复不完全。术后 10 天皮片愈合已稳定。

九、并发症及其处理

1. 如果术后伤口每天疼痛加重,或者有新鲜渗血,或者闻到皮肤有异味,需要重新打开加压包,及时控制感染,清创和剪除坏死的皮片,等感染控制以及有新鲜肉芽面,再依据情况进行二期修复;如果仅仅是有活动性出血,需要及时止血,重新缝合加压包扎。

2. 游离皮片植皮术失败的原因和预防 ①皮片下血肿形成术中充分止血,皮片缝合前后,要再次检查有无出血或凝血块,有血块,可以用纱块或生理盐水冲洗干净,要是发现仍有出血,应拆除缝线翻开皮片重新止血,确认无活动性出血后,再重新缝合。皮片打孔有利于引流分泌物。②伤口感染强调术前细致的创面准备,术中重视无菌操作,术后合理使用抗生素。③皮片移动确实良好的缝合、固定和制动,使皮片与受区密切接触。皮片上压力一般维持 30～50mmHg(4～6.6kPa)为宜,如压力过小,创面与皮片接触不紧,皮片下易有积液;压力过大,影响新生血管向皮片生长。

十、疗效评价

如果无特殊情况,10～14 天,拆除加压包了解皮片成活情况,如果皮片红润,表明皮片成活,拆除后,继续简单包扎,避免碰撞和浸水等,以免影响皮片进一步成活。皮片的感觉通常在术后 3 个月才开始恢复,恢复的程度要在术后 1 年半或者 2 年才能达到最佳。

案 例 展 示

男,59 岁。右小腿屈侧肿块伴糜烂、渗出 6 年(图 53-4-4A)。病理检查示:中高分化鳞癌。系统检查包括 PET-CT 未发现转移灶。诊断:中高分化鳞癌。治疗:莫氏显微描记技术或常规扩大切除手术(切缘可 0.5～1cm,深度依据术中肿瘤侵犯情况来定),游离皮片植皮修复术(图 53-4-4)。

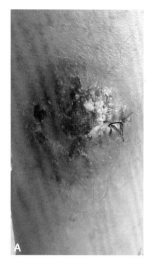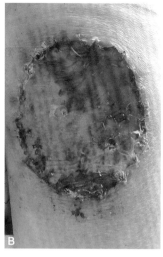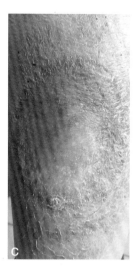

图 53-4-4　右小腿皮肤鳞癌切除后自体皮肤移植术后

A. 中高分化鳞癌临床图；B. 植皮术后 10 天拆线；C. 随访 2 年，术后皮损恢复良好

（万苗坚）

第五节　皮肤软组织扩张术

一、概述

皮肤软组织扩张术是应用皮肤软组织扩张器（skin tissue expander），经手术埋置于正常皮肤软组织下，通过定期向扩张器囊内注入液体，使扩张囊不断扩张膨胀，从而使其表面的皮肤软组织也随之逐渐地被扩张伸展，产生"额外"的皮肤与皮下组织，用于修复皮肤软组织缺损，或器官再造，或形成一定的腔隙以适应自体组织及组织代用品的充填、置入。

二、原理

应用机械扩张原理填充组织缺损，进行器官再造等。

三、适应证

1. 皮肤软组织缺损；
2. 器官再造；
3. 形成一定的腔隙以适应自体组织及组织代用品的充填、置入。

四、禁忌证

1. 全身或局部有化脓性感染、皮疹者。
2. 有出血性疾病或有出血倾向、凝血机制障碍者。
3. 严重肝、肾功能不全，或其他内脏器官功能严重代偿不全者。
4. 恶性肿瘤、良性肿瘤、溃疡疑有恶变者。

5. 精神异常、儿童尤其是 3 岁以下的婴幼儿等不能配合治疗者。

6. 特殊感染如梅毒、麻风、结核、深部真菌病等尚未治愈者。

五、术前准备

（一）一般准备

1. 了解患者的要求及目的,制定完善的治疗计划;

2. 完善必要的实验室及影像学检查;

3. 备皮　对有残留创面或慢性炎症病灶者术前应给予敏感抗生素治疗;

4. 备血　对儿童及埋置 2 个以上扩张器者,因手术区域多,范围广,失血可能较多,应配血备用,按每个扩张区失血 100 ~ 150ml 估算准备;

5. 术前 1 日晚一般应用镇静、安眠药,对凝血机制较差者,术前应给予维生素 K、酚磺乙胺等药物。

（二）扩张器置入前准备

1. 扩张区域的选择与设计　原则上应选与修复缺损区相邻近的部位,使供区与受区皮肤色泽、质地相近似。严禁选择可能损伤重要组织器官或影响功能的区域。

2. 扩张器的选择　根据需要修复缺损区的位置、范围、面积以及周围组织提供扩张区的条件,选择适宜的扩张器。如头部多选用椭圆形、肾形,四肢多选用长方形等。同一种型号的扩张器可以用在不同部位,同一个部位也可选择不同型号的扩张器,还可以几个不同型号的扩张器联合应用,一般而言,在等容量条件下,一个大容量的扩张器扩张后效果要比几个小容量扩张器共同扩张效果好,但有时因条件限制,几个小容量扩张器联合应用反而能取得好的效果,因此,选择时应灵活、视具体情况而定。

3. 扩张容量的计算　依据需要修复的缺损区域的面积大小和可行扩张的情况决定,如头皮区可按每 $1.0cm^2$ 缺损面积需 $3.0 ~ 3.5ml$ 扩张容量计算。但在颈部、腹部等深层有软组织的区域按 $1.0cm^2$ 缺损面积需 $4.0 ~ 5.0ml$ 扩张容量计算。在扩张组织转移之前,一般要求其面积应为缺损区的 2 倍以上,或大于扩张器基底与缺损面积之和;也可按 2:1 基本面积规则,即在扩张前先按常规画出用于修复的组织瓣面积,扩张达到画出的组织瓣面积的 2 倍时进行转移手术。

4. 扩张器的检查　使用均应仔细检查扩张器有无破裂及渗漏等情况。在扩张器消毒前及术中置入体内前可向扩张囊内注入一定量的空气,再将扩张器置入水中,通过挤压扩张囊检查其是否漏气;也可向注射壶内注入一定量的生理盐水,挤压扩张囊,检查扩张器有无渗漏现象。

5. 扩张器的清洗与消毒　扩张器检查合格后,应用肥皂水或自来水冲洗干净,然后用生理盐水冲洗,用 4 号半针头经注射壶抽出扩张囊内的气体或水,用纱布包裹好装于金属消毒缸中,同器械一样进行高温高压消毒。

六、手术方法及技巧

除术中即时扩张修复外,皮肤软组织扩张术一般需分二期进行。一期手术为扩张器的置入,二期手术为扩张器的取出、扩张后皮瓣形成、病变部位的切除及缺损的修复,两期手术之间为扩张器的注射扩张期。

（一）一期手术

1. 埋置扩张器　以亚甲蓝标绘出扩张区域和剥离范围,剥离范围一般略大于扩张囊基底面积,并标出切口线及注射壶埋置部位。切口位置应相对隐蔽,且便于操作,多选在扩张区域与修复区域交界处或在皮损边缘、或置于二期手术时即将形成皮瓣的游离缘,与第二期切口基本一致,绝不可在皮瓣的蒂部。扩张器埋置的深度可视供区条件及受区需要而定。一般头皮扩张时应置于帽状腱膜深层;颈部可置于颈阔肌浅层或深层;耳廓再造时则仅埋置于皮下。注射壶多埋置在皮下较浅的部位,也可外置。

埋置腔隙的剥离是一期手术的关键,术者要了解局部的解剖层次、组织结构及主要血管神经的分布情况,剥离时一般采用潜行钝性分离,操作要轻柔,层次要清楚。分离过程中,术者可将左手放在拟剥离处皮肤表面,右手持剪刀进行分离,靠触摸感觉判断并指导分离层次的深浅,沿途止血要彻底。剥离腔隙要足够大,一般要超过标记扩张囊周边 1cm 左右,以便于置入的扩张器囊展平,否则将影响扩张效果,并可因扩张囊折叠形成锐角刺破皮肤,导致扩张囊外露。扩张囊置入时不可用锐器夹持扩张器。

注射壶若埋置皮下,可在扩张囊周围适当的部位分离出一个较小的腔隙放置注射壶,不可过大,以免注射壶置入后易致滑出。注射壶与扩张囊之间必须有一定距离,以利于以后注液的操作,距离太近,穿刺注液时容易误伤扩张囊。放置时注射壶穿刺面应朝向皮面,切勿放反,连接导管勿成角折叠或锐性扭转,以免影响注液。

术中可向扩张器内注入一定量(额定容量的 10% ~20%)的生理盐水,可使扩张器展平起并压迫止血作用。缝合前在腔隙深部放置负压引流管,以防腔隙积血;切口要分层缝合,以防扩张囊从切口突出,缝合时可将皮下、皮肤缝合线留置,一并打结,以避免刺伤扩张囊和导管。

2. 注液扩张

(1) 常规扩张:术后 5~7 天开始注液扩张,5~7 天一次。每次注入量视扩张囊大小和扩张部位而定,皮肤张力较大或深部有重要器官(如颈部)部位,一次注入量不可过多。一般每次注入扩张器额定容量的 10% ~15% 。平均所需扩张时间为 6~8 周,液体总量可达扩张器规格容积的 2 倍。优点是扩张效果确切,皮肤回缩率低;缺点是扩张时间长。

(2) 术中即时扩张:扩张器埋入皮下后,注射壶外置,连续注射扩张液,每次注射到皮肤苍白为止,维持 30 分钟;待皮肤松弛后可再注液扩张,直到皮肤苍白时再停止注射,维持 30 分钟。每次注液后应密切观察血供,再次注液前皮肤血液供应必须恢复,否则需回抽注入液。如此反复 5~6 次后,取出扩张器,行病变部切除、扩张皮瓣转移修复。优点是一次手术即可完成扩张与修复,时间短;缺点是扩张范围有限、皮肤回缩率高,仅适合于修复小面积的缺损。

(3) 间隔快速扩张:术后 3~5d 即开始注液扩张,1 次/12h ~52h,整个扩张期可缩短至 1~2 周。现也有人提出在计算注液扩张总量后,合理计划并分配注射次数及每次注液量,于 72h 内完成扩张。

(4) 连续快速扩张:采用特定的注液装置,或用电脑控制的恒压持续自动注液,在有严密的皮肤生存安全指标监视下,扩张可以持续不断进行,更为严密、安全、有效。注液泵控制扩张囊内压稍低于毛细血管压的恒定水平(4.67kPa)或以疼痛为超负荷指标,将扩张器囊内压始终控制在患者的疼痛阈值水平以下,连续充注,平均速度为 1.0~2.0ml/h,连续扩张平均时间为 8.5d。

(5) 亚速扩张:较常用,2~3d 注液 1 次,扩张时间为 3~4 周,特别适合于注射壶外置时。优点是扩张后效果确切,皮肤回缩率不明显。

扩张液多选用生理盐水。为预防感染、缓解扩张时产生的胀痛、减轻扩张囊壁周围的瘢痕包膜增生,可加入有效浓度的抗生素,如地塞米松、利多卡因等药。注液扩张前先扪及并确定注射壶位置,消毒后,持 $4\frac{1}{2}$ 针头注射器垂直准确刺入注射壶,到有抵触感的防穿刺片为止,缓慢推注扩张液。

（二）二期手术

当皮肤软组织扩张达到预期目的、常规"养皮"后即可以施行第二期手术,取出扩张器、利用扩张后形成的皮瓣对受区及供区同时进行修复。如扩张后皮瓣不足以修复全部受区时,也可以在皮瓣下再次埋入扩张器进行重复扩张。皮瓣的设计与转移是修复创面的关键。应尽可能根据供、受区的形态、范围等综合考虑,并注意到局部血液供应及神经分布特点。遵循先形成皮瓣、后处理缺损区的原则,以避免扩张面积的不足。

二期手术首先沿埋置时的原切口进入,取出扩张器,根据扩张后皮肤的松弛程度,估计能修复的面积,并参照术前设计,确定最后形成的皮瓣和修复的面积,切不可一开始即完全按设计将所有切口线一并切开,以免皮瓣转移后难以吻合。

（三）重复扩张

重复扩张是指扩张后的皮瓣在转移后再次反复扩张,直至足以覆盖所需修复的创面为止(图 53-5-1A、B、C、D)。这一概念由 Manders 提出,Sellers 应用于临床。实践证明,皮肤软

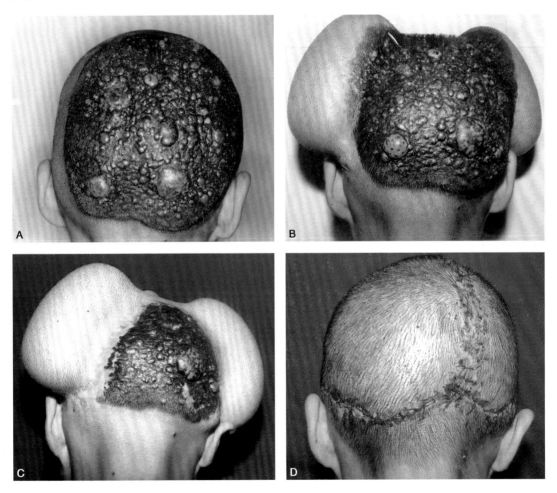

图 53-5-1 重复扩张

A. 扩张器置入前;B. 第一次扩张术扩张后;C. 二次扩张重复扩张术前;D. 二次扩张重复扩张术后恢复

组织通过重复扩张后,形成的皮瓣血运良好,愈合正常,是一种修复大面积皮肤软组织缺损较好的方法。

七、术后处理

1. 一期术后需放置负压引流并保持通畅,并观察记录引流量及引出液体情况。一般术后 1～3 天渗血明显减少或停止时去除。

2. 一期术后 7～10 天拆线后开始注液扩张。

3. 注意皮肤的保护,防止注射壶等处包扎过紧引起血液供应障碍或活动时磨破。注液后如发现局部皮肤过度紧张、苍白持续不退或胀痛持续不减等缺血现象,应回抽液体减压,直至皮肤表面血管充盈反应恢复为止。

4. 扩张过程中一旦发现皮肤坏死和扩张囊外露、破损等情况,应停止扩张,必要时取出扩张器,提前进行第二期修复手术。

5. 二期手术后的处理与一般皮瓣转移后的处理相同,可酌情放置负压引流管或引流条。注意观察皮瓣血供情况,防止皮瓣蒂部受压等。

八、并发症及其处理

皮肤软组织扩张术自引入皮肤外科领域来,日益受到关注和推广,成为皮肤外科的又一强有力的治疗手段。但也存在或多或少的并发症,其发生率约 10%～40%,各部位不尽相同。并发症的发生与术者操作熟练程度、患者的素质及扩张器的质量等有关。

(一) 常见并发症

1. 血肿　是早期常见的并发症,大多发生在一期手术后 72h 以内,以面颈部发生率较高,表现为术区肿胀、疼痛、皮肤发紧。防治的关键措施是术中彻底止血和术后充分引流。

2. 感染　多指一期术后组织扩张过程中的感染。可为原发性,也可为继发于血肿、扩张器外露后,表现为扩张区红、肿、热、痛,全身发热、白细胞计数升高等。也可继发于二期手术皮瓣转移术后皮瓣坏死后继发感染。

防治的关键措施是严守无菌原则。若发现切口裂开,皮肤破溃,扩张器外露或扩张处表面有感染灶,应尽早处理。尽可能不采用注射壶外置的方法以免增加感染机会。若上述措施无效,应及时切开引流或取出扩张器,待感染治愈后再考虑下一步治疗。

3. 扩张器外露　是比较常见且最为严重的并发症。

(1) 切口处外露:一期手术切口多选在病变组织或相邻部位,而这些部位多为血液供应不佳,组织愈合能力差。剥离过程中,边缘层次过浅而致血液供应更加不足;缝合时若只缝合皮肤,而扩张器位于切口下或距切口太近,则更不利于伤口愈合;若注液扩张时不注意囊内压情况,致创口张力增大,使伤口裂开而致扩张器外露。

(2) 正常皮肤处扩张器外露:主要原因有以下几种:①剥离层次过浅,止血钳夹持过多或电凝时间过长致皮瓣局部或全层坏死;②剥离腔隙不足,扩张囊舒展不平致形成尖角,加以包扎过紧,尖角顶破皮肤;③皮肤张力随注液增加,表皮层抵抗力下降,易发生毛囊炎、皲裂等,继发感染后导致皮肤坏死。

(3) 血肿感染后外露:血肿继发感染,伴有脓性分泌物会在切口或扩张囊腔隙内形成脓肿,破溃后致扩张囊外露。

(4) 张力过大致皮瓣坏死引起扩张器外露:术中剥离腔隙不足,注液扩张急于求成,每次注液量过大,致扩张皮瓣因血液供应障碍而坏死,扩张器外露。

一旦出现外露,应取出扩张器,抽出囊内液体,非感染性的应针对原因处理后再次回置,重新缝合,多可望取得预期效果。若外露并发感染或由于感染而破溃,则应取出扩张器,于3个月后再考虑手术。

4. 扩张囊不扩张　指扩张器置入后,注液时不扩张或出现渗漏无法继续进行扩张者。

防治的关键措施为:①选用优质扩张器,做好术前、术中检查,发现可疑立即更换;扩张器尽量不重复使用。②操作要认真仔细,避免损坏扩张器。③发现扩张器已不能扩张或渗漏破坏时,应立即再次手术更换扩张器。④应用药物或增加扩张速度,以减少纤维包膜的形成。

5. 皮瓣坏死　常见于二期手术皮瓣转移后,也可发生在扩张过程中的扩张部位。

(1) 发生原因:①一期手术分离腔隙时,层次掌握不当或操作中损伤了皮瓣的主要血管;②扩张器埋置过浅或扩张器在腔隙内折叠扭转;③皮瓣转移时,设计长宽比例过大,转移后有较大的张力,或皮瓣蒂部扭转;④皮瓣远端携带未扩张组织过多。

(2) 防治措施为:①一期形成埋置腔隙时,分离层次要准确,腔隙要足够大,尽量选用不带棱角的扩张器;②遵循皮瓣设计的一般原则和皮瓣切取中的无创伤操作原则;③皮瓣远端携带的未扩张皮瓣仅能在 1.0cm 的比例范围内,一般应在 5.0cm 以内。

6. 排斥反应　极少发生。表现为手术后局部持续红、肿、发热,但无疼痛,负压引流管有大量的浆液性液体流出。一旦发生,应立即将扩张器取出。

7. 注射壶找不到　常发生在扩张囊与注射壶距离过近,扩张后皮肤隆起导致注射壶位置、方向变化所致。若扩张目的未达到,可在 X 线透视下继续注射扩张;反之,可施行局部手术,将注射壶外置。

还有局部疼痛、局部水肿、神经暂时性麻痹、骨吸收、暂时性秃发、皮肤萎缩纹等各种不同的并发症。治疗时应针对各自不同的发生原因,采取必要的措施。原则上能维持扩张的应继续扩张,尽量减小对手术效果的影响。

案 例 展 示

男,28 岁。头皮先天性巨大色素痣,要求去除色痣并恢复毛发。

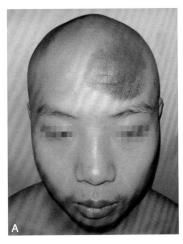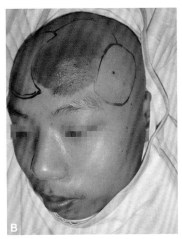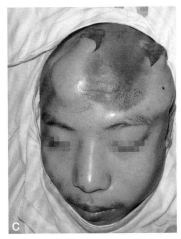

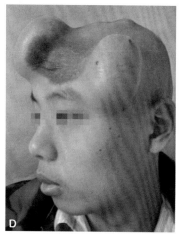
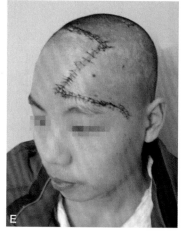

图 53-5-2 手术前及设计、皮肤扩张、扩张器取出去除色痣修复头皮
A. 手术前；B. 术前设计；C. 皮肤扩张；D. 扩张器取出；E. 修复头皮

（方方 布文博）

第六节 Mohs 显微描记手术

一、概述

Mohs 显微描记手术（mohs micrographic surgery，MMS）是在 1930 年由 Frederic Mohs 提出，是一种特殊的切除皮肤恶性肿瘤的手术方式。和传统的肿瘤切除方法相比，可以在最大限度保存周围正常组织的同时保证最高的治愈率。例如基底细胞癌，传统手术切除后的 5 年治愈率约为 93%，MMS 的 5 年治愈率为 98%～99%。而对于复发性基底细胞癌，传统手术 5 年治愈率只有 80.1%，MMS 的 5 年治愈率可达 94.4%。

二、适应证

1. 连续性生长的各种皮肤恶性肿瘤，尤其适用于侵袭性较高、高复发、高转移风险的肿瘤，例如硬斑型基底细胞癌等。
2. 高复发、高转移区域的皮肤恶性肿瘤，如眼周、鼻周、颞部、生殖器等。
3. 直径大于 2cm 的或临床肿瘤界限不清的皮肤恶性肿瘤，如乳房外 Paget 病等。
4. 复发性肿瘤 由于前期手术瘢痕的影响，肿瘤的生长范围更加不易确定，因此 MMS 更能凸显其优势。
5. 对于美容要求高的个体，需要尽量缩小手术缺损的。

三、禁忌证

1. 非连续性生长的皮肤肿瘤和血液淋巴系统肿瘤的皮肤表现。如血管肉瘤、皮肤白血病、蕈样肉芽肿等。
2. 其他系统肿瘤的皮肤转移。
3. 需要全身麻醉的患者。

4. 年龄较大、健康状况不能承受者、智障或精神疾患无法长时间配合手术者。

四、术前准备

（一）手术器械与用品

与皮肤外科器械相同,此外还需要以下物品:

1. 标记液 主要用于两种情况,第一种,标记患者体表肿瘤边缘及切除范围,可以选择甲紫溶液和亚甲蓝溶液,或者选择医用无菌记号笔;第二种,对切下的组织进行标记,该染料应不溶于水和酒精,不能接触人体,如印度墨水等。

2. 标本记录的模式图 记录患者的一般信息及皮损部位,描绘切除标本的形状、方向、分割方式和标记情况(图53-6-1)。

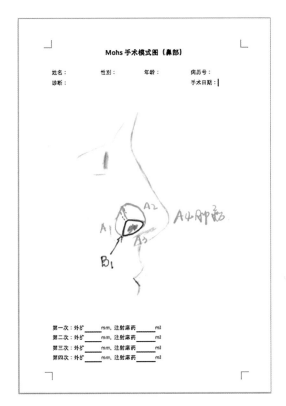

图 53-6-1 Mohs 手术模式图

图中绿色笔迹显示的是第一次切除时的范围和标本分
割情况(A1~A4)。红色显示肿瘤残留部位。黑色实线
表示第二次切除的部位和范围,标本记为 B1

3. 标本盒 放置和运送标本至病理室。

（二）术前评估与术前谈话

手术前应对以下方面的问题进行讨论和评估:

（1）患者的一般情况及病史,评价患者是否可以耐受 MMS。

（2）和患者讨论 Mohs 手术技术的手术方式和流程,选择该技术的理由,有何种替代选择,手术过程中可能的并发症和风险,缺损修复方式的选择及术后伤口护理等。

（3）和患者讨论围术期的注意事项,告知暂停吸烟饮酒的必要性,用药、饮食、穿衣等方面的注意事项和准备。

五、手术步骤及注意事项

（一）准备

常规消毒、铺巾。

（二）标记

首先标记肉眼可见的肿瘤边界,根据不同肿瘤的特点和分型扩大 2～5mm 作为切除边界,并做标记;在某些特殊部位,如内眦,可扩大 1～2mm 标记作为首次切除的范围。然后进行局部浸润麻醉。

（三）去除肿瘤

从肿瘤边界开始,将肉眼可见的肿瘤团块切除。质地较脆的肿瘤也可以用刮匙刮除。本步骤的目的是切除肿瘤的同时可以松解组织,有利于标本的制作。

（四）边缘切除

切除肿瘤周围的组织,包括周边及底面。可沿标记线以钝角入刀,完整切取肿瘤的周边和底面组织,使其外缘呈弧形,取出后呈茶盘样。在取出组织前,可以在 12 点、6 点等位置用刀尖做切痕标记。取出组织并按制片需要分割成适宜大小的部分,用不同颜色的染料标记组织的方向,并在模式图上做好记录,包括组织分割情况、染色的位置和颜色以及编号。组织送冷冻切片病理检查。处理患者创面,充分止血,加压包扎,患者休息等待。

（五）阅片及处理

切片制好后,由手术医生或病理科医生进行阅片。如发现某部分组织中有残留肿瘤,则患者需重新进入手术室,根据模式图记录,在肿瘤残留相应部位向外或向深层扩大切除部分组织,重复上述操作,直至无肿瘤残留为止。

（六）成形修复

根据缺损所在部位、形状、大小及患者的年龄、预期,选择合适的修复闭合方式,包括单纯闭合、皮瓣修复、自体游离皮片移植术以及二期愈合等(图 53-6-2)。

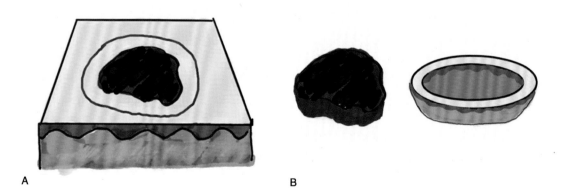

A　　　　　　　　　　　　　　　B

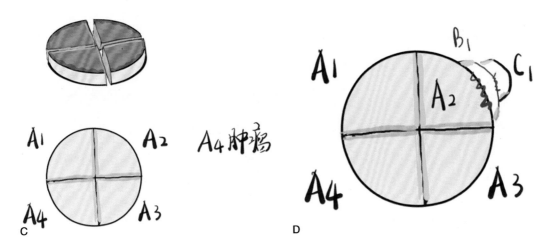

图 53-6-2　Mohs 显微描记手术手术流程示意图

A. 标记肿瘤范围和扩大切除范围；B. 切除肿瘤组织后，整体切除周边和底边组织，使其如茶盘一样；C. 将切除组织取出，摊平，分割和染色标记，并在模式图上记录，记为 A1～A4，肿瘤组织记为 A5；D. 冷冻切片检查发现 A2 边缘有肿瘤残留，模式图上相应部位标为红色。患者重入手术室，在肿瘤残留相应部位扩大 2mm 切除，切除组织标记为 B1，病理检查显示仍残留，故进行第 3 次扩大切除，标记为 C1。直至病理显示无肿瘤残留

六、术后处理

伤口应用无菌敷料覆盖。根据不同的创面部位、范围大小、修复方式选择合适的包扎方式。定期换药，原则与皮肤外科其他手术要求一致。

七、并发症及处理

围术期并发症和其他皮肤外科手术相似，此外还有一些 MMS 特有的情况：

（一）术后感染

由于 MMS 的操作特点，患者需要多次进行切除、包扎、等候，感染的风险可能增加。系统使用抗生素预防感染，自手术开始时开始连服 3 天。如术前已合并感染，术前应进行细菌培养和鉴定，有针对性地选择抗生素抗感染，并每日碘伏浸泡，去除脓痂。术后应定期换药，如发现感染，应及时处理。

（二）术中出血

术中伤口未缝合，使患者在等候时出血的风险增大。术前应充分了解出凝血功能，术中充分止血，做好加压包扎；等候时嘱患者抬高患肢、避免运动，加强按压等。如出现异常出血，应及时进手术室重新消毒、止血、包扎。

（三）术中疼痛

由于患者经历的手术时间较长，可能出现疼痛不适。可以在利多卡因浸润麻醉之后，再适量补充长效麻药，例如罗哌卡因，使无痛效果可以延长至 6～8 小时。

案 例 展 示

女，70 岁。发现右鼻翼皮损 8 个月，偶伴破溃。组织病理：基底细胞癌，硬斑型。诊断：基底细胞癌，硬斑型。治疗：Mohs 显微描记手术（图 53-6-3A，B，C，D）。

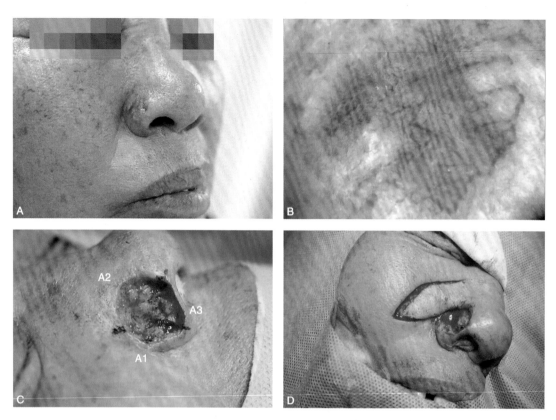

图53-6-3　Mohs 显微描记术

A：皮损位于右鼻翼，边界不清晰；B：皮肤镜表现，可见典型树枝状毛细血管扩张；C：借助皮肤镜标记肿瘤范围，切除瘤体，并扩大 2mm 切除周边组织后遗留的缺损。冷冻切片病理示 A3 底部肌肉纤维间有肿瘤团块残留；D：肿瘤残留相应部位切除一层深层组织，送检后显示无肿瘤残留，准备修复

（杨淑霞）

第五十四章

酒渣鼻切割术

一、概述

酒渣鼻切割术是石光海教授于20世纪50年代后期开创的治疗酒渣鼻鼻赘增生及血管扩张的外科手术方法,通过用五锋刀反复划痕切割破坏鼻部增生的毛细血管及结缔组织,达到鼻部红肿消退,鼻部变小,恢复正常鼻部形态的目的,特别适用于严重的鼻赘增生及粗大的血管扩张患者。

二、原理

在正确操作及护理的情况下,划痕切割术治疗后患者鼻部上皮化愈合良好,不会留下瘢痕。酒渣鼻患者鼻赘增厚的组织主要是以表皮和真皮浅层为主,真皮中、下层组织没有大的破坏,相当于鼻赘组织是在正常的鼻子上多出一块增生组织,所以鼻赘手术时,先用普通手术刀削除大部分增生组织,使其外形接近正常大小,然后再在残留的创面上做十字划痕切割术,术后真皮的中、下层组织包括皮脂腺和毛囊的复层鳞状上皮均还保存,经过划痕切割后在创面上留下了无数个"丝状乳头",因此手术创面能够逐渐修复出现上皮愈合而不是瘢痕愈合。

三、适应证

符合酒渣鼻诊断标准,粗大的血管扩张或明显的鼻赘增生。

四、禁忌证

1. 患有血液系统疾病、严重心脏病及高血压的患者;
2. 传染性疾病患者;
3. 瘢痕体质患者;
4. 对疗效期望值过高患者。

五、术前准备

(一) 手术器械准备
五锋划痕刀拆开,冲洗干净刀刃间的残留物,常规消毒后待用(图54-0-1)。

(二) 术前谈话要点
1. 划痕切割术属于物理治疗方法,并不能改变酒渣鼻的内在病因,因此划痕切割术后仍然要保持良好的生活习惯,否则仍会复发,对期望值过高希望一次根治的患者明确告知是无法做到根治的;
2. 划痕切割术只能改善鼻赘增生导致的鼻部肥大,不会影响鼻部骨架构造,因此对鼻

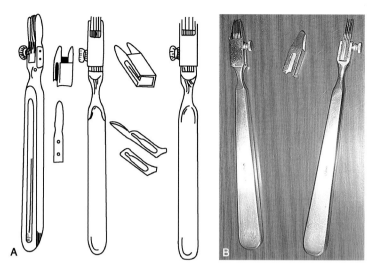

图 54-0-1　手术器械：五锋切割刀示意图

部自身的形态无影响,不适合只能通过截骨整形术才能达到鼻部形态缩小的患者;

3. 划痕切割术后鼻部的新生皮肤为粉红色,有可能比术前皮肤颜色更红,但两到三个月左右会逐渐恢复到正常肤色,因此刚刚术后前两个月鼻部红斑是正常现象,肯定会逐步消退,不需要过度担忧;

4. 如有做过隆鼻手术一定要事先告知并告知植入何种材料以方便医生进行术前评估;

5. 术后定期换药非常重要,有助于伤口恢复及预防局部感染,感染患者可能会导致瘢痕生成。

六、手术方法及技巧

(一)手术方法选择

红斑期伴血管增生的患者,直接实施交叉网状的划痕切割(图 54-0-2);

对于鼻赘期酒渣鼻,先用刀片修除肥大增生鼻赘再行划痕切割(图 54-0-3)。

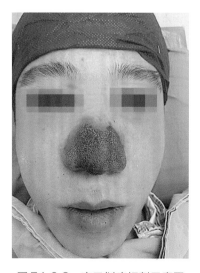

图 54-0-2　交叉划痕切割示意图

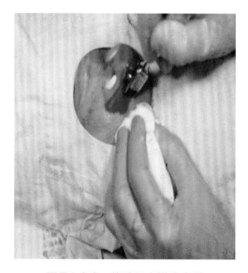

图 54-0-3　修除肥大增生鼻赘

（二）手术技巧

1. 手术过程中可反复对比患者鼻部增生前后的照片，一步步去除增生鼻赘，"雕刻"出正常鼻型，尤其是鼻翼处往往是难点，需要更为细心仔细，切勿过深。

2. 划痕切割过程术者需仔细体会划痕的深浅，每把划痕刀具的锋利程度不同，患者增生情况不同，术者可通过划痕切割过程中刀具的倾斜度、术者手部的用力度、切割后肉眼所及切割的深度及切割处的渗血速度把握深浅。

3. 每个部位需要反复十字交叉均匀切割，不同方向交替做划痕切割。

七、手术步骤及注意事项

（一）手术步骤

1. 常规消毒和局部麻醉。

2. 红斑期伴血管增生的酒渣鼻，直接实施交叉网状的划痕切割。

3. 对于鼻赘期酒渣鼻，用刀片修除肥大增生鼻赘（图54-0-4）再行划痕切割（图54-0-5）。

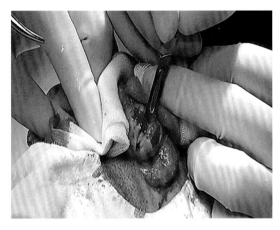

图 54-0-4　刀片修除肥大增生鼻赘示意图

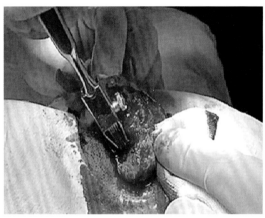

图 54-0-5　划痕切割示意图

4. 直至正常鼻型和创面呈草莓状（图 54-0-6）。

5. 压迫止血，凡士林纱布覆盖创面。

（二）手术注意事项

掌握划破的深浅："宁浅勿深"，刀锋高度在 0.5～0.8mm，深在型可增加到 1mm（指刀锋露出保护架的长度），过深易留疤造成纠纷。术中注意创面渗血的速度有助于判断划破的深浅。

八、术后处理

术后次日换药更换凡士林纱布以外的敷料，连续 5～7 天。10 天左右凡士林纱布自行脱落，呈现潮红细嫩的新生创面。

如分泌较多，可逐渐抽丝除去凡士林纱布，并

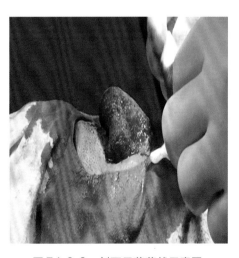

图 54-0-6　创面呈草莓状示意图

每日换药,直至伤口干燥。

三月后粉红色新生表皮恢复至正常肤色。

九、并发症及其处理

术后定期换药一般无特殊并发症。

十、疗效判定

以无效、有效、痊愈为评判标准,治愈率＝痊愈案例数/总案例数×100％。

1. 痊愈鼻部红斑基本消失;丘疹、脓疱基本不发,或者偶有 1～2 个少发,原扩张血管不再可见;鼻外形已基本恢复到发病前大小。

2. 有效鼻部红斑大部消退,或偶有潮红,但不持久;丘疹、脓疱明显减少;原扩张血管已不再明显;鼻外形比术前缩小50％以上。

3. 无效鼻部红斑仍较久;丘疹、脓疱仍较多发;扩张的血管依然可见;鼻外形明显大于正常。

通过对 408 例酒渣鼻划痕切割术后患者进行了长达 10 年随访,划痕切割术 10 年后治愈率为88.23％,复发率为11.77％。

（何　翔）

第五十五章

腋臭手术

一、概述

腋臭（bromhidrosis），俗称"狐臭"，是由于腋窝的各种细菌与顶泌汗腺分泌物中所含的有机物质起作用后产生不饱和脂肪酸所致。中国人的发病率约6%，白色、黑色人种发病率较高。腋臭影响患者的社会生活，严重者可以导致患者心理障碍。

二、原理

顶泌汗腺分布于腋窝、乳晕、脐窝、肛周、外阴及外耳道，其所发生的臭味是由于该部位的各种细菌与顶泌汗腺分泌物中所含的有机物质起作用后产生不饱和脂肪酸所致，发生在腋窝者则称为腋臭。由于顶泌汗腺在青春期受内分泌腺影响才开始活动，故腋臭多在青春期开始发生，到老年可减轻或消失。如果用药物杀死细菌，使之不能产生足量的不饱和脂肪酸，就可不发生臭味。临床上腋臭的发生与遗传有关，不少患者有家族史，一般认为约80%的腋臭患者有家族遗传倾向，其遗传方式为常染色体显性遗传。

三、适应证

成年腋臭患者。

四、禁忌证

严重心血管疾病、糖尿病，近期未使用抗凝血类药物、非月经期的成年腋臭患者。

五、术前准备

常规备皮，剃除双侧腋毛，注意不要剃破皮肤；备宽松肥大的开襟衫，以便术后穿戴；术前常规身体检查，包括血、心电图等检查；术前一周停止使用止汗剂等药物，以免出现局部刺激或过敏反应；术前停用抗凝药（具体停药时间根据药物进行调整）；与患者进行适当的交流，了解患者有无瘢痕体质等情况，告知手术步骤及术后注意事项，以缓解患者紧张恐惧情绪。

六、手术方法及技巧

梭形切除术，抽吸术及小切口腋臭剥离术等。传统的梭形切除虽能去除异味，但术后制动时间长，局部往往遗留丑陋的瘢痕，不符合现代人审美和快节奏生活的要求。经实践证明抽吸术效果不彻底，且术后局部形成大量纤维组织，包裹住残留的顶泌汗腺，导致二次手术

393

才能彻底剥离。目前公认效果较好、创伤较小的方法是小切口顶泌汗腺修剪术。该术式设计沿皮纹的小切口，剪除真皮下的脂肪、毛囊、汗腺，尽量保留真皮下血管网。效果确切，术后瘢痕细小且隐蔽，美观，易为广大患者接受。

七、手术步骤及注意事项

（一）手术步骤

患者平卧，双手抱头位，双臂外展约90°，充分暴露腋窝区域。剃除腋毛，用画线笔沿腋毛区边缘标出手术范围，在腋毛分布区后缘设计出合适大小的"W"形切口（详见案例一）或沿皮纹设计出约1cm长的斜"一"字形切口（详见案例二），碘酊固定。常规消毒、铺巾，麻醉满意后，沿设计线切开皮肤至皮下浅层，在皮下浅层柳叶刀分离皮肤，范围为腋毛分布区外缘0.5～1cm。手指翻开皮瓣，用锋利的扁桃体组织剪紧贴皮肤基底部修剪，可看到此层浅筋膜大部分为黄色球状脂肪团，顶泌汗腺主要分布于脂肪团内。术中彻底去除残留浅筋膜及脂肪团，可看到被剪断的毛囊根部残端及磁白色真皮基底，呈鸡皮状外观。修剪完毕后用庆大霉素生理盐水反复冲洗，电凝彻底止血。术后6-0普理灵缝线缝合切口，根据手术区具体情况选择是否放置橡皮条或负压引流，腋臭专用弹力套加压包扎。如有引流于24～48h拔除，继续加压包扎，9～10天拆线。

（二）注意事项

1. 手术范围　临床上手术剥离范围一般设计在腋毛分布区外0.5～1.0cm。但剥离的范围应该考虑手术中的实际情况进行选择，手术范围不应只局限于腋毛区，应扩大到腋毛边缘1.0cm以上，彻底去除顶泌汗腺生长条件，以求达到根治腋臭的效果。

2. 分离层次　分离层次应选择在皮肤浅层，即距离皮肤约0.5cm的脂肪层进行分离。层次过浅容易使顶泌汗腺残留，导致腋臭残留及复发。层次过深，切除过多的皮下脂肪，手术损伤过大，且较易损伤腋窝深部的血管及神经。

3. 顶泌汗腺修剪　修剪组织包括皮瓣残留的浅筋膜、脂肪团、真皮下血管网周围密集的顶泌汗腺等，保留表皮和大部分真皮。不可将皮瓣修得太薄，否则术后可能出现浅表瘢痕、皮肤挛缩及较明显的色素沉着等并发症，更重要的可能出现皮肤缺血坏死。但如修剪的太厚，有可能使得顶泌汗腺残留，术后腋臭复发。

八、术后处理

（一）术后引流

临床上腋臭术后常规放置引流，可选择橡皮条引流或负压引流。局部包扎后绷带加压固定，尤其使用腋臭专用弹力套（图55-0-1）可大大降低术后血肿的发生。减轻了患者不适和术后瘢痕，同时有利于手术切口的恢复。

（二）术后护理

1. 一般护理　禁食辛辣刺激食物1周，不抽烟饮酒，多吃新鲜水果和蔬菜及高蛋白食物，促进恢复。

2. 专科护理　术后第二天换药，观察敷料血迹，判断出血情况，7天去除纱包、拆线。术后3天内肩关节严格制动，2周内避免上臂过早上举、外展和前后摆动，1个月内避免肩关节大幅度运动，预防皮片移位、伤口裂开。拆线前不可沐浴，减少出汗，保持腋部干燥，避免术后感染。拆线后沐浴时不可用力揉搓腋窝皮肤，若发现皮瓣与基底有剥离趋势，仍要适当延

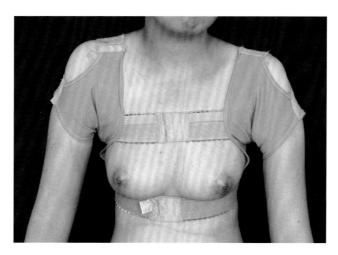

图 55-0-1 腋臭专用弹力套示意图

长包扎时间。

九、并发症及其处理办法

（一）出血血肿

分离皮瓣时一定注意紧贴真皮层，尽量减少损伤真皮下脂肪组织和血管，对可疑出血点采取电凝或结扎止血；加压包扎时应将多层敷料折叠后填充于腋窝，使皮瓣紧贴创面而达到压迫止血的作用；术后 48 小时内双侧肩关节严格制动，一月内尽量减少双上肢的活动，更不能提重物。若发现血肿，换药时应挤压切口至渗液流出，若血肿凝固不易流出应拆除部分缝线后清除血肿，同时重新加压包扎，可以避免再次出血或皮瓣坏死。

（二）局部皮瓣坏死

提高手术技术，减少血肿形成；修剪顶泌汗腺时既要避免真皮层损伤过重，又要尽量多保留真皮下血管网；适度把握加压包扎的力度；一旦发现皮瓣坏死，应积极换药，清除血肿及坏死组织。大部分案例经换药后可自行愈合，若坏死范围较大换药不能愈合者，可考虑在伤口表面干净、无感染可能的情况下重新缝合伤口、自体皮肤移植或邻近皮瓣转移术以修复创面。

（三）局部瘢痕形成

减少真皮损伤，避免血肿形成；若瘢痕已经形成，可在术后 3~6 个月左右行瘢痕切除矫正术。

（四）残留及复发

术后臭味残留主要是因为顶泌汗腺清除不彻底所致。腋下皮下剥离的范围要广，剥离范围一般设计在腋毛分布区外 0.5~1.0cm。但剥离的范围应该考虑手术中的实际情况进行选择。对腋毛区范围广，术前味道重的患者，范围可适当加宽。尽量直视下修剪，用刮匙刮除不易完全去除顶泌汗腺。术中注意用生理盐水冲洗腔内剪落的碎脂肪组织，其内含一定数量顶泌汗腺，反复冲洗修剪直到彻底。若已复发可于术后 3~6 个月重新手术。

十、疗效评价

治愈：治疗 6 个月后复查无异常气味，患者和手术医生对手术效果均感满意。显效：治疗 6 个月后，异味明显减少，对面检查相距 30cm 能闻到轻微异味。无效：治疗前后异味基本无任何改变。

案 例 展 示

案例一

男,35岁,腋下多汗,异味17年。诊断:腋臭。治疗:"W"形小切口顶泌汗腺修剪术(图55-0-2)。

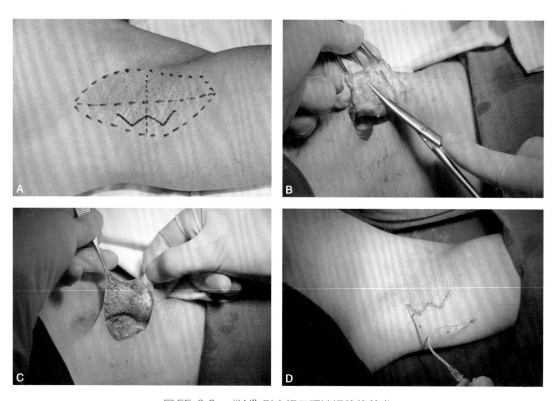

图55-0-2 "W"形小切口顶泌汗腺修剪术

A. 手术切口设计;B. 直视下修剪顶泌汗腺;C. 修剪后翻转皮瓣呈鸡皮状外观;D. 术后即刻,留注射器负压引流

案例二

女,22岁,腋下多汗,异味6年。诊断:腋臭。治疗:"一"字形小切口顶泌汗腺修剪术(图55-0-3)。

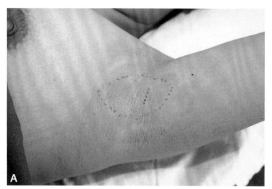
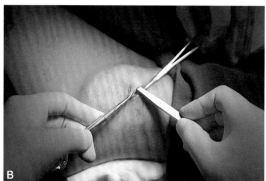

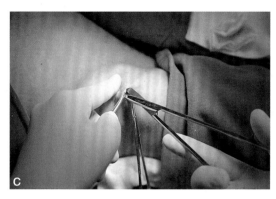
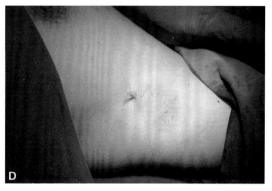

图55-0-3　"一"字形小切口顶泌汗腺修剪术

A. 手术切口设计；B. 柳叶刀分离形成皮瓣；C. 顶泌汗腺修剪；D. 缝合与近端皮片引流

（陈晓栋）

第五十六章

毛发移植术

一、概述

毛发移植是治疗秃发的一种手术方法,是指通过特殊器械将枕部毛囊及其周围部分组织一并完整提取,脱离头皮原位,然后用环钻打孔、精细的刀片或者针头在需要头发的部位切开缝隙,再将准备处理好的毛囊植入其中。使毛囊重新分布于头皮或者身体其他部位的毛发脱失区,并维持原有特性继续生长而且终身存活。

二、原理

毛发移植之父 Norman Orentreich 医师最早提出了毛发移植供区优势理论,具体内容就是枕部毛发不受雄性激素调节,一般不会脱落,对于雄激素性秃发的患者,即使将枕部毛发移植到受雄性激素调节的其他头皮区域,也不会发生脱落。

三、适应证

雄激素性秃发是毛发移植最佳适应证。值得注意的是,移植到额部和顶部的毛发不受雄激素影响,可以持久存在,但是原有的毛发依然会脱落,因此建议非稳定期患者毛发移植前后服用非那雄胺或外用米诺地尔溶液,用药对于新移植的毛发也有生长促进作用。

除雄激素性秃发以外,非活动期瘢痕性秃发及稳定 6 月以上的毛发部位白癜风都可以行毛发移植。从美学角度说,还可以采用毛发移植弥补眉毛、睫毛、胡须、阴毛等体毛的稀疏和缺如。当然这些部位的毛发性质都不同于头发,所以在移植之后还需坚持修整。比如定期剪短或利用激光技术改变毛发的粗细。

四、禁忌证

1. 患有严重精神及心理疾病及对躯体映像障碍者。
2. 各种免疫相关性秃发,在活动期不宜手术。
3. 头皮软组织感染。
4. 患有威胁生命的重大疾病者。
5. 患者的选择年龄不是毛发移植的绝对排除标准,但是一般认为 25 岁以上且供区毛发充足是毛发移植最适宜人群。患者年龄小,将来脱发的程度和模式难以预料,医生有时很难把握移植数量和密度的分寸。
6. 长期服用阿司匹林等抗凝药物的患者。
7. 严重心血管疾病、脊椎病等。

五、术前准备

（一）毛发状况评估

全面评估毛发特征手术前,必须认真评估患者毛发的粗细、颜色、质地、卷曲与否等因素。这些因素会直接影响术后效果。比如卷发比直发更适于移植,因为卷发可以遮盖更大的头皮面积;再如毛发颜色与头皮色反差越小,美容效果越好,所以黑头发白皮肤患者做毛发移植的难度较大。同样数量的毛发,直径越粗,外观越显得浓密,所以要事先测量患者毛干的直径,以决定毛发移植的数量。一般头发的直径大于 $80\mu m$,美容效果好。

（二）评判毛发移植的供区和受区

供区毛囊密度如果大于 80 个毛囊单位/cm^2,毛发移植效果较好。如果密度小于 40 个毛囊单位/cm^2,最好建议患者放弃毛发移植。下枕区和颞区头发较细,是修复发际线的最佳选择,上枕部头发粗密更适合头顶部毛发的修复。

（三）术前常规检查

包括血常规、肝肾功能、血糖、出凝血时间、各种感染筛查以及心电图检查等。

六、手术方法的选择

当代毛发移植术分为两种:

（一）FUT（follicular unit transplantation）毛囊单位头皮条切取技术

即从后枕部优势供区切取头皮条,然后把头皮条在高倍显微镜下分离为单个毛囊单位移植体,再移植到受区的技术。FUT 术后枕部可见线性瘢痕。

（二）FUE（follicular unit extraction）毛囊单位提取技术

是指直接从头皮供区获得毛囊单位而不需要切取条状头皮的方法。手术中用内径很小(0.6~1.2mm)的环钻,对单个毛囊单位进行环切,在真皮的中层切断毛囊单位与周围组织的连接,然后将毛囊单位完整地取出。FUE 术后枕部可见散在点状瘢痕。可根据患者供区毛发密度、对术后瘢痕的要求及经济条件来选取不同的毛发移植术式。

七、手术步骤及注意事项

毛发移植是一个团队合作的项目,需要一组工作人员协作完成。一般包括医师 1~2人,手术护士 3~4人。手术场所分为手术区域和毛囊分离区域。由于参与手术的人员众多,所需设备也比较复杂,所以在开展毛发移植阶段一定要设计好手术流程,以免真正手术时流程混乱给手术效果带来负面影响。

（一）设计发际线

发际线的设计是毛发移植成败的关键步骤之一。绘制发际线时要充分考虑患者将来脱发的趋势和年龄因素。对于正常人来说,60 岁时的发际线和 30 岁时具有显著性差异,所以一味追求低发际线,从长期来看,外观效果并不理想。设计发际线之前要充分了解正常人群的发际线走行,标记发际线时一般比该患者目前年龄的正常发际线稍高一些,一方面可以节省所需植入毛发的数量,而且能够使发际线与患者年龄的增长相匹配。

（二）计算受区所需毛发数量

确定供区毛发密度和供区皮片的长宽值 FUT 手术时,根据设计的发际线,先估算受区面积,然后按照 20~40 毛囊单位/cm^2 计算所需毛发数量。再用专用设备了解枕部供区毛发的密度,最终设计供区皮片的长宽值。FUT 供区通常以枕骨隆突中点为中心,横向或斜向上取长条皮片,一般宽度为 1~1.5cm,长度为 10~20cm,大约包含了 1000~3000 根毛发(图 56-0-1)。供区皮片设计应尽量窄一些,有助于避免供区宽大瘢痕的形成。FUE 供区范围通常不超出优势供区区域,可将供区分隔成一定大小便于控制单位面积提取毛囊的数量(图 56-0-2)。

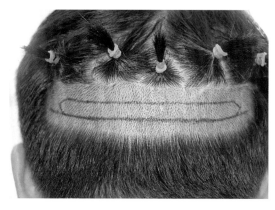

图 56-0-1　FUT 供区示意图

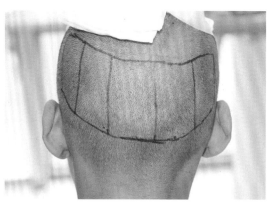

图 56-0-2　FUE 供区分隔

(三)合理标记受区

用记号笔按照毛发分布特性将受区划分成约 1cm 宽的条带状,这样做有助于统计植发密度以及掌握毛流方向。

(四)毛囊单位移植体的获取

1. FUT 技术　一般采用坐位或俯卧位,头皮条切取过程中观察毛发的角度与方向,刀刃方向与毛发方向平行,将毛囊横断率降到最低(图 56-0-3)。充分止血、清除碎发后双层减张连续缝合关闭切口(图 56-0-4),可采用"隐蔽式缝合技术"(trichophytic)缝合。缝合后即刻可在切口上下缘多点注射肉毒毒素有助于减少切口张力,优化瘢痕愈合。

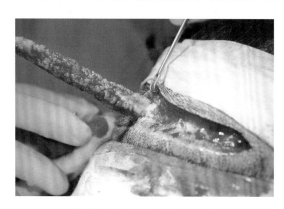

图 56-0-3　切取头皮条示意图

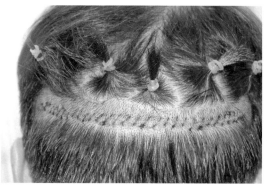

图 56-0-4　FUT 技术示意图
双层减张连续缝合关闭切口

2. FUE 技术　采用毛发提取仪提取毛发,提取针头内径在 0.6~1.2mm 选择。提取过程中避免连续提取相邻的毛囊单位,并根据毛囊方向,及时调整以降低离断率(图 56-0-5)。

（五）毛囊单位分离供区皮片的运输、保存和分离

毛囊单位过程需要用 0~4℃生理盐水保持湿润,在容器下放置冰块保持低温。分离毛囊时,先由一位工作人员将头皮分割成单个毛囊单位厚度的薄片(图 56-0-6),最后再分离出单个毛囊单位。每个毛囊单位可以含有 1~4 根毛发。实验证明,以毛囊单位为单元进行移植,成活率大大提高,而且外观效果也更为自然。毛囊离体 4 小时后成活能力大大下降,所以从供区皮片切下算起,手术应在 4h 内完成。

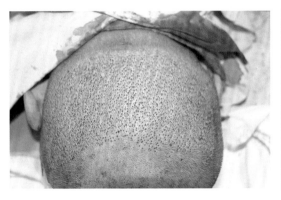

图 56-0-5　FUE 技术示意图

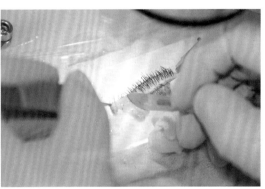

图 56-0-6　毛囊单位分离示意图

（六）打孔与植发

一般患者取仰卧位。消毒后,进行环形神经阻滞麻醉,再使用肿胀麻醉液。使用特定的刀片或者器械,在事先设计好的区域内根据毛发生长方向打孔定位(图 56-0-7),压迫止血,然后用精细镊子或者植毛针将毛囊单位插入其中(图 56-0-8)。无论打孔还是植入,都要特别注意植入的毛发与皮肤表面的角度,植入毛发的间距大约是 1mm,密度大约为 20~40 毛囊单位/cm²。

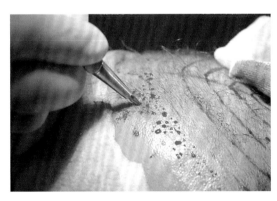

图 56-0-7　打孔示意图

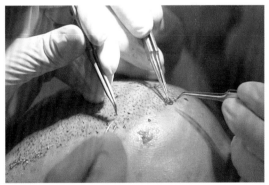

图 56-0-8　植发示意图

八、术后处理

局部压迫彻底止血,喷洒生理盐水擦拭血迹,供区外涂抗生素软膏,整个手术区域用弹力绷带在额枕部环形包扎,然后戴一顶干净的手术帽即可。术后 3 天内患者避免低头,最好斜卧位休息。术后第 1 天用清水轻柔冲洗头皮,FUT 的枕部缝合线可在术后 7~10 天拆除,

拆线以前隔日洗头一次。建议患者术后 1、3、6、12 个月时复诊。对于 AGA 患者可同时外用非那雄胺或米诺地尔溶液等。

九、并发症及处理

毛发移植术后并发症可分为医学并发症及美容并发症两部分。

（一）医学并发症

1. 瘢痕　瘢痕明显是毛发移植术后最常见的并发症之一，主要发生在 FUT 患者身上。无张力缝合是最有效减少瘢痕的方法。如术后发生瘢痕增生，可采用皮质激素注射等方法来治疗。

2. 毛囊炎　毛囊炎是指毛囊的炎症反应，可以因感染、物理损伤或者化学暴露引起。发生率在 1.1% ~20% 之间，而且严重程度也不尽相同。如局部的毛囊炎，可以选择每天 3 次热敷，再加上外用抗生素软膏（如复方多黏菌素 B 软膏）。假如怀疑有感染，根据炎症所处时期不同，治疗方法包括热敷、局部使用抗生素软膏、切开排脓和系统抗生素给药治疗等。

3. 感觉异常　感觉减退或过敏一定程度的感觉减退在每个毛发移植患者身上都会发生，好发在头顶部和头皮中央，尤其是取头皮条后的患者。常规情况下，术后 3 到 6 个月左右感觉会恢复正常，但也有偶尔持续到术后 18 个月的。

4. 罕见医学并发症　如切口坏死、开裂、感染、出血、呃逆、毛发不存活、晕厥、注射利多卡因过量等。

（二）美容并发症

1. 外观不自然　移植后的毛发不自然可以表现在多个方面，包括毛发的分布形态，毛发方向，毛发的性质或者毛发周围表皮的不正常。如术后外观不自然较严重，可以采取二次植发或激光脱毛等方法来改善。

2. 毛发密度低　密度低既是一个主观又是一个客观的问题，可以因患者不切实际的期望引起，或者是不适当的移植物分配和低存活率引起。一般情况，毛发移植术后毛囊的存活率可超过 90%。术前和患者良好的沟通以及术中毛囊单位合理的分布设计，都是预防措施。同时毛发移植医生团队的熟练操作，良好配合，并保持毛囊在体外的低温环境等方法，都能有效的提高毛囊的存活率。

3. 其他并发症　术后继续脱发、术后暂时性脱发、水肿和瘀斑等。

十、疗效判定

（一）治愈
治疗 12 个月后复查植发区毛发生长良好，患者和手术医生对手术效果均感满意。

（二）显效
治疗 12 个月后植发区毛囊密度明显增加。

（三）无效
手术前后植发区毛囊密度无任何改变甚至密度下降。

案 例 展 示

男，32 岁。脱发 8 年（图 56-0-9）。诊断：雄激素性秃发。Norwood-Hamilton 分级：Ⅳa 级。治疗：口服非那雄胺 1mg Qd 抑制秃发进展。毛发移植治疗现有秃发区域，采用 FUT 手术方法,术后1个月、3个月、6个月、9个月随访复查(图56-0-10)。

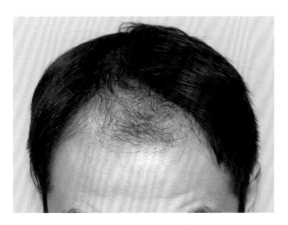

图56-0-9　雄激素性秃发临床示意图

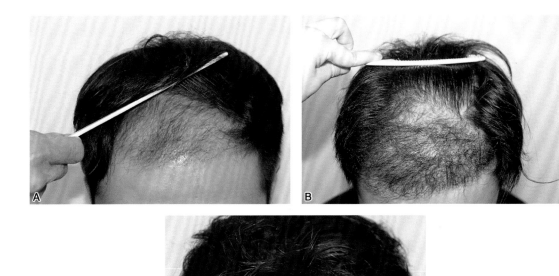

图56-0-10　FUT术后3个月、6个月、9个月临床示意图

（林尽染　吴文育）

第五十七章

拔 甲 术

一、概述

拔甲术(nail avulsion)又称为甲板撕脱术,常配合嵌甲根治术、管型甲矫正术、甲床或甲母质活检或肿瘤切除、甲沟炎切开引流术等。

了解甲单位的解剖知识(图57-0-1)有助于理解拔甲术及其应用的原理。

甲板是甲母质的终末产物,是覆盖指(趾)尖端背侧面的半透明硬化角质板。甲板近端被近端甲皱襞覆盖,两侧为甲侧襞。甲板近端下方为甲母质。甲母质大部分被近端甲皱襞覆盖,只有其远端部分可见,称为甲半月。由于甲床、甲母质均被甲板覆盖,而甲母质的大部分还被近端甲皱襞覆盖,所以如果要暴露甲床,需要去除全部或者部分甲板。如果要暴露甲母质,除了去除甲板外还需分离近端甲皱襞和甲板的连接,并使近端甲皱襞外翻。

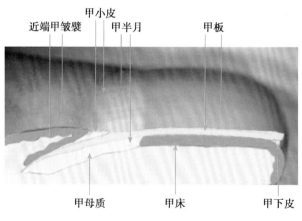

图57-0-1 甲单位解剖示意图

二、适应证

适用于任何需要暴露甲床、甲母质的情况。

(一)感染

甲单位的细菌、真菌、病毒感染等,需要配合其他治疗。如甲真菌病全甲营养不良型,口服抗真菌药的同时将病甲拔除,可缩短服药周期;甲下疣需去除部分甲板使疣体暴露才能进一步激光或冷冻治疗。

(二)甲床和甲母质肿瘤

包括良性和恶性肿瘤,例如甲下外生性骨疣、鳞状细胞癌、恶性黑色素瘤等。

（三）矫治

甲板畸形如嵌甲（图57-0-2）、管型甲等。

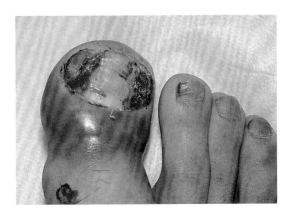

图57-0-2　嵌甲临床示意图

严重嵌甲，导致甲皱襞高度肿胀、疼痛

（四）其他

配合甲单位活检、甲母质切除等。

三、禁忌证

1. 严禁不明诊断时盲目以拔甲作为单纯治疗手段。

2. 患有严重周围血管神经病变时，应权衡利弊，如糖尿病周围神经病变、系统性硬皮病等。

四、术前准备

（一）手术器械

1. 止血带可以采用宽的橡胶带或者利用无菌手套。

2. 甲板分离器分离甲板与其下方甲床和其上方近端甲皱襞间的连接。可以采用骨膜剥离器、鼻中隔剥离器、牙科搅拌刀等扁平、钝性器械。

3. 指甲钳用于剪断甲板，可用于甲板部分撕脱时。

4. 手术刀切开近端甲皱襞时使用。

5. 止血钳夹持甲板。

（二）术前评估与术前谈话

手术前应对以下方面的问题进行讨论和评估：

1. 患者的一般情况及病史，尤其是否有周围血管神经病变。

2. 回顾甲单位异常的临床特点，和患者讨论采用拔甲术的目的和必要性，是否还有其他选择，介绍手术过程以及后续工作。

3. 和患者讨论围术期的注意事项，告知暂停吸烟、饮酒的必要性，术后护理等。

（三）局部准备

如局部清洁度差（如嵌甲、甲下恶性肿瘤时），可预先碘伏浸泡。如术中需修剪甲板，可术前温水浸泡10分钟，尤其对又硬又厚的甲板可使其变软，易于操作。

五、手术步骤及注意事项

（一）常规消毒铺巾

（二）麻醉（图57-0-3A，B）

常用麻药为1%~2%利多卡因溶液，注意不能添加肾上腺素。为了减少术后疼痛，可以局麻后补充少量布比卡因，或者直接选用罗哌卡因作为局麻药。

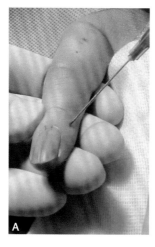
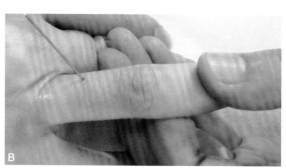

图57-0-3　麻醉
A. 翼状麻醉；B. 指根神经阻滞麻醉

通常选用以下方式进行局部麻醉：

1. 指根神经阻滞麻醉　自指根背部一侧进针，碰到指骨后回退少许，确认无回血后注入麻药0.5~1ml。然后贴指骨向掌侧推进，确认无回血后再次注入麻药。针头推进时和麻药推注时如果阻力明显，应将针头回退少许，调整方向后再行推进或者注射麻药。指根一侧注射完成后，在另一侧重复以上步骤，完成对指根两侧指神经的阻滞麻醉。约8~10分钟后可获得满意的麻醉效果。

2. 远端翼状阻滞麻醉　自近端甲皱襞和甲侧襞交点3~5mm进针，向远端及下方注射麻药，使指神经分支麻木。再横向于近端甲皱襞中注射麻药，使之变白。如果涉及远端甲板撕脱，则应于指尖补充少许麻药。此麻醉方法起效快，麻药注射后立即起效，但注射过程中疼痛较强烈。

3. 远端正中麻醉　近端甲皱襞正中注射麻药，可以浸润到甲半月。

（三）甲撕脱

1. 全甲撕脱　甲板剥离器先插到近端甲皱襞下，使近端甲皱襞和甲板分离。第二步是将剥离器在甲板游离缘下插入，使甲板与甲床分离，器械自远向近插入，拔出横移后重复插入的动作，直至甲板与甲床全部分离（图57-0-4）。最后，用止血钳夹住甲板侧缘并通过向背侧的翻转运动撕脱甲板。

有时甲变形，不易从远端分离甲板，则可从近端开始分离甲板。和远端撕脱一样先分离近端甲皱襞和甲板的黏附。然后将甲板分离器小心地插入甲板近侧缘下方，自近端向远端纵向分离至甲床远端，并重复该操作，直至甲板完全分离。

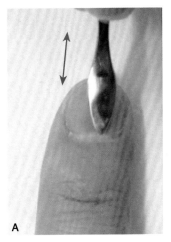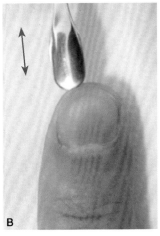

图 57-0-4　分离甲板与甲床

A. 用剥离器分离甲板近端背侧与近端甲皱襞的连接；B. 用剥离器分离甲板腹侧与甲床的连接

2. 部分甲板撕脱　为减少甲床的损伤，同时也减轻患者的痛苦，应根据具体需要尽量避免全甲板撕脱而使用部分甲板撕脱。

（1）远端部分撕脱：如需暴露远端甲床或者去除远端病甲时，可钝性分离相应部分甲板，并用指甲钳或组织剪剪断已分离的部分甲板（图 57-0-5A）。

（2）一侧甲板撕脱：需要暴露一侧甲床、甲母质或者甲沟时，可选择此技术。操作方式和全甲撕脱相似，只是分离一侧甲板，并用指甲钳剪开后拔除（图 57-0-5B）。

（3）近端甲板撕脱：可以完全暴露甲母质。首先分离近端甲皱襞与甲板的连接，在近端甲皱襞两侧切开，使近端甲皱襞外翻。甲板分离器自甲板近端下方插入，分离甲板，用钳子剪开甲板后返折甲板的近端部分，即可暴露甲母质（图 57-0-5C）。

（4）活门式甲撕脱：甲外科中这项技术使暴露甲床和甲母质的损伤最小化。活门式甲板撕脱技术仅分离需要暴露部分表面的甲板，剪开甲板时留有一侧保持连接，将甲板像活门一样翻转，暴露其下方甲床或甲母质。操作结束后，可以像关门一样使翻转的甲板复位。

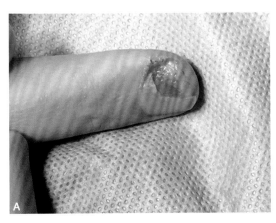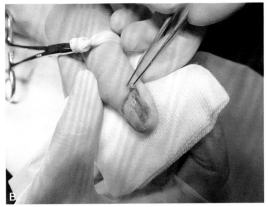

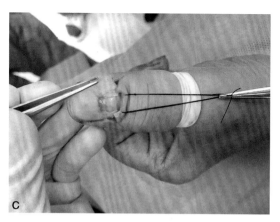

图 57-0-5　部分甲板撕脱
A. 远端部分撕脱；B. 一侧甲板撕脱；C. 近端甲板撕脱

（四）术后活检

根据疾病需要，进行后续手术，例如切除甲床肿瘤、甲母质活检等。

（五）复位、固定

如近端甲皱襞已切开并外翻，需要将其复位、固定。

（六）包扎

包扎，涂抹抗生素软膏后覆以不粘层（如凡士林纱布或脂质水凝胶敷料等），再覆盖吸收层，例如无菌纱布，最后施以适当压力固定。也可以选择合适的海绵敷料包扎。

六、并发症及其预防

（一）血肿

全甲撕脱术或者近端甲板部分撕脱后在近端甲皱襞下形成的无效腔内可能会出现积血，增加感染的风险，延缓愈合。故在甲撕脱术后及换药时挤压这个区域排出积血。或者术后将甲板复位并固定，起到生理膜覆盖、保护和引流的作用。

（二）感染

术前合并感染的案例在术后感染的几率增加，故应在术前进行脓液细菌培养，根据药物敏感实验结果选择抗生素口服。术前 3 天开始每日碘伏浸泡。

（三）术后疼痛

避免包扎过紧、抬高患肢有助于减轻术后疼痛。如疼痛严重，可适当口服止痛剂。术后疼痛于术后 12～24 小时内最为显著，以后应逐渐减轻，如疼痛持续存在甚至加重，应考虑感染的可能，需及时复诊检查伤口。

（四）术后出血

为防止术后过度出血，应术前进行出凝血功能的评估，术后予以一定压力包扎、压迫，抬高患肢，避免过度活动（尤其伤口于下肢时）。

（五）甲床永久性损伤

拔甲过程对甲床有一定损伤，多数均可恢复，但仍存在永久性损伤的可能，继而出现甲分离、厚甲症等。所以术中应注意减少对甲床的损伤，分离甲板时严禁粗暴操作，甲板分离器应自远端向近端纵行分离。

（六）远端甲内生

远端甲板缺失后，由于趾腹向上的压力缺乏甲板的对抗，易出现远端软组织向上膨出，包裹新形成的甲板远端部分。故在术后应尽量减少趾腹的压力。如原发病允许，术后甲板回植也有助于防止此情况的发生。

案 例 展 示

女，70 岁。左手示指甲变黄 2 年，伴轻压痛。既往患足癣史数十年（图 57-0-6A）。诊断：甲下肿物待查，甲床鳞状细胞癌可能大。治疗：拔甲术后甲床活检（图 57-0-6B）。

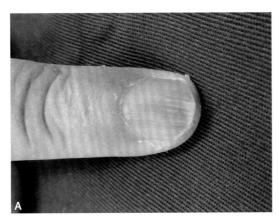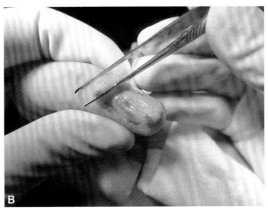

图 57-0-6 拔甲

A. 左手示指甲板变黄，颜色不均匀，甲板质地正常；B. 拔甲后显示甲床新生物

（杨淑霞）

第五十八章

皮肤肿瘤切除术

一、概述

皮肤肿瘤按病理类型可分为：表皮肿瘤；皮肤附属器肿瘤；皮肤囊肿；黑素细胞肿瘤；神经组织肿瘤；血管、平滑肌和脂肪组织肿瘤；纤维结缔组织肿瘤；组织细胞及淋巴细胞肿瘤；皮肤转移癌。每一种病理类型又分别有良性和恶性两大类。

二、皮肤良性肿瘤

临床常见的采用外科切除技术治疗的良性皮肤肿瘤，表皮肿瘤（脂溢性角化（图58-0-1）、日光性角化、角化棘皮瘤），皮肤附属器肿瘤（毛母质瘤、皮脂腺痣、汗孔瘤、乳头状汗管囊腺瘤），皮肤囊肿（表皮样囊肿、毛鞘囊肿），黑素细胞肿瘤（黑素细胞痣、蓝痣），神经组织肿瘤（神经纤维瘤、神经鞘瘤），血管、平滑肌和脂肪组织肿瘤（毛细血管瘤、化脓性肉芽肿、伴嗜酸性粒细胞增多的血管淋巴样增生、平滑肌瘤、脂肪瘤），纤维结缔组织肿瘤（皮肤纤维瘤、软纤维瘤）。

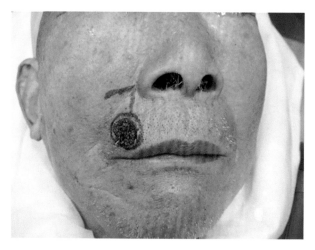

图58-0-1 上唇脂溢性角化症临床示意图

（一）适应证

1. 肿瘤有过度增殖进而发生恶变的可能。

2. 外形、美容方面的需要。

3. 肿瘤生长影响局部组织的功能或活动，或产生异物占位感、疼痛、瘙痒等不适。

（二）禁忌证

1. 患者拒绝手术治疗。

2. 患者有严重慢性疾病，不能耐受手术或影响伤口愈合的。包括：严重心肺功能衰竭、凝血功能障碍、严重肝肾衰竭、药物控制不良的糖尿病或高血压、心理精神疾病的活动期、传染病的进行期、严重的系统感染或伤口附近有局部感染病灶等。

3. 患者无法接受手术可能有的风险和并发症，包括：术后的瘢痕、术后可能的瘢痕性秃发、创面色素异常等。

（三）术前准备

1. 手术器械　持针器 1 把，剪刀 1 把，有齿镊子 1 把，刀柄 1 把，蚊式直钳 1 把，蚊式弯钳 1 把，线剪 1 把。双极电凝仪。手术洞巾，乳胶手套，纱布若干。

2. 术前谈话

（1）手术目的：清除肿瘤，恢复功能，消除症状，改善外形。

（2）手术风险：创面出血，术后感染，伤口不愈，麻醉意外，诱发系统异常。

（3）术后并发症：切口瘢痕，伴色素异常、组织移位、继发秃发可能。肿瘤复发、皮瓣皮片坏死可能。

3. 术前检查　选择性检查血液常规、生化，传染病筛查等。

（四）手术方法选择及手术技巧

切除法适用于表皮肿瘤、皮肤附属器肿瘤、黑素细胞肿瘤等。沿肿块外缘 2～3mm 做皮肤切口，切至真皮下后，在皮下结缔组织平面完整切除肿瘤。保护皮下血管神经，严格创面止血。拉拢创面后修剪伤口两端的多余皮肤（猫耳朵），最后分层缝合。

剥离法适用于皮肤囊肿、神经组织肿瘤以及血管、平滑肌和脂肪组织、纤维结缔组织肿瘤等。表皮来源的囊肿必须切除附着的表皮，真皮下肿瘤可以保留表皮。沿肿瘤边缘完整剥离，尽量保持肿瘤的包膜完整。创腔冲洗、止血，若创腔太大，可以放置引流。分层缝合。

创面修复若创面缺损太大，无法直接拉拢，可以考虑皮瓣修复或皮片植皮。

（五）手术步骤及注意事项

1. 手术步骤

（1）常规消毒铺巾。

（2）0.5%～2% 利多卡因局部浸润麻醉。

（3）切除、止血、缝合、包扎。

2. 注意事项

（1）利多卡因的极量是 400mg/小时，也就是 5ml 包装的 2% 利多卡因 4 支。

（2）为了减少局麻药物毒性、延长局部浸润麻醉时间，局麻药中可加入适量肾上腺素。一般浓度为 1:20 万，一次最多 30mg。肢端或外生殖器部位尽量不加肾上腺素，避免末梢血管收缩造成组织坏死。

（3）皮下可应用吸收缝线减张缝合，表皮既可缝合，也可应用皮肤黏合剂。

（六）术后处理

1. 常规包扎，可视手术部位和术中出血情况决定是否加压。

2. 无菌伤口不必口服抗生素，但可外用抗生素软膏。污染或感染伤口，糖尿病等易感染体质，可以预防性口服抗生素。

3. 术后 24～72 小时，切口换药，嘱患者保持伤口清洁，定期换药。

4. 术后拆线时间根据不同的部位、伤口张力和患者自身身体情况决定,一般头面部5~7天,躯干7~10天,四肢10~14天。

5. 所有手术切除的组织,必须送病理检查。

（七）并发症及其处理

1. 伤口感染对策:清创、引流,积极抗感染。

2. 伤口血肿对策:清创、止血。去除低凝状态的系统原因。

（八）疗效判定

清除肿瘤,恢复功能,消除症状,改善外形。

三、皮肤恶性肿瘤

常见的皮肤恶性肿瘤包括:表皮肿瘤(鲍温病、鳞状细胞癌、疣状癌、基底细胞癌),皮肤附属器肿瘤(外毛根鞘癌、皮脂腺癌、汗孔癌、帕哲病),黑素细胞肿瘤(原位恶性黑色素瘤、发育不良性黑素细胞痣、恶性黑素瘤、恶性蓝痣),神经组织肿瘤(恶性神经鞘瘤、Merkel细胞癌),血管、平滑肌和脂肪组织肿瘤(血管肉瘤、平滑肌肉瘤、脂肪肉瘤),纤维结缔组织肿瘤(隆突性皮肤纤维肉瘤、上皮样肉瘤)。

（一）适应证

手术是皮肤恶性肿瘤的首选治疗方法。经典的外科切除术和Mohs显微描记手术都可以作为术式选择。Mohs显微描记手术在保证完全切除肿瘤的基础上,更有效地减少了皮肤正常组织的缺失,进而减少了相邻器官功能的损伤。

（二）禁忌证

1. 手术无法完全切除肿瘤者。

2. 同良性肿瘤。

（三）术前准备

1. 手术器械　剪刀2把,有齿镊子2把,刀柄2把,蚊式弯钳2把,余同良性皮肤肿瘤,为了保证无菌原则,肿瘤完整切除后,重新铺巾换手套,更换手术器械。

2. 术前谈话

（1）手术目的:清除肿瘤,保留功能,改善症状,避免复发。

（2）手术风险:同良性肿瘤。

（3）术后并发症:皮瓣皮片坏死、外形改变、组织器官功能损伤、肿瘤转移复发等可能。

3. 术前检查　由于皮肤恶性肿瘤和内脏恶性肿瘤之间的关系目前并不特别清楚,所以,术前检查必须包括全身主要脏器功能及相应部位的局部淋巴结检查,并包括常规手术必需的肝炎、梅毒、艾滋病等的筛查检验。对应不同患者,还可以增加针对性的检查。

（四）手术麻醉

一般以局部麻醉为主。当手术范围比较广、手术风险比较大、接受手术患者年龄很小的时候,建议全身麻醉并配备术中监护。当然全身麻醉的风险必须在术前告知患者并取得患者或授权家属的知情同意。

（五）手术方法选择及手术技巧

1. 基底细胞癌(图58-0-2)　可进行Mohs显微描记手术或辅助术中冰冻切缘检查(complete circumferential peripheral and deep margin assessment with frozen or permanent section,CCPDMA),完整切除肿瘤是首选,切缘距肿瘤4~10mm,术后进行切缘的检查(postop-

erative margin assessment,POMA)。如果肿瘤邻近功能区域或初次手术后切缘阳性。如果伴有淋巴结转移,可同时行区域性淋巴结清除术。

对于无法手术的患者,可考虑放射治疗。

对于复发性基底细胞癌,如果是局部的复发,参照初次手术。如果是区域性复发或伴有远处转移,可考虑放射治疗或化疗。

术后患者需要终身、定期全身皮肤检查,一般可以每 6～12 个月一次。患者需要防护紫外线,并学习一些自我检查的方法。

2. 鳞状细胞癌(图 58-0-3)　可进行 Mohs 显微描记手术或辅助术中冰冻切缘检查(CCPDMA),完整切除肿瘤是首选,切缘距肿瘤 4～10mm,术后进行切缘检查(POMA)。如果肿瘤邻近功能区域或初次手术后切缘阳性、局部有可疑肿大的淋巴结,可行细针穿刺细胞学检查(fine needle aspiration,FNA)或淋巴结活检,结果阳性者可考虑区域性淋巴结清除术或局部放疗。

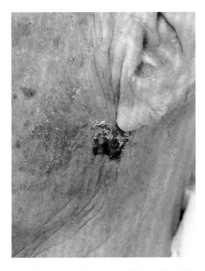

图 58-0-2　耳垂下方基底细胞癌临床示意图

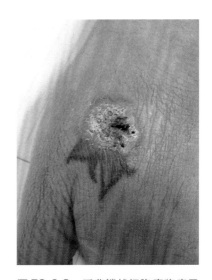

图 58-0-3　手背鳞状细胞癌临床示意图

对于无法手术的患者,可考虑放射治疗伴(或不伴)化疗。

术后前 2 年每 3～6 个月随访一次,后 3 年每 6～12 个月随访一次。以后每年随访。患者需要防护紫外线,并学习一些自我检查的方法。

3. 隆突性皮肤纤维肉瘤(图 58-0-4)　该肿瘤的特点是形状高度不规则并常有指状延伸。手术切除是治疗的首选,努力做到切缘干净是手术的最高目标。

Mohs 显微描记手术、术后进行切缘检查(POMA)或辅助术中冰冻切缘检查(CCPDMA)都可以作为手术方法的选择。切缘一般为 2～4cm,需扩大切除至肌肉筋膜或颅骨膜。对于较大缺损的修复,有时也可以延迟至切缘干净被证实以后进行。

对于切缘阳性或复发的肿瘤,如条件允许,可再行扩大切除。如条件不允许,可建议放射治疗或甲磺酸伊马替尼(imatinib mesylate)治疗。

隆突性皮肤纤维肉瘤的局部复发率很高,故首次术后需要每 6～12 个月随访一次。虽然其远处转移的发生很少见,但是任何新发现的可疑病灶,都需要再行活检。患者的自我检查需每月进行。

4. 恶性黑色素瘤(图58-0-5)

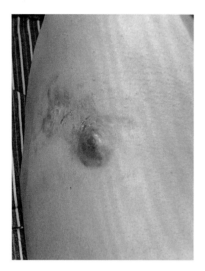

图58-0-4 背部隆突性皮肤纤维肉瘤临床示意图

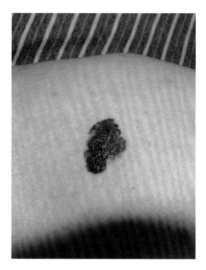

图58-0-5 肩部恶性黑色素瘤临床示意图

(1) 活检:早期黑色素瘤一定要完整切除可疑病灶,获取准确的 T 分期,除颜面部等特殊部位的肿瘤可以考虑全层切取活检以外,尽量避免局部活检或针吸活检。如果肿瘤巨大破溃,或已经明确发生转移,可进行病灶的穿刺或切取活检。

(2) 扩大切除:早期黑色素瘤在确诊后应尽快行原发灶扩大切除手术。扩大切除的安全切缘是根据病理报告中的肿瘤浸润深度来决定的:病灶厚度 ≤1.0mm 时,安全切缘为 1cm;厚度在 1.01~2mm 时,安全切缘为 1~2cm;厚度>2mm 时,安全切缘为 2cm;当厚度>4mm 时,有学者认为安全切缘应为 3cm,但目前的循证医学证据还是支持安全切缘为 2cm 就足够。

(3) 前哨淋巴结活检(sentinel lymph node biopsy,SLNB):对于厚度 ≥1mm 或有溃疡的患者推荐做前哨淋巴结活检,可予完整切除的同时或分次进行。前哨淋巴结活检有助于准确获得 N 分期,如果发现前哨淋巴结阳性,一般应及时进行淋巴结清扫。但鹿特丹 Erasmus 大学肿瘤中心的前瞻性研究发现,如果前哨淋巴结的转移灶直径<0.1mm,其长期生存与前哨淋巴结阴性患者无区别,因此建议这部分患者不需要进一步淋巴结清扫。

(4) 淋巴结清扫:不建议行预防性淋巴结清扫。前哨淋巴结阳性或临床诊断为Ⅲ期的患者在扩大切除的基础上应行区域淋巴结清扫,要求受累淋巴结基部完全切除,腹股沟淋巴结清扫要求至少应在 10 个以上,颈部及腋窝淋巴结应至少清扫 15 个;在腹股沟区,如临床发现股线淋巴结转移数 ≥3 个,应行髂窝和闭孔区淋巴结清扫。如果盆腔影像学提示 Cloquet 淋巴结阳性则应当行髂窝和闭孔区淋巴结清扫。

Ⅲ期患者中的特殊类型被称为肢体移行转移(in-transit metastasis),表现为一侧肢体原发灶和区域淋巴结之间的皮肤、皮下和软组织的广泛转移,手术难以切除干净。该种类型国际上以隔离热灌注化疗(ILP)和隔离热输注化疗(ILI)为主,ILI 是一种无氧合、低流量输注化疗药物的局部治疗手段,通过介入动静脉插管来建立化疗通路输注美法仑,要求设备简单。悉尼黑色素瘤中心自 1992 年始 10 年间完成 300 余例 ILI,Ⅲ期恶性黑色素瘤有效率约 80%,无相关截肢案例和相关死亡。>70 岁老年患者的有效率明显高于<70 岁患者(91% vs 78%,P<0.05)。

Ⅳ期患者如果表现为孤立的转移灶,也可以考虑手术切除。SWOG9430 研究发现Ⅳ期孤立转移的患者术后的中位总生存可达到 19 月,5 年生存率为 20%,远远超过以往Ⅳ期患者 6~8 月的中位总生存期。2008 年 ASCO 报告的一项回顾性研究,分析了从 1991 年至 2008 年的 900 例肝转移的黑色素瘤患者,供 54 例接受了手术,与未手术组相比,中位总生存分别为 29 月和 7 月,5 年生存率分别为 33% 和 5%。

(5) Mohs 显微描记切除手术恶性肿瘤:治疗原则是肿瘤学意义上的治愈,保留功能,恢复容貌。Mohs 显微描记手术在获取最大肿瘤学治愈率的同时,最大限度地减少了正常组织缺失,缩小了缺损的范围,最大限度地保留了功能,很好地实现了三大原则,成为皮肤恶性肿瘤治疗的金标准。

Mohs 手术医生必须是擅长皮肤肿瘤学、冰冻组织病理学和皮肤整形修复学多学科的专家,用以保证治疗的圆满完成。

术前准备同传统的切除手术。患处常规消毒铺巾,常规局部浸润麻醉。沿肿瘤的外缘 2~3mm 斜向切入(小于45°),深度可至真皮或皮下脂肪,完整切除肿瘤组织,切下的组织似碗状。然后进行肿瘤描记,共分 4 步。①把切下的组织分切成数块;②按照一定的顺序编号;③在各小块的边缘用红(20% 红汞)、蓝(普鲁士蓝)、黑(印度墨水)按照上、下、左、右进行描记;④把以上各步骤在病史上作图记录。

描记后的数块组织送入实验室进行冷冻切片的制备,每块组织都是 100% 的切缘检验(包括完整的底面和所有的边缘)。玻片制备完成后,在显微镜下按编号读片检查。一旦发现有切缘阳性的,在病史图示上逐一做好记录。并再次在标记部位外缘 2~3mm 处切除肿瘤。如此反复切除、标记、制片、镜检,直至所有切缘都呈现阴性结果。

创面可以简单拉拢缝合,也可根据缺损大小、部位、邻近器官功能、患者自身情况进行植皮修复、皮瓣整复或二期愈合。

Mohs 显微描记手术时间较长,耗费略多,故患者需要进行术前评估。

(六) 手术步骤及注意事项

同皮肤良性肿瘤。手术中严格无瘤原则。

(七) 术后处理

同皮肤良性肿瘤。

(八) 并发症及其处理

1. 伤口感染 对策:清创、引流,积极抗感染。
2. 伤口血肿 对策:清创、止血。去除低凝状态的系统原因。

(九) 疗效判定

清除肿瘤,保留功能,改善症状,避免复发。

案 例 展 示

男,72 岁,上唇皮肤肿块 2 年余。逐渐增大,伴轻度瘙痒(见图58-0-1)。诊断:上唇脂溢性角化症。治疗:手术切除。给予设计邻近菱形转移皮瓣修复创面避免上唇移位。术后如(图58-0-6)所示。术后病理报告:脂溢性角化症。

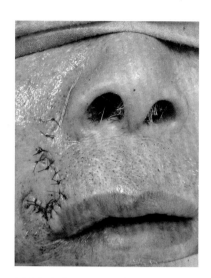

图58-0-6 上唇脂溢性角化症术后

（栾　菁）

第五十九章

白癜风外科术

一、概述

迄今对于白癜风尚无明确有效的治疗方法。我们通常治疗白癜风会采用非手术方法和手术方法,非手术方法在第四十八章第八节已经详细介绍。对于节段性和泛发性白癜风,有时很难达到理想的疗效。近年来用外科手术方法治疗白癜风,给传统治疗抵抗的部分患者带来了福音。

1971年,Falabella首先报道用负压吸疱法进行自体表皮移植成功,1988年,国内开始开展使用表皮移植治疗白癜风。近年来,已有大量关于自体表皮移植治疗的报道。

二、原理

通过各种方法将黑素(干)细胞移植到白癜风区域,使得已经没有黑素细胞产生的皮损有了复色的机会。即将自体或异体黑素细胞或带有黑素细胞的表皮移植到缺乏黑素细胞的白斑部位,黑素细胞成活且功能正常,达到临床复色的目的,是外科治疗白癜风的有效方法。

三、适应证

表皮移植的适应证是非瘢痕体质,稳定期(静止期)患者。

四、禁忌证

严重心血管疾病、糖尿病,近期未使用抗凝血类药物、活动期白癜风患者。

五、手术方法及技巧

自体表皮移植、薄层削片法、全厚层钻孔法、单株毛囊移植、自体黑素细胞培养后移植、表皮细胞混悬液移植、培养表皮片移植、纹色法、皮肤磨削术等是临床常用黑素细胞移植方法。

(一)自体表皮移植法

是治疗稳定期局限型和节段型白癜风最常用的方法,治愈率达90%左右。受皮区多数采用发疱等法处理,生物发疱采用斑蝥素、局部发疱,物理性方法包括液氮法和负压吸疱法(图59-0-1)。一般是在手术2天前,用液氮将受皮区白斑发疱,或者26.7~40.0kPa(200~300mmHg)负压吸疱2~3小时。对于眼周、耳周、鼻翼旁等非平整部位,最好采用皮肤磨削术处理白斑受皮区。供皮区皮肤取腹部、臀部或皮损附近等处皮肤,采用负压吸疱、液氮发疱、或者生物学方法发疱。每次每处移植的皮片0.5~1.0cm² 大小,剪除受皮区疱壁、弃去,

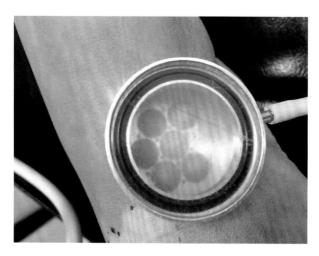

图 59-0-1　负压吸疱法示意图

再剪下供皮区疱壁并贴于受皮区包扎。

（二）薄层削片法

植皮刀在供皮区取皮，以稍见点状出血为宜。受皮区皮肤磨削至表真皮交界处，然后将皮片移植到白斑区。最后包扎供受区域创面，直至愈合。薄层削片法治疗白癜风过程中常见并发症为瘢痕形成，这与手术操作者削片的技术及患者个体体质有关。

（三）全厚层钻孔法

全厚层钻孔法是一种采用全厚层钻孔取皮并用于自体移植的技术，适合于治疗皮损位于指、趾等不平整部位或者面积较大的患者。手术以环钻打孔取材，深 2～3mm。供皮区选择在臀部、大腿，每个孔径之间间隔 1mm，白斑区孔间隔 5～8mm，然后将供皮植入白斑处。不良反应可见瘢痕形成、"鹅卵石样"外观改变、同形反应、表面不平整等。全厚层钻孔法移植之前，应小范围进行移植试验测试，以推断愈后，3 个月后移植皮肤周围有色素扩散定为治疗有效，可以进行全厚层钻孔法移植治疗（图 59-0-2）。

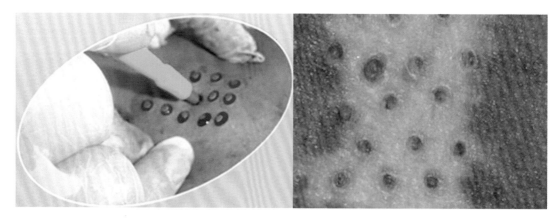

图 59-0-2　全厚层钻孔法示意图

（四）单株毛囊移植（图 59-0-3）

适用于局限型及节段型，特别适用于眉毛、睫毛、头皮等小面积白癜风。操作时首先在

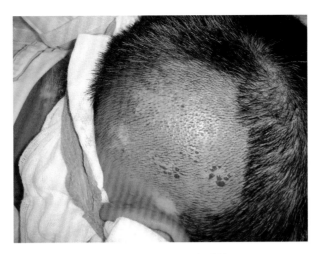

图59-0-3　单株毛囊移植

枕部头皮做椭圆形切口,将供体头皮以单个毛囊为单位进行分离,毛发移植器将单个完整毛囊植入受体皮肤处,若受体皮肤为毳毛区,则将游离的毛囊下1/3处切断,然后将上2/3植入,在眉毛和头皮胡须处则为整个毛囊单位移植。该疗法一般不会出现明显瘢痕,由于供体毛囊来源有限,因此不适用于大面积白癜风治疗。

（五）　自体黑素细胞培养后移植

浅层削皮胰蛋白酶消化后制成细胞悬液,然后接种到培养瓶进行黑素细胞培养,2~3周后黑素细胞数量可达到300 000/mL。移植前磨削白斑皮肤至点状出血后,再将体外增殖的黑素细胞悬液以700~1000/mm^{2}密度移植到磨削面,覆盖一层含胶原敷料,嘱患者卧床休息8~10小时。通常每次单块移植治疗面积不超过300cm^2。

（六）　表皮细胞混悬液移植

在患者臀部或其他部位浅层削皮经胰蛋白酶消化后制成表皮细胞悬液,再将表皮细胞悬液接种到液氮发疱后的水疱中,或将白斑处皮肤磨削,然后再铺上表皮悬液后包扎。

（七）　组织工程表皮片移植

按照表皮细胞悬液移植方法取材,制成细胞悬液,添加角质形成细胞的培养基,使培养的细胞呈复层生长,成层的角质形成细胞里面镶嵌黑素细胞。移植前预先将白斑磨削好,然后将培养表皮片从培养瓶壁完整剥离。取1cm^{2}大小石蜡加固聚苯乙烯纱布托放组织工程表皮片,将表皮片移植至磨削好的白斑处后加压包扎。应该注意手足或进展期白癜风患者不宜使用此法(图59-0-4)。

（八）　纹色法

将带有色素的非致敏源性氧化铁通过物理性方法植入白斑处,可以对白斑起到长期性的纹饰遮盖作用。

（九）　皮肤磨削术

皮肤磨削术适合于治疗指、趾等非平整部位的白癜风。研究发现皮肤磨削术后可以激活毛囊中外毛根鞘中具有黑素合成活性的黑素干细胞,使其增殖、分化成熟,并向白斑处移行,从而为白斑处补充黑素细胞(图59-0-5)。

自体表皮移植法和薄层削片移植术治疗白癜风是外科疗法中效果最好的疗法,总复色率达82%~91%。非培养的表皮细胞悬液移植较差,显效率在11%~59%之间。复旦大学

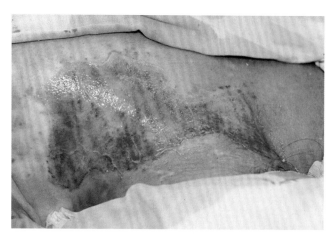

图59-0-4　培养表皮片移植示意图

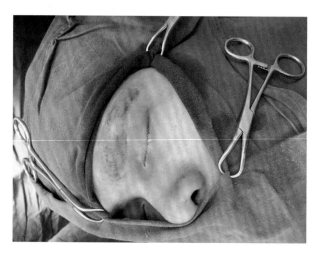

图59-0-5　皮肤磨削术示意图

附属华山医院皮肤科为国内首家采用这种治疗方法,临床上取得90%以上的复色率,且该法所取得的供体皮片面积可扩增数十倍,给大面积白癜风患者的治疗带来便利,为各种治疗方法均效果不佳的患者带来新希望。

六、疗效评价

以上所列数种方法各有其优缺点,自体表皮移植及自体黑素细胞培养后移植疗效较为肯定,下面就其疗效进行评估。

1. 自体表皮移植方法简单,疗效好,要求条件和成本不高,便于推广,国内、外文献报道有效率为90%左右;缺点是需同时在自身皮肤发疱取表皮,复色过程中容易出现"鹅卵石样"外观。表皮细胞悬液移植方法取皮区较小,移植面积较大,疗效也好,但有实验室条件要求,且取表皮技术要求较高。

2. 自体黑素细胞培养后移植该法疗效肯定,仅取一片皮肤可做多处移植,方便患者,但要求条件高,难以普遍开展。另外培养时使用的 12-o-十四烷酰佛波醇-13-乙酯(TPA)潜在的致癌性及患者的黑素细胞有可能存在的功能缺陷限制了这一疗法的开展。组织工程表皮移植术作为一种新的临床使用的白癜风治疗方法。其优点是显效率高,复色均匀,小面积皮片可以通过培养取得扩增数十倍的表皮以供移植,尤其是在大面积难治型白癜风的治疗上开启了新大门;缺点是花费较高,治疗周期长,实验室要求高。

（陈淑君　吴文育）

第六十章

吸脂及自体脂肪移植术

第一节　吸　脂　术

一、概述

脂肪抽吸术(liposuction technique),简称吸脂术,是 20 世纪 70 年代发展起来的一种美容外科新技术,其基本原理是通过负压吸引将皮下过多的脂肪组织以颗粒状或液态形式吸除,从而达到形体美容的目的。考虑到皮肤的松弛及回缩和弹性情况,一般以 18 岁~50 岁之间为最佳。抽吸的部位多以腹部、腰部、臀部、大腿内、外侧等处为多。

除了抽吸脂肪之外,目前微创去脂肪在形体雕塑中也占据非常重要的地位,也是未来发展的趋势,主要包括以下几种方法:激光溶脂、等离子激光光纤溶脂技术,射频溶脂,超声溶脂,冷冻溶脂等。

二、原理

脂肪细胞数目至成年后保持恒定,成年人的肥胖只是脂肪细胞体积增大,而数目未增加。非手术治疗肥胖是使膨大的脂肪细胞体积缩小,并不减少数目。吸脂术减少了脂肪的细胞数目,手术效果立竿见影,并长久有效。

三、适应证

1. 无严重心、肝、肾疾病及高血压的局部脂肪堆积者。
2. 周身弥漫性单纯性肥胖有弯腰、下蹲、步行等障碍者。

四、禁忌证

1. 患有血液系统疾病、严重心脏病及高血压的患者;
2. 传染性疾病患者;
3. 孕期妇女;
4. 对疗效期望值过高患者。

五、术前准备

除常规手术前查体、实验检查外,还应在术前对所吸部位进行测量、记录、照相。

六、手术方法及技巧

（一）吸脂方法

脂肪抽吸根据抽吸工具的不同分为以下方法：电动式抽吸、超声波式抽吸、电子式抽吸、注射器式抽吸、共振吸脂术、聚能震波吸脂。

1. 电动式吸脂　基本原理是利用负压电动吸引器吸除皮下过多的脂肪组织。

2. 超声式吸脂　超声波作用于脂肪组织，选择性地破坏、乳化脂肪组织，然后通过负压吸引将乳化的脂肪组织抽出。超声式吸脂又分为体内、体外两种方法。本方法对血管神经、淋巴管组织无损伤。

3. 电子去脂术　原理是应用高频电场在人体内皮下脂肪层产生热效应，使脂肪细胞破裂，不损伤肌肉、血管、神经、淋巴管，同时电刺激对治疗区皮肤有显著的紧缩作用。

4. 注射器吸脂　使用一次性塑料注射器，规格 20～60ml，配以吸脂专用针及针芯固定器或蚊式钳，与传统电动式负压抽吸原理相同，但其有许多优点：①设备简单；②操作简便，易于控制；③损伤小；④尤其适用于小范围脂肪抽吸，抽出的脂肪颗粒便于移植利用。

5. 共振吸脂术　原理是利用与脂肪细胞固有频率相同的机械共振波，选择性地破碎、乳化脂肪组织，而对神经血管等组织无损伤，然后利用负压将已乳化的脂肪抽出体外，特别适合局部脂肪堆积的就医者。它的优点是创伤小、出血少、恢复快、操作轻松，基本上不影响生活及轻微的体力活动，大大提高了吸脂术的速度并具有更好的安全性。

6. 聚能震波吸脂　原理是以压缩气体为动力，吸头以 600 次/分的振动频率前后运动，6mm 振幅旋转运动。工作时，形成平行和往复运动。这种运动可以有效地将脂肪从其附着部位剥离下来。该方法更易吸出脂肪，同时大大减少对肌肉、神经、血管等非脂肪组织的损伤，具有负压低、损伤小、出血少、吸脂速度快的优点，安全、高效，是目前较为先进的吸脂方法。

以上多种方法的抽吸皆在以肿胀技术（即湿性法）的原则下进行，简单说就是在抽吸前将肿胀液充注在抽吸部位，然后进行抽吸的过程。几种抽吸方法各有优缺点，目前几种方法都在使用。

（二）吸脂路径

几乎身体所有肥胖部位均可以抽吸，无论在何部位抽吸，进针点的选择都应做到隐蔽，避开重要血管、神经及器官，方便操作，易于均匀抽吸。

七、术后处理

术后应用抗生素预防感染，抽吸量较多时（2000ml 以上）需住院或留院观察，局部给予加压包扎，适当补液。手术后穿戴弹性衣裤 2～3 个月。

八、并发症及其处理

脂肪抽吸术总体比较安全。早期文献报道的严重并发症有脂肪栓塞、深静脉血栓形成、死亡等，但随着肿胀技术的应用及设备的改进，这些情况已明显减少。目前常见术后并发症有：①皮肤瘀斑，可在 2 周～3 周内基本消退；②感觉减退，于 3 个月内可恢复正常；③血肿和假性囊肿，适当的压力包扎和术后引流可预防其发生；④皮下硬块，可于术后 4 周左右消失，理疗有助于皮下硬块的消退；⑤外观不平整，由吸脂过程中操作不均匀所致，严重的凹凸不平可通过再次抽吸纠正。

第二节　自体脂肪移植

一、概述

软组织缺损和发育不良常需要填充,主要材料是医用充填材料或自身组织。医用充填材料在美容外科的应用中,手感、质地都不及自体组织,且价格昂贵,少数人还会出现排斥反应。自体脂肪颗粒作为充填材料,理论上其生物学特性远远优于任何异种材料,并在长期的临床应用历史中得到证实。

二、原理

在血液供应丰富的条件下,移植的自体脂肪颗粒可以存活。

三、适应证

1. 面部皮下凹陷性缺损或畸形,如单侧或双侧颜面萎缩,面部软组织发育不良,颧、颞、额、眶区凹陷,面部手术或外伤所导致的凹陷,上唇过薄或人中过短、鼻唇沟过深、耳垂较小等;
2. 先天性乳房发育不良,哺乳后乳房萎缩,双侧乳房大小不对称,乳头凹陷畸形;
3. 各种原因所致的身体软组织凹陷,如上肢、臀部、大腿、小腿弯曲等,包括吸脂术后的凹陷。

四、禁忌证

同吸脂术。

五、手术步骤及注意事项

颗粒脂肪移植手术步骤如下:

（一）颗粒脂肪的抽取

以臀、股、腰或腹部皮下脂肪为供区,以臀、股脂肪质量最佳。皮下脂肪层采用肿胀麻醉,用一次性20mL注射器及口径为2mm的吸脂针头,将针头插入皮下脂肪内,针筒反复抽吸,以获取脂肪。

（二）颗粒脂肪的纯化

脂肪抽吸物为含有颗粒状脂肪及破碎、液化的脂肪和一些血液成分的淡红色混悬液,将注射器直立静置,排出下层淡红色血性液体,保留乳黄色脂肪组织,然后抽吸生理盐水,重复上述清洗过程至注射器内无淡红色液体,仅留有颗粒状脂肪组织,即制备成纯净的脂肪颗粒以做备用。

（三）颗粒脂肪注射移植

亚甲蓝标记需要填充区域,常规消毒。在标记线外较隐蔽处或皱褶线内穿入皮下,由远及近呈放射状注射,注射完毕后适当按摩填充部位,使颗粒脂肪均匀分布。由于注射的颗粒脂肪有部分吸收,注射时需适当过度矫正约30%。再次注射需间隔3~4个月。

六、术后处理

术后及时按摩脂肪组织,使其分布均匀。

七、并发症及其处理

主要是部分吸收,其次是局部感染,后期可出现结节及假性囊肿。其原因主要是脂肪的用量过多或注射过于集中,大量脂肪堆积在一起,会因供血不足导致脂肪坏死、溶解、吸收,引发感染,出现疼痛。注射后没有及时按摩脂肪组织,会造成分布不均,是产生假性囊肿、纤维化或钙化、变形、脂肪坏死等后遗症的主要原因。因此,术中有效的按摩是十分重要的,术后两周内不需要再按摩,有利于移植组织的成活及血液循环的建立。

案 例 展 示

(一) 女,45 岁,56kg,臀部髋外侧局部脂肪堆积畸形,要求整形(图 60-0-1)。

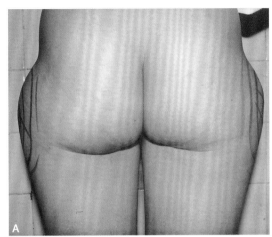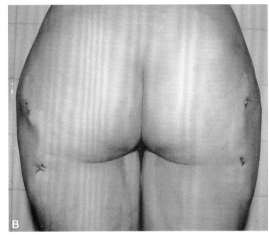

图 60-0-1　臀局部脂肪堆积

A. 臀部局部脂肪堆积术前;B. 臀部局部脂肪堆积术后即刻

(二) 女,12 岁,40kg。左侧上肢前臂特发性皮下组织萎缩,皮下血管显露可见要求治疗,病变区颗粒脂肪移植一次注射 50ml,半年后随访,除外观明显改善,其显露的皮下血管也基本消失,效果满意(图 60-0-2)。

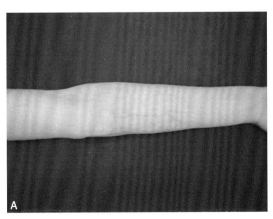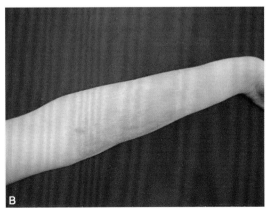

图 60-0-2　脂肪移植

A. 前臂特发性皮下组织萎缩;B. 一次注射 50ml 脂肪移植术后

（三）女,24岁,60kg,左侧乳房先天性发育不良,健侧乳房明显下垂,由腹部抽吸供脂,行自体颗粒脂肪注射隆乳术,每次注射100~130ml,共注射了5次,每次间隔3~4个月,结束后半年再次行健侧乳房悬吊术,效果满意(图60-0-3)。

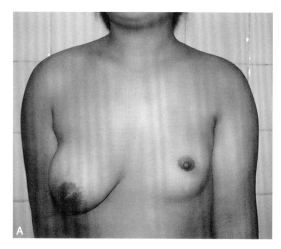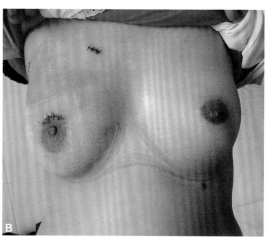

图60-0-3　脂肪注射隆乳
A. 左侧乳房先天性发育不良;B. 脂肪注射隆乳及健侧下垂悬吊

（方　方）

第六十一章

酒窝成形术

一、概述

酒窝也称笑窝、颊窝,学名叫面靥,是位于口角外侧面颊皮肤上的凹陷。人笑是或表情愉快之时,此凹窝出现或更加明显,为人们所喜爱。据统计,先天就有酒窝的人约占15%,而双侧均有酒窝者仅占9%。

二、原理

酒窝形成的原理类似于重睑,是由于表情肌纤维直接附着于真皮下,当表情肌运动时,牵拉局部皮肤使其表面形成一个凹陷,微笑时更为明显。采用整形手术的方法使表情肌筋膜与口角外侧皮下组织人工粘连即为酒窝成形术。

酒窝形成的位置,多位于口轮匝肌外侧与腮腺咬肌筋膜前缘之间。

三、适应证

面部发育正常的求美者。

四、禁忌证

1. 患有血液系统疾病、严重心脏病及高血压的患者;
2. 传染性疾病患者;
3. 孕期妇女;
4. 对疗效期望值过高患者。

五、术前准备

1. 术前手术部位进行测量、记录、照相。
2. 确定酒窝位置。酒窝的标准位置应为经口角的水平线和经眼外眦的垂直线的交叉点,或稍偏向内上方。Argamaso(1971)提出,酒窝位置应该在口角与同侧耳垂下缘连线的内1/3交界处。
3. 常规术前查体、消毒。

六、手术步骤

手术有两种:缝线法或叫皮下结扎法,口内切口切开埋线法

（一）缝线法

也叫皮下结扎法，此法的操作与重睑成形的结扎法相似。在局部麻醉下实施。分皮肤进针或口内进针两种。

1. 皮肤进针　由定位点皮肤进针，缝线可用 1 号丝线，采用直针向内直穿出口腔内黏膜面。皮肤面线的另一端再次穿针，由原针孔进针并在真皮下推进 2mm，然后再次穿向口内黏膜出针，与第一针距离约 2 ~ 3mm，用直径 3mm 卷桶状的碘仿纱布置于两线之间，收紧缝线面颊部出现酒窝的凹陷结扎，术后 7 天拆线。

2. 口内进针　在面部皮肤定点位置画 3 ~ 5mm 短线，再在口内颊黏膜相对应位置，做一 3mm 的垂直小切口。将带有 1 号丝线的直针由口内颊黏膜上的小切口上端刺入穿出皮面，将同一针线再由同一穿出点刺入皮肤并在皮下真皮走行 3mm，然后在皮肤短线下端穿出。此后在同一穿出点再次刺入皮肤，最后从口内黏膜上的小切口的下端穿出。牵拉针线颊部皮肤定点位置出现凹陷，即可将丝线在口内结扎。不需要拆线。

皮下结扎法对于颊部脂肪较多的人不甚适合，这样的人需要口内切开法。

（二）口内切口切开埋线法

在与定点相对应的口内黏膜侧做 0.5cm 的小切口，切口长轴与鼻唇沟平行。用小弯止血钳分开切口，显露颊肌纤维，先用组织钳夹住切口内的颊肌纤维（夹时要注意面部肌肉有无抽动，避免损伤面部神经），然后再将切口内的肌纤维剪除一小块；用 0 号丝线自切口处穿入将颊部肌肉与真皮作"8"字形缝合，打结后剪短逢线埋入切口内。收紧缝线时应缓缓用力，同时观察形成的酒窝的大小、深浅及形状，并进行适当的调整。黏膜面的小切口用 5-0 的可吸收缝合线缝合，术后不需要拆线。

七、术后处理

酒窝术后要注意口腔卫生，每天用硼砂漱口液或生理盐水漱口 5 ~ 6 次。应避免硬食及刺激性食物。术后可以预防性使用抗生素 3 天。

八、并发症及其处理

术后由于早期面颊部肿胀，数日内酒窝可能不明显。另外，术后早期无论有无笑容，都会出现酒窝，通常需要半年左右方能恢复自然，即在微笑时才呈现出酒窝。

案 例 展 示

女，26 岁（图 61-0-1、61-0-2）。要求酒窝成形美容再造，体健，无特殊体征及病史。专科查体：无特殊。

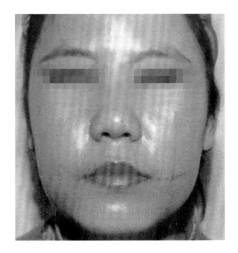

图 61-0-1 酒窝成形术前

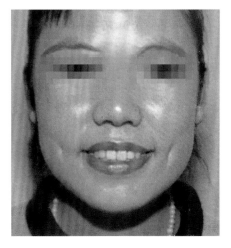

图 61-0-2 酒窝成形术后 1 月

引自:董昌林 《美容整形外科彩色图谱》

（方 方）

第六十二章

耳廓打孔术

一、概述

在我国,耳廓打孔术或称穿耳孔术(ear piercing)作为表现个人的美感、独特性、艺术性和神秘感的一种方式,尤其流行。其虽为美容外科的一级医疗美容项目,但如果操作不当,仍可导致并发症,严重者可导致耳畸形、严重感染等。故而,穿耳孔术需要严格正规操作。

二、适应证

有此需求者。

三、禁忌证

1. 瘢痕体质者。
2. 穿刺部位有感染(细菌、真菌、病毒等)、皮肤损害(如湿疹、银屑病等)。
3. 处于银屑病、白癜风等皮肤病的活动期。
4. 凝血功能显著异常或严重系统疾病患者。
5. 精神心理状态异常,无法正常沟通者。

四、术前准备

(一)手术器械与用品
1. 标记液　穿刺点定位用。可选择甲紫溶液和亚甲蓝溶液,或者医用无菌记号笔。
2. 穿刺器械　根据不同的穿刺方式选择不同器械,具体见手术步骤。

(二)术前评估和与术前谈话
　　耳廓打孔术本身是一种美学需求,术前应与就诊者充分沟通,了解就诊者的需求,介绍可能的并发症风险,尤其是瘢痕疙瘩的可能。告知术后注意事项,防止并发症的发生。

　　对就诊者应进行充分的病史回顾和体检,评估凝血功能和伤口愈合能力,评估瘢痕疙瘩发生的风险大小,排除禁忌证。

五、手术步骤及注意事项

　　穿刺点定位:根据耳垂的形状和大小、耳饰的形状和个体的审美要求综合考虑。如本人无特殊要求,术者可根据以下标准进行定位:

　　1. 按耳垂形状　圆形耳垂定位于圆心处,方形定位于两对角线交点;尖形定位于倒三

430

角形底边中点下方。

2. 按耳垂大小　大耳垂定位于耳垂正中;小耳垂定位于耳垂正中点之上。

3. 与耳屏切迹的关系　可选择过耳屏切迹的垂线与耳垂中水平线的交点内侧,或耳屏切迹垂线的上1/3处。

4. 消毒　由施术者用亚甲蓝或甲紫定位,受术者满意后用碘伏或酒精消毒穿刺部位,包括耳垂的前后两侧。

5. 穿刺

（1）套管针穿刺法:选择与耳钉钉栓直径相同或略粗的套管针。施术者双手戴无菌手套,一只手固定耳垂,另一只手持无菌套管针,于耳垂标记的进针点垂直快速进针,穿透耳垂组织。穿刺成功后抽出针芯,将套管修剪至合适长短即可。优点:无菌;快速;无出血;成本低;一步完成,无明显疼痛,不需要局麻。缺点:操作不当时易误伤操作者固定耳垂的手。为避免误伤的发生,可先将无菌软木塞垫在耳垂后方再行穿刺,或者用卵圆钳固定耳垂。

（2）激光穿孔法:使用聚焦二氧化碳激光,利用高温使局部组织迅速气化,遗留小孔。将准备好的耳钉置入孔中。优点:快速,无出血。缺点:需要专业激光设备,及配套烟雾吸引装置,保护镜等设备,成本较高;热传导作用可使周围组织出现热损伤,使损伤面积大于预期面积;打孔及放置耳钉的过程可导致比较明显的疼痛,需要进行适当麻醉,可选择表面麻醉或者局部浸润麻醉。

（3）穿耳器法（图62-0-1～62-0-3）:穿耳器也称为"耳钉枪",是一种使用机械推进力将初始耳钉穿透耳垂并固定的器械。饰品店和美容院等非医疗机构多使用此设备。早期的穿耳器为重复使用型,和专业穿孔器相比,其传染疾病的风险增加。为了避免传染性疾病的传播,新式穿耳器配置了可替换的一次性耳钉盒,该耳钉盒为灭菌密封包装,使用前安装,只能用于一个耳垂。

由于此方式是推动耳钉的钉栓穿透耳垂组织,需要钉栓有足够的硬度,所以其材料不能是纯金或者纯银,而是合金。大多数老式穿耳器使用的初始耳钉的材料不适于长期植入体内,诱发过敏和感染的风险较高。目前一些新型穿耳器配备的初始耳钉采用了医用不锈钢、钛合金、镀铑等安全材料,其价格也随之提高。

优点:操作简便,成本低,一步到位,不需局麻。缺点:老式产品为反复使用,传染疾病的

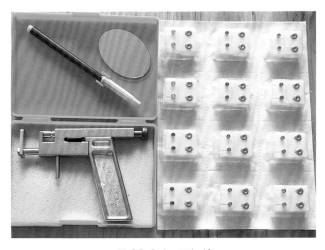

图62-0-1　耳钉枪

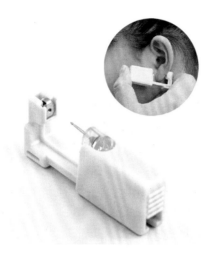

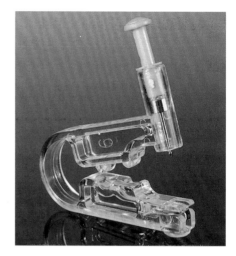

图 62-0-2　一次性穿耳器　　　　　　　　图 62-0-3　一次性穿耳器

风险较高,对组织损伤较大。虽然新型一次性穿耳器克服了传播疾病,感染和致敏等问题,但初始耳钉为钝性末端,穿过组织时导致的损伤较大,尤其是对软骨,可能会导致软骨的碎裂,从而影响伤口的愈合,甚至导致严重并发症。

（4）除以上方法外,还有医务工作者在使用小蚊氏钳,小巾钳等器械进行打孔,然后放置耳钉。优点:空隙较大,安装耳饰较方便。缺点:操作中疼痛明显,需要局部麻醉;术中有出血。

六、术后处理及注意事项

主要是预防感染及防止针管或耳钉脱落。

1. 术后一周内保持局部清洁干燥,不能沾水,并坚持涂抹 75% 酒精或碘伏 2~3 次/日,避免用手触摸穿孔部位。

2. 洗脸,睡觉时都要避免挤压,碰击耳垂,穿宽松易穿脱的衣物,勿穿套头衫,避免刮蹭术中放置的针管或耳钉。

3. 术后有轻度的红肿和疼痛,2~3 天后逐渐恢复正常。如果红肿或疼痛程度加重或时间延长,则可能是发生感染,需继续坚持消毒,及时使用抗生素软膏并适当口服抗生素。

4. 术后不需要经常转动套管或耳钉,避免污染和损伤伤口。

5. 术后一周可去除套管,换成耳钉饰品,而穿耳器使用的初始耳钉需 6 周后再行更换。

七、并发症及其处理

1. 感染　术后出现逐渐加重的红肿、疼痛,出现脓性渗出物。常常由于未做到无菌操作,器械或耳钉未消毒。这些情况经常是在非医疗机构中发生,尤其是使用非正规器械时。感染还可能是由于术后伤口未做到防水或接触了污染物。如顾客患有糖尿病、贫血、营养不良等疾病,感染的风险也会增加,故应做好术前评估,并及时纠正异常指标。

2. 接触性皮炎　耳钉中的合金成分是引起变态反应性接触性皮炎的抗原,其中最常见的就是镍。如使用不合格产品,其中镍的含量高,释放多,对镍过敏的个体可出现局部红肿,瘙痒,糜烂,渗出。术前应仔细询问是否有镍过敏史,根据手术方式应选用适当的产品。如穿耳器适配的耳钉材料应为医用不锈钢,钛合金,铑镀金等;打孔后放置的耳钉应为纯金和纯银材质。注意18K金和24K金等都是含有镍的合金。如已发生接触性皮炎,应立即就诊,将耳钉取出。如局部无明显渗出,红肿,可由医生消毒后换成套管针或者纯金、纯银耳钉,并予以治疗。如患处红肿,渗出严重,则应治疗为主。

3. 瘢痕疙瘩　伤口部位及其周围出现结缔组织呈肿瘤性过度增生,伴有瘙痒,疼痛等不适。往往于术后2～3月后逐渐出现并加重。瘢痕疙瘩的产生与人种、年龄、遗传、局部愈合不良等因素有关。所以术前应该详细询问是否有瘢痕疙瘩家族史,检查身体其他部位是否有瘢痕疙瘩,做好无菌操作,术后护理等工作。如发现瘢痕过度增生,应及时处理。

4. 耳廓软骨膜炎　血肿常常发生于穿过耳廓软骨的高位耳廓打孔的个体。由于耳廓软骨缺乏弹性,血液供应较差,术后恢复较耳垂穿孔伤口慢,完全恢复需要3个月;如有感染也不容易控制,可导致耳畸形。穿耳器使用耳钉进行钝性打孔,对软骨损伤更大,所以不适宜进行高位耳廓打孔。无论何种手术方式,均不推荐穿软骨打孔。

5. 耳垂裂开　由于伤口感染未及时有效控制或耳饰过重导致。

6. 其他尚有肉芽肿、纤维瘤、囊肿等并发症报告。

（杨淑霞）

第六十三章

睑成形术/倒睫治疗术

一、概述

睑成形手术是目前国内开展最为广泛和普及的的美容手术,包括上睑重睑术、去睑袋术、内眦赘皮矫正术、外眦开大术等。

上眼睑的美容手术主要是重睑术即双眼皮手术,手术方法种类繁多。重睑术已有百年历史,从最初保守型的轻微变化,到变化强烈的欧式眼,最终又回到了皮肤无瘢痕的保守型重睑。常用的方法为不切开的埋线法和切开的缝合法以及两者结合的部分切开的缝合埋线法等。

二、原理

(一)重睑的形成原因

提上睑肌腱膜在上睑板上缘附近与眶隔融合,并向下附着于睑板前面。当有部分提上睑肌纤维穿过眶隔及眼轮匝肌抵达上睑皮下并附着,睁眼时即可形成双眼皮。

(二)手术原理

1. 切开上睑皮肤,将切口下唇的睑板前眼轮匝肌部分剪除,使睑板前皮肤与睑板粘连。

2. 真皮内固定方法,即将上睑皮肤的真皮与提上睑肌的腱膜缝合固定。

3. 对于肿眼泡患者,将下移至睑板上缘之下或睑板前的眶隔脂肪适当剪除,以利于双眼皮的形成。

三、适应证

身体健康,主动要求手术的患者。

四、禁忌证

(一)绝对禁忌证

1. 患有严重心、肺、肝、肾、脑等重要脏器疾病者。

2. 患有严重的出血性疾病者。

3. 患有精神疾病。

4. 面瘫并伴有睑裂闭合不全者。

5. 患有青光眼等严重眼疾患者。

(二)相对禁忌证

1. 女性妊娠、月经期。

2. 患有眼部感染患者待炎症治愈后可酌情选择手术。

3. 对于手术期望值过高不切合实际者。

五、术前准备

1. 术前仔细观察眼裂大小和形态,是否臃肿,眼周皮肤质地,睑板宽度,有无内眦赘皮等决定手术方案。如睑裂狭长,上睑皮肤较薄,无内眦赘皮的术后效果好;上睑较厚臃肿的患者,术中须去除部分眶隔脂肪或眼轮匝肌下脂肪垫;老年人皮肤松垂,需切除过多的松垂皮肤,也可以同时行眉下垂手术;鼻梁较低内眦过宽的患者,可以和隆鼻术联合手术;内眦赘皮的患者,可以同时矫正以提高增大眼睛的手术效果。

2. 如有急性结膜炎、睑缘炎、泪囊炎等眼疾者,必须治愈后方可手术。眼周皮肤有炎症者暂缓手术。

六、手术方法及技巧

重睑手术的设计:

1. 重睑的宽度　较宽的重睑宽度为 10mm 左右,适合于面部长方、性格坚强和少数舞蹈或话剧演员等特殊职业者。中度的重睑宽度为 6~8mm,为大多数的受术者所接受。较窄的重睑宽度为 4~5mm,是怕别人看出自己做过双眼皮的患者。东方人重睑线平均位于睑缘上6~8mm 处。

2. 重睑的形态　重睑的形态一般分为平行型、广尾型、平行广尾型和弯月型四种,常做的为广尾型和平行型以及平行广尾型。平行型是指上睑皱褶与睑缘的距离适中并与睑缘全长保持一致,在内眦部即可见重睑线,适合所有的单睑受术者,特别是睑裂细小的患者。广尾型是指上睑皱褶与睑缘的距离在睑缘的中外侧为 6~8mm,在内侧为 4~5mm 的重睑并隐于睑缘内。是一种内窄外宽的类型,适合大多数重睑受术者,但特别不适合眼裂细小者。平行广尾型是内眦部位略窄于睑板上方的双眼皮,与内眦开大同时进行可以使眼睛放大。

3. 术式选择　年轻患者上睑皮肤较薄无眶隔脂肪突出者可以选择埋线双眼皮,不用切开皮肤。对于肿泡眼即脂肪突出,眼轮匝肌肥厚者可以采用切开法,切开皮肤去除部分眼轮匝肌和眶隔脂肪;也可以通过小切口取出脂肪组织后再结合埋线法。小切口一般采用 2 个1~2mm 的切口去除皮下的部分眼轮匝肌和眶隔脂肪后再结合埋线法;也可以内侧埋线法,外侧 1 个 1~2mm 的小切口去除多余的眶隔脂肪。对于年龄较大皮肤松弛的患者行切开法,术中去除多余的皮肤和眶隔脂肪。

七、手术步骤及注意事项

(一) 切开法重睑术

切开法是最常用的方法,效果最持久,适合各种类型的单睑,也是修复失败案例的最常用方法。年轻人可以不去除皮肤,只是适当去除睑板前的眼轮匝肌和眶隔脂肪。

设计切口宽度为 6~8mm 的重睑线。常规消毒后亚甲蓝画线,局部浸润麻醉满意后,切开皮肤,去除睑板前重睑设计线以下的眼轮匝肌,小剪刀剥离切口以下皮肤至睑缘。轻压眼球,可见眶隔脂肪,打开眶隔见脂肪疝出,用血管钳夹持多余的脂肪球的根部,小剪刀剪除多余脂肪,松开血管钳,双极电凝彻底止血。剪除眼轮匝肌时,勿损伤上睑提肌腱膜,剥离睑缘时注意保护睑缘动脉弓。

　　睑板和真皮缝合固定。睑板与重睑线以下皮肤的真皮层 7-0 尼龙线间断缝合 3 针,中间定宽度,内侧定弧度,外侧定长度。缝合后打第一个结后,嘱患者睁眼平视,观察双眼重睑线的宽度和弧度是否对称、自然,满意后再打余下的结。皮肤间断缝合和连续缝合相结合。双眼皮形态满意后,再进行重睑线以下的切缘皮肤-睑板前组织-重睑线以上的切缘皮肤进行间断缝合 3 针。7-0 尼龙线皮肤连续缝合,无菌纱布包扎,5 天拆除连续缝合线,一周拆除间断缝合线(图 63-0-1 ～ 63-0-6)。

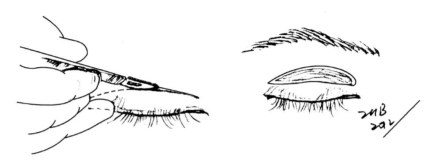

图 63-0-1　切开法重睑术（一）

左:切开皮肤　右:显露眼轮匝肌

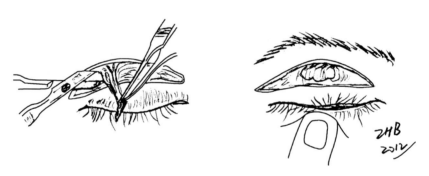

图 63-0-2　切开法重睑术（二）

左:剪除部分眼轮匝肌　右:轻压眼球,见眶隔脂肪

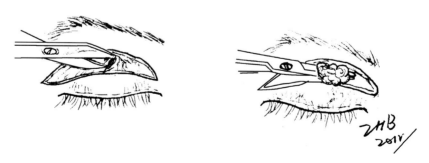

图 63-0-3　切开法重睑术（三）

左:剪开眶隔脂肪　右:钳夹疝出的眶隔脂肪球

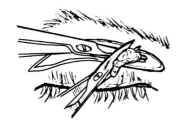

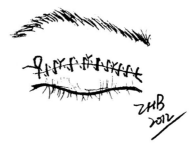

图63-0-4 切开法重睑术（四）

左：剪除多余的眶隔脂肪　右：皮肤连续缝合和间断缝合

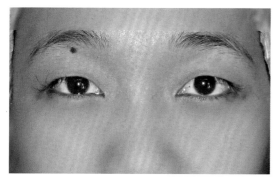

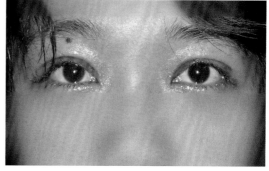

图63-0-5 重睑术前　　　　　　　　图63-0-6 重睑术后一周

（二）埋线法重睑术

1. 埋线双眼皮方法　埋线法双眼皮技术适合于年轻皮肤较薄的隐双或单眼皮患者。优点为手术操作简单,安全方便,创伤轻,皮肤无瘢痕,形态自然。术后眼睑肿胀轻,恢复时间快,不影响工作和学习,年轻女性患者愿意接受。缺点是不适合所有的单睑者,特别是上睑皮肤松垂肿泡眼的患者。埋线法分为连续埋线法和贯穿睑板的间断埋线法。

穿透睑板间断缝合法操作过程:画出宽度为 6～8mm 的重睑线,设计距离相等的 4 个点,在皮肤上画出。翻开眼皮,在结膜面画出对应的 4 个点,皮肤重睑线的宽度要比结膜面的设计点宽 1mm,皮肤和结膜面均局部浸润麻醉满意后,在结膜面 7-0 尼龙线长弯针自 b' 穿入结膜,a'点穿出,再从 a'点穿入,皮肤 a 点穿出。b'点再次穿入结膜,从皮肤的 b 点穿出。从 b 点穿入皮下从 a 点穿出,两线打第一个结,嘱患者睁眼,调整双眼皮,满意后打余下的结,线结埋于皮下。穿透睑板间断缝合法双眼皮:男性的重睑宽度设计要比女性窄 1～2mm。

2. 埋线法双眼皮手术过程（贯穿睑板间断缝合法）　见图63-0-7～图63-0-15。

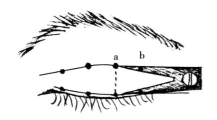

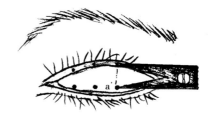

图63-0-7 上睑皮肤设计距离相等的4个点　　图63-0-8 睑结膜同样设计对应的4个点

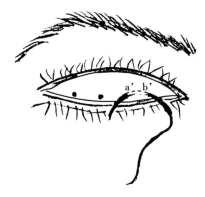

图 63-0-9 7-0 尼龙线弯针自 b'点穿入结膜 a'穿出

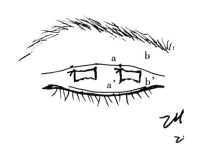

图 63-0-10 a'点再次穿入结膜，皮肤 a 点穿出，b'点再次穿入结膜，皮肤 b 点穿出，再从 b 点穿入 a 点穿出，两线打结并埋入皮下

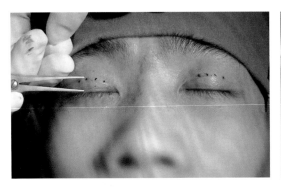

图 63-0-11 设计 4 个点，双眼皮的宽度为 6~8mm

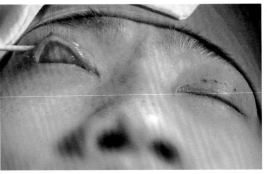

图 63-0-12 睑板结膜面设计对应的 4 个点，宽度比皮肤窄 1mm

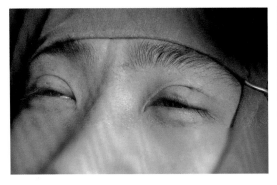

图 63-0-13 穿出皮肤的 7-0 尼龙缝合线打第一个结，嘱患者睁眼，调节双眼皮的高度是否合适，满意后再打第 2 个结，线结埋入皮下

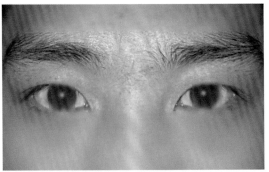

图 63-0-14 术前

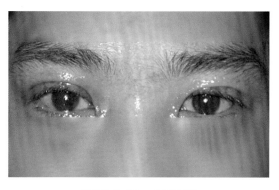

图 63-0-15　术后即刻

（三）老年人上睑成形术

适合上睑皮肤松弛下垂臃肿的中老年患者。

1. 手术设计　术前用小镊子夹持上睑皮肤估计皮肤去除量。上睑下方切口重睑线的设计与双眼皮的相同，切口最高点离睑缘约 8mm。外眦角延长线顺应一条鱼尾纹线，一般不超过眶外侧缘 0.5cm。用无齿镊夹持皮肤组织确定去除量，画出重睑线的上方切口线。上下方重睑线之间的皮肤为去除组织量。

2. 手术步骤　切开皮肤及皮下组织，小剪刀在眼轮匝肌浅层切除多余的皮肤，剪除切口线下方睑板前的部分眼轮匝肌，显露眶隔，轻压眼球使上睑眶隔脂肪突出明显，小剪刀打开眶隔让脂肪疝出，用小镊子牵引眶隔脂肪，血管钳夹持脂肪球根部，剪除多余脂肪，电凝彻底止血。

睑板与重睑线下方切缘皮肤的真皮层 7-0 尼龙线间断缝合 3 针，中间定宽度，内侧定弧度，外侧定长度。缝合打第一个结后，嘱患者睁眼平视，观察双眼重睑线的宽度和弧度是否对称自然合适，满意后再打余下的结。

双眼皮形态满意后，再进行重睑线下方的切缘皮肤-睑板前组织-重睑线上方的切缘皮肤进行间断缝合 3 针。7-0 尼龙线皮肤连续缝合，无菌纱布包扎，5 天拆除连续缝合线，一周拆除间断缝合线（图 63-0-16 ~ 图 63-0-27）。

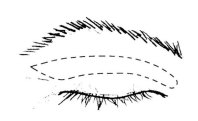

图 63-0-16　术前设计去除多余的皮肤

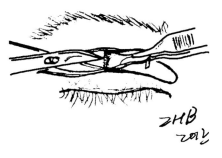

图 63-0-17　剪除多余的皮肤

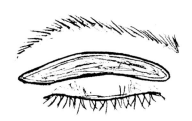

图 63-0-18　显露眼轮匝肌

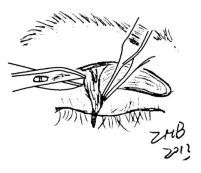

图 63-0-19　剪除部分眼轮匝肌

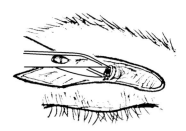

图 63-0-20　打开眶隔

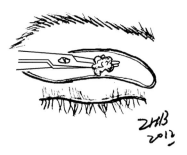

图 63-0-21　钳夹眶隔脂肪

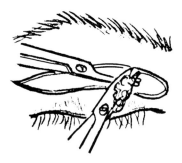

图 63-0-22　剪除眶隔脂肪

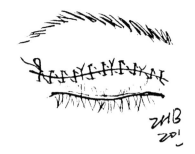

图 63-0-23　皮肤间断缝合和连续缝合

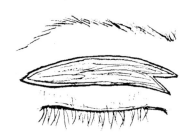

图 63-0-24　内侧 M 形切口去除更多的皮肤

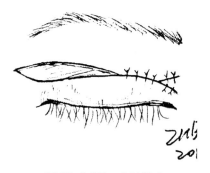

图 63-0-25　皮肤缝合

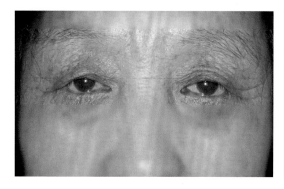

图 63-0-26　上眼睑皮肤松垂呈多眼皮

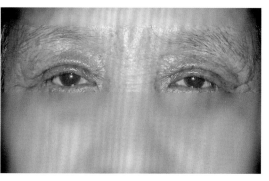

图 63-0-27　多眼皮术后一周，对称的双眼皮

（四）内眦开大

1. 适应证 内眦赘皮。内眦赘皮是指掩盖内眦的皮肤皱襞，是内眦部至鼻侧的弓状皱褶。内眦赘皮可分为先天性和后天性两类。根据内眦赘皮的形态和走向分为眉形内眦赘皮、睑型内眦赘皮、睑板型内眦赘皮、倒向型内眦赘皮4种类型。成功的内眦开大术可以避免明显的瘢痕，同时使眼裂延长，眼睛变大，美化眼型。手术方法很多，主要是通过皮瓣转位的方法减轻赘皮纵轴上的张力，达到矫正的目的。

不伴有内眦赘皮并符合三停五眼的单睑患者，重睑术后外形一般比较自然。而对于伴有内眦赘皮的患者，若不矫正内眦赘皮就不易形成自然美观的双眼皮。内眦开大术与重睑术同时进行时，特别是切开法重睑，两个手术的切口尽量不要连接到一起，否则，切口连接处瘢痕较重，美容外观不太理想。

2. 手术方法和步骤 常用的方法包括Y-V推进法、Z成形法、四瓣法等。Y-V推进法是沿睑缘切开并横行切开皮肤至新的内眦点如Y形，剥离并剪开错构的眼轮匝肌可见内眦韧带，8字缝合缩短内眦韧带，内眦皮下和鼻背筋膜缝合，皮肤缝合，缝合时如有多余的皮肤可以去除，术后第五天拆线（图63-0-28～图63-0-34）。

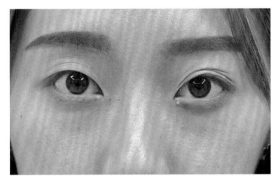

图63-0-28 双眼皮加开内眼角

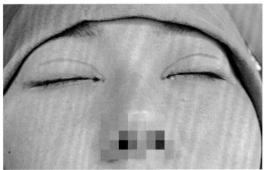

图63-0-29 术前设计

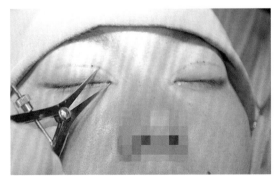

图63-0-30 设计第一个点与内眦的距离

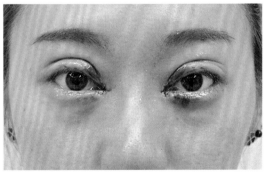

图63-0-31 术后即刻

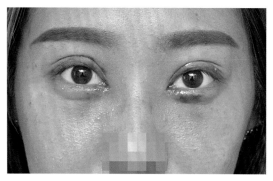

图 63-0-32　术后第五天

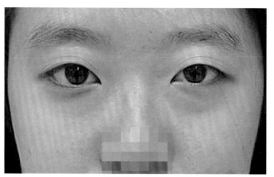

图 63-0-33　术前

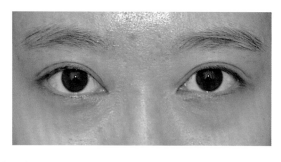

图 63-0-34　埋线法双眼皮加开内眼角术后三个月

（五）外眦开大术

外眦开大术即外眦部睑裂延长术或外眦成形术。

一般外眦延长约 4mm，设计外眦延长点，用血管钳夹持外眦 3～5 秒后，用剪刀剪开外眦角，血管钳夹持的目的是起到止血的作用。剪刀剥离至外侧骨膜，彻底止血后进行骨膜固定，6-0 可吸收缝合线进行结膜-骨膜-皮肤缝合。修剪皮缘，皮肤与结膜 7-0 尼龙线间断缝合。术后 5 天拆线。一般认为眼裂短、眼裂宽、外眦皮肤薄的患者手术效果好，术中骨膜的固定可以预防复发（图 63-0-35～图 63-0-43）。

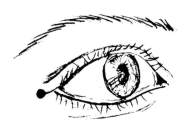

图 63-0-35　设计外眦开大延长点，长约 4mm

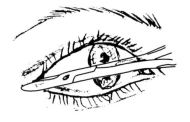

图 63-0-36　血管钳夹持 3～5 秒

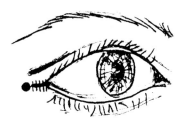

图 63-0-37　剪开外眦角

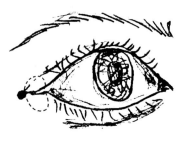

图 63-0-38　剥离至骨膜

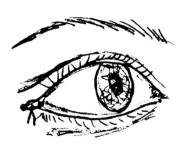

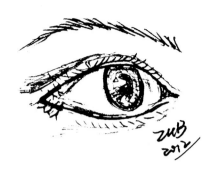

图 63-0-39 骨膜固定，结膜-骨膜-皮肤
6-0 可吸收线间断缝合

图 63-0-40 皮肤和结膜间断缝合

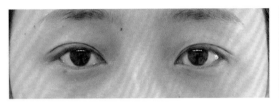

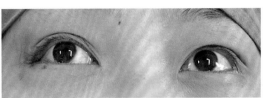

图 63-0-41 开外眼角术前

图 63-0-42 右侧开眼角术后即刻

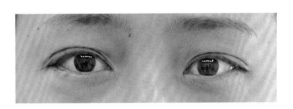

图 63-0-43 开外眼角术后第 5 天

外眦成形术的方法很多，包括 Von Ammon 外眦成形术、FOX 外眦成形术、外眦 V 形皮肤切除法以及外眦 V-Y 矫正术等。其中 Von Ammon 外眦成形术是最常用的和效果较好的方法之一。

八、术后处理

1. 术后 24~48 小时冰敷，可以防止术后出血，减少术后疼痛和水肿。
2. 术后第三天开始热敷可以加快消肿。
3. 术后可以多做睁眼运动，会及时形成自然的双眼皮。
4. 术后不能吃活血的药物，不能吃腥辣食物。
5. 术后口服抗生素预防感染以及消肿药物促进肿胀的吸收。

九、并发症及其处理

1. 感染及时处理创面换药，局部和全身应用抗生素。
2. 重睑双侧不对称待 3~6 个月上睑完全肿胀消退后，仍然明显者需要重新设计手术修复。

3. 重睑线过浅或消失由于缝线法缝线太细或者过早拆除,埋线法未挂到睑板或线结松脱。可以重新设计手术,按切开法补救。

4. 重睑线过低重新设计手术。

5. 重睑线过高矫正重睑线过高有一定难度,越高修复越困难,术中需要在眼轮匝肌上、皮下向上分离彻底松解瘢痕粘连区,如有残留眶隔脂肪,将其充分分离下拉铺平缝合固定在睑板上组织,能起到隔离原有粘连的作用。

6. 上睑下垂术中伤及提上睑肌,或多次修复造成提上睑肌腱膜损伤瘢痕粘连,按腱膜性上睑下垂处理。

7. 皮肤瘢痕一般情况下,术后半年瘢痕会逐渐软化减轻,可以局部热敷或封闭等治疗,一般不需要重新手术。如瘢痕特别明显者,可以半年以后再考虑手术。

8. 其他并发症埋线法线头外露感染可以取出再次重做。

(张 斌)

第六十四章

埋 线 提 升

一、概述

（一）发展简史

提升术这个名称最早来源于 Buttkewitz,Garlan 和 Clavier 所描述的"Curl lift"（圆圈提升术），这是后来所有方法的先驱。1992 年,洛瓦大学的 George Ruff 教授首次应用聚丙烯"倒钩线"于外科缝合中,促成了 2002 年"contour thread lift"（轮廓线提升）专利的申报,这是埋线提升术中具有里程碑意义的事件。2010 年,韩国形成了一个新理念,即使用 6~8 月吸收、不发生纤维化反应、最终分解为水和二氧化碳的 PDO 线。最终埋线提升（PDO）技术发展成一种新的面部提升技术而推广。

面部年轻化治疗经历了从大创伤开放性手术阶段逐渐发展到现在的微创埋线提升的阶段。开放性手术仍然对面部松弛较重的求美者有其改善程度的绝对优势,同时埋线提升对于轻及中度面颈部松弛的患者有着手术不可比拟的小创伤及术后恢复期短的优势。

（二）面部年轻化治疗

基于亚洲人面部衰老的原理,首先要重塑下颌的基本外形和面中部线条,调整面部容积,加强肌肉和韧带的结构,改善肤质。在治疗策略上,往往需要为求美者制定出一个更全面更复杂的治疗方案,不仅仅是注射几次填充物就完成了治疗,其还包括了求美者一系列的治疗计划,比如护肤、充填注射、肉毒毒素治疗,以及 PDO 治疗等。面部提升由单个或多个倒刺的 PDO 缝线来对组织产生牵引力,形成的轮廓,同时可以通过透明质酸等充填材料来补充缺失的体积。若医生和患者缺乏对这种治疗理念的正确理解,会导致疗效的不理想。

（三）PDO 线

埋线（PDO/PPDO）治疗,以下简称 PDO 埋线。PPDO(poly p-dioxanone)聚对二氧环己酮,是 PDO 的一种聚合物,其分子链中含有醚键。其合成工艺已经获得美国专利,并在美国 FDA 获批。其与单体 PDO 同样具有很好的生物相容性和降解性,同时还有更好的抗张强度,是理想的缝合材料。我国东南恒生研制生产的 PPDO 线也是目前市面上用于面部提升的主要线材之一。传统方法使用 29/30G 的微针头（附有 6/0-8/0 的 PDO 缝线）能更轻松地穿透组织和放置缝线于合适的位置并不需要针尖从远端退出。

二、原理

面部提升的基本原理是通过"倒刺线"来创造支撑点,插入组织后在斜/垂直向上的方向上创造一个相对稳定的结构,无组织切口或手术剥离,可显著激活细胞的生理活动,促进细胞的代谢活动。此种手术的目的是复位组织,利用 PDO 线带来的组织褶皱和填充物形成的空间,在微创的情况下重建理想组织结构,同时获得更好的血管再生。从而达到预防衰老、下垂矫正、凹陷矫正及肤质改善等多重作用。此材料可被动性吸收,体内胶原蛋白可替代性生成新的支持韧带,因此面部提紧效果可以维持较长时间,而且体内不遗留异物。

(一)PDO 线

1. 特性　石冰教授通过动物实验发现 PPDO 可吸收缝线相比传统 PGLA 缝线有如下优势:①炎性反应较弱,并且可促进 VEGF、Ⅰ型胶原、Ⅲ型胶原及透明质酸的表达,故 PPDO 及 Quill 材料性能优于 PGLA,组织相容性好。②带倒刺的缝线相比无倒刺的缝线,炎性反应较强。③对于 VEGF、胶原及透明质酸的表达,本实验未观察到倒刺缝线与无倒刺缝线间存在明显差异。

2. 生物学基础　PDO 线(p-dioxanone,对二氧环己酮)也被成为 PDS,是一种应用于外科缝合的可吸收缝线。这些微小的缝线可以在体内存留 180～200 天直到被水解成二氧化碳和水,并且会伴随着炎症、纤维化反应及促进新生毛细血管形成,通过温度和氧化反应刺激组织从而导致巨噬细胞吞噬反应。因此,这类缝线也用于治疗疼痛症,肌肉退化,静脉淋巴管和脂质代谢不良等疾病。

3. 力学作用原理　PDO 埋线根据其功能的不同,主体分为面部提升或轮廓重塑的带倒刺的(单向或双向)悬吊线。也有更细,更短的用于面部充填或者促进组织再生的平滑线或螺线平滑线。悬吊线穿梭在组织当中,可以起到把组织重新固定在倒刺线周围,从而将下垂的组织提拉到更高的位置。其只利用组织在有刺线上的固定性,来达到"减小组织在手术设计点间距离",也就是线材的长度,最终提升并固定组织。个人较推荐使用倒刺提升线。固定进针点处提升线,推动组织使其聚集,此时组织末端将产生一个自然的褶皱,使组织达到部分复位。其示意图如下(图 64-0-1)。而平滑线/螺旋平滑线可以像交织的钢筋一样,在组织中形成固定,同时在线材吸收的过程中,达到促进组织再生和紧致的效果(图 64-0-2)。作为填充支持的平滑线不设置锚点,但是形成一个类似韧带结缔功能的支持组织。充填提升术是最简单的微创面部年轻化技术。

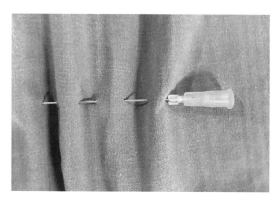

图 64-0-1　悬吊线原理示意图（通过倒刺对组织的制约,缩短组织原有的距离）

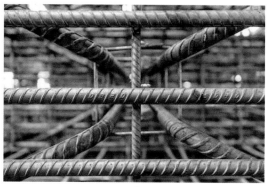

图 64-0-2　填充线的原理（如钢筋支撑支架）

4. 解剖学原理　Rorrhich 提出的面部脂肪分割理论和 Medelson 的面部组织间隙理论为提升线的具体埋置位置、数量、方向提供了理论依据。如鼻唇脂肪间隔从上颌前间隙表面的下滑加重了鼻唇沟的形成;下颌脂肪间隔从咬肌前间隙的表面下滑形成了口角囊袋或木偶纹。因此,PDO 悬吊线的操作在应在皮下层、SMAS 层表面以及部分 SMAS 层,根据不同部位与需求决定,其目标都是对下垂的脂肪团块进行提拉。

5. PDO 提升技术特点

(1) 与其他面部提升的技术相比,手术微创,无怠工期。

(2) 材料柔软,组织相容性好,6～12 个月后可被机体吸收,非常安全。

(3) PDO 提升线可以根据临床需求,对面部下垂组织进行提升,不受入路、穿刺路径等影响,适应证较广泛。

(4) 线形材料可以承受向上悬吊的牵张力,对脂肪组织、SMAS 筋膜层、肌肉以及韧带都可以发挥作用。

(5) 可以在面部多个组织层次穿行,提升之外还可以起到填充、增加局部血液循环、促进多种细胞外基质的合成及改善皮肤质地和弹性的作用。

(6) 由于此线材可以安全代谢,因此当面部组织再次松垂时,可以再次原位埋线提升,进行循环治疗。

6. 悬吊线在跨越平面的时候,要考虑"两点之间最短距离为直线"的原理,若埋植过深,会有把组织形成隆起的趋势,要避免这个情况出现。同时侧脸 45°的这条垂直线的深层,分布着一组面部支持韧带,也是脂肪间隔的分割涉及的一些韧带,因此在埋线悬吊操作中,韧带可以成为悬吊和固定的支持点。提升线的放置必须依靠对韧带的了解,创造与其交织的支持结构。

（二）提升线

使缝线的另一端被一个硅酮游标稳稳地固定住。通过这些微针头可以很轻易地塑造组织的形态。这是一种有效协同的手段,可以使网状的可吸收缝线应用于真皮和皮下从而形成局部重塑,成为组织的持续刺激因素,以及生物刺激与改建的重要因素。

三、适应证

面部年轻化单独或联合治疗。

四、禁忌证

1. 患有严重心脏病及高血压的患者、凝血功能障碍;

2. 传染性疾病患者;

3. 对埋线材料过敏者;

4. 对疗效期望值过高患者。

五、术前准备

进行衰老及美学评估:

PDO 埋线前,需要检查面部的力学矢量和面部表情,尽量了解患者的诉求并依此设计重建方案。设计精确的手术计划并选择最佳的主牵引线方向。然后,需要标记"提升点"与"提升线",这些点与进针点重合,线与提升线重合。

六、手术方法及技巧

PDO 线充填的主要部位为颊中部,位于颧弓下方常见的凹陷区域,与悬吊线垂直。眉间区,位于额部内侧脂肪间隔,十字交叉布线。颞部,位于眶外侧脂肪间隔部位,十字交叉布线。下睑区,位于睑下脂肪间隔区域,设计时需要上下左右横跨睑颧沟,上达眼轮匝肌增厚区(眼台),下至睑颧沟下 3 ~ 4mm 左右,跨越泪槽和睑颊沟下缘。颈部正中以垂直布线为主,两侧可以十字交叉布线,本文主要讲述颧颊部、下颌缘、眉弓外侧部的手术方法及技巧。

（一）颧颊部

在塑造颧颊部时,必须首先考虑斜向矢量的力,其次是垂直力。有齿线在斜向上的作用非常重要,它可以提升颧弓的饱满度,改善颧肌的运动。为此 PDO 线必须被塑形成一个小支架(图 64-0-3)。这些措施可以保证颧肌更好的运动,从而提高表情和微笑能力 PDO 线按照两条主要牵引途径走行,由针头带入至浅表肌肉腱膜系统 SMAS。这个操作要求术者必须灵敏和精确,避免血肿和损伤面神经。右手控制进针,左手小心的依靠感觉引导进针深度,避免出血。取出针头后,轻按组织数分钟,手指轻揉组织使其提升并成形颧部和颊部轮廓。该治疗主要解决颧部脂肪垫的下移,改善鼻唇沟,同时对口角囊袋有一定的改善作用。

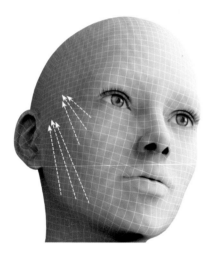

图 64-0-3　颧颊部埋线示意图

（二）下颌缘

主要用于解决下颌缘的曲线,以及口角囊袋(形成木偶纹)。此部位可以考虑水平向的矢量设计,如进针点可以取在耳垂后 1cm,远处穿刺点可达口角外侧以及下方 2 ~ 3cm 处,进针点至少有 1 根穿越颈阔肌颧耳韧带,但注意勿损伤降口角肌。或者行耳垂前向下再向前的折线形提升线,这样不仅可以解决口角囊袋,而且可防止中下面部的再度下垂(图 64-0-4)。

（三）眉弓外侧部

主要用于纠正眉外侧缘下垂。进针点可在颞上隔发际缘,层次走行在皮下,远端一定到达眉下脂肪垫处,最远点可到眉下 1cm。求美者或多或少希望眉部,特别是中外侧部分获得提升。由于远端固定提拉点组织较少,因此线的提拉交锁力较差。另外,可以考虑提前或同时用肉毒毒素阻断眉下外侧的眼轮匝肌,利用肌肉力平衡辅助上提眉部外侧(图 64-0-5)。

七、操作步骤及注意事项

（一）埋置层次

1. 皮下层　是悬吊埋置术中最常用的埋置平面。面神经从腮腺前缘穿出,该平面在面神经分支浅层,因此安全性较高。皮下组织深层的坚固度不均,多数情况下,某些部位,该层次的面部间隙的表面比较疏松,穿线也较为容易;但支持韧带周围的组织附着致密,穿刺是有明显阻力的,例如颧突下的颧弓韧带处。相比之下,下面部咬肌前间隙的皮下层分离与纵横埋线均非常容易。

2. SMAS 筋膜深层　该层是面部手术剥离较危险的层次,因为面神经分支走行其内、神经分支从深层穿出,逐渐变浅到达目标肌。需要对面部三维解剖结构充分理解,这个层次的重点是有一些组织间隙,由于间隙是天生存在的,无论分离或埋置均是安全的。组织间隙的周围分布着坚固的支持韧带,某些组织间隙可以安全和无创地应用,包括:眉外侧的颞深间隙、下睑的眶隔前间隙和中颊部的颧前间隙,后两者应用较多。悬吊与埋置线均可以安全操

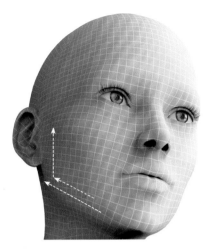

图 64-0-4 下颌缘埋线示意图

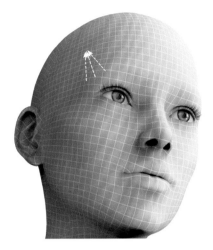

图 64-0-5 眉弓外侧部埋线示意图

作。在寻找这些间隙时,韧带起着很大作用,而且线可以穿过其中,起到指示和固定作用。

（二）PDO 线与支持韧带

人类的面部从形态上应该划分为正面部和侧面部,这两个区域的分界线是沿着眶外侧缘的垂直线。在这条线的深层,则分布着一级面部支持韧带,而同时重要的神经、血管等总是紧贴着支持韧带,而上述的脂肪间隔的分割正是这些韧带。似乎避开这些韧带在操作中几乎是不可能的。在埋线悬吊操作中,韧带必须成为悬吊和固定的支持点,而且只有经过韧带的穿刺提拉,效果才是确切的,不用真正意义上的锚定就可以固定良好。

八、并发症及处理

常见并发症如下:

1. 局部肿胀、血肿。

2. 感染、局部毛囊炎。

3. 术后局部不平整、凹陷,表情肌活动时出现线体轮廓,有时可明显扪及。

4. 两侧不对称。

5. 皮肤瘀斑、红斑,轻微不适。

6. 线头外露、脱出。

7. 面神经的损伤等。

为了避免和减少并发症,需要清晰地了解面部解剖结构、熟练地掌握手术技巧、精细地进行手术操作。我们要使用尽量少的提升线,以避免组织创伤。事实上组织力学和层次的明确定义能带给我们的不是提升线数量的规定而是最佳的手术效果。

（王 杭）

449

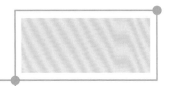

参考文献

1. Bauer B, Williams E, Stratman EJ. Cosmetic Dermatologic Surgical Training in US Dermatology Residency Programs: Identifying and Overcoming Barriers. JAMA Dermatol, 2014, 150 (2): 125-129.

2. Bangash HK, Eisen DB, Armstrong AW et al. Who are the Pioneers? A Critical Analysis of Innovation and Expertise in Cutaneous Noninvasive and Minimally Invasive Cosmetic and Surgical Procedures. Dermatol Surg, 2016, 42 (3): 335-351.

3. Dunn JH, Koo J. Psychological Stress and skin aging: a review of possible mechanisms and potential therapies. Dermatology Online Journal, 2013, 19 (6): 18561.

4. Hay RJ, Johns NE, Williams HC, et al. The global burden of skin disease in 2010: an analysis of the prevalence and impact of skin conditions. Journal of Investigative Dermatology, 2014, 134 (6): 1527-1534.

5. Ramrakha S, Fergusson DM, Horwood LJ, et al. Cumulative mental health consequences of acne: 23-year follow-up in a general population birth cohort study. British Journal of Dermatology, 2016, 175 (5): 1079-1081.

6. Zaenglein AL, Pathy AL, Schlosser BJ, Alikhan A, Baldwin HE, etlal. Guidelines of care for the management of acne vulgaris. J Am Acad Dermatol, 2016, 74 (5): 945-973.

7. Yu Y, Champer J, Garbán H, Kim J. Typing of Propionibacterium acnes: a review of methods and comparative analysis. Br J Dermatol, 2015, 172 (5): 1204-1209.

8. Xu F, Yan S, Wu M, Li F, Sun Q, Lai W, Shen X, Rahhali N, Taieb C, Xu J. Self-declared sensitive skin in China: a community-based study in three top metropolises. J Eur Acad Dermatol Venereol, 2013, 27 (3): 370-375.

9. Kyung Eun Kim, Daeho Cho, Hyun Jeong Park. Air pollution and skin diseases: Adverse effects of airborne particulate matter on various skin diseases. Life Sciences, 2016, 152 (1): 126-134.

10. Qiao Li, Zhihua Kang, et al. Effects of Ambient fine paticicles PM2.5 on Human HaCaT Cells. Int J EnvironRes Public Health, 2017, 14 (1): E72.

11. Qiao Li, Yingying Yang, Renjie Chen, et al. Ambient Air Pollution, Meteorological Factors and Outpatient Visits for Eczema in Shanghai, China: A Time-Series Analysis [J]. Int J Environ Res Public Health, 2016, 13 (11): E1106.

12. Eun-Hye Kim, Soyeon Kim, Jung Hyun Lee, et al. Indoor Air Pollution Aggravates Symptoms of

Atopic Dermatitis in Children. PLOS ONE,2015,3:1-9.

13. Kmieć ML,Pajor A,Broniarczyk-Dyła G. Evaluation of biophysical skin parameters and assessment of hair growth in patients with acne treated with isotretinoin. Postepy Dermatol Alergol, 2013,30(6):343-349.

14. Hua W,Fan LM,Dai R,et al. Comparison of two series of non-invasive instruments used for the skin physiological properties measurements:the DermaLab® from Cortex Technology vs. the series of detectors from Courage & Khazaka. Skin Research and Technology,2017,23(1): 70-78.

15. Malik E,Dennison SR,Harris F,et al. pH Dependent Antimicrobial Peptides and Proteins, Their Mechanisms of Action and Potential as Therapeutic Agents. Pharmaceuticals（Basel）. 2016,9(4):67.

16. Wang X,Li ZX,Zhang D. A double-blind,Placebo Controlled Clinical Trial Evaluating the efficacy and safety of new skin whitening combination in patients with chloasma. JCDSA,2014, 04(2):92-98.

17. Tse TW;Hui E. Tranexamic acid:an important adjuvant in the treatment of melasma［J］. Cosmet Dermatol. 2013,12(1):57-66.

18. G Moncrieff,M Cork,S Lawton,et al. Use of emollients in dry-skin conditions:consensus statement. Clinical and Experimental Dermatology,2013,38(3):231-238.

19. Y Zheng,H Chen,W Lai,Cathepsin D repairing role in photodamaged skin barrier. Skin Pharmacology & Physiology,2015,28(2):97-102.

20. Ascher B,Hoffmann K,Walker P,Lippert S,Wollina U,Havlickova B. Efficacy,patient-reported outcomes and safety profile of ATX-101（deoxycholic acid）,an injectable drug for the reduction of unwanted submental fat:Results from a phase Ⅲ,randomized,placebo-controlled study. J Eur Acad Dermatol Venereol,2014,28(12):1707-1715.

21. Rzany B,Griffiths T,Walker P,Lippert S,McDiarmid J,Havlickova B. Reduction of unwanted submental fat with ATX-101（deoxycholic acid）,an adipocytolytic injectable treatment: Results from a phase Ⅲ,randomized,placebo-controlled study. Br J Dermatol,2014,170(2): 445-453.

22. Arif T. Salicylic acid as a peeling agent:a comprehensive review. Clinical Cosmetic & Investigational Dermatology,2015,8:455-461.

23. Taieb C,Auges M,Georgescu V,et al. Sensitive skin in Brazil and Russia:an epidemiological and comparative approach. EurJ Dermatol,2014,24(3):372-376.

24. DG Li,HY Du,G Schmaus,et al. Inhibition of TRPV1 prevented skin irritancy induced by phenoxyethanol. Apreliminary in vitro and in vivo study. International Journal of cosmetic science,2016,32:1-6.

25. Huang YL,Chang SL,Ma L,et al. Clinical analysis and classification of dark eye circle. Int J Dermatol,2014,53(2):164-171.

26. Seungki Y,Jong IS,Jong DK,et al. Correction of infraorbital dark circles using collagenase di-

gested fat cell grafts. Dermatologic Surgery,2013,39(5):766-772.

27. Tan J,Schöfer H,Ara Ⅶskaia E,et al. Prevalence of rosacea in the general population of Germany and Russia-The RISE study. Journal of the European Academy of Dermatology & Venereology,2016,30(3):428-434.

28. Spoendlin J,Voegel JJ,Jick SS,et al. A study on the epidemiology of rosacea in the U. K. Br J Dermatol,2012,167(3):598-605.

29. Stein L,Kircik L,Fowler J,et al. Efficacy and safety of ivermectin 1% cream in treatment of papulopustular rosacea:results of two randomized,double-blind,vehicle-controlled pivotal studies. J Drugs Dermatol,2014,13:316-323.

30. Handel AC,Lima PB,Tonolli VM,et al. Risk factors for facial melasma in women:Acase-control study. Br J Dermatol,2014,171(3):588-594.

31. KrupaShankar DS,Somani VK,Kohli M,et al. Across-sectional,multicentric clinico-epidemiological study of melasma in India. Dermatol Ther,2014,4(1):71-81.

32. Star P,Guitera P. Lentigo Maligna,Macules of the Face,and Lesions on Sun-Damaged Skin:Confocal Makes the Difference. Dermatologic Clinics,2016,34(4):421-429.

33. Luu M,Frieden IJ. Haemangioma:clinical course,complications and management. Br J Dermatol,2013,169(1):20-30.

34. Shah AN,Marfatia RK,Saikia SS. A Studyof Noncultured Extracted HairFollicle Outer Root Sheath Cell Suspension for Transplantation inVitiligo. Int J Trichology,2016,8(2):67-72.

35. Thomas L,Fatah S,Carmichael AJ. Tap water iontophoresis may be ineffective for axillary hyperhidrosis. ClinExpDermatol,2015,40(3):337-338.

36. G Moncrieff,M Cork,S Lawton,et al. Use of emollients in dry-skin conditions:consensus statement. Clinical and Experimental Dermatology,2013,38(3):231-238.

37. 何黎,刘玮.皮肤美容学.北京:人民卫生出版社,2008.

38. 何黎,刘玮.美容皮肤科学.北京:人民卫生出版社,2010.

39. 中国医师协会皮肤科分会皮肤外科亚专业委员会.中国皮肤外科学科体系及规范建设专家共识.中华医学杂志,2014(44):3463-3466.

40. 中国中西医结合学会皮肤性病专业委员会色素病学组.白癜风诊疗共识(2014版).中华皮肤科杂志,2014,47(1):69-71.

41. 袁超,王学民.微生物在玫瑰痤疮发病机制中的作用.中国皮肤性病学杂志,2015,28(5):521-523.

42. 甄雅贤,刘玮.环境空气污染与皮肤健康.中华皮肤科杂志,2015,48(1):67-70.

43. 中国医师协会皮肤科医师分会皮肤美容事业发展工作委员会.中国皮肤清洁指南.中华皮肤科杂志,2016,49(8):537-540.

44. 曹军骥.PM2.5与环境.科学出版社,2014.

45. 毛世旺,张怀亮.吸烟及环境污染与银屑病的关系.国际皮肤性病学杂志,2015,41(6):385-387.

46. 王鹤飞,柏冰雪.特应性皮炎患者的皮肤屏障功能障碍.临床皮肤科杂志,2013,42(11):

702-704.

47. 华薇,李利.皮肤角质层含水量的电学法测量.中国皮肤性病学杂志,2015(3):314-317.

48. 徐松,陈旭,顾恒.无创性检查方法在皮肤光老化的研究进展.中华皮肤科杂志,2015,48(10):743-745.

49. 曾佳聪,杨健.皮肤角质层神经酰胺的检测方法.皮肤性病诊疗学杂志,2014(2):159-161.

50. 张建中.糖皮质激素的分类及其在皮肤科的应用.中国医学文摘:皮肤科学,2015(3):241-247.

51. 李利,何黎,刘玮,等.护肤品皮肤科应用指南.中国皮肤性病学杂志,2015(6):553-555.

52. 庞勤,邹莽,何黎.云南马齿苋提取物的抗炎机制研究.中华皮肤科杂志,2013,46(1):58-60.

53. 何黎.恢复皮肤屏障是防治光损伤性皮肤病的首要措施.皮肤病与性病,2013,35(2):78-79.

54. 王棽,米晶,董继英.聚焦射频技术在面部年轻化中的应用.组织工程与重建外科杂志,2016,12(3):183-185.

55. 孙雯佳,吴家强,项蕾红.点阵射频在皮肤美容领域的应用.中华皮肤科杂志,2016,49(10):751-754.

56. 王玉芝,黄国正,苑凯华.KTP激光与新型LED光源用于鲜红斑痣光动力治疗的临床对比研究.实用医学杂志,2015,31(24):4031-4034.

57. 金云波,林晓曦.应用A型肉毒毒素的并发症和安全性研究进展.中华医学美学美容杂志,2010,16(6):425-427.

58. 中华医学会皮肤性病学分会皮肤美容学组.果酸化学剥脱术临床应用专家共识.中华皮肤科杂志,2014,47(10):748-749.

59. 刘之力,孙铮,王皓,等.日常暴露日光改变表皮通透屏障功能稳态动力学及角质层的致密性.中华皮肤科杂志,2010,43(10):733-734.

60. 陶荣,牛悦青,郭建美,等.主观皮肤类型与皮肤屏障功能的关系.临床皮肤科杂志,2015(1):3-6.

61. 何黎,郑捷,马慧群,等.中国敏感性皮肤诊治专家共识.中国皮肤性病学杂志,2017,30(1):1-4.

62. 甄雅贤,刘玮.环境空气污染与皮肤健康.中华皮肤科杂志,2015,48(1):67-70.

63. 何黎.临床敏感性皮肤处理策略.国际皮肤性病学杂志,2015,41(3):141-142.

64. 马刚,徐天华,赵苟,等.黑眼圈的诊疗进展.中国激光医学杂志,2016(6):362-367.

65. 陈向东.注射美容在皮肤科的应用.中华皮肤科杂志,2013,46(6):375-377.

66. 郑荃.微针疗法基本概念及作用机制.中国医疗美容,2016,6(1):93-94.

67. 中华医学会皮肤性病学分会皮肤美容学组.果酸化学剥脱术临床应用专家共识.中华皮肤科杂志,2014,47(10):748-749.

68. 冯永强,黄绿萍.射频技术在美容整形中的应用进展.中国美容医学杂志,2015(2):78-81.

69. 于越,王国江.脂溢性皮炎治疗进展.实用皮肤病学杂志,2016,9(4):266-268.

70. 刘英姿,谢红付,李吉,等.羟氯喹治疗60例轻、中度酒渣鼻的有效性及安全性临床观察.临床皮肤科杂志,2015,44(4):254-258.

71. 中华医学会皮肤性病学分会毛发学组.中国雄激素性秃发诊疗指南.临床皮肤科杂志,2014,43(3):182-186.

72. 宋秀祖,许爱娥.黄褐斑:表皮屏障与黑素屏障失衡.国际皮肤性病学杂志,2012,38(9),310-312.

73. 朱丽萍,庞勤,何黎,等.黄褐斑患者组织病理特征分析.中华皮肤科杂志,2016,49(10):706-711.

74. 中国中西医结合会色素病学组.中国黄褐斑治疗专家共识(2015).中华皮肤科杂志,2016,49(8):529-532.

75. 朱丽萍,刘海洋,何黎,等.联合治疗黄褐斑的研究进展.中华皮肤科杂志,2016,49(2):147-150.

76. 中国中西医结合学会皮肤性病专业委员会色素病学组.白癜风诊疗共识(2014版).中华皮肤科杂志,2014,47(1):69-71.

77. 郝飞,宋志强,钟华.激素依赖型皮炎:如何界定?中华皮肤科杂志,2013,46(7):528-529.

78. 何黎.皮肤屏障与相关皮肤病.中华皮肤科杂志,2012,49(6):495-496.

79. 起珏,何黎.糖皮质激素依赖性皮炎诊疗现状.临床皮肤科杂志,2013,42(11):705-706.

80. 鲁开化,李威扬,马显杰,等.耳部瘢痕疙瘩核心切除及瘢痕组织瓣修复并及时放疗的方法介绍.中国美容医学,2014,23(18):1495-96.

81. 杨少蝶,叶庭路,马刚.点阵激光在瘢痕防治中的应用进展.国际皮肤性病学杂志,2016,42(1):40-42.

82. 刘爱英,訾绍霞,靳汪洋.A型肉毒毒素在几种皮肤病的应用进展.国际皮肤性病学杂志,2016,42(3):184-87.

83. 雷颖,李石峰,喻亿玲,等.不同超脉冲二氧化碳点阵激光模式联合治疗面颈部增生性瘢痕的临床效果.中华烧伤杂志,2016,32(8):474-478.

84. 李凡,华伟,周虎,等.Mohs显微外科手术治疗皮肤恶性肿瘤23例临床分析.中国美容医学杂志,2011,20(1):13-15.

85. 姚晓东,吴晓琰,丁瑜洁,等.两种切口的顶泌汗腺修剪术治疗腋臭的并发症对比分析.实用皮肤病学杂志,2016,1(9):53-55.

86. 苏晓光,赵雪莲,张春莉,等.多点铆式缝合和开窗引流减少微创腋臭术后并发症的对比研究.中国美容医学,2012,21(12):3-4.

87. CSCO黑色素瘤专家委员会.中国黑色素瘤诊治指南(2011版).临床肿瘤学杂志,2012,17(2):159-171.

88. 王婧秋,何中臣,唐贵忠,等.美容纹饰术对比穿耳孔术的医疗监管困难及对策研究.中国卫生监督杂志,2015,22(5):454-457.

89. 中华人民共和国卫生部.《医疗美容服务管理办法》(2001).2001.12.29.

90. 中华人民共和国卫生部.《医疗美容项目分级管理目录》(2009).2009.12.11.

91. 中华人民共和国卫生部.《美容医疗机构、医疗美容科(室)基本标准(试行)》(2002).2002.4.16.

92. 张菊芳.毛发整形美容学.浙江:浙江科学技术出版社,2013.

93. 赵辨.中国临床皮肤病学.南京:江苏科学技术出版社,2010.

94. 蓝统胜,李桂英,蓝召卫.微量元素防病指南.广州:华南理工大学出版社,2015.

95. Michael H. Gold,主编,王秀丽,主译.皮肤病的光动力治疗.北京:人民卫生出版社,2013.

96. 赵辨,蔡瑞康,刘玮,等.中华人民共和国国家标准:化妆品皮肤病诊断标准及处理原则(总则,GB17149.1-1997).北京:中国标准出版社,1997.

97. Jean L Bolognia,主编.朱学骏,主译.Dermatology.北京:北京大学医学出版社,2010.

98. 李航,刘玮,主译.皮肤外科学.北京:人民卫生出版社,2012.

99. 石冰.PPDO埋线提升面部年轻化应用.北京:北京大学医学出版社,2016.

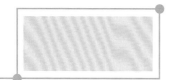

索　引